Klaus Kießling

Seelsorge bei Seelenfinsternis

Klaus Kießling

Seelsorge bei Seelenfinsternis

Depressive Anfechtung als Provokation diakonischer Mystagogie

HERDER

FREIBURG · BASEL · WIEN

Die Deutsche Bibliothek – CIP-Einheitsaufnahme

Kießling, Klaus:
Seelsorge bei Seelenfinsternis : depressive Anfechtung als Provokation diakonischer Mystagogie / Klaus Kießling. – Freiburg im Breisgau ; Basel ; Wien : Herder, 2002
Zugl.: Fribourg, Univ., Diss., 2001
ISBN 3-451-27934-7

Reprofähige Druckvorlage durch den Autor

www.herder.de
Umschlaggestaltung: Maria Stauß
Druck und Bindung: Difo-Druck, Bamberg 2002
Gedruckt auf umweltfreundlichem, chlorfrei gebleichtem Papier
ISBN 3-451-27934-7

Die einzigen Worte, die ich herausbringen konnte,
waren: ‚Gott, Gott, o Gott.‘
Nur ein verzweifelter Seufzer,
oder doch, weil du weißt, denkst, glaubst,
daß es Einen gibt, den du um Hilfe bitten kannst,
auch wenn du dich in der Hölle wähnst?

Piet C. Kuiper

Inhaltsübersicht

Inhaltsverzeichnis

Vorwort

„Seelsorge bei Seelenfinsternis“ nennt die praktische Absicht beim Namen, in der ich diese Arbeit verfaßt habe. „Seelsorge bei Seelenfinsternis“ ist zugleich der Titel meiner interdisziplinär angelegten Promotion, die ich am 11. Dezember 2001 an der Theologischen Fakultät der Universität Fribourg (Schweiz) in öffentlicher Verteidigung zu ihrem akademischen Abschluß brachte.

Für das Geschriebene trage ich als Autor allein die Verantwortung, und doch wäre der Text nicht denkbar ohne das Gespräch mit all denen, die ich dankbar als Autorinnen und Autoren eines mir günstigen Kontextes bezeichne – auch wenn sie nicht selbst zur Feder gegriffen haben.

Zunächst nenne ich gern Professor Dr. *Leo Karrer*, der das Werden meiner Arbeit in einer ihr förderlichen Mischung aus großem menschlichem Vertrauen und inhaltlicher Akribie begleitet und mit gezähmter Ungeduld vorangetrieben, eben „pro-moviert“ hat. Zugleich führe ich Professor Dr. *Albert Biesinger* an, der die Erstellung des Zweitgutachtens in seiner ebenso beherzten wie kraftvollen Art übernommen hat. Die Verteidigung fand vor den beiden genannten Betreuern sowie dem Dekan, Professor Dr. *Guido Vergauwen*, und zwei weiteren Prüfern, den Professoren Dr. *Gilles Eméry* und Dr. *Max Küchler*, statt – in Anwesenheit etlicher Kolleginnen und Kollegen sowie Studierender. Ihnen allen danke ich für ihre starke Präsenz.

Die Drucklegung bedurfte eines umsichtigen Lektors, Dr. *Peter Suchla*, der professionellen Umschlaggestaltung durch *Maria Stauß*, der pünktlichen Erstellung der Druckvorlage durch *Joachim Köhler* und kompetenter technischer Unterstützung durch *Stefan Fischer*. Ihnen danke ich für die gelungene Kooperation.

Besonders freuen mich die großzügigen Druckkostenzuschüsse in ihrer ökumenischen Streuung – ökumenisch sowohl im nationenübergreifenden als auch im konfessionsverbindenden Sinn –, die mir aus vier Quellen zuteil wurden: zunächst durch die Diözese Rottenburg-Stuttgart und ihren Bischof, Dr. *Gebhard Fürst*, dann durch die Diakonie-Stiftung Lahti (Finnland), namentlich ihren Direktor, Dr. *Kari Vappula*, und die beiden Rektorinnen des Diakonischen Instituts Lahti, *Maija Vehviläinen* und *Terttu Pohjolainen*, schließlich durch die Deutsche Gesellschaft für Pastoralpsychologie und ihren Wissenschaftsbeirat, bestehend aus den Professor(inn)en Dr. *Christiane Burbach*, Dr. *Michael Klessmann* sowie Dr. *Heribert Wahl*, und nicht zuletzt durch meine Eltern *Gerda* und *Konrad Kießling*.

Barbara Stauß, meine Frau, hat das Vorhaben „Seelsorge bei Seelenfinsternis“ nicht nur gebilligt – was schon viel wäre! –, sondern über den gesamten Prozeß hinweg im besten Sinne begünstigt. Weitere wunderbare

„Kontexter“ sind auf ihre ureigene Weise unsere beiden Söhne *Ruben* und *Simon.*

Die nun geborene Arbeit bleibt angewiesen auf die Menschen, die mich mit ihrer Erfahrung von Seelenfinsternis, mit ihrer depressiven Anfechtung vertraut machten, und auf die dadurch herausgeforderten Seelsorgerinnen und Seelsorger, die mich stärkten auf meinem Weg zur Entwicklung eines diakonisch-mystagogischen Konzepts von Seelsorge bei Seelenfinsternis. Den Seelsorgenden möge dieses Buch zugute kommen – und damit auch den Angefochtenen selbst.

Eine besondere Nähe zum Thema bietet Finnland, meine schon genannte zweite Heimat. Diese fällt nicht nur durch die weite Verbreitung lebensbedrohlicher Seelenfinsternis auf, sondern vielleicht mehr noch durch die Ausdauer, in der Menschen das Dunkel des langen Winters durchstehen in die Helle eines kurzen Sommers hinein. Unter lichtem Nachthimmel entstand auch dieses Vorwort – auf meiner jüngsten Nordlandtour. Zum fachlichen und menschlichen Gelingen nicht nur dieser Reise trug und trägt auf treffliche, ja unübertreffliche Weise *Stefan Lemmermeier* bei. Ihm widme ich dieses Buch.

im Frühsommer 2002 zwischen Lahti und Fribourg *Klaus Kießling*

0. „... ich glaubte, Strafe, selbst ewige Strafe, verdient zu haben ...“ – Seelsorge bei Seelenfinsternis: Ein erster Gang durch die Arbeit

„... ich glaubte, Strafe, selbst ewige Strafe, verdient zu haben, und ich wußte sehr genau, für welche Vergehen und Unterlassungen. Der Glaube, in der Hölle zu sein, paßt in den Rahmen der Depression. Aber meist ordnete ich die Dinge so: Es gehört zu den Höllenqualen, in manchen Augenblicken zu glauben, daß du nicht in der Hölle bist. Auch dieser Gedanke ist ein Teil der Hölle. Es ist Gott, der dich das glauben läßt. Er kann, so argumentierte ich, zulassen, daß Teufel dir die Eingeweide aus dem Leibe reißen, und doch dafür sorgen, daß du daran nicht stirbst. Aber Er kann die Hölle auch erst recht zur Hölle machen, indem er dich glauben läßt, du seist nicht in der Hölle. Wo du dann wirklich bist, das wirst du jeweils aufs neue erfahren.“[1]

„Leben wollte ich nicht, und sterben konnte ich nicht. Ich war ja schon tot. Dies war doch die Hölle.“[2]

„Ich hatte mich an große Mengen angsthemmender Mittel wie Seresta und Valium gewöhnt. Als die Dosis vermindert wurde, änderte sich das Krankheitsbild. Die Angst trat immer mehr in den Vordergrund. Und eine zusätzliche Qual kam hinzu: Die Panik wurde so groß, daß ich nicht mehr stillsitzen konnte. Ich wußte nicht mehr ein noch aus. Ich lief in mein Zimmer und wieder zurück, in die Toilette und wieder hinaus. Auch meine körperlichen Beschwerden verstärkten sich erheblich. Mein Mund war trocken, und die Zunge klebte mir am Gaumen. Trinken half nichts. Mir war zugleich heiß und kalt. Zeitweise hatte ich bohrende Kopfschmerzen. Ich befand mich in einem Zustand, der das genaue Gegenteil von Wohlbefinden ist. Mein Körper verursachte mir die verschiedensten schrecklichen Empfindungen, die sehr schwer zu beschreiben sind. Es war, als stünden meine Knochen in Brand, als gäbe es keine Verbindung zwischen den einzelnen Körperteilen. Arme und Beine schienen aus Plastik. Ich konnte meine Stimme zwar gebrauchen, doch ich hatte das Gefühl, kein Wort sagen zu können.“[3]

Der Psychiater Piet C. Kuiper ließ sich dazu ermutigen, seine eigenen heillosen Erfahrungen höllischer Depression im nachhinein unter dem Titel „Seelenfinsternis“[4] in Worte zu fassen, von denen ich einleitend einige habe anklingen lassen.

---

[1] Kuiper 1995, 148f.
[2] Kuiper 1995, 159.
[3] Kuiper 1995, 170f.
[4] Kuiper 1995.

Seelenfinsternis umfaßt vielfältige Weisen menschlichen Leidens, die heute vor allem als depressive Erkrankungen in Erscheinung treten. Diese grassieren in erschreckendem Ausmaß[5] – und häufig mit tödlichem Ausgang durch Suizid. Dieser Befund trifft sich nicht nur mit meiner eigenen Erfahrung in pastoralpsychologischer Praxis und Supervision; einhellige Bestätigung findet er auch unter vielen Gemeindemitgliedern, Priestern und Diakonen, anderen haupt- und ehrenamtlich Engagierten der Kirchen sowie unter Mitarbeiterinnen und Mitarbeitern von Beratungsstellen in kirchlicher Trägerschaft, die mir bei verschiedenen Anlässen und Veranstaltungen begegnen und darüber Klage führen, wie hilflos und ohnmächtig sie sich im Kontakt mit depressiv kranken Menschen – Gemeindemitgliedern und Angehörigen, Klientinnen und Klienten – sowie im Umgang mit der Macht und der Wucht dieses Leidens oftmals fühlen.

Deutliche Resonanz findet dieser Befund auch in umfangreicher Depressionsforschung, in der Untersuchung der Entstehungsbedingungen dieser Erkrankung in der Vielfalt ihrer Formen ebenso wie in der Entwicklung und Verbesserung therapeutischer Konzepte, insbesondere in psychiatrischen und psychologischen Disziplinen.

Dieser Befund steht allerdings in krassem Gegensatz zu Forschungsanstrengungen der Praktischen Theologie, wenn über einzelne wertvolle Zeitschriftenbeiträge hinaus keine einzige katholisch-theologische Monographie vorliegt, die der Seelsorge bei Seelenfinsternis gewidmet wäre. Sowohl der starke Eindruck der Schwere depressiven Leidens als auch der anhaltende Bedarf an einer praktisch-theologischen Konzeption, die dieses Thema wahr- und ernst nimmt, waren der Motor dafür, diese Untersuchung voranzutreiben.

Diese vollzieht sich unter Beteiligung insbesondere psychologischer und theologischer Disziplinen als *interdisziplinärer Prozeß in praktisch-theologischer Absicht*. Das Ziel dieser Arbeit ist also weder ein interdisziplinäres noch ein psychologisches, sondern ein theologisches; aber erreichen läßt es sich, wie ich zu zeigen versuche, allenfalls auf einem auch psychologisch verantworteten interdisziplinären Weg.

Seelenfinsternis erfaßt und erschüttert Menschen in ihren Grundfesten, in ihrer existentiellen und religiösen Verankerung. Sie geraten dabei in einen oft übermächtig starken Sog, dem sie nichts entgegenzusetzen vermögen; dieser treibt sie in Abgründe, die sie in ihrer Radikalität als Gottesfinsternis[6] beschreiben. Solche depressive Anfechtung[7] ficht in erster Linie die Betroffenen an, aber auch Seelsorgerinnen und Seelsorger – und fordert zur Entwicklung einer Konzeption von Seelsorge bei Seelenfin-

---

[5] Vgl. dazu Hautzinger & de Jong-Meyer 1990, 131 – 135, und Hautzinger 1998, 13 – 18, sowie Abschnitt 1.2 dieser Arbeit.
[6] Vgl. Hinricher 1990, 177.
[7] Zum Begriff der Anfechtung vgl. Abschnitt 4.4.1 dieser Arbeit.

sternis heraus, die diesen Anfechtungen standhält und ihrerseits depressiven Anfechtungen zur Provokation wird.

Aus diesen Zusammenhängen resultiert der Gang dieser Arbeit, der sich in vier Schritten vollzieht.

Die vorliegende Untersuchung geht von „living human documents“[8] aus und folgt damit einer Praktischen Theologie, „die ihren Ausgang von der Erfahrung der Menschen nimmt“[9], welche bereits im einleitend skizzierten Stimmungsbild zu Wort kam. Der *erste Schritt* bietet unter der Bezeichnung „Seelenfinsternis“ eine Annäherung an das ansatzweise schon konturierte Stimmungsbild einer schweren Erkrankung, informiert über ihre Verbreitung und ihren Verlauf und führt an zentrale Konzepte von Melancholie, Schwermut und Depression in Geschichte und Gegenwart heran. Schon der historische Vorlauf zeigt auf, daß der heute vorherrschende Begriff der Depression verschiedene Formen ihrer Entstehung bündelt: somatogen, psychogen und endogen ausgelöste Krankheitsbilder lassen sich unterscheiden; hinzu kommen spezifische Lebenssituationen und Lebensphasen, die zu Depressionen führen können.

Insbesondere die Präsentation gegenwärtig vorrangiger biophysiologischer und psychologischer Depressionskonzepte nimmt breiten Raum ein, zumal die Fülle der dazu erarbeiteten Forschungsergebnisse in der umfangreichen Literatur allemal lediglich (therapie-) schulenspezifisch und leider nirgendwo in der gegebenen Bandbreite dokumentiert wird.

In Abhängigkeit davon, in welche psychiatrische oder psychologische Richtung dieser erste Schritt zum Verständnis dieser Erkrankung weist, folgt ein daran anschlußfähiger *zweiter Schritt* der Therapie. Denn mit einem spezifischen Verständnis von Seelenfinsternis und ihrer Entstehungsbedingungen gehen ebenso spezifische Schritte auf dem Weg zur Genesung einher; die Diagnose „Serotoninmangel“ weckt anderen Bedarf als das Leiden unter einem dämonischen Gottesbild oder die Entdeckung einer krankmachenden Familiendynamik – etwa im Zusammenhang mit der Arbeitslosigkeit eines Familienmitglieds, die einer depressiven Erkrankung sowohl vorausgehen als auch nachfolgen kann.

Die engagierte und breite Depressionsforschung in Psychiatrie und Psychologie läßt allerdings das Manko um so drastischer erscheinen, das sich – im Kontrast zu jenen Disziplinen – in der katholischen Praktischen Theologie auftut. Allein dieser Befund ist mir Anlaß genug, mich im Anschluß an die im ersten Schritt aufgewiesenen pathogenetischen Konzepte im zweiten Schritt dieser Arbeit auf psychiatrische und psychologi-

---

[8] Diese aus der nordamerikanischen Seelsorgebewegung stammende Wendung findet sich bei Mette 1999, 75 – 90, 75.

[9] Haslinger, Bundschuh-Schramm, Ottmar Fuchs, Karrer, Klein, Knobloch & Stoltenberg 1999, 19 – 36, 28; vgl. ferner Haslinger, Bundschuh-Schramm, Ottmar Fuchs, Karrer, Klein, Knobloch & Stoltenberg 1999a, 386 – 397, insbesondere 389f; Klein 1999, 60 – 67; Klein 1999b, 260 – 266; Lechner 1999, 68 – 74, insbesondere 70; Stoltenberg 1999, 123 – 143, insbesondere 123; Brigitte Fuchs & Haslinger 1999, 220 – 230.

sche Wege der „Salutogenese“ zu konzentrieren und diese in ihrer Vielfalt zu würdigen: Schon innerhalb der Psychologie lassen sich tiefenpsychologische, lern- und kognitionspsychologische, humanistisch-psychologische und familienpsychologisch-systemische Konzepte depressiver Erkrankungen voneinander unterscheiden, die ihrerseits wiederum je eigene psychotherapeutische Konsequenzen nach sich ziehen. Ich versuche auf diese Weise, dem Forschungsvorsprung, den jene Disziplinen erlangt haben, Rechnung zu tragen, ihn durch konkrete Gesprächsausschnitte oder Berichte zu veranschaulichen und auf vorschnelle Brückenschläge in theologische Regionen zu verzichten.

Einem *dritten Schritt* kommt die Aufgabe zu, gleichsam als interdisziplinäres Scharnier zu wirken, das den zweiten (primär psychologischen) mit dem vierten (theologischen) Schritt in Verbindung bringt. Dieses Scharnier ist unerläßlich, wenn beide Disziplinen nicht beziehungslos nebeneinander stehen sollen, wenn psychologisches Wissen nicht zu voreiligen theologischen (Kurz-) Schlüssen führen soll, wenn Psychologie nicht einfach in die Theologie hinein verlängert (und letztere so dem Ausverkauf preisgegeben) werden soll und wenn umgekehrt Psychologie auch nicht zur bloßen Unterfütterung theologischer Vorausurteile verkommen soll.

Mit diesem dritten Schritt verbinden sich zunächst biblisch-historische, systematisch- und praktisch-theologische Zugänge zu einem Verständnis von Interdisziplinarität: ein biblisch-historischer Zugang mit einer Untersuchung zum Verhältnis von Heil und Heilung im Alten und im Neuen Testament sowie mit einem Durchgang durch die (Vor-) Geschichte der Pastoralpsychologie; ein systematisch-theologischer Zugang mit einer Erstellung von Kriterien interdisziplinären Arbeitens insbesondere im Anschluß an Karl Rahner; ein praktisch-theologischer Zugang mit der Aufarbeitung der Diskussion um Möglichkeiten und Grenzen der Kooperation mit Human- und Sozialwissenschaften seit dem Zweiten Vatikanum. Das daraus resultierende Verständnis von Interdisziplinarität versuche ich im Konzert mit nicht-theologischen Wissenschaften zu einer Kriteriologie zu entfalten, die sowohl der Wahrung wissenschaftlicher Pluralität – konkret der Eigenständigkeit von Psychologie und Theologie, von Psychotherapie und Seelsorge – als auch der Aufnahme tragfähiger Beziehungen zwischen beiden Disziplinen verpflichtet ist.

Dieser dritte Schritt steht thematisch also nicht in unmittelbarer Auseinandersetzung mit (Seelsorge bei) Seelenfinsternis, bereitet diese aber vor. Ich hoffe zeigen zu können, daß der dritte Schritt kein Schritt „daneben“, sondern ein notwendiger Schritt ist, der es allererst ermöglicht, den nachfolgenden vierten Schritt zu unternehmen. Dieser wird der Entwicklung einer Konzeption von Seelsorge bei Seelenfinsternis gewidmet sein; mir kommt es darauf an, die im dritten Schritt erarbeiteten Kriterien von Interdisziplinarität nicht als hehre Postulate in der Schwebe zu lassen, sondern zu erden und zumindest exemplarisch als bodenständig zu erweisen, indem ich sie mit der konkreten inhaltlichen Zielsetzung dieser Arbeit in Verbindung bringe.

Anhand dieser Kriterien diskutiere ich im *vierten Schritt* zunächst die zum Thema vorliegenden deutschsprachigen[10] oder in die deutsche Sprache übersetzten[11] Monographien, die bemerkenswerterweise ausnahmslos von evangelischen Autoren stammen. Wenn ich im Anschluß daran und im Sinne der zuvor erarbeiteten Kriteriologie mein Konzept von Seelsorge bei Seelenfinsternis entwerfe, werde ich erneut bei Karl Rahner anknüpfen und „Federstriche" zu einer theologischen Anthropologie vorlegen, die praktische Konsequenzen zeitigt, indem sie Rechenschaft darüber ablegt, wodurch sie zur Menschwerdung leidender Menschen beizutragen vermag. Daraus wird ein Konzept diakonischer Mystagogie hervorgehen, das, wie ich hoffe, sowohl dem Ernst und der Tiefe mystagogischer Seelsorge als auch der befreienden Weite diakonischer Seelsorge ansatzweise gerecht wird – ohne der Mystagogie befreiende Weite oder der Diakonie Ernst und Tiefe absprechen zu wollen. Dieses Konzept gibt den Rahmen für Seelsorge bei Seelenfinsternis ab und erlaubt, depressive Anfechtungen als Provokation diakonischer Mystagogie zu fassen – in einem doppelten Sinne: Depressive Anfechtungen fordern in ihrer Heftigkeit zur Entwicklung eines Seelsorgekonzepts dringend heraus, und umgekehrt soll die Konzeption einer diakonischen Mystagogie depressiven Anfechtungen zur Provokation werden und ihnen Einhalt gebieten. Der diakonisch-mystagogische Weg in das Geheimnis Gottes hinein läßt sich schließlich unter Einbringung der im bisherigen Gang dieser Arbeit gewonnenen Einsichten und Kriterien vom beziehungsreichen Herzstück dieser Konzeption her trinitarisch entfalten – und zwar mit dem Ziel, praktisch Erhellendes beizutragen zugunsten derer, die in Seelenfinsternis verharren, und zugunsten von Seelsorgerinnen und Seelsorgern in ihren Begegnungen mit depressiv angefochtenen Menschen.

Besonderes Gewicht kommt – anhand konkreter Beispiele – praktischen Fragen zu, insbesondere im Zusammenhang mit der Suizidalität als einem nahezu obligaten Bestandteil depressiven Erlebens sowie in der Auseinandersetzung mit gesellschaftlichen Bedingungen, von denen kränkende oder heilende Wirkungen ausgehen können. Konkrete Formen wird diese Auseinandersetzung im Rahmen von Projektarbeit gemeindlicher und institutionalisierter Diakonie sowie angesichts ganz junger Entwicklungen zugunsten erster Versuche von Online-Seelsorge annehmen.

Dabei wird auch zu klären sein, welche Formen von Religiosität der (insbesondere seelischen) Gesundheit förderlich sind und welche Ausprägungen möglicherweise sogar zur Quelle depressiver Erkrankungen wer-

---

[10] Dieterich 1989; Steinhilper 1990 und 1995; Depping 2000.
[11] Fairchild 1991.

den. Welche Gestalten von Religiosität können schließlich zum Angelpunkt von Seelsorge bei Seelenfinsternis werden?

Es geht im vierten Schritt also nicht ausschließlich um ein interdisziplinär verantwortetes Seelsorgekonzept, sondern um dessen zuspitzende Konkretisierung auf die im ersten Schritt umrissene Seelenfinsternis hin.

1. „Die Geographie der Seele war seit langem ausgelöscht, mein Leben hatte keinen Mittelpunkt mehr ...“ – Seelenfinsternis: Konzepte von Melancholie, Schwermut und Depression in Geschichte und Gegenwart

Das mit einigen Federstrichen angedeutete Stimmungsbild soll nachfolgend ausgemalt werden, und zwar auf fünffache Weise. Zunächst führe ich Erfahrungen von Seelenfinsternis an, die aufgrund ihrer weitgehenden Verbreitung unter Menschen, die von Depressionen betroffen sind, als charakteristisch gelten können (1.1). Es folgen Angaben zu Verbreitung und Verlauf dieser Erkrankung (1.2). Da sie in ihrer Schwere stark variiert und Diskussionen um ihre Entstehungsbedingungen höchst kontrovers verlaufen, greife ich zentrale Entwicklungen und Differenzierungen des Verständnisses von Seelenfinsternis auf, die sich unter den Begriffen Melancholie, Schwermut und Depression bereits historisch abzeichnen (1.3). Dieser Vorlauf macht deutlich, daß der heute vorherrschende Begriff der Depression verschiedene Formen ihrer Entstehung bündelt: somatogen, psychogen und endogen ausgelöste Krankheitsbilder lassen sich unterscheiden; darüber hinaus können spezifische Lebenssituationen und Lebensphasen als pathogenetisch bedeutsam gelten (1.4). Diesem Überblick folgen biophysiologische und psychologische Konzepte, die in ihrer Vielfalt präsentiert werden, um der umfangreichen Depressionsforschung in den genannten Disziplinen zumindest annähernd gerecht zu werden, ohne sofort auf ihre vermeintliche Vereinbarkeit oder Unvereinbarkeit mit theologischen Konzepten zu schielen (1.5).

1.1. Depression – ein Stimmungsbild

In der Beschreibung Kuipers liegen viele Erfahrungen von Seelenfinsternis, die für Menschen ganz typisch sind, die an Depressionen leiden[1]: Da sind *Gefühle der Schuld* angesichts bestimmter Versäumnisse und Vergehen in der Vergangenheit, die Kuiper immer wieder zu Wort kommen läßt: „Die Gelegenheit ist vorbei. Viele der Menschen, denen du Leid zugefügt hast, sind nicht mehr. Und was in ihrem Leben glückliche Momente hätten sein können, das hast du verdorben, du und niemand anders. Weil sie dich liebten, hattest du die Macht, und du hast sie mißbraucht.“[2]

---

[1] Vgl. Wolfersdorf 1995a, 330 – 347, insbesondere 333.

[2] Kuiper 1995, 158; zum Verhältnis von Schuld und Scham in einer Depression vgl. Pfau 1998, insbesondere 69 – 88.

Da ist die übermächtige *Angst* vor der Zukunft, Leben wird aufgeschoben, gelebte und erlebte Zeit[3] klaffen auseinander: „Ich saß in einer Ecke und schaute auf die Uhr, nach einiger Zeit noch einmal. Zweieinhalb Minuten waren vergangen, während es nach meiner Schätzung eine Stunde hätte sein müssen ... Den Stillstand der Zeit habe ich als eines der quälendsten Symptome meiner Krankheit erfahren."[4] – „... was kann Gott wirklich? Ich sehe ein Bild der Milchstraße vor mir, ich sehe Himmelskörper sich langsam fortbewegen, ‚ohne Rast, ohne Hast'. Ihr Lauf ist unwiderruflich, auch Gott kann sie nicht auf ihrer Bahn umkehren lassen. Wenn es einen Gott gibt, was kann Er gegen die Zeit, gegen das Schicksal ausrichten? Die Zeit wird mir zu einer erdrückenden Last, und ich will mich davon befreien. Das Bild von der Milchstraße erfüllt mich mit maßloser Angst."[5]

Nicht allein das *Zeiterleben*, auch das *Raumerleben* erlangt in einer Depression ein ganz eigenes Gepräge: Leere, Völle, Alpdruck, *de*primierende, *nieder*drückende Schwere rücken das Telefon, das zum Greifen nahe Wasserglas, die in wenigen Schritten erreichbare Küche in unendliche Ferne.

Da sind auch erschreckende *Körperwahrnehmungen*. Typisch sind das „Helmgefühl"[6] über dem Kopf mit Druck auf den Schläfen, Druckgefühle hinter den Augen, aber auch Schweregefühle im Brustkorb oder in der Magengegend, überhaupt Schwere-, Spannungs- und Druckgefühle[7]. „Wenn der *tragende Leib*, der die Basis unseres Existierens ist, zum *lastenden Leib* wird, zu Last, Druck und Schwere, und wenn wir nicht länger *Leib sind*, sondern allein noch einen *Körper haben*, dann schrumpft damit unsere Welt zu einem lästigen und aufdringlichen Ganzen von Übermaß und Völle zusammen."[8] Diese Selbstwahrnehmung kann letzt-

---

[3] Vgl. Zurhorst 1988, 182 – 186, 185f.

[4] Kuiper 1995, 168f; vgl. auch die Notiz einer Patientin in ihrem Tagebuch: „Mein Leben zerfällt in Minuten. Jede Minute erdrückt mich, aber nicht ganz, nur so sehr, daß ich die nächste Minute fürchte, die den Druck verstärken wird. Es gibt nur noch die Kontinuität einer schleichenden Angst. Was wird aus mir?" (Muhr 1970, 9)

[5] Kuiper 1995, 157.

[6] Wolfersdorf 1995, 30.

[7] Vgl. Lang 1989, 68 – 81.

[8] Swildens 1991, 78. Zur Differenzierung von Körper und Leib tragen die inzwischen publizierten „Zollikoner Seminare" bei, die Martin Heidegger auf Betreiben des Schweizer Psychiaters Medard Boss mit diesem durchführte: „Der Körper hört auf an der Haut ... Beim Zeigen mit dem Finger auf das Fensterkreuz dort drüben höre ich nicht bei den Fingerspitzen auf. Wo ist denn die Grenze des Leibes? ... der Leib ist je mein Leib. Das gehört zum Leibphänomen ... Der Leib ist jedenfalls kein Ding, kein Körper, sondern jeder Leib, das heißt der Leib als Leib ist je mein Leib. Das *Leiben des Leibes* bestimmt sich aus der Weise meines Seins ... Grenze des Leibens (der Leib ist nur insofern er leibt: Leib) ist der Seinshorizont, in dem ich mich aufhalte. Deshalb wandelt sich die Grenze des Leibens ständig durch die Wandlung der Reichweite meines Aufenthaltes. Die Körpergrenze dagegen ändert sich für gewöhnlich nicht, höchstens etwa beim Dickwerden oder beim Abmagern. Aber Magerkeit ist auch kein Körperphänomen, sondern ein Leibphänomen. Der abgemagerte Leib kann

lich zur völligen Entleibung, zum *Suizid* führen. Mit anderen Worten, die nochmals auf die depressionstypische Angst zurückkommen: Die uns Menschen eigene und zu unserer Sterblichkeit gehörende Todesangst wirkt geradezu tödlich[9].

All dies sind Phänomene, die oft gerade dann zutage treten, wenn die Geschäftigkeit des Alltags zurücktritt, etwa während der Urlaubszeit. Es scheint so, als gönne sich ein deprimierter Mensch seine freie Zeit nicht, als fühle er sich gerade dann am wohlsten, wenn er leiden muß. Vielleicht sind es aber die im Urlaub wegfallende Struktur und die fehlende Betriebsamkeit des Alltags, die dazu führen, daß eine ansonsten verdeckte dunkle Grundstimmung den ganzen leeren Raum einnimmt, bestimmt, verstimmt.

Dabei lassen sich *Stimmungen* klar abgrenzen gegen *Gefühle*[10]. Ein Gefühl richtet sich auf jemanden oder etwas, etwa Freude *über* ein Geschenk, Zuneigung *zu* oder Abneigung *gegen* einen Menschen. Eine Stimmung aber bekundet, wie einem gleichsam im ganzen zumute ist. Auf dem Boden einer Stimmung sind immer nur bestimmte Gefühle möglich, eben von dieser Stimmung gestimmte Gefühle[11]: Wem im ganzen bedrückt zumute ist, der kann sich über nichts so recht freuen. Stimmungen lassen sich also nicht als bloße Begleiterscheinungen menschlicher Wahrnehmung abtun, sondern Stimmungen erschließen menschliches In-der-Welt-sein als Ganzes[12] Unsere Stimmung kann bewirken, daß uns die ganze Welt finster vorkommt – der oft belächelte Weltschmerz drückt dies treffend aus –, sie kann aber auch bewirken, daß einer ausruft: „Ich könnte die ganze Welt umarmen!“ Was auch immer Menschen wahrnehmen, nehmen sie in einer bestimmten Stimmung wahr. Eine Wahrnehmung läßt sich nicht „korrigieren“, etwa durch den Versuch, von der jeweiligen Stimmung zu abstrahieren.

Auch *Schwermut* richtet sich auf kein konkretes Ereignis, ist gleichsam grundlos und unterscheidet sich dadurch von allem begründeten Leid[13], wie der darin erfahrene dänische Theologe und Philosoph Sören Kierkegaard schreibt: „Es ist etwas Unerklärliches in der Schwermut.

---

freilich wieder als Körper gemessen werden hinsichtlich seines Gewichtes. Das Volumen des Körpers (der Leib hat kein Volumen) ist kleiner geworden.“ (Heidegger 1987, 112f; vgl. dazu Boss 1971, 271 – 285; zum Thema der Leiblichkeit vgl. auch Merleau-Ponty 1966, 89ff, sowie Bernhard Waldenfels 1980, 29 – 54.)

[9] Vgl. Condrau 1994, 99 – 101.

[10] Vgl. Holzhey-Kunz 1994, 190ff.

[11] Stimmungen können Dispositionen für verwandte Emotionen sein, etwa eine gereizte Stimmung für Ärger. Darüber hinaus läßt sich jedoch fragen, ob nicht auch umgekehrt Emotionen einen Einfluß auf die Entwicklung der Stimmung nach spezifischen emotionalen Erlebnissen auszuüben vermögen, gleichsam eine Umstimmung anregen können; vgl. Schimmack 1999, 90 – 97.

[12] Vgl. Heidegger 1986, 137, und von Uslar 1989, 20 – 28; vgl. auch Becker & Rinck 2000, 67 – 74.

[13] Vgl. Bollnow 1969, 72.

Wer Kummer und Sorge hat, weiß, was ihm Kummer und Sorge verursacht. Fragt man den Schwermütigen, was ihn so schwermütig mache, was so schwer auf ihm laste, so wird er antworten: das weiß ich nicht, das kann ich nicht sagen. Das macht den Schwermütigen immer so unendlich schwermütig. Seine Antwort ist übrigens ganz richtig; denn sobald er sich in seiner Schwermut versteht, ist sie gehoben, während der Kummer mit der Erkenntnis seiner Ursache nicht gehoben ist."[14]

In diesem Zusammenhang klingt die Frage nach der Beziehung zwischen depressiver Verstimmung und Trauer an. Steht Depressivität für eine besonders intensive Traurigkeit? Dies scheint gerade nicht der Fall zu sein, denn depressiv verstimmte Menschen leiden oft genau darunter, daß sie gar nicht traurig sein, nicht weinen können – bis hin zu einem „Gefühl der Gefühllosigkeit"[15]. Traurigkeit und Depressivität unterscheiden sich also nicht in einem quantitativen Mehr oder Weniger an Traurigkeit, sondern in ihrer Qualität: Traurigkeit rührt von einem schmerzhaften Abschied her und richtet sich auf die Erinnerung an eine zurückliegende Zeit. Solange die Trauer noch Raum läßt für gute Erinnerungen – wenn auch nur im Zusammenhang mit einem betrauerten Verlust –, so bleibt auch Platz für Entwicklungen in die Zukunft hinein, für Hoffnung. Trauer „kratzt" nicht unbedingt am *Selbstbild* eines traurigen Menschen. Depressivität dagegen kennt weniger die Klage und die Trauer über den Verlust eines geliebten Menschen, sondern vielmehr die eigene Lebensunfähigkeit, die eigene Freudlosigkeit und Antriebslosigkeit. Depressivität „kratzt" schwer am Selbstbild eines Menschen, der schließlich apathisch auf der Stelle tritt, dort verharrt und keine Bewegung, keine Hoffnung auf Zukunft hin mehr vollziehen kann[16]. Zukunft verkommt zu bloßer Wiederkunft, näherhin zur Wiederkunft einer Vergangenheit, die die Zukunft – und damit jede Hoffnung auf Neues – aufsaugt[17].

Die düstere Weise, Welt zu erschließen, schlägt sich jedoch nicht nur in der Wahrnehmung der eigenen Person, sondern auch in der Wahrnehmung der Beziehungen zu anderen Menschen nieder. Schwermut geht mit Selbstabwertung und Selbstzerstörung – bis hin zum *Suizid* – einher und taucht auch *zwischenmenschliche Beziehungen* in ein negatives Licht.

---

[14] Kierkegaard 1913, 159. Diese ältere Übersetzung spricht vom *Verstehen* der Schwermut und vom *Heben* bzw. *Gehobenwerden* der Stimmung. Deshalb ist sie treffender und klarer als die folgende jüngere Übersetzung, die nur noch abgeschwächt vom *Wissen* um die Schwermut und technisch von ihrem *Beheben* spricht: „Es liegt etwas Unerklärliches in der Schwermut. Wer Trauer oder Kummer hat, der weiß, warum er traurig oder bekümmert ist. Fragt man einen Schwermütigen, was der Grund seiner Schwermut sei, was denn so schwer auf ihm laste, so wird er antworten: das weiß ich nicht, ich kann es nicht erklären. Darin liegt die Unendlichkeit der Schwermut. Diese Antwort ist völlig richtig; denn sobald er es weiß, ist die Schwermut behoben, wohingegen bei dem Traurigen die Trauer durchaus nicht damit behoben ist, daß er weiß, warum er traurig ist." (Kierkegaard 1998, 742)

[15] Erkwoh 1994, 45 – 55, 51.

[16] Vgl. Swildens 1991, 81f, sowie Wolfersdorf 1995, 4ff und 21ff.

[17] Vgl. Theunissen 1991, 218 – 281.

Umgang mit anderen Menschen ist primär von Sorge und Verantwortlichkeit geprägt, kaum aber von gemeinsamer Freude.

Diese Schwere, diese Last läßt menschliche Aktivität erlahmen, bringt Konzentrationsstörungen oder gar völlige Handlungsunfähigkeit mit sich. Typisch sind *Schlafstörungen*[18] – in vielfältigen Ausformungen: Einschlafstörungen, nächtliches Wachliegen bei insgesamt verkürztem Schlaf und fehlendem Erholungsschlaf, insbesondere morgendliches Erwachen zwischen 2 und 4 Uhr, woraufhin ein depressiv erkrankter Mensch sich von Unruhe und Angst gequält und in schweren destruktiven Gedankenketten hilflos verfangen erlebt. Das „Morgengrauen" bekommt für ihn in diesen Stunden eine ganz eigene, eben grauenvolle Bedeutung. Tagesschwankungen kennen oft ein Morgentief und abendliche Aufhellungen der Stimmung. Daneben existieren auch jahreszeitlich bedingte Schwankungen, bekannt beispielsweise als sogenannte „Winterdepressionen"[19]. Zu Schlaflosigkeit treten oft Appetitlosigkeit, sexuelle Lustlosigkeit und Antriebslosigkeit hinzu.

Antriebslosigkeit kann allerdings umschlagen in hektische Überaktivität, aus der heraus vieles auf den Weg, aber nichts zu Ende gebracht wird. Solche Überaktivität geht meist mit Angst einher. Bisweilen zeigt sich solche psychomotorische Agitiertheit in einem Getriebensein – bis hin zu ruhe- und sinnlosem Hin- und Herlaufen. Klassisch jedoch ist die psychomotorische Hemmung: eingefrorene Mimik und Gestik, ausbleibende Mitbewegung der Arme, gebeugte Haltung, gesenkter Blick, Verlangsamung und Monotonie von Sprache und Denken, fehlende Schwingungsfähigkeit und Regungslosigkeit – bis hin zum depressiven Stupor, also zur Erstarrung in wahnhafter Todesangst.

Das Auftreten solcher Phänomene führt zu weiteren Belastungen der Stimmungslage. Diese wiederum steigert die Selbstabwertung bis zum Selbsthaß und ist mit massiven Schuldgefühlen verknüpft – ein Teufelskreis[20], ein unheilvoller Kreislauf, der sich – wie bereits angedeutet – auch in *selbstzerstörerischen Denkprozessen* äußert. Diese drehen sich in einer schweren Depression häufig nur noch um ein Thema: Sie engen sich ein und fixieren sich darauf, „weil man nicht leistungsfähig sei, insuffizient und ein Versager zu sein, auch evtl. noch selber schuld daran zu sein, da man hätte Vorsorge treffen können, und deswegen auch nicht mehr der Anerkennung, der Wertschätzung, der Liebe anderer Menschen wert zu sein"[21].

Erfahrungen der Niedergeschlagenheit, der Erschöpfung, der Antriebs-losigkeit, der Hilf-losigkeit, der Schlaf-losigkeit, der Appetitlosigkeit, der Lust-losigkeit, der Nutz-losigkeit, der Sinn-losigkeit, der

---

[18] Vgl. Wolfersdorf 1995, 29f.
[19] Vgl. Hautzinger 1998, 49.
[20] Vgl. Dixon & Fisch 1993, 19 – 32, insbesondere 31.
[21] Wolfersdorf 1995, 25.

Hoffnungs-losigkeit, all diese „Losigkeiten" verdichten sich immer mehr, auch als Orientierungs-losigkeit, wie sie Piet Kuiper zum Ausdruck bringt: „Die Geographie der Seele war seit langem ausgelöscht, mein Leben hatte keinen Mittelpunkt mehr, und was sich als Erfahrung aufdrängte, waren physisches Unwohlsein, das Gefühl, alt, das Wissen, schuldig zu sein, die Erkenntnis, meine Zeit vergeudet zu haben."[22]

Die *Kluft zwischen diesen Erfahrungen und den eigenen Idealbildern* wird tiefer und tiefer, denn gerade das Idealbild eines depressiv erkrankten Menschen zeichnet sich durch großen Perfektionismus und hohe Leistungsansprüche aus. Depressiv erkrankte Menschen sind gleichsam „eingeschlossen ... in einer engen und überhoch normorientierten Welt, in der 150%iges Leisten schon fast zu wenig sei"[23]; und sie erleben jegliches Zurückbleiben hinter diesen Normen, gleich aus welchen Gründen, als ihr persönliches Versagen, das sie allemal sich selbst – und nie anderen Menschen oder gar strukturellen Zusammenhängen – zuschreiben. Der Zeiger der Schuld zeigt immer auf den depressiv leidenden Menschen selbst.

Zu diesen hohen Idealen kommen starke Wünsche, ja Sehnsucht nach Respekt und Liebe hinzu. Diese menschlichen Wünsche zeichnen sich durch ihre besondere Intensität aus: Auf dem Weg in eine Depression finden sich nämlich oft lange Strecken von enttäuschten Bemühungen um Annahme und Liebe durch bedeutsame Bezugspersonen[24], manchmal auch ambivalente Äußerungen der Eltern, die ihr Kind zu guten Leistungen ermuntern und insgeheim doch mit ihm rivalisieren, etwa so: „Du sollst ganz tüchtig sein, darfst aber nie besser werden als ich."

Weniger dieser eine Satz, vielmehr die darin zum Ausdruck kommende Haltung vereint zwei Momente, die gar nicht miteinander vereinbar sind: „Du sollst ganz tüchtig sein" formuliert einen Ansporn, richtet sich auf Ideale, zielt auf Erfolge und strahlendes Rampenlicht. „Du darfst nie besser werden als ich" steht auf der Schattenseite, bremst den so Angesprochenen, die so Angesprochene ab. Eine solche Verknüpfung einander entgegengesetzter Momente, solches „Fahren mit angezogener Handbremse" kostet alle menschliche Energie, läßt erfahren, wie diese Energie gleichsam versickert im Graben zwischen den lichtvollen Idealen und dem realen dunklen Erleben der eigenen Person, mit anderen Worten: zwischen „Weiß" und „Schwarz".

Diese Extreme, Schwarz und Weiß, sind oft die einzigen „Farben", die in der Depression bleiben. Susanne Schirmeyer legt Bilder und Texte von ihrem Leben mit der Depression in einem Katalog vor. In diesen einführend schreibt sie: „Der von einer psychischen Krankheit Betroffene kann in seinem Gleichgewicht derart gestört werden, daß ein Bereich seiner

---

[22] Kuiper 1995, 150f; dieser Passage ist die Überschrift entnommen, die ich dem ersten Schritt des Gangs meiner Arbeit gegeben habe.
[23] Wolfersdorf 1995, 25.
[24] Vgl. Speierer 1992, 22 – 26, 25.

Persönlichkeit ihn ausschließlich beherrscht und alle anderen Daseinsmöglichkeiten verdrängt. Die verschiedenen Persönlichkeitsanteile können nicht mehr ausbalanciert und integriert werden, zu weit liegen sie auseinander; Widersprüche, Spannungen, Ambivalenz auszuhalten ist unmöglich, ja eigentlich unbekannt. Wenn alles innere Erleben sich im Extremen bewegt, sind auch Inhalte und Ausdrucksformen extrem. In der Krankheit erlebte ich intensives Leiden, innere Leere, schreckliche, unbeschreibliche Gefühle ... Außenstehende hat die ... in diesem Katalog vorgenommene Zweiteilung immer verwundert, da sie die Bilder nicht so einseitig einer lichten oder schwarzen Seite zuordnen würden. Ich möchte sie – wie auch die damals zu den Bildern entstandenen Texte – so belassen, weil es authentisch ist. Werthaltung und Erlebensweise im manisch-depressiven Kranksein werden hier widergespiegelt: ausschließlich das Helle, Freudige, Strahlende bedeutet Leben; alles Dunkle, Traurige, ‚negative' Gefühle, Leiden und Tod gehören nicht dazu, werden totgeschwiegen, in die Sprachlosigkeit verbannt. Diese Ordnung bestimmte seit der Kindheit mein Sehen, Erleben und Werten, Beziehungen und Begegnungen. Sie formte auch mein Selbstverständnis ... Die Zweiteilung in Schöne und Schwarze Bilder war also Ausdruck für die als selbstverständlich empfundene, nicht hinterfragte Abgrenzung des Sichtbaren und Sagbaren vom Unsäglichen, Unfaßbaren, und Abgelehnten, niemandem Zumutbaren."[25]

Alles innere Erleben bewegt sich im Extremen: Manie *oder* Depression – manche Menschen kennen manische Hochphasen einer Erkrankung, denen depressive Tiefs folgen, manche lediglich depressive Abstürze –, Hell *oder* Dunkel, Tag *oder* Nacht, Weiß *oder* Schwarz.

Zwischen Schwarz und Weiß sind die Farben – doch das Stimmungsbild einer Depression kennt keine Farben. Dieses abschließend soll nochmals Piet Kuiper zu Wort kommen:

„Beim Kaffee wurde über den Photoapparat gesprochen, den sich Nancy (eine Klinikmitarbeiterin[26]) anschaffen wollte. Die Vor- und Nachteile verschiedener Apparate wurden sorgfältig gegeneinander abgewogen, und gegen diese alltäglichen Dinge hob sich meine Krankheit so schwarz ab wie eine Silhouette gegen den Abendhimmel. Ich fühlte mich elend, verworfen, verflucht. Kein Kind dürfte jemals mehr geboren werden, schon weil man das erleben kann, was ich jetzt erlebe. Und doch reichen Worte bei weitem nicht aus.

Zu Recht versuchte man mich dazu zu bewegen, etwas Sinnvolles zu tun. Ich saß vor einem weißen Papier und hatte eine Menge Farben, aber ich wußte überhaupt nicht, was ich damit tun sollte. Es gab unendliche Möglichkeiten, und das machte mir angst. Hanneke, die Arbeitstherapeutin, war ganz reizend. Ich dachte bei mir: In der Hölle gibt es doch so

---

[25] Schirmeyer 1995, 14f.
[26] Anmerkung von K.K..

liebe Menschen nicht? Alle sind nett zu mir. So regelt Gott das also. Er läßt dich für einen Augenblick glauben, daß du nicht in der Hölle bist, um dich dann um so unbarmherziger hineinstürzen zu lassen."[27]

1.2. Depression – Verbreitung und Verlauf

Ich habe versucht, das Stimmungsbild einer Depression in seinen zentralen Zügen zu skizzieren. Dieses möchte ich zunächst durch einige Angaben zu seiner Verbreitung (Epidemiologie), zum Erkrankungsrisiko, zu Verlauf und Prognose ergänzen[28], bevor vielfältige Formen von Depressionen unterschieden werden sollen.

Das *Morbiditätsrisiko*, also die Wahrscheinlichkeit, daß ein Mensch im Laufe seines Lebens eine Depression erleidet, liegt bei etwa 17%. Mehrere repräsentativ angelegte epidemiologische Untersuchungen in Industrieländern stimmen darin weitgehend überein[29]. Dabei erweist sich das *Geschlecht* als *Risikofaktor*, denn Frauen zeigen eine etwa doppelt so hohe Erkrankungswahrscheinlichkeit als Männer – über verschiedene Kulturen, ethnische Gruppen, soziale Schichten und Untersuchungsstichproben hinweg[30]. Zudem erkranken Frauen – bezogen auf ihr *Lebensalter* – im Durchschnitt früher als Männer und weisen zudem eine höhere Rückfallneigung für weitere depressive Phasen auf. Depressionen treten zwar in jedem Lebensalter auf, der durchschnittliche Zeitpunkt der Ersterkrankung jedoch verlagert sich immer weiter nach vorn – bis in das Kindes-, Jugend- bzw. frühe Erwachsenenalter hinein.

Als *psychosoziale Risiko- bzw. protektive Faktoren* sind der Familienstand und überhaupt vertrauensvolle Beziehungen bedeutsam: Bei verheirateten Frauen und Männern, überhaupt bei Personen mit stabilen Sozial-

---

[27] Kuiper 1995, 159f.

[28] Vgl. dazu Hautzinger & de Jong-Meyer 1990, 131 – 135, und Hautzinger 1998, 13 – 18.

[29] Zu berücksichtigen ist der jüngst veröffentlichte empirische Befund einer Studie des Münchner Max-Planck-Instituts für Psychiatrie, demzufolge depressive Erkrankungen in ihrer Behandlungsbedürftigkeit in erschreckend hohem Maße gar nicht zutreffend diagnostiziert werden, bedingt möglicherweise durch sogenannte „Sisi"-Merkmale im Verhalten der Betroffenen. Diese Bezeichnung ergibt sich in Anlehnung an den Namen der österreichischen Kaiserin Elisabeth („Sisi"; 1837 – 1898), der „energisches Ankämpfen gegen ihre depressiven Stimmungen mittels exzessiver Schönheitspflege, sportlicher Aktivitäten und Diäten" (Nina Müller 2000, 8 – 9, 8) nachgesagt wird. „Sisi"-Merkmale beschreiben eine Verhaltensweise dem Diagnostiker oder der Diagnostikerin gegenüber, die Art und Schwere der Erkrankung eher verbirgt als offenlegt. Hinzu kommt allerdings ein weiterer Aspekt: „Offensichtlich wollen einige Ärzte Depressionen gar nicht erkennen: Die Diagnose der Depression wurde besonders häufig von Ärzten versäumt, die Depressionspatienten ungern behandeln oder meinen, daß depressive Patienten einen zu hohen Zeitaufwand fordern, und die häufig selbst behandeln müssen, weil keine entsprechenden Spezialisten in der Nähe vorhanden sind." (Nina Müller 2000, 9)

[30] Vgl. Grünewald, Wolfersdorf & Barg 1995, 348 – 352, insbesondere 348, und Trouw 1998, 5f; vgl. Kraus 1989, 106 – 120, und Kristeva & Gölter 1994, 81 – 93.

beziehungen bleibt die Depressionsrate vergleichsweise niedrig[31]. Dasselbe gilt – im Sinne von *Bildungsfaktoren, gesellschaftlichen und ökonomischen Faktoren* – für Menschen mit höherer Bildung und gesicherter beruflicher Existenz.

Deutliche Risikofaktoren sind in besonderem Ausmaß *familiäre Vorprägungen* – das Vorkommen depressiver Erkrankungen unter Angehörigen vergrößert das je eigene Morbiditätsrisiko – sowie weitere *belastende Lebensereignisse*, insbesondere die Erfahrung von Gewaltanwendung, vor allem bei körperlichem und sexuellem Mißbrauch, wovon Mädchen und Frauen in deutlich höherer Zahl betroffen sind als Jungen und Männer[32]. Der Ausbruch einer Depression ist in hohem Maße an bestimmte biographische und soziale Gegebenheiten gebunden; dazu gehören (1) das Vorhandensein von drei oder mehr Kindern unter 14 Jahren im Haushalt, (2) das Fehlen einer beruflichen Tätigkeit außerhalb des Hauses, (3) der Verlust der eigenen Mutter vor dem 11. Lebensjahr und (4) vor allem das Fehlen einer vertrauensvollen Beziehung, die den Raum zur Besprechung alltäglicher Probleme abgeben könnte[33].

Häufig anzutreffen ist *Komorbidität*, d.h. Depressionen gehen oft mit anderen psychischen Erkrankungen einher, vor allem mit Ängsten, Zwängen und posttraumatischen Belastungen. Komorbidität erstreckt sich aber auch auf somatische und psychosomatische Symptombereiche: So treten Störungen des Magen-Darm-Traktes, Atem-, Herz- und Kreislaufbeschwerden im Zusammenhang mit depressiven Erkrankungen signifikant gehäuft auf[34].

---

[31] Soziale Faktoren üben bei Frauen einen deutlich größeren Einfluß auf die Rückfallquote aus als bei Männern. Frauen, die mit ihrer Partnerschaft zufrieden sind, zeigen ein vergleichsweise niedriges Rückfallrisiko. Bei Männern erweist sich die Existenz einer engen Vertrauensperson als protektiv, die *nicht* mit der Partnerin oder einem anderen Familienmitglied identisch ist. Den wichtigsten Prädiktor von Rückfällen stellen für Männer – neben dem Fehlen einer solchen Vertrauensperson – Arbeitsplatzprobleme dar; vgl. Grünewald, Wolfersdorf & Barg 1995, 348 – 352.

[32] Vgl. Grünewald, Wolfersdorf & Barg 1995, 348 – 352, insbesondere 349, sowie Nuber 1999, 20 – 25, 24. Auf diese Zusammenhänge weise ich nachdrücklich hin – gegen Davison & Neale 1988, insbesondere 383 – 385, die angesichts der Themen „Inzest" und „Pädophilie" – schon terminologisch ein euphemistischer Fehlgriff – zu schwerwiegenden Verharmlosungen neigen, die in ihrem nach wie vor gängigen Lehrbuch weite Verbreitung finden.

[33] Vgl. Wittchen & Hecht 1987, 321 – 338, insbesondere 324. An dieser Stelle füge ich zwei kritische Hinweise hinzu (vgl. auch Fiedler 1991, 280 – 295): Zum einen dürfen solche Lebensereignisse nicht schlicht als ursächlich für den Ausbruch einer Depression angesehen werden, da Charakteristika einer solchen – möglicherweise schleichend beginnenden – Erkrankung ja ihrerseits Problemkonstellationen hervorbringen können, die also eher als Folgen und weniger als Vorboten einer pathogenen Entwicklung gelten können. Zum anderen lauert bei der nicht immer und nicht exklusiv zutreffenden Einschätzung eines solchen Lebensereignisses als „Schicksalsschlag" die Gefahr zu übersehen, daß Betroffene an der Ausgestaltung ihrer Lebensbedingungen – trotz allem – aktiv mitwirken (wenn auch oft in bedrückend beschränktem Umfang) und neben depressogenen auch präventiv wirkende Faktoren sozialer Unterstützung zur Wirkung kommen können.

[34] Vgl. Angst 1993, 3 – 15, 9ff.

Verläufe depressiver Erkrankungen unterliegen einer großen interindividuellen Variabilität. Die *Dauer einer depressiven Episode* kennt ein breites Spektrum und liegt im Durchschnitt bei vier oder fünf Monaten. Dabei verkürzen sich im höheren Alter die Zeiten der Freiheit von depressionstypischen Beschwerden; die *Länge eines Zyklus*, der die depressive Episode und die depressionsfreie Phase umfaßt, reduziert sich also mit zunehmender Zahl an Lebensjahren.

Variabel ist auch die *Zahl depressiver Episoden*: Es existieren sowohl biographisch „einmalige“ – niemals wiederkehrende – depressive Herabstimmungen als auch dramatische Wiederholungen und Chronifizierungen. Die Rate für letztere liegt bei 10 – 20%, im Alter sogar darüber. Insgesamt bleiben *Prognosen* angesichts dieser höchst variablen Krankheitsprozesse vage; sie können allenfalls aus dem jeweils bisher überschaubaren individuellen Verlauf erschlossen werden. Schätzungsweise 60% der Patientinnen und Patienten genesen zumindest so weit, daß sie ihre Arbeitsfähigkeit wiedererlangen. Etwa 15% der depressiven Erkrankungen enden im *Suizid*.

Diese Angaben zu Verbreitung und Verlauf beziehen sich auf das charakteristische Stimmungsbild einer Depression, wie ich es nachzuzeichnen versuchte, ohne bisher weitere diagnostische Differenzierungen vorzunehmen. Dennoch lassen sich vielfältige Formen von Depressionen unterscheiden. Eine klassische Dreiteilung differenziert zwischen somatogenen, psychogen-neurotischen und endogen-melancholischen Krankheitsbildern[35], die sich bereits in einer historischen Anamnese[36] zur Seelenfinsternis nachweisen lassen. Deren Erhebung konzentriert sich terminologisch auf die drei bereits genannten Bezeichnungen „Melancholie“, „Schwermut“ und „Depression“; sie trägt zugleich zur Klärung dieser Begriffe bei.

1.3. Melancholie, Schwermut und Depression – eine historische Anamnese

In ihren historisch faßbaren Anfängen gilt „Depression“ als eine somatogene Erkrankung. Deutlicher als am lateinischen Begriff der Depression wird dieser Umstand am griechischen Kompositum der Melancholie („melancholia“), das sich übersetzen läßt als „schwarze Galle“ (griechisch „melaina chole“). Die Galle eines Cholerikers läuft rasch über, die Galle eines Melancholikers hingegen zeichnet sich durch ihre Schwärze aus – so sehr, daß sie jeden Lichtstrahl in sich verschluckt, ohne sich dadurch aufhellen zu lassen.

---

[35] Vgl. z.B. Wolfersdorf 1995, 58 – 70.

[36] Die Anamnese dient der Rekonstruktion der Vorgeschichte einer Krankheit, insbesondere mit Hilfe der Auskünfte, die die davon betroffene Person selbst erteilt.

Hippokrates

Die schwarze Galle provoziert mit ihrem Übertritt ins Blut eine melancholische Erkrankung. Diese Vorstellung stammt aus vorchristlicher Zeit, näherhin von dem griechischen Arzt *Hippokrates* (~ 460 – 377 v.Chr.). Dem überlieferten Corpus Hippocraticum, insbesondere der Schrift „De morbis“[37] zufolge resultiert Melancholie aus einer Dyskrasie, also aus einer fehlerhaften Zusammensetzung der Körpersäfte. Das Blut birgt nach hippokratischer Auffassung den Geist, welcher durch eine abnorme[38] Säftebeimengung zum Blut getrübt werden kann: „Die Melancholiker nämlich bekommen ihre Krankheit, wenn das Blut von Galle und Schleim verdorben ist, und werden im Denken verwirrt, manche werden sogar tobsüchtig“[39]. Diese Formulierung läßt die Schlußfolgerung zu, daß Melancholiker nicht schon als solche krank sind; vielmehr führt erst das Eintreten der hier beschriebenen physiologischen Umstände zur Erkrankung der Melancholiker. Der „Typus melancholicus“, dem Hubertus Tellenbach[40] zu seiner Berühmtheit verhalf (und für den umgekehrt auch Tellenbach berühmt ist), ist ein schwarzgalliger Typ, der dazu neigt, von

---

[37] Wittern 1974.

[38] Vgl. Kießling 1996, 4 – 30. Körperliches Kranksein ergibt sich aus dem Überschuß eines der vier Körpersäfte Blut, Schleim, schwarze und gelbe Galle. Die Zusammensetzung der Säfte determiniert zuvor schon das sanguinische, phlegmatische, melancholische oder cholerische Temperament eines Menschen (vgl. Alan O. Ross 1987, 53). Diese Temperamentstypen rühren von der antiken Pathologie her, auch wenn die Entfaltung von vier Temperamenten erst mit dem griechisch-römischen Arzt Galen (129 – 199) einsetzt und sich vollends im Laufe des Mittelalters vollzieht (vgl. Kretschmer 1987, 881; Kretschmer 1987a, 2284 – 2285; Eysenck 1987, 2369 – 2380; Alan O. Ross 1987, 53). Spätestens Wilhelm Wundt (1832 – 1920), der als Begründer der experimentellen Psychologie gelten kann, versteht diese Typologie nicht mehr im Sinne kategorialer Exklusivität, derzufolge eine Person entweder nur dem einen oder nur einem anderen Typ angehört, sondern entwirft ein dimensionales Konzept. Dabei postuliert er eine erste Dimension der Emotionalität (mit starker Ausprägung bei Cholerikern und Melancholikern, mit schwacher Ausprägung dagegen bei Phlegmatikern und Sanguinikern) und eine zweite Dimension der Wandelbarkeit (deutlich gegeben bei Cholerikern und Sanguinikern, kaum gegeben dagegen bei Melancholikern und Phlegmatikern). Auf diese Weise konzipiert Wundt ein zweidimensionales System mit vier Quadranten für den melancholischen, den cholerischen, den phlegmatischen und den sanguinischen Typ. In jeder der beiden Dimensionen kann eine Person mehr oder minder starke Ausprägungen zeigen und darum in jedem der vier Quadranten mehr oder weniger heimisch sein. Hans J. Eysenck schließlich knüpft an dieses Modell an und modifiziert die Dimensionen: Er spricht nicht mehr von Wandelbarkeit, sondern von Introversion und Extraversion, nicht mehr undifferenziert von Emotionalität, sondern von emotionaler Labilität und Stabilität. Starke Introvertiertheit und emotionale Labilität kennzeichnen das melancholische Temperament, starke Extravertiertheit und emotionale Labilität das cholerische Temperament, starke Extravertiertheit und emotionale Stabilität das sanguinische Temperament, schließlich starke Introvertiertheit und emotionale Stabilität das phlegmatische Temperament (vgl. Amelang & Bartussek 1990, 267 – 269).

[39] Wittern 1974, 89.

[40] Tellenbach 1983, 5.

der Krankheit der Melancholie befallen zu werden[41]. Alltagssprachlich wäre heute wohl von einer „Anfälligkeit" die Rede – der Typus melancholicus tendiert dazu, sich von (s)einer Krankheit erfassen zu lassen – oder im Fachjargon von „Vulnerabilitäten"[42], von spezifischen Verletzbarkeiten.

Platon

Die Rezeptionsgeschichte der bei Hippokrates einsetzenden Säftelehre führt zunächst zu *Platon* (427 – 347). In seinem Buch „Timaios" führt er in folgender Weise physiologische Ursachen für seelische Erkrankungen an: „... wo die im Körper umherirrenden, von sauren und salzigen Verschleimungen herrührenden sowie ätzenden und galligen Säfte nach außen keinen Ausweg finden, sondern, im Innern sich umhertreibend, mit den Bewegungen der Seele, denen ihre Ausdünstung sich beimischt, sich vereinigen, da erzeugen sie mehr oder minder heftige, häufiger oder seltener eintretende mannigfaltige Krankheiten der Seele und erwecken ... alle Arten der Unzufriedenheit und des Mißmuts, der Verwegenheit und Verzagtheit, dazu der Vergeßlichkeit und Ungelehrigkeit."[43]

Seelische Erkrankungen führt Platon grundsätzlich auf das sogenannte Unverständige („anoia") zurück, wobei er zwei Gattungen unterscheidet, nämlich „mania" und „amathia", also – so die Übersetzung – „Wahnsinn" und „Unwissenheit"[44]. Eine weitere Differenzierung zur Manie findet sich in Platons „Phaidros", wenn er durch Sokrates wissen läßt: „Und vom Wahnsinn gebe es zwei Arten, die eine aus menschlicher Krankheit, die andere aus göttlicher Umwechslung des gewöhnlich ordentlichen Zustandes."[45] Letzterer spricht er nicht nur nichts Pathologisches, sondern ausgesprochen Segensreiches zu: „... nun aber entstehen uns die größten Güter aus einem Wahnsinn, der jedoch durch göttliche Gunst verliehen wird. Denn die Prophetin zu Delphi und die Priesterinnen zu Dodone haben im Wahnsinn vieles Gute in privaten und öffentlichen Angelegenheiten unserer Hellas zugewendet, bei Verstande aber Kümmerliches oder gar nichts. Wollten wir auch noch die Sibylla anführen, und was für andere sonst noch durch begeistertes Wahrsagen vielen vieles für die Zukunft

[41] „Man könnte sagen, der Typus melancholicus ist ein Persönlichkeitstypus und nicht eine Krankheit." (Pélicier 1991, 133 – 144, 144)

[42] Vgl. z.B. Hautzinger & de Jong-Meyer 1990, 126 – 165, 140, und Rodegra 1994, 13 – 28, 25. „Vulnerabilität" ist eine Anfälligkeit, die nicht zwingend zur Erkrankung führt; „Vulnerabilität" kommt also nicht einer „Viktimisierung" gleich, die schicksalhaft ihre Opfer fordert (vgl. Fiedler 1991, 283).

[43] Platon 1978, 141 – 213, 207.

[44] Platon 1978, 206.

[45] Platon 1977, 7 – 60, 45.

vorhersagend geholfen, so würden wir langweilen mit Erzählung allgemein bekannter Dinge."[46] Wahrsagekunst also als Wah*n*sagekunst?

Aristoteles

Auch *Aristoteles* (384 – 322) führt die Krankheit der Melancholie hippokratisch auf den Zustand der Galle zurück, wenn er sich in „Problemata Physica" wie folgt äußert: „Auch die schwarze Galle, die von Natur aus kalt ist ..., kann, wenn sie ... im Körper das rechte Maß überschreitet, Schlagflüsse (Apoplexien), Erstarrungen (Narkosen), Depressionen (Athymien) oder Angstzustände (Phobien) hervorrufen. Wird sie aber übermäßig erwärmt, ruft sie übersteigerte Hochgefühle mit Gesang, Ekstasen, Aufbrechen von Wunden und anderes Derartiges hervor."[47]

Dabei ist dieser schwarzgallige Saft laut Aristoteles „von Geburt an ... gemischt ... Er ist nämlich eine Mischung von Warm und Kalt, denn aus diesen beiden setzt sich die Natur (des Melancholischen) zusammen. Daher kann auch die schwarze Galle sowohl den höchsten Wärmegrad als auch den höchsten Kältegrad annehmen."[48] Kaltgallige Menschen werden „schlaff und stumpfsinnig"[49], warmgallige dagegen „rasend"[50], griechisch: manisch. Unter den warmgalligen Personen führt Aristoteles nun eigens diejenigen an, deren schwarze Galle in ihrer Temperatur auf ein Mittelmaß gemildert ist. Diese „sind zwar noch Melancholiker, aber vernünftiger und weniger abnorm. In vielen Dingen aber überragen sie die anderen, die einen durch ihre Bildung, die anderen durch künstlerisches Können, andere durch politische Wirksamkeit."[51] Ihr optimales Mischungsverhältnis von Warm- und Kaltgalligkeit macht diese Menschen „außergewöhnlich, nicht infolge von Krankheit, sondern infolge ihrer Naturanlage"[52]. „Sie neigen aber, wenn sie sich nicht in acht nehmen, zu den melancholischen Krankheiten"[53] – so umschreibt Aristoteles die hohe Labilität von Menschen, bei denen Melancholisches und Genialisches miteinander verwoben sind.

Zusammenfassend fällt bei Aristoteles eine an Platon erinnernde Unterscheidung auf – zwar nicht zweier Formen von Manie, aber zweier Formen von Melancholie: zum einen die Krankheit, die sich als kaltgallige Ermattung oder als warmgallige Manie äußert, und zum anderen die

---

[46] Platon 1977, 25f.
[47] Aristoteles 1975, 253; in Klammern finden sich die griechischen Begriffe (Ergänzung durch K.K.).
[48] Aristoteles 1975, 252.
[49] Aristoteles 1975, 253.
[50] Aristoteles 1975, 253.
[51] Aristoteles 1975, 253.
[52] Aristoteles 1975, 256.
[53] Aristoteles 1975, 254.

„Schwermut“[54] des Genialen. Dabei übersieht Aristoteles nicht, daß manches Genie von melancholischer Erkrankung erfaßt wird. Melancholie und Schwermut erweisen sich als zweierlei Phänomene[55]: In *Melancholie* droht der von Aristoteles rasend oder manisch genannte Mensch zu versinken; der als außergewöhnlich charakterisierte Mensch hingegen gerät in *Schwermut*, wenn seine genialischen Züge ermatten.

Altes und Neues Testament

In einer historischen Anamnese zum Stimmungsbild der Depression darf die im *Alten Testament* genannte Krankheit Sauls nicht fehlen. In der weitverbreiteten Übersetzung von Jörg Zink heißt es: „Aber von Saul war der Geist Gottes gewichen, und ein schwermütiger Geist, den Gott sandte, ängstigte ihn. Da sprachen Sauls Berater zu ihm: ‚Eine Schwermut, die von Gott kommt, quält dich. Unser Herr braucht nur zu reden, seine Knechte stehen bereit. Sie werden einen Mann suchen, der auf der Leier zu spielen versteht. Und wenn dann ein böser Geist von Gott über dich herfällt, mag der Mann mit seiner Hand in die Saiten greifen, und es wird besser mit dir werden.‘“[56] (1 Sam 16, 14 – 16)

Franz G. Alexander und Sheldon T. Selesnick lassen in ihrer „Geschichte der Psychiatrie“ keinen Zweifel an ihrer – mit Jörg Zinks Übersetzung vereinbaren – Diagnose aufkommen: „Von seiner Depression überwältigt, versuchte Saul seinen Diener dazu zu überreden, ihn zu töten; als sich der Mann weigerte, beging Saul Selbstmord.“[57]

Im hebräischen Text ist jedoch lediglich von einer „ruach ra'ah“ (1 Sam 16, 14), also von einem bösen Geist die Rede, der Saul ergriffen habe. Dem Adjektiv „ra“ kommt zunächst die Bedeutung „böse, schlecht“ zu; lediglich in Einzelfällen läßt es sich mit „mißmutig“ oder „verdrießlich“ übersetzen[58]. Damit ist eine depressive Erkrankung Sauls zwar nicht ausgeschlossen, aber auch nicht nahegelegt. Auf vollends unsicherem Boden steht die bei Alexander und Selesnick anklingende These, Sauls Selbstmord sei depressionsbedingt. Dabei steht sein Suizid in 1 Sam 31, 4 in völlig anderem Textzusammenhang – weit entfernt von dem mit einer Depression assoziierten „bösen Geist“ in 1 Sam 16, 14.

Silvia Schroer macht darauf aufmerksam, daß in den Erzählungen darüber, wie David an Sauls Hof kam, zwei verschiedene Überlieferungen aneinander angeschlossen werden: „Der ersten zufolge wurde David als ‚Musiktherapeut‘ zu Saul, der an manisch-depressiven Verstimmungen

---

[54] Tellenbach 1983, 11.
[55] Vgl. Warsitz 1994, 61 – 80, 76.
[56] Zink 1966, 145f.
[57] Alexander & Selesnick 1969, 42.
[58] Vgl. Gesenius 1962, 764.

leidet, gerufen. Nach der zweiten waren es Davids aussergewöhnliche Erfolge im Kampf gegen die Philister, die ihn an den Königshof brachten. Historisch dürfte die Erinnerung, dass David als Krieger (16, 18) an den Hof kam, zuverlässiger sein."[59] Damit muß Jörg Zinks Übersetzung zumindest als fragwürdig gelten; und ob die Welt des Alten Testaments das Krankheitsbild einer Depression bereits kannte, muß ohnehin offen bleiben.

Eine Saul vergleichbare und damit ähnlich prominente biblische Figur, die mit diesem Krankheitsbild zumindest nachträglich in Verbindung gebracht würde, kennt das *Neue Testament* nicht[60]. Wenn ich erwähne, daß viele kranke Menschen heute ihr depressives Leiden als Besessensein von destruktiven Gedanken, als Ausgeliefertsein an dämonische Mächte, als Übereignetsein an in einen Teufelskreis einmündende Gedankenketten beschreiben, möchte ich keinesfalls zu einer Wiederbelebung einer dämonologischen Anthropologie beitragen, die zur Zeit Jesu dazu diente, nicht nachvollziehbare Verhaltensmuster solchermaßen bedrängter Menschen als Besessenheit von Dämonen zu deuten; auch darf eine solche dämonologische Anthropologie in anachronistischen exorzistischen Praktiken nicht mehr um sich greifen. Dennoch sind Erfahrungen von Besessensein und ohnmächtigem Bedrängtsein, wie sie Betroffene berichten, ernstzunehmende Phänomene, auf die ich zurückkommen werde[61].

Neutestamentliche Quellen zur Seelenfinsternis und zum Umgang damit versuche ich an späterer Stelle[62] zu erschließen, wenn ich die Emmausperikope (Lk 24, 13 – 35) auslege – ohne den beiden Jüngern, die all ihre Hoffnung, die sie auf den nunmehr Toten gesetzt hatten, verloren haben, postum den diagnostischen Stempel einer Depression, eines in ihrer Zeit vielleicht gänzlich unbekannten Krankheitsbildes, aufdrücken zu wollen.

Hildegard von Bingen und Thomas von Aquin

Im Vergleich zu antiken Spuren von Melancholie, Schwermut und Depression läßt sich im Mittelalter eine Abwendung von ausschließlich somatogenem Krankheitsverständnis konstatieren. Eine wachsende Etablierung dämonologischer Konzepte, insbesondere der Melancholie, zeigt sich etwa bei *Hildegard von Bingen* (1098 – 1179). Zwar scheint auch in ihrem Werk „Causae et Curae" die Viersäftelehre deutlich durch[63], doch

---

[59] Schroer 1992, 86.
[60] Eher läßt sich mit Hiob eine zweite alttestamentliche Figur ausmachen, die in diesem Zusammenhang Aufmerksamkeit verdient; Rolf Steinhilper (1990, 218f) macht sie zum Thema.
[61] Vgl. Abschnitt 4.5.2.2 dieser Arbeit.
[62] Vgl. Abschnitt 4.5.3.1 dieser Arbeit.
[63] Vgl. Hildegardis 1903, z.B. 87 – 89.

die dämonologische Auffassung der Entstehung einer Melancholie gewinnt an Gewicht: „In dem Augenblick, da Adam die göttliche Ordnung verletzte ..., gerann in seinem Blut die Melancholie, aus welcher sich in ihm Traurigkeit und Verzweiflung erhoben, da ja im Falle Adams der Teufel die Melancholie in ihn hineinblies, welche den Menschen zuweilen schwankend und ungläubig macht."[64]

Insgesamt erbringt das Mittelalter für die historische Anamnese von Melancholie und Depression eine Ergänzung von herkömmlich primär somatogenen durch psychogene Ansätze des Krankheitsverständnisses. Eine verstärkt auf psychische Zusammenhänge abhebende Position begegnet in Gestalt der dämonologischen Auffassung von Melancholie „in einer typischen zeitbedingten Form"[65]. Ob ein von diesem Leiden heimgesuchter Mensch den dämonischen Kräften nicht genügend Widerstand leistete oder aber sich zu sehr gehen ließ, anstatt seinen Pflichten nachzukommen, in jedem Fall spielt die Frage nach eigenem Verschulden der Erkrankung eine wachsende Rolle. Eine schuldbezogene Auslegung der Melancholie klingt darum nicht nur in Hildegards Sätzen zur Erbsündenlehre an, sondern auch bei *Thomas von Aquin* (1225 / 26 – 1274), wenn er sie in seiner Summa theologica mit der „Acedia", der sogenannten „Mönchskrankheit", in Verbindung bringt[66], also mit möglichen Folgen der Abgeschiedenheit mönchischer Existenz – im Sinn eines psychogen oder gar endogen grundgelegten Krankheitsbildes, das sich insbesondere durch eine zum Stillstand des Zeiterlebens tendierende Langeweile auszeichnet[67]. Mittelalterliche Diagnostik differenziert zwischen aristote-

[64] Im Originaltext heißt es bei Hildegardis 1903, 143: „Cum enim Adam divinum praeceptum praevaricatus est, in ipso momento ... melancolia in sanguine eius coagulata est, de qua tristitia et desperatio in eo surrexerunt, quoniam diabolus in casu Adae melancoliam in ipso conflavit, quae hominem aliquando dubium et incredulum parat."

[65] Hole 1977, 17.

[66] Vgl. Thomas Aquinas 1923, Volumen Tertium = Secunda Secundae Partis, Quaestio 35 (= 291 – 297); vgl. auch Sölle 1996, 268 – 272.

[67] Vgl. Glatzel 1988, 27 – 40, 33ff. Mit Bollnow 1969, 71 – 74, lassen sich zwei Formen der Langeweile unterscheiden: Da ist zum einen eine Langeweile, die von einem bestimmten Gegenstand oder einem Gegenüber herrührt, wenn einen Menschen ein Buch, eine Beschäftigung oder ein anderer Mensch langweilt. Da ist zum anderen eine Langeweile, die einen Menschen ohne bestimmbaren Grund, gleichsam im ganzen ergreift und in der er schlechthin „sich" langweilt. In ihrer Wirkung ist die Schwermut wie eine gesteigerte Langeweile.- Einen Zusammenhang zwischen Melancholie, Schwermut oder Depression einerseits und Langeweile andererseits bestätigt in der zeitgenössischen Literatur Thomas Bernhard mit seinem erstmals im Jahr 1983 veröffentlichten Roman „Der Untergeher", der von drei miteinander befreundeten Klavierkünstlern handelt: Da ist zunächst Glenn Gould, der es als Pianist zu Weltruhm brachte, nun aber – gemäß der literarischen Version – schon tot ist, nachdem er am Klavier vom Schlag getroffen wurde; da ist ferner Wertheimer, dem der Buchtitel „Der Untergeher" gilt, der in Depression versinkt und sich am Ende tötet; da ist schließlich der Ich-Erzähler, in mancher Hinsicht wohl ein „alter ego" Thomas Bernhards, der unter der Übermacht des Genies Glenn Gould das Klavierspiel aufgibt und zu einem sogenannten „Weltanschauungskünstler" wird. Wertheimer fungiert als Projektionsfigur von Thomas Bernhards Obsessionen und wird als literarisches Opfer dargebracht, so daß der

lisch-somatogen begründeter und zugleich unverschuldeter Melancholie einerseits sowie psychogen und / oder dämonologisch provozierter schuldhafter Trägheit im Sinne der lasterhaften „Acedia“ andererseits. Letztere steht nach Thomas im Gegensatz zur „charitas“, zur handelnden christlichen Liebe[68].

Martin Luther

Eine weitere wichtige Station dieser historischen Anamnese zu Melancholie, Schwermut und Depression bildet die Zeit der Reformation. Von *Martin Luther* (1483 – 1546) liegt eine eindrucksvolle Auslegung von Psalm 118 vor. Dort heißt es in Vers 5 der Übersetzung des Reformators: „Ich rieff den HERRN an in der angst / Und der HERR erhoret mich inn weitem raüm“[69], und Luther schreibt dazu, daß „im deudschen auch Angst daher komme, das enge sey, dar inn einem bange und wehe wird, und gleich geklemmet, gedruckt und gepresset wird, wie denn die anfechtungen und ungluck thun, nach dem sprich wort, Es war mir die weite wellt zu enge“[70]. Druck und Pressionen kommen im selben Satz zum Ausdruck wie die Anfechtungen. Martin Luther *weiß* nicht nur um solche Phänomene – Anfechtung wird ihm zu einem Zentralbegriff seiner geistlichen Lehre[71] –, er kennt auch die *Erfahrung*, die dieses Wissen trägt: Bei ihm lassen sich Anfechtungen durch das ganze Leben hindurch wahrnehmen[72]. Geistliche Anfechtungen verbinden sich mit den Beklemmungen einer Angina pectoris, die ihm seit 1527 zu schaffen macht[73]. Diese Anfechtungen tragen pressions- bzw. depressionsartige Züge, und dennoch verstummt er in seinen Anfechtungen nicht. Vielmehr richtet er Briefe an

---

Autor weiterleben kann. Eine gleichsam klinische Romanlektüre bringt das höchst komplexe Motivgeflecht einer Depression zum Vorschein, und zwar auch hinsichtlich ihrer Verwandtschaft mit der Langeweile: „Glenn hat recht, wenn er mich immer auch als *Asphaltgeher* bezeichnet, sagte Wertheimer, *ich gehe nur auf dem Asphalt, auf dem Land gehe ich nicht, es langweilt mich unendlich und ich bleibe in der Hütte sitzen.* Als Hütte bezeichnete er das von den Eltern ererbte Jagdhaus, in welchem vierzehn Zimmer waren. Tatsache ist, daß er sich in diesem Jagdhaus in der Frühe anzog, als hätte er vor, an die fünfzig oder sechzig Kilometer zu gehen, mit hohen Lederschnürschuhen, dickem Lodenzeug, einer Filzkappe auf dem Kopf. Aber er trat nur hinaus, um festzustellen, daß er keine Lust habe, wegzugehen und zog sich wieder aus und setzte sich im unteren Zimmer hin und starrte auf die ihm gegenüberliegende Wand.“ (Bernhard 1988, 40f; den Hinweis auf diesen Roman verdanke ich Rauh 1994, 29 – 43.)

[68] Vgl. Thomas Aquinas 1923, Volumen Tertium = Secunda Secundae Partis, Quaestio 35 (= 291 – 297); Hole 1977, 17; Mitzscherlich 1997, 5f.

[69] Martin Luther 1964, 92, in buchstabengetreuer Abschrift.

[70] Martin Luther 1964, 93, in buchstabengetreuer Abschrift.

[71] Vgl. Grün 1993, 644.

[72] Vgl. dazu Steinhilper 1990, 116 – 123; weitere Hinweise bieten Eibach 1983, 2 – 19, sowie Eibach 1992, z.B. 18f und 243ff.

[73] Vgl. Reinhard Schwarz 1998, 263ff.

Freunde, an Leidtragende und Angefochtene; er versucht ihnen Trost zu spenden, indem er erfahrungsgetränkt von *tentationes* spricht und schreibt. „Er hat bei aller Disposition zur Melancholie in einer exemplarischen Weise die Haltung des Niedergedrücktwerdens als eine Durchgangsphase erlebt, die zugleich eine Umwandlung bedeutete, die ihn nicht schwächer, sondern stärker, nicht der Gnade überdrüssiger, sondern ihrer bedürftiger gemacht hat.“[74]

Wer aber ist Subjekt dieser Anfechtung? Für Luther ist es Gott selbst, der anficht; Gott ficht an, um gerecht zu machen. „Teufelswerk“ ist die Anfechtung lediglich insofern, als der Teufel die Dauer der durch Gott geschehenden Anfechtung als endlos und folglich jedes Hoffen auf Gottes Hilfe in der Anfechtung als vergeblich hinzustellen trachtet[75]. Vom Teufel stammt also nicht die Anfechtung als solche, aber die täuschende Behauptung, diese Anfechtung bestehe in alle Ewigkeit. Gottes Anfechtung ist nach Luther jedoch begrenzt und in ihrer Wirkung sogar heilsam: „Die tentatio beginnt mit dem Wort Gottes und führt den Menschen zur fides.“[76] Diese Haltung kann freilich nur einnehmen, wer eine depressive Anfechtung bereits bestanden und überstanden hat. Luthers Erfahrung geht wohl dahin, daß depressive Phasen zeitlich begrenzt bleiben und abgelöst werden von Perioden außergewöhnlicher Kreativität und Schaffenskraft. Ein Leben ganz ohne Anfechtung hätte ihm wohl bedeutet, daß sein Glauben nicht mehr lebendig sei.

Robert Burton

Im Jahr 1621 schließlich erscheint in einer Erstfassung das Buch „Die Anatomie der Melancholie“ des Oxforder Gelehrten *Robert Burton* (1577 – 1640), das während der weiteren Lebensjahre des Autors beträchtlich anschwillt – zum Umfang eines stattlichen Folianten mit dem Ziel, „diesen Körpersaft der schwarzen Galle zu anatomisieren und durch all seine Bestandteile und Spezies zu verfolgen, wie man es mit jeder gewöhnlichen Krankheit zu tun pflegt, um so philosophisch und medizinisch ihre Ursachen, Symptome und verschiedenen Heilungsmöglichkeiten offenzulegen, damit sie um so eher vermeidbar sei“[77]. Burton beschreibt die Melancholie als eine „Art von unfiebrigem Wahnzustand, begleitet in der Regel von Angst und Niedergeschlagenheit ohne ersichtlichen Anlaß“[78]. Eigens macht er auf die Suizidgefährdung der Melancholiker aufmerksam: „Selten nur führt die Krankheit zum Tode, es sei denn (dies ist die

[74] Steinhilper 1990, 119.
[75] Vgl. Steinhilper 1990, 120.
[76] Steinhilper 1990, 120.
[77] Burton 1995, 65.
[78] Burton 1995, 86.

größte, schwerste Kalamität und Misere aller Miseren) sie legen selbst Hand an sich, was nicht selten, ja gewohnheitsmäßig bei ihnen vorkommt. Den ganzen Tag über werden sie ständig von irgendeinem Popanz geängstigt, in Stücke gerissen vor Argwohn, Angst, Trauer, Unzufriedenheit, Sorge, Scham, Seelenqual &c., als wären es lauter wilde Pferde, so daß sie keine Stunde, ja keine Minute lang Ruhe finden, sondern angespannt wider Willen müssen sie ewig daran denken, dürfen es nicht vergessen, es zermalmt ihre Seele Tag und Nacht, ununterbrochen werden sie gemartert, fallen sich selbst zur Last, wie Hiob, und können weder essen noch trinken noch Schlaf finden. Und inmitten dieser grauen, scheußlichen, verödeten Tage suchen sie schließlich, da sich kein anderer Trost und Ausweg zeigt, die Erlösung aller Leiden im Tod. Doch oftmals springen sie dabei nur, wie Aesops Fische, aus der Bratpfanne ins Feuer.“[79]

Zumindest in zweierlei Hinsicht zeigen Burtons Ausführungen eine Verwandtschaft mit dem bereits genannten Psychiater Piet Kuiper: zum einen in der Wortwahl, wenn Burton ausdrückt: „... wenn es eine Hölle auf Erden gibt, so ist sie im Herzen des Melancholikers zu finden“[80]; zum anderen im Verweis auf die eigene Erfahrung und Betroffenheit von der „englischen Krankheit“, wie die aufgrund des trübfeuchten Klimas auf der Insel besonders heimische Melancholie im 17. Jahrhundert genannt wird[81]: „... was andere nur vom Hörensagen oder vom Lesen kennen, habe ich selbst erlebt und praktiziert: sie empfangen ihr Wissen von Büchern, ich vom Melancholisieren.“[82] Der darum zu authentischem Schreiben befähigte Burton gilt in der Oxforder Gesellschaft als ein Sonderling; seine Texte wirken – nicht nur auf mich – wahrlich eigen und eigenartig, leicht bitter, richtiggehend schwarzgallig und doch humorvoll: „Dabei wirkt seine Absonderlichkeit auf eine prekäre Weise gesund.“[83]

William Cullen

Bis zu dieser Phase eines historischen Rückblicks steht der Begriff der Melancholie im Zentrum; die Depression ist eine spätere Prägung, wie ich zeigen werde. Melancholie kennt ein breites Bedeutungsspektrum und fungiert nicht als exklusiv psychiatrischer Fachterminus, sondern bis heute zugleich als literarischer und philosophisch-anthropologischer Topos[84], mit dem sich ein spezifisches Selbst- und Weltverhältnis auftut. Im Unterschied dazu setzt die Begriffsgeschichte der Depression viel später

---

[79] Burton 1995, 186 – 188.
[80] Burton 1995, 189.
[81] Vgl. von Koppenfels 1995, 323 – 336, 323.
[82] Burton 1995, 25.
[83] Löhrer 1994, 73 – 96, 79.
[84] Vgl. Glatzel 1988, 27 – 40.

und eindeutig in der medizinisch-psychologischen Fachsprache ein, näherhin bei dem Edinburgher Arzt *William Cullen* (1710 – 1790) und seinem Werk „Kurzer Inbegriff der medicinischen Nosologie“ von 1786[85]. Cullens Krankheitslehre ist neurophysiologisch grundiert; Depression erscheint als zentrale vaskuläre Atonie, quasi als Depression der Hirngefäße. Begriffsgeschichtlich umschreibt Depression zunächst also einen hypothetischen somatischen Sachverhalt.

Alexander Haindorf und Johann C. A. Heinroth

Einen wichtigen Einschnitt in der Entwicklung des Depressionsbegriffs bringt die romantische Psychiatrie, repräsentiert insbesondere durch *Alexander Haindorf* (1782 – 1862) mit seinem „Versuch einer Pathologie und Therapie der Geistes- und Gemüthskrankheiten“ (1811)[86] sowie durch *Johann C. A. Heinroth* (1773 – 1843) und sein „Lehrbuch der Störungen des Seelenlebens oder der Seelenstörungen und ihrer Behandlung“ (1818)[87].

Psychogene Konzeptionen, wie sie in dämonologischem Gewand bereits in mittelalterlichem Krankheitsverständnis anklangen, treten jetzt klar in den Vordergrund: „Krankheit des menschlichen Selbstgefühls ist ... nichts als die Versenkung desselben in ein einziges Gefühl, welches alle Lebenskraft so sehr hemmt und deprimirt daß es dem Individuum unmöglich wird, sich aus dem Gefühle, in dem es versunken ist, zu erheben und zu einem andern überzugehen ... Die fortdauernde Stimmung eines solchen Zustandes heißt *Melancholie* oder *Schwermuth*“[88]. Haindorf differenziert offensichtlich nicht zwischen Melancholie und Schwermut, zeigt aber durch seine Wortwahl zum einen, daß Melancholie terminologisch nicht einfach der Depression gewichen ist, und zum anderen eine deutlich psychogene Konzeption dieser Erkrankung.- Haindorf führt eigens die bei Burton schon genannte „melancholia anglica“ an und schreibt dazu: „Sie ist national und hat ihren Grund im Clima, welches durch seine nasse und feuchte Luft, durch den Mangel an heiterem Sonnenlichte, und die dadurch veranlaßte düstere Tage, auf das Nervensystem deprimirend wirkt.“[89]

Melancholie, Schwermut und Depression dienen auch Heinroth zur Bezeichnung einer seelischen Verstimmung. Seelenstörungen sind für ihn „rein psychischer Art, im strengsten Sinne des Wortes, d.h. moralischer

---

[85] Cullen 1786, vgl. insbesondere 340 – 345; diesen Hinweis verdanke ich Schmidt-Degenhard 1991, 17 – 32, 19.
[86] Haindorf 1811.
[87] Heinroth 1818, vgl. insbesondere 330 – 341 sowie die zwischen den Seiten 370 und 371 befindliche aufklappbare „Synoptische Tabelle der psychisch-krankhaften Zustände“.
[88] Haindorf 1811, 194, in buchstabengetreuer Abschrift.
[89] Haindorf 1811, 210, in buchstabengetreuer Abschrift.

Art"[90]. „Und so wäre denn das wahre Wesen der Seelenstörungen überhaupt hiemit ausgesprochen: es ist das *Böse* überhaupt."[91] „Kurz – wir setzen das Wesen der Seelenstörungen in die Gemeinschaft der menschlichen Seele mit dem bösen Princip ... – und nicht blos in die *Gemeinschaft mit* demselben, denn diese kann überhaupt Niemand ableugnen, sondern in die völlige *Gebundenheit von* demselben. Und dies ist die vollständige Erklärung der Unfreyheit oder Unvernunft, in welcher alle Seelengestörte befangen sind."[92]

Im Verlauf des 19. Jahrhunderts kommt es allenfalls ansatzweise zu einer Verdrängung des Melancholiebegriffs durch den der Depression. Letztere benennt eine traurig-gedrückte, eben verstimmte Symptomatik, während Melancholie als eigenständiges Krankheitsbild zunächst noch „sozusagen ontologischen Rang besitzt"[93].

Georges L. Dreyfus und Emil Kraepelin

Diese Sonderstellung der Melancholie erfährt eine schwere Erschütterung durch *Georges L. Dreyfus* (1879 – 1957) und seine sorgfältigen klinischen Katamnesen[94], die im Jahr 1907 erscheinen – unter dem Titel: „Die Melancholie – ein Zustandsbild des manisch-depressiven Irreseins"[95]. Diese Überschrift ist Programm: Melancholie verliert ihre Eigenständigkeit und wird dem manisch-depressiven Irresein zu- und untergeordnet. In seinem Vorwort zu dieser Veröffentlichung markiert der Psychiater *Emil Kraepelin* (1856 – 1926) diese Integration melancholischer Zustände in das depressive Krankheitsbild und kündigt das Ausscheiden des Melancholiebegriffs aus dem terminologischen Inventar der klinischen Psychiatrie an; nach seiner Einschätzung „wird das alte klinische Bild der Melancholie, gewiß eines der ältesten in der gesamten Psychiatrie, voraussichtlich als Krankheitsform gänzlich verschwinden, da es eben in der Hauptsache manisch-depressive Züge umfaßt"[96].

---

[90] Heinroth 1818, 375.

[91] Heinroth 1818, 376, in buchstabengetreuer Abschrift.

[92] Heinroth 1818, 379, in buchstabengetreuer Abschrift.

[93] Schmidt-Degenhard 1991, 19.

[94] Analog zur *Anamnese*, die die Vorgeschichte einer Krankheit rekonstruiert – insbesondere mit Hilfe der Angaben, die die davon betroffene Person selbst unterbreitet –, erfolgt die *Katamnese* im Sinne eines Nachgesprächs zur Erhebung des Verlaufs, den die Krankheit bzw. die zwischenzeitlich erlangte Gesundheit im Anschluß an die medizinische oder psychologische Behandlung genommen hat.

[95] Dreyfus 1907.

[96] Kraepelin 1907, V – VI, VI.

Die weitere historische Anamnese widmet sich folglich nicht mehr vorrangig der Entwicklung des Melancholiebegriffs, sondern der Problemgeschichte der – endogenen – Depression: Neben somatogenen und psychogenen Vorgängen erscheint seit dem Beginn des 20. Jahrhunderts die Endogenität als dritter „Ursprung" depressiver Erkrankungen[97]. Dabei steht das Attribut „endogen" bisweilen nur für eine ungeklärte Herkunft, ließe sich also treffend ersetzen durch „kryptogen".

Hubertus Tellenbach (1914 – 1994) unternimmt den Versuch, Endogenität im Anschluß an Martin Heidegger (1889 – 1976) phänomenologisch zu bestimmen[98]. Daß ich mich als Mensch immer schon in der Welt vorfinde, also nicht selbst entscheiden kann, ob ich in sie eintrete oder nicht, nennt Heidegger Befindlichkeit[99]. Heidegger zeigt, wie die Befindlichkeit das Dasein in seiner Geworfenheit erschließt: Sobald und solange ich existiere, befinde ich mich in der Welt, finde ich mich vor in Zusammenhängen, in die ich geworfen bin, bin ich auf Welt angewiesen. Befindlichkeit meint die Art und Weise, wie ein Mensch sich in seiner Geworfenheit versteht, mit anderen Worten, wie er gestimmt ist. Seine Stimmung ist dadurch geprägt, daß er ist und zu sein hat. Menschliches Dasein kommt nicht mehr hinter die je eigene Geworfenheit zurück. Das Dasein ist ihm selbst überantwortet: Es trägt Verantwortung für seine eigene Existenz, ohne daß es sich selbst ins Existieren versetzt hätte; es sucht sich in seiner Geworfenheit zu übernehmen, die ihm zugemutete Begrenztheit und Endlichkeit seines Seinkönnens anzunehmen als einen Spielraum[100], innerhalb dessen es Entscheidungen treffen kann. In der Melancholie jedoch geraten diese Vollzüge des Daseins ihrerseits unter die Verfügungsgewalt der Geworfenheit: „*Diese Verfügung der Geworfenheit über den Daseinsvollzug macht das Krank-Sein der Melancholischen aus*"[101], und das als endogen Bezeichnete gehört der Region dieser Geworfenheit an – im Sinne einer „privativen"[102] Auslegung des Daseins.

---

[97] Vgl. Tellenbach 1983, 16 – 52.

[98] Vgl. auch Anette Schwarz 1996, z.B. 14 und 77. Beim „Typus melancholicus" handelt es sich um „eine Merkmalskombination bestimmter Charaktereigenschaften oder auch struktureller Gegebenheiten, die von Tellenbach im Sinne einer phänomenologisch-deskriptiven Psychopathologie sehr differenziert beschrieben worden ist" (Reimer 1995, 367 – 372, 368).

[99] Vgl. Heidegger 1986, 134 – 140.

[100] Vgl. Heidegger 1986, 145; vgl. Tugendhat 1979, 230; Quitmann 1985, 299; Kießling 1995, 741 – 750, 743.

[101] Tellenbach 1983, 43. In diesen Zusammenhang gehört die Notiz, die eine Patientin unter dem Pseudonym Caroline Muhr in ihr Tagebuch schreibt: „Ein verrückter Satz hat sich in mein Gehirn eingenistet, als hätte es mein Leben lang auf nichts anderes gewartet: Das größte Glück auf Erden ist Nicht-geboren-Werden ... Bin ich verrückt? Oder sind nicht vielmehr die anderen verrückt, die einen solchen Satz niemals denken?" (Muhr 1970, 16) Ähnliches findet sich bei Piet Kuiper: „Halb vier habe ich es schlagen hören, es wird nun doch vier Uhr sein? Es ist sieben Minuten nach halb vier. Ich muß fort, ich will verschwin-

Tellenbach untersucht die Entwicklung einer endogenen Depression auf Momente hin, die für eine solche Pathogenese als konstitutiv gelten können. Der Typus melancholicus folgt einer sogenannten Inkludenz-Remanenz-Typologie, wie ich zeigen werde.

Da sind zum einen räumliche Momente, die die Konstellation der „Inkludenz" bedingen[103]. Inkludenz bezeichnet ein defensives Sich-einschließen in Ordnungen, um sich gegen gefährdende Zugriffe, insbesondere gegen Zufall und Schuld abzusichern. Inkludenz meint eine „*Situation der Einschränkung, in welcher der melancholische Typus nicht mehr auf seine Weise des Leistens hin transzendieren kann, obschon darauf für ihn, von seiner Ordnung her, alles ankommt – in der er sich andererseits aber auch nicht aushalten kann*"[104]. Inkludenz ist also Eingeschlossensein in Selbstwidersprüche.

Da sind zum anderen zeitliche Momente, die die Konstellation der „Remanenz" bedingen[105]. Remanenz bedeutet ein Zurückbleiben des Typus melancholicus hinter sich selbst, sie kann „*die Erstreckung des Daseins verlangsamen und in die Nähe der Stagnation bringen*"[106]. Charakteristisch für das Zurückbleiben ist ein Schuldigbleiben gegenüber eigenen Ansprüchen, „ein Schulden gegen die Forderung an das eigene Leisten – oder ein Schulden gegen den Anspruch der mitmenschlichen Liebe-Ordnung im Sein-für-andere – oder ein Schulden gegen die im Ethischen bzw. Religiösen gesetzten Ordnungen"[107]. Es ist gleichsam ein Leben im Plusquamperfekt: Wer zu spät kommt, den bestraft das Leben – weil er sich und dem Leben etwas schuldig bleibt.

Es fällt auf, daß sowohl räumlich orientierte Inkludenz als auch zeitlich orientierte Remanenz Konstellationen ausbilden, in denen der Typus melancholicus mit Schuld zu kämpfen hat.

Tellenbachs Versuch, den endogenen Charakter einer depressiven Erkrankung phänomenologisch zu bestimmen, zielt ganz offensichtlich nicht darauf ab, dem schon zu Beginn des 20. Jahrhunderts sich abzeichnenden Ausscheiden der Melancholie aus der psychiatrischen Diskussion Vorschub zu leisten; vielmehr sucht er gerade einer Entwicklung entgegenzuwirken, die ihren Blick auf eine fixierte Liste von Symptomen einer Depression einengt und philosophisch-anthropologische Fragen gänzlich

---

den, ich will dies nicht fühlen, ich will nicht existieren, ich will zurück in die Zeit, ehe ich existierte. Warum ist mein Vater, nachdem er erst seine Frau und dann sein Töchterchen durch die Schwindsucht verloren hatte, meiner Mutter begegnet? Habe ich darum gebeten, geboren zu werden? Schon als Kind habe ich oft in Verzweiflung geschrien: ‚Ich wünschte, ich wäre nie geboren!' Ich sitze in der Falle und kann mich nicht befreien. Ich will fliehen, aber ich kann nirgendwo hin." (Kuiper 1995, 158)

102 Vgl. Tellenbach 1983, 40 – 45.

103 Vgl. Tellenbach 1983, 126 – 135.

104 Tellenbach 1983, 134.

105 Vgl. Tellenbach 1983, 135 – 147.

106 Tellenbach 1983, 136.

107 Tellenbach 1983, 136.

aus dem Blick verliert. Tellenbach nimmt Melancholie als einen philosophisch-anthropologischen Topos ernst – die Melancholie eines Typus melancholicus erweist sich als konstitutiv für sein Selbst- und Weltverhältnis[108] – und fragt unter Bezugnahme auf Heidegger[109] gleichsam nach dem Ort einer als endogen zu bezeichnenden Depression in dieser melancholischen „Gegend", anstatt umgekehrt die Melancholie in depressiver Symptomatik auf- und untergehen zu lassen.

Sören Kierkegaard und Romano Guardini

Mit der bei Tellenbach wichtigen Frage der Schuld komme ich auf einen – neben Melancholie und Depression – dritten Begriff zurück, der erstmals im Zusammenhang mit Aristoteles auftauchte: die Schwermut, die er durch ihren Zug ins Genialische von der Melancholie abgrenzte. Diese

---

[108] Auch Dieter Wyss bezieht sich in „Beziehung und Gestalt", einem Martin Heidegger zugeeigneten (vgl. Wyss 1973, 2) Entwurf einer anthropologischen Psychologie und Psychopathologie, auf menschliches In-der-Welt-sein. Dabei faßt er ein *depressives* Syndrom als *Abwendung* von In-der-Welt-sein, die ihren sinngemäßen Abschluß im Suizid findet: „Die Abwendung vollzieht sich von den Empfindungen leibhafter Erschöpfung und subjektiver Ermüdung bis zu dem Sistieren jeder Weise von Zuwendung auf die Welt hin. Sie ist *dekompensierte* Abwendung." (Wyss 1973, 349; vgl. daran anschließend Zacher 1989, 94 – 105) Dabei vollzieht bereits die *Langeweile* als das „Nichts-mit-sich-und-der-Welt-anfangen-können" einen Schritt in Richtung der Abwendung von der Welt (vgl. Wyss 1973, 354) – sprichwörtlich bekannt ist die „tödliche" Langeweile (vgl. Condrau 1995, 206 – 211, 208) –, und die *Erschöpfung* steigert die in der Langeweile sich ankündigende Abwendung von der Welt (vgl. Wyss 1973, 355) – bis hin zum erdrückenden Übergewicht der *Schuld*: „... der Kranke kann sich ihrer nicht erwehren. Schon der Tagesbeginn wird von einer erheblichen Anzahl Depressiver mit dem Gefühl einer bevorstehenden, sie erdrückenden Last erlebt, demgegenüber sie sich ‚verkriechen', ‚immer kleiner machen möchten, um in einem Loch aus der Welt zu schlüpfen'." (Wyss 1973, 359) Diese Abwendung von In-der-Welt-sein erschiene möglicherweise weniger klar, wenn dieses Mißverhältnis von In-der-Welt-sein nicht durch seinen Gegenpol kontrastiert würde, nämlich durch das *manische* Syndrom im Sinne einer dekompensierten *Zuwendung* zur Welt (vgl. Wyss 1973, 363 – 365).

[109] Es bleibt darauf hinzuweisen, daß Heidegger seine Daseinsanalytik in „Sein und Zeit" in fundamentalontologischer Absicht schrieb; er war angetrieben von der Frage nach dem Sein und nicht von anthropologischen Absichten. Die Klärung dieser Frage bereitet Heidegger dadurch vor, daß er Phänomene wie In-der-Welt-sein, Befindlichkeit, Geworfenheit und Stimmung, Man, Sorge und Fürsorge, Tod und Angst, Freiheit, Gewissen und Schuld aufweist und als Existenzialien bezeichnet. Sie sind Seinscharaktere des Daseins, welches faktisch immer zugleich Menschsein ist, und nähren deshalb das anthropologische Mißverständnis der Daseinsanalytik. Daraus „resultiert *die unvermeidliche Doppeldeutigkeit aller existenzialen, daseinsontologischen Explikate*" (Hans Kunz 1949, 37 – 57, 49; vgl. Blust 1995, 7 – 30, und Condrau 1996, 132 – 134, 133). Vor diesem Hintergrund scheint es mir treffend, von einem fruchtbaren anthropologischen Mißverständnis der Daseinsanalytik zu sprechen; denn Anthropologie lag zwar nicht in Heideggers Intention, als er „Sein und Zeit" verfaßte, aber sein Werk trägt quasi anthropologische Früchte. Einen solchen Ertrag streitet er schließlich selbst nicht ab: Heidegger gesteht in der Einführung zu „Sein und Zeit" zu, daß die Daseinsanalytik „in der Absicht auf eine mögliche Anthropologie ... nur einige, wenngleich nicht unwesentliche Stücke" (Heidegger 1986, 17) beibringe.

Tradition greift bereits *Sören Kierkegaard* (1813 – 1855) in „Entweder – Oder“ (1843) auf. Für ihn ist Schwermut Ausdruck eines spezifischen menschlichen Versagens, nämlich „die Sünde, nicht tief und innerlich zu wollen, und dies ist eine Mutter aller Sünden ... Ich gestehe gern, daß Schwermut in gewissem Sinne kein übles Zeichen ist, denn sie befällt im allgemeinen nur die begabtesten Naturen.“[110] Nicht nur bei Aristoteles, auch bei Kierkegaard findet sich also eine Verwandtschaft von Schwermut und Genialität.

Romano Guardini (1885 – 1968) setzt sich in seinem Werk „Vom Sinn der Schwermut“ mit Sören Kierkegaard auseinander[111]. Guardini bringt die Schwermut, die Schwere eines Gemüts zwar nicht ausdrücklich mit Genialität in Verbindung, aber doch mit einer „durch innere Vielfältigkeit der Anlagen bedingten Sensibilität des Wesens. Einfache Menschen, scheint mir, werden nicht schwermütig. ‚Einfachheit‘ aber bedeutet hier nicht Mangel an Bildung oder bescheidene gesellschaftliche Verhältnisse. Ein Mensch kann höchst unterrichtet sein, anspruchsvoll, in vielfältigen gesellschaftlichen Beziehungen und reichem Schaffen stehen, und dennoch einfach sein nach diesem Sinn. Vielfalt meint hier eine innere Gegensätzlichkeit der Lebenstendenzen; eine Spannung zwischen den Motiven; ein wechselseitiges Durchkreuzen der Triebe; Widersprüche in der Haltung Menschen und Dingen gegenüber, im Anspruch an die Welt und an das eigene Leben; in den Maßstäben, nach denen gemessen wird ...“[112].

Offensichtlich ziehen sich begriffsgeschichtlich also nicht nur Melancholie und Depression, sondern auch Schwermut bis in die Gegenwart.

Weltgesundheitsorganisation

Die heute international geltende Klassifikation psychischer Störungen der *Weltgesundheitsorganisation* bestätigt Kraepelins Prognose, daß Melancholie als eigenständiges Krankheitsbild verschwinden würde – zugunsten von Depression, depressiver Störung und depressiver Episode[113]. Der Begriff der Schwermut taucht in der genannten gängigen Klassifikation gar nicht auf.

---

[110] Kierkegaard 1998, 742.

[111] Guardini 1983, vgl. insbesondere 59 – 106.

[112] Guardini 1983, 25; vgl. Guardini 1985.

[113] Vgl. Weltgesundheitsorganisation 1993. Nach meinem Überblick taucht der Begriff „Melancholie“ darin lediglich an einer einzigen Stelle auf, und zwar unter der Überschrift „schwere depressive Episode ohne psychotische Symptome“ in einer Liste von verschiedenen Termini, die dieser diagnostischen Kategorie zugeordnet werden; vgl. Weltgesundheitsorganisation 1993, 143.

Zusammenfassung

Mit diesen Ausführungen beschließe ich die historische Anamnese zu Melancholie, Schwermut und Depression. Begriffsgeschichtlich reicht die *Melancholie* in vorchristliche Zeit zurück; ihr Bedeutungsspektrum umfaßt weit mehr und anderes als die psychiatrische Fachsprache, indem sie bis heute einen literarischen und philosophisch-anthropologischen Topos darstellt. Als solche überschneidet sich Melancholie nur partiell mit dem, was heute als endogen-depressives Syndrom begegnet, also als Summe einer begrenzten Anzahl psychopathologischer Tatbestände, die ihrerseits auf Symptome reduziert sind. Demgegenüber weist sich die Melancholie noch bei Tellenbach anthropologisch als eine besondere Weise des Selbst- und Weltverhältnisses aus.

Die *Depression* ist vergleichsweise jungen Ursprungs und terminologisch von Anfang an eng gefaßt – allerdings mit einem heute sich vollziehenden Übergang in das Vokabular der Alltagssprache, so daß der Begriff der Depression derzeit in seiner Bedeutung inflationäre und inhaltlich nivellierende Entwicklungen durchmacht. Diese Aufweichung erscheint mir als sehr bedauerlich, da sie dem Ernst und der Schwere eines depressiven Leidens nicht mehr gerecht wird.

Der Terminus der *Schwermut* schließlich zeigt in seiner Begriffsgeschichte zumindest phasenweise eigenständige Züge – durch seine Verbindung mit Genialität.

Diese historische Anamnese bringt aber nicht nur terminologische Differenzierungen zwischen Melancholie, Schwermut und Depression zum Vorschein, sondern zugleich divergierende Konzepte zur Pathogenese. Diese lassen sich – in chronologischer Folge – bezeichnen als somatogenes, psychogenes und endogenes Verständnis von Erkrankungen.

1.4. Depression – pathogenetische Konzepte im Überblick

Im Blickpunkt soll weiterhin das Stimmungsbild bleiben, das die bereits bekannten charakteristischen Züge trägt. Das Vollbild einer solchen typischen Depression wird oftmals in englischer Sprache als sogenannte „major depression“ bezeichnet – im Unterschied zu einer weniger schweren „minor depression“[114].

Dennoch erlaubt eine Einteilung in drei Konzepte zur Genese einer Depression eine Differenzierung, die in der gegebenen Vielfalt von Erkrankungsformen orientierend wirken kann, auch wenn eine konkrete Biographie sich praktisch nie ausschließlich *einem* der drei pathogeneti-

[114] Vgl. z.B. Wolfersdorf 1995, 58; Hammen 1999, 15f; Ulrike Schäfer 1999, 9f.

schen Wege zuordnen läßt. Hinzuzufügen sind als vierte Gruppe Depressionen in spezifischen Lebenssituationen und -phasen[115].

1.4.1. Somatogenese

Somatogene Depressionsformen gehen von einer körperlichen Verursachung der Erkrankung aus, entweder in der Gestalt einer organischen Depression, sofern das Gehirn bzw. das Nervensystem erkrankt ist, oder in der Gestalt einer symptomatischen Depression, sofern letztere als Symptom einer körperlichen Erkrankung fungiert, deren Herd außerhalb des Gehirns verortet ist.

1.4.2. Psychogenese

Häufiger als somatogene kommen psychogene Depressionsformen vor, konkret sogenannte „reaktive Depressionen", „depressive Entwicklungen" und „neurotische Depressionen".

Am stärksten verbreitet ist die *reaktive Depression* – als „Niederschlag" beginnender Arbeitslosigkeit, etwa im Gefolge einer wirtschaftlichen „Depression", infolge des Verlustes oder Todes eines nahen Menschen, einer Trennungssituation – dabei häufig mit Suizidalität einhergehend – oder der Mitteilung der Diagnose einer schweren körperlichen Erkrankung.

Depressive Entwicklungen – besser bekannt als Erschöpfungsdepressionen – sind Prozesse, die unter einem chronischen emotionalen Druck in Gang kommen und häufig mit wachsenden somatischen Beschwerden einhergehen, ohne daß letztere die depressive Entwicklung auslösen – im Unterschied etwa zu somatogenen Depressionsformen.

Schließlich gehört zu den psychogenen Erkrankungsformen die *neurotische Depression*, die aufgrund einer Störung der psychischen Erlebnisverarbeitung entsteht. Es müssen also bereits sogenannte neurotische Verarbeitungsstrategien biographisch verankert sein, welche durch ein aktuelles Ereignis erneut zum Zuge kommen, das wie ein Schlüssel zum Schloß neurotischer Verarbeitung paßt. Beispielsweise kann der drohende Verlust eines Menschen oder eine aktuelle Kränkung das schon frühkindlich erworbene Gefühl wachrufen, vernachlässigt, alleingelassen, ungeliebt zu sein, und zugleich damals genutzte, heute aber anachronistische Verarbeitungsstrategien zum Einsatz bringen.

---

[115] Vgl. zum folgenden Wolfersdorf 1995, 58 – 70.

1.4.3. Endogenese

Neben Somatogenese und Psychogenese kommt für die Entstehung einer Depression die schon bei Tellenbach[116] diskutierte Endogenese in Betracht. Die typischen Züge einer Depression liegen im Falle einer endogenen Erkrankung als Vollbild vor, das sich zu einem depressiv geprägten Wahn[117] oder zu Halluzinationen steigern kann, also psychotische Schübe kennt. Das Attribut „psychotisch" trifft am ehesten für endogene Depressionsformen zu, auch wenn die Unterscheidung von Endogenität und Psychotizität auf der einen sowie Neurotizität auf der anderen Seite aufgrund der Vieldeutigkeit dieser Begriffe schon seit wenigstens zwanzig Jahren fragwürdig und in ihrer Tragfähigkeit brüchig erscheint[118]: Depressionen mit den genannten psychotischen Merkmalen zeichnen sich vorrangig durch die Schwere der Erkrankung aus[119] – etwa im Unterschied zu einer (gleichwohl nicht zu verharmlosenden) neurotischen Depression. Praktisch läßt eine endogene Diagnose jedoch nicht nur an die Schwere einer Depression denken, sondern zugleich ein gegenläufiges, ein entlastendes Moment mitschwingen, sofern etliche Betroffene „endogen" gleichsetzen mit „ich kann nichts dafür".

Trennschärfer als die Unterscheidung von neurotischen und psychotischen Phänomenen ist die Differenzierung zwischen *unipolaren endogenen* Depressionen und *bipolaren*, sogenannten *manisch-depressiven* Erkrankungen[120]. Unipolare Formen kennen nur depressive Abstürze, wohingegen bei bipolaren Formen neben Phasen der Depression solche mit manischer Symptomatik auftreten. Verschiedene Symptome „laufen" zu einem manischen Syndrom[121] „zusammen": ein gehobenes Lebensgefühl, eine euphorische Stimmung, Assoziationsreichtum, Selbstüberschätzung bis hin zu Größenphantasien, mitunter in religiösem Gepräge erscheinend, fehlende Krankheitseinsicht, soziale Enthemmung. Häufig auftretende manische Zustände führen oft zu Beziehungsabbrüchen und zu sozialem Abstieg.

---

[116] Vgl. Tellenbach 1983, 16 – 52.

[117] Vgl. Blankenburg 1989, 40 – 56.

[118] Vgl. z.B. Luka-Krausgrill 1988, 102 – 107, 103, und Blöschl 1990, 127 – 130, 127; zum Begriff der Neurose vgl. Scharfenberg 1975, 770 – 773; Wolpe 1987, 1473 – 1480; Gilbert Schmid 1998, 778; Isidor Baumgartner 1998, 778 – 779; zum Begriff der Psychose vgl. Gastager 1975, 877 – 883; Lorr 1987, 1796 – 1803; Pompey 1999, 729.

[119] Vgl. Hammen 1999, 25. Maurice Lorr (1987, 1796) bietet folgende Definition an: „Die Störungen, die erhöhte Abnormität, Heftigkeit und Zerrüttung der Persönlichkeit beinhalten, werden als Psychosen bezeichnet."

[120] Somatogene und psychogene Depressionen verlaufen unipolar. Die Differenzierung von uni- und bipolaren Prozessen gilt nur für endogene Depressionsformen.

[121] „Syndrom" ist die griechische Übersetzung von „Zusammenlaufen".

1.4.4. Spezifische Lebenssituationen und -phasen

Zu den genannten drei pathogenetischen Konzepten zum Verständnis depressiver Entwicklungen kommen Erkrankungen in spezifischen Lebenssituationen und Lebensphasen hinzu.

So lassen sich als Reaktionen auf schwere körperliche oder psychiatrische Krankheiten sogenannte *sekundäre Depressionen* diagnostizieren. Bekannt sind depressive Stimmungsbilder insbesondere im Zusammenhang mit Tumorerkrankungen[122], mit chronischer Sucht (beispielsweise Alkoholabhängigkeit) sowie mit schizophrenen Krankheitsbildern. Im Unterschied zu sekundärer bestehen bei primärer Depression „keine psychopathologischen oder somatischen Krankheiten gleichzeitig oder im Vorfeld“[123].

Ferner treten depressive Herabstimmungen in biographischen Übergangssituationen auf. Dazu zählt zunächst die sogenannte *Wochenbettdepression*, bei der die hormonelle Umstellung der Frau eine auslösende Rolle spielt. Psychologisch bedeutsam ist aber auch der Wandel von einer Zweier- zu einer Dreierbeziehung, die der Neuling (der Säugling) dominiert – insofern kann die Wochenbettdepression nicht nur die Mutter, sondern in einer männlichen Variante auch den Vater treffen.

Zu Depressionsformen bei biographischen Schwellen gehört auch die *Involutions- oder Rückbildungsdepression*, die erstmals im Rückbildungsalter auftritt (bei Frauen im Klimakterium) und mit endokrinologischen Veränderungen ebenso einhergeht wie mit psychologisch bedeutsamem Wandel in der Paarbeziehung, im Kontakt mit den Kindern und im eigenen Lebensentwurf.

Darüber hinaus ist auf *Altersdepressionen* aufmerksam zu machen – auch darum, weil sie oft als beginnender dementieller Prozeß verkannt werden, insbesondere dadurch, daß eine spezifische Symptomatik (beispielsweise Schlafstörungen und Leistungsabbau) vorschnell einer Demenz zugeschrieben wird, anstatt die Möglichkeit einer depressiven Erkrankung zu erwägen[124].- Zwar überschneiden sich Demenz und Depression oft[125], aber ein wichtiges Unterscheidungsmerkmal scheint mir darin zu liegen, daß ein depressiv herabgestimmter alter Mensch über diese

---

122 Sekundäre Depressionen infolge körperlicher Erkrankungen sind von somatogenen Depressionen zu unterscheiden: Während somatogene Depressionskonzepte einen (hirn-) organischen Befund als Beleg für die depressive Erkrankung werten, kann beispielsweise eine Tumorerkrankung nicht als somatische Basis für eine Depression herhalten. Eine Tumorerkrankung kann aber seelische Belastungen in einem solchen Ausmaß auslösen, daß die (primäre) Tumorerkrankung eine sekundäre Depression nach sich zieht, die ihrerseits als psychogen verstanden werden kann

123 Luka-Krausgrill 1988, 102.

124 Vgl. Wolfersdorf 1995, 35f.

125 Vgl. dazu die gerontopsychiatrischen Skizzen von Richert & Gutzmann (1993, 311 – 327), insbesondere „Der Ingenieur“ (319 – 320) und „Die kinderlose Witwe“ (321 – 323).

Symptomatik *klagt*, wohingegen ein an einer Demenz leidender Mensch – sobald ihm sein Leistungsabbau oder das Schwinden seiner Merkfähigkeit auffällt – diese Störungen *verheimlicht* und zu kompensieren sucht.

Ebenfalls häufig verkannt werden *Depressionen im Kindes-*[126] *und Jugendalter*, da eine im beschriebenen Sinne typische Symptomatik bei Heranwachsenden oft im verborgenen bleibt und umgekehrt ein intensives Umkreisen von Fragen nach Leben und Tod zum Jugendalter gehört, ohne als Symptom einer depressiven Entwicklung gelten zu müssen. Der Umstand aber, daß der Suizid eine der häufigsten Todesursachen im Jugendalter darstellt[127], unterstreicht die Notwendigkeit einer Auseinandersetzung mit Depressionsformen im Kindes- und Jugendalter. Es lassen sich akute, chronische und verdeckte Ausprägungen unterscheiden[128]. Eine *akute* Depression läßt einen deutlichen Zusammenhang mit einem belastenden Ereignis erkennen, etwa dem Tod der Mutter oder der Trennung der Eltern. Auch sexueller Mißbrauch kann posttraumatische Depressivität bewirken.

Bei einer *chronischen* Depression liegen oft keine nachweisbar kränkenden, die Erkrankung auslösenden Anlässe vor; vielmehr finden sich häufig Depressionen in der Familie[129]. Die „Übernahme" etwa einer Depression des Vaters oder der Mutter durch ein nachwachsendes Familienmitglied weist nicht zwangsläufig auf ein erbliches Schicksal hin; sie kann auch mit Identifikationsprozessen in der Weise zusammenhängen, daß Kinder und Jugendliche ihrerseits depressiv geprägte Denk- und Verhaltensmuster ihrer Eltern internalisieren.

Schließlich kommen – wie angekündigt – verdeckte, sogenannte *larvierte*[130] oder *maskierte*[131] Depressionen vor: Kinder und Jugendliche zeigen ausagierendes, antisoziales, manchmal kriminelles Verhalten, etwa durch Brandstiftung, Diebstahl, Gewalttätigkeiten. Diese Muster lassen sich als verzweifelte Versuche eines heranwachsenden Menschen auffassen, sich gegen die eigene Depression zu wehren, so daß auch Bezugspersonen diese schwerlich als solche erkennen können – hinter der aggressiven Maske des Jugendlichen. Im Bild bleibend, füge ich hinzu: Diese

[126] Bereits im Säuglingsalter können erste Formen von Depressionen entstehen; vgl. Grossmann 1993, 65 – 79, 68f, und Ulrike Schäfer 1999, 12f.
[127] Vgl. Myschker 1996, 346 – 354, und Ulrike Schäfer 1999, 25.
[128] Vgl. dazu Myschker 1996, 360 – 363.
[129] Vgl. Ulrike Schäfer 1999, 29.
[130] „Depressive Verstimmungen sind ... nicht ohne Schwierigkeiten erkennbar, insbesondere dann, wenn körperliche Beschwerden oder bestimmte Verhaltensabweichungen (Dissozialität, Selbstverletzungen, Schulphobie, Alkoholismus u.a.) im Vordergrund stehen und die auch vorhandene depressive Symptomatik verdecken. Diagnostische Gewohnheit ist es zur Zeit, diese Symptomkonstellation als larvierte oder maskierte Depression zu bezeichnen ... Larvierte (maskierte) Depressionen liegen dann vor, wenn ... das depressive Selbsterleben (affektiv) und die negative Selbsteinschätzung (kognitiv) ... wie durch eine ‚Larve' verdeckt sind" (Ebel 1994, 57 – 71, 57f).
[131] Vgl. Ulrike Schäfer 1999, 11.

Maske schützt Heranwachsende vor eigenen intensiven Gefühlsregungen, davor, mit dem eigenen Schmerz in Berührung zu kommen. Darum wird aggressiv abgewehrt, wer an dieser Maske auch nur zu rütteln wagt[132] – und damit leider auch der vielleicht zutreffende Verdacht auf eine depressive Erkrankung.

Mit diesen Ausführungen zu Depressivität im Kindes- und Jugendalter schließe ich den gesamten Abschnitt zu Depressionen in spezifischen Lebenssituationen und -phasen ab. Diese vierte Gruppe sollte die Dreiteilung pathogenetischer Konzepte in endogene, psychogene und somatogene Depressionsformen ergänzen. Es bleibt allerdings darauf hinzuweisen, daß etwa sozialepidemiologische Untersuchungen zu Einflüssen gesellschaftlicher Lebensbedingungen auf Häufigkeit und Form seelischen Leids trotz nachweisbarer Resultate[133] nur in geringem Maße Eingang in die psychologische Depressionsforschung gefunden haben. So scheint beispielsweise der in Abschnitt 1.4.2 genannte Verlust des Arbeitsplatzes nicht etwa als eigener „soziogener" Faktor, sondern ausschließlich als psychogener Faktor. Auf diese Defizite komme ich an geeigneter Stelle[134] zurück.

1.5. Depression – biophysiologische und psychologische Konzepte der Erkrankung

Eine konkrete Biographie läßt sich endogenen, psychogenen oder somatogenen Erkrankungsformen allenfalls schwerpunktmäßig zuordnen, denn

---

[132] Michael J. Markwort (1994, 133) drückt diese Zusammenhänge in seinem Buch „Gewalt ist geil" so aus: „Diesen Mechanismus kennt auch jeder Erwachsene: man fühlt sich sehr berührt oder ist tieftraurig. Kaum wird man ‚falsch' angesprochen, reagiert man aggressiv und wehrt den anderen Menschen, der vielleicht nur nach der Uhrzeit gefragt hat, heftig ab. Störungen des Sozialverhaltens bei Kindern und Jugendlichen sind nicht selten mit einer sogenannten emotionalen Störung verkoppelt, beispielsweise einer depressiven Störung. Auch sehr aggressive und gewalttätige Kinder und Jugendliche reagieren im Verlauf einer Therapie sehr oft depressiv, wenn deutlich wird, daß ihr eigenes Verhalten etwas damit zu tun hat, daß sie *nicht ausreichend* versorgt wurden. Diese unzureichende Versorgung bezieht sich in erster Linie auf die gefühlsmäßige Ausstattung. Die Kinder merken, daß ihnen *etwas fehlt*, um in der Welt angemessen zurecht zu kommen. Sie realisieren, daß sie nicht ausreichend geliebt worden sind, um ein stabiles Selbstwertgefühl aufbauen zu können, und reagieren darauf traurig-verzweifelt und wütend. In dieser Mischung von Gefühlen wird dann oft deutlich, wie aggressives Verhalten in der Regel der Abwehr trauriger Gefühle dient. Die Kinder oder Jugendlichen stellen sich innerlich über ihre Trauer und achten unbewußt sehr genau darauf, daß andere Gefühle als die, die zur Aggression gehören, nicht auftauchen. Jede kleinste – auch freundliche – Ansprache kann zu immensen Wutausbrüchen führen und verlangt vom Therapeuten, Lehrer oder Erzieher ein besonderes Gespür für den emotionalen Hintergrund. Oft ist es gerade die positive Ansprache, von der sich die Kinder bedroht fühlen, weil sie darüber am ehesten in *Kontakt mit ihrer Traurigkeit* kommen."

[133] Vgl. Keupp 1988, 81ff.

[134] Beispielsweise in Abschnitt 3.4.3.1.2 meiner Arbeit.

zumeist weist der Weg in eine Depression ein ganzes Bündel von Faktoren auf, die zur Pathogenese beigetragen haben (mögen). Die Annahme vorrangig psychogener Faktoren läßt andere therapeutische Maßnahmen in Betracht ziehen als die Überzeugung, daß primär somatogene Entwicklungen die Erkrankung verursacht haben. Der Zusammenhang von Pathogenese und Therapie macht es erforderlich, diesen Faktoren in ihrer Vielfalt genügend Aufmerksamkeit einzuräumen, so daß die daraus resultierenden Therapiekonzepte überhaupt verständlich werden können.

Aus der Dreiteilung pathogenetischer Konzepte ergibt sich eine erste Differenzierung möglicher Ursachen für depressive Prozesse. Sofern endogene Erkrankungsformen in ihrer Entstehung vieldeutig oder gar kryptisch erscheinen, verbleiben psychogene und somatogene Formen von Depressivität als mögliche Antworten auf die Ursachenfrage. Mit anderen Worten: aufzuspüren sind psychologische und biophysiologische Faktoren auf dem Weg in eine Depression[135]. Damit sind die beiden gängigen[136] Faktorenbündel genannt. Bei deren Entfaltung im einzelnen beginne ich mit der letztgenannten Ursachengruppe.

1.5.1. Biophysiologische Konzepte

Zu den biophysiologischen Entstehungsbedingungen einer Depression zählt zunächst die *genetische Ausstattung*[137]. Die Ermittlung von erblichen Einflüssen basiert auf Familien-, Zwillings- und Adoptionsstudien. Diese Untersuchungen weisen bei Angehörigen depressiv erkrankter Patientinnen und Patienten ein erhöhtes Morbiditätsrisiko nach; ferner zeigen sie hinsichtlich Depressivität eine größere Übereinstimmung eineiiger im Vergleich zu zweieiigen Zwillingen, ebenso eine beachtliche Konkordanz psychopathologischer Auffälligkeiten unter biologischen Geschwistern – im Gegensatz zu Adoptivgeschwistern. Uneinigkeit besteht darin, *wie* es zur Übertragung einer möglichen genetischen Disposition kommt.

Insbesondere der Depressivität der Mutter scheint ein hoher prognostischer Wert für depressive Entwicklungen bei Kindern und Jugendlichen zuzukommen[138]. Dabei spielen aber freilich psychologische Faktoren mit, da eine kranke Mutter ihre Erziehungsaufgaben nur in eingeschränktem

---

[135] Die vierte Gruppe – Depressionen in spezifischen Lebenssituationen und -phasen – versammelt sehr verschiedene Erkrankungsformen, die sich weder als eindeutig psychogen noch als ausschließlich somatogen ausmachen lassen.

[136] Vgl. dazu Hautzinger & de Jong-Meyer 1990, 136, sowie Gosciniak 1998, 1 – 32.

[137] Vgl. Hautzinger & de Jong-Meyer 1990, 143f; Hautzinger 1998, 34; Hammen 1999, 75 – 81.

[138] Vgl. Ulrike Schäfer 1999, 34.

Maße wahrnehmen kann und in ihrem Verhalten – wenn auch ungewollt – gleichsam modellhaft auf ihr Kind wirkt[139].

Zu biophysiologischen Faktoren auf dem Weg in eine Depression gehören auch *biochemische Prozesse*[140]. Darauf setzt die Hypothese, daß in einer depressiven Episode Botenstoffe, sogenannte Neurotransmitter, in vermindertem Umfang vorliegen. Deren Mangel provoziert dieser Hypothese zufolge depressive Herabstimmungen; dies gilt insbesondere für Noradrenalin und Serotonin.

Im menschlichen Gehirn arbeiten ungefähr 25 Milliarden Nervenzellen miteinander. Jede Nervenzelle besteht aus einem Zellkörper, von dem sogenannte Axone ausgehen, also Verbindungen zu anderen Nervenzellen. Diese Axone verzweigen sich zu einem Netz. Die Nervenzellen kommunizieren in diesem Netz mit Hilfe von Synapsen. An diesen Schaltstellen werden Botenstoffe ausgeschüttet, die den Kontakt zwischen den Nervenzellen herstellen. Dabei schüttet eine Nervenzelle ihre „Mitteilung", ihren Botenstoff in den synaptischen Spalt, d.h. in den Raum zwischen zwei Nervenzellen, und die empfangende Zelle kann diese Botenstoffe über sogenannte Rezeptoren aufnehmen. Zahlreiche Hinweise sprechen für eine Störung des Botenstoffwechsels während einer Depression. Wie bereits erwähnt, stehen dabei insbesondere die Neurotransmitter Noradrenalin und Serotonin nicht in ausreichender Menge zur Verfügung. Eine Depression läßt sich jedoch gewiß nicht auf einen Serotoninmangel reduzieren[141]. Biochemische Vorgänge gehen mit psychologischen Prozessen vielmehr Hand in Hand. Um psychologische Faktoren, die zu einer depressiven Erkrankung beitragen können, soll es im folgenden gehen.

1.5.2. Psychologische Konzepte

In der Vielfalt psychologisch-psychotherapeutischer Konzepte lassen sich einige Schneisen schlagen[142], so daß sich vier Bündel von Konzepten ergeben, die jeweils spezifische Beiträge zur Klärung der Frage erbringen, welche Faktoren für die Entstehung einer Depression ursächlich sein können[143]. Psychologische Konzepte lassen sich – in der Reihenfolge

---

[139] Vgl. zum Lernen am Modell Bandura 1979 und Halisch 1990, 373 – 402.

[140] Vgl. dazu Pöldinger 1989, 82 – 93; Hautzinger & de Jong-Meyer 1990, 144ff; Wolfersdorf 1995, 54ff; Hautzinger 1998, 35ff; Hammen 1999, 81ff; Ulrike Schäfer 1999, 32f.

[141] Vgl. dazu auch Aldenhoff 1997, 379 – 389, sowie Wilhelm 1999, 26 - 31.

[142] Vgl. Wetzel & Linster 1988, 627 – 639.

[143] Damit weiche ich von meiner Einteilung in *fünf* zentrale Orientierungen ab (vgl. Kießling 1994, 230 – 236), und zwar aus zwei Gründen: Erstens stellt die fünfte Ausrichtung in dem für sie charakteristischen Körperbezug kein eigenes *psychologisches* Depressionskonzept bereit. Zweitens werden dieser fünften Ausrichtung nahe biophysiologische Konzepte eigens diskutiert, so daß sie im Rahmen psychologischer Konzepte nicht nochmals aufgeführt werden müssen.- Ergänzend weise ich darauf hin, daß beispielsweise Jürgen Kriz (1991) sich ohnehin auf eine Einteilung in die vier im folgenden anzugehenden Ansätze beschränkt.

ihrer Entstehung in der Psychologiegeschichte[144] – bündeln in (1) tiefenpsychologische, (2) verhaltens- und kognitionspsychologische, (3) humanistisch-psychologische und (4) systemisch-familienpsychologische Konzepte. Dieser Chronologie folgt die Präsentation dieser Ansätze.

1.5.2.1. Tiefenpsychologische Konzepte

Bereits im Jahr 1811 macht Alexander Haindorf, „der Arzney- und Wunderarzneykunst Doktor"[145], seine Einsicht in die tragische Zerrissenheit des melancholischen Erlebens geltend, die aus einer unbewußten[146] Identifikation mit dem in der pathogenen Situation verlorenen Liebesobjekt resultiert. Damit nimmt Haindorf vorweg, was ein Jahrhundert später das Herzstück einer tiefenpsychologischen Konzeption von Melancholie ausmacht. Haindorf verortet ihre Entstehung „immer in einer Losreissung von dem ..., was dem Individuum am liebsten war, und welches es schon so innigst in seinem Leben aufgenommen hatte, daß die Trennung von demselben ohne eine einseitige Stöhrung und Vernichtung des Lebens nicht mehr möglich war. Die Melancholie erscheint daher in aller Natur, welche fähig ist, ein anderes Leben in sich aufzunehmen"[147]. Dazu neigen insbesondere „Gefühlsmenschen ..., wenn äussere oder innere ungünstige

---

[144] Vgl. Kießling 1999a, 275 – 280.

[145] Haindorf 1811, I.

[146] Mit der Kategorie des Unbewußten kündigt sich Sigmund Freuds topographisches Modell der Persönlichkeit an, in welchem verschiedene Bewußtseinsregionen zusammenfinden (vgl. Carver & Scheier 1988, 188 – 190). Eine der drei Gegenden enthält *bewußte* Erfahrungen, also Gedanken, Gefühle und Verhaltensweisen, die derzeit im Bewußtsein präsent sind. Daneben macht Freud eine Gegend aus, in der die Erinnerung bzw. das Gedächtnis wohnt, dessen Inhalte im *Vorbewußten* lagern. Sie können leicht ins Bewußtsein zurückgeholt werden. Im Vorbewußten findet sich beispielsweise, „was mir gerade auf der Zunge liegt", ohne daß es meinem Bewußtsein jederzeit direkt und gänzlich verfügbar wäre. Schließlich nimmt Freud als eine dritte Gegend die des obengenannten *Unbewußten* an, in der alle Ideen und Impulse „landen" und aufbewahrt werden, die mit Angst, Konflikt und Schmerz verknüpft sind.- Inhalte können zwischen Bewußtem und Vorbewußtem hin- und hergehen; ebenso leicht können sie aus dem Bewußten oder Vorbewußten ins Unbewußte absinken. Diese „Einbahnstraße" ins Unbewußte erlaubt jedoch keinen „Gegenverkehr"; ein Zugang zum Unbewußten zugunsten erneuter Bewußtmachung läßt sich nach Freud aber mit einigem Aufwand bahnen – entweder auf dem „Königsweg" der Traumdeutung (vgl. Freud 1994a), sofern Träume (oft verschlüsselte) Botschaften aus dem Unbewußten mitteilen, oder auf dem Weg des freien Assoziierens im Rahmen einer Psychoanalyse: „If the person simply said aloud whatever came to mind – a procedure called *free association* – the secrets of the unconscious would be gradually revealed. In free association the person is encouraged not to censor any thoughts but to say immediately whatever thoughts arise, even if they seem trivial, illogical, embarrassing, or inappropriate. The therapist stays out of view during this procedure, to minimize the person's inhibitions." (Carver & Scheier 1988, 230)

[147] Haindorf 1811, 197f, in buchstabengetreuer Abschrift.

Ursachen so heftig auf sie einwirken, daß ihr Gemüth innigst erschüttert, und ihre Thätigkeit nach Aussen gelähmt wird“[148].

Ein Jahrhundert später, genauer im Jahr 1917, erscheint Sigmund Freuds Abhandlung „Trauer und Melancholie“[149]. Sie charakterisiert Melancholie als schmerzliche Verstimmung, Aufhebung des Interesses an der Außenwelt, Verlust der Liebesfähigkeit, Leistungshemmung und Herabsetzung des Selbstgefühls[150]. Letztere äußert sich in Selbstvorwürfen und Selbstbeschimpfungen; sie kann sich bis zur wahnhaften Erwartung von Strafe steigern.

Die Trauer trägt dieselben Züge – mit einer Ausnahme: Die Trauer kennt keine Störung des Selbstgefühls. Ihr ist nichts Pathologisches eigen, zumal sie sich erklären läßt – durch den Verlust eines geliebten Menschen oder auch durch den Untergang eines Ideals. Bei der Trauer ist die Welt durch diesen Verlust arm oder leer geworden. Die Melancholie hingegen scheint sich auf einen dem Bewußtsein entzogenen Objektverlust zu beziehen: „Der Melancholiker weiß nicht, was er erinnert, aber er erinnert es in immer neuen Versionen.“[151] Im Falle der Melancholie ist nicht die Welt arm oder leer geworden, sondern das Ich selbst. Mit anderen Worten: Trauernde trauern um das, was sie verloren haben; depressiv Erkrankte hängen dem nach, was sie nicht bekommen haben[152]. Der „Melancholiker ... hat seine Selbstachtung verloren und muß guten Grund dazu haben. Wir stehen dann allerdings vor einem Widerspruch, der uns ein schwer lösbares Rätsel aufgibt. Nach der Analogie mit der Trauer mußten wir schließen, daß er einen Verlust am Objekte erlitten hat; aus seinen Aussagen geht ein Verlust an seinem Ich hervor ... Wir sehen bei ihm, wie sich ein Teil des Ichs dem anderen gegenüberstellt, es kritisch wertet, es gleichsam zum Objekt nimmt ... Wir werden wirklich Grund finden, diese Instanz vom übrigen Ich zu sondern. Was wir hier kennenlernen, ist die gewöhnlich *Gewissen* genannte Instanz“[153].

---

148 Haindorf 1811, 199, in buchstabengetreuer Abschrift.

149 Freud 1994b, 193 – 212; darauf bezieht sich in seiner psychoanalytischen Arbeit zu „Schuld und Schuldgefühl“ Hirsch 1997, z.B. 87 – 92, 101 – 108, 263 – 265.

150 Vgl. Freud 1994b, 198.

151 Wagner-Egelhaaf 1997, 202.

152 Diese Charakterisierung trifft sich mit derjenigen, die die Psychoanalytikerin Alice Holzhey-Kunz im Anschluß an Martin Heidegger vorlegt: „Die depressive Verstimmung *ist* diese Erfahrung von Sinnverlust: nicht als Verlust eines bislang gehabten, sondern jenes immer schon verlorenen Sinnes, der aber in der konkreten Ausrichtung auf ein bestimmtes Sinnziel je erneut findbar scheint ... es sind nicht der Trennungsschmerz und nicht der konkrete Verlust der bisherigen Aufgabe, die in die Depression führen, sondern die Hellhörigkeit für den ontologischen Einschluß dieses Ereignisses, das Leiden am Verlust des Sinngrundes der eigenen Existenz.“ (Holzhey-Kunz 1994, 188f)

153 Freud 1994b, 201. Zur Verortung des Gewissens weise ich auf Freuds Strukturmodell der Persönlichkeit hin (vgl. Carver & Scheier 1988, 190 – 196), in welchem die drei Instanzen von Es, Ich und Über-Ich zusammenspielen: Das *Es* („*Id*“) ist die einzige schon von Geburt an gegebene Instanz, die zudem gänzlich im Unbewußten operiert. Sie fungiert als Motor der Persönlichkeit, von dem alle psychische Energie ausgeht.- Das *Ich* („*Ego*“) erwächst aus

Dabei fällt auf, daß die Selbstanklagen dieses melancholisch verstimmten Menschen oft nur wenig zu ihm passen und sich mit lediglich geringfügigen Modifikationen einer anderen Person anpassen lassen, die der leidende Mensch liebt oder geliebt hat oder lieben sollte. Diese Selbstvorwürfe lassen sich als Vorwürfe gegen ein Liebesobjekt verstehen, die allerdings von diesem weg auf das eigene Ich umgebogen sind: „Die Frau, die laut ihren Mann bedauert, daß er an eine so untüchtige Frau gebunden ist, will eigentlich die Untüchtigkeit des Mannes anklagen, in welchem Sinne diese auch gemeint sein mag. Man braucht sich nicht so sehr zu verwundern, daß einige echte Selbstvorwürfe unter die rückgewendeten eingestreut sind; sie dürfen sich vordrängen, weil sie dazu verhelfen, die anderen zu verdecken und die Erkenntnis des Sachverhaltes unmöglich zu machen, sie stammen ja aus dem Für und Wider des Liebesstreites, der zum Liebesverlust geführt hat. Auch das Benehmen der Kranken wird jetzt um vieles verständlicher. Ihre *Klagen* sind *Anklagen*, gemäß dem alten Sinne des Wortes; sie schämen und verbergen sich nicht, weil alles Herabsetzende, was sie von sich aussagen, im Grunde von einem anderen gesagt wird; und sie sind weit davon entfernt, gegen ihre Umgebung die Demut und Unterwürfigkeit zu bezeugen, die allein so unwürdigen Personen geziemen würde, sie sind vielmehr im höchsten Sinne quälerisch, immer wie gekränkt und als ob ihnen ein großes Unrecht widerfahren wäre. Dies ist alles nur möglich, weil die Reaktionen ihres Benehmens noch von der seelischen Konstellation der Auflehnung ausgehen, welche dann durch einen gewissen Vorgang in die melancholische Zerknirschung übergeführt worden ist.“[154]

Der Vorgang, den Freud hier andeutet, läßt sich wie folgt rekonstruieren: Es hatte eine Bindung der Libido[155] an eine bestimmte Person be-

---

dem Es und bändigt Teile der dem Es entspringenden Energie für seine eigenen ichhaften Zwecke. Das Ich operiert in allen drei Bewußtseinsregionen: vorwiegend in bewußten und vorbewußten Gegenden, insbesondere in seiner Auseinandersetzung mit der Außenwelt, aber auch im Unbewußten. Dabei kämpft das Ich gleichsam an drei Fronten: gegen das Überwältigtwerden von eshaften Impulsen, gegen das moralische Diktat des Über-Ich sowie gegen Sachzwänge der Außenwelt.- Das *Über-Ich* („*Superego*“) verkörpert elterliche und gesellschaftliche Werte. Es läßt sich in eine belohnende und eine strafende Teilinstanz aufteilen: Das Über-Ich heißt *Ich-Ideal*, sofern es Verhaltensweisen der Persönlichkeit belohnt; das Über-Ich heißt *Gewissen*, sofern es bestrafend wirkt. Das Gewissen meldet sich als „schlechtes“ zu Wort, ansonsten bleibt das Gewissen stumm. Insgesamt operiert das Über-Ich auf dreifache Weise: erstens im Kampf gegen jegliche eshaften Impulse, die gesellschaftlichen und von den Eltern übernommenen Werten entgegenstehen; zweitens in der Durchsetzung dieser Werte als Orientierung für das Ich; drittens in der Perfektionierung der Persönlichkeit in ihrem Denken und Handeln. Wie das Ich, so operiert auch das Über-Ich in allen drei genannten Regionen des Bewußtseins.

[154] Freud 1994b, 202.

[155] In psychoanalytischen Konzeptionen lassen sich Lebens- bzw. Sexualinstinkte – zusammengefaßt unter dem Namen „*Eros*“ – unterscheiden von Todesinstinkten, denen die Bezeichnung „*Thanatos*“ zukommt. Von diesen Instinkten geht psychische Energie aus, die im

standen. Diese Beziehung erfuhr durch eine Kränkung oder Enttäuschung eine massive Erschütterung. Jedoch wurde die Libido dem Liebesobjekt nicht einfach entzogen, um sie auf ein anderes Objekt auszurichten; die freie Libido wurde vielmehr ins Ich zurückgezogen[156]. Dort diente sie der Identifikation des Ich mit dem ursprünglichen und inzwischen aufgegebenen Liebesobjekt. Der Schatten des Objekts war auf das Ich gefallen, welches von der Instanz des Gewissens folglich wie das verlassene Objekt eingeschätzt wurde. Aus dem Objektverlust resultierte ein Ichverlust, aus dem Konflikt zwischen Ich und geliebter Person ein Zwiespalt zwischen – durch Identifizierung verändertem – Ich und Ichkritik. Das Ich möchte sich das Liebesobjekt einverleiben – und zwar der oralen oder kannibalischen Phase der Libidoentwicklung entsprechend auf dem Wege des Fressens[157]. Damit könnte die häufig beobachtbare Ablehnung der Nahrungsaufnahme bei schwerer melancholischer Erkrankung zusammenhängen[158].

Dieser unbewußte Prozeß führt zur Aufgabe des Objekts – unter Erhaltung der Liebe zum Objekt, die sich in die sogenannte narzißtische[159]

Falle der Todesinstinkte namenlos bleibt und im Falle der Lebens- bzw. Sexualinstinkte als *Libido* bekannt ist (vgl. Carver & Scheier 1988, 197).

[156] Ähnliches ergibt sich im tiefenpsychologischen Konzept von Carl G. Jung (vgl. Steinhilper 1990, 79f). Freuds Libido-Begriff findet sich darin wieder, allerdings nicht mehr als ein spezifisch sexuell geprägter, sondern erweitert zu einem vergleichsweise allgemein gefaßten seelischen Energiebegriff (vgl. Jung 1983; Jung 1984, 37 – 43; Jacobi 1984). Als pathogenetisch beschreibt Jung die Stauung von Energie, sofern sie dem Bewußtsein vorenthalten und an unbewußte Komplexe gebunden bleibt, so daß in einer Depression alle Lebensenergie gleichsam nach innen abzieht und versickert – aufgrund einer unverarbeiteten Verlusterfahrung, die sowohl nach Freuds als auch nach Jungs Überzeugung dem Ausbruch einer depressiven Erkrankung zugrunde liegt.

[157] Vgl. Freud 1994b, 203.

[158] Die Kehrseite dieses Bildes läßt sich für die Manie zeichnen. In psychoanalytischer Perspektive hat die Manie keinen anderen Inhalt als die Melancholie; vielmehr ringen Manie und Melancholie mit demselben Komplex, dem das Ich in der Melancholie wohl erlegen ist, während es ihn in der Manie bewältigt hat. Die Manie erscheint als ein Triumph, nachdem ein lange unterhaltener psychischer Aufwand endlich überflüssig wird, so daß er für mannigfache Abfuhrmöglichkeiten bereitsteht, wenn beispielsweise „ein armer Teufel durch einen großen Geldgewinn plötzlich der chronischen Sorge um das tägliche Brot enthoben wird, wenn ein langes und mühseliges Ringen sich am Ende durch den Erfolg gekrönt sieht, wenn man in die Lage kommt, einen drückenden Zwang, eine lange fortgesetzte Verstellung mit einem Schlage aufzugeben u. dgl." (Freud 1994b, 208). Dem Ich bleibt allerdings verdeckt, worüber es in der Manie triumphiert. Die Manie signalisiert, daß das Ich den für die Melancholie typischen Objektverlust zumindest vorläufig überwunden hat. Der Betrag von Gegenbesetzung, den die Melancholie aus dem Ich an sich gezogen und gebunden hatte, wurde frei – und frei verfügbar: „Der Manische demonstriert uns auch unverkennbar seine Befreiung von dem Objekt, an dem er gelitten hatte, indem er wie ein Heißhungriger auf neue Objektbesetzungen ausgeht." (Freud 1994b, 208) Das Bild der Nahrungsaufnahme greift also erneut – nun nicht mehr im Sinne ihrer Ablehnung, sondern umgekehrt im Sinne des Heißhungers.

[159] Der antike Mythos vom schönen Narziß, der sich in sein Spiegelbild verliebt und zwischenmenschliche Liebe zurückweist, gab dem Narzißmus als einem psychoanalytischen Terminus seinen Namen; vgl. Heribert Wahl 1985.

Identifizierung flüchtet: Die Feindseligkeit, die zuvor einem Objekt der Außenwelt galt, richtet sich nach innen. Diese Feindseligkeit kann sich bis zur Tötungsabsicht steigern, die sich im Fall der Melancholie zwangsläufig gegen die eigene Person richtet. Freud schreibt dazu: „Nun lehrt uns die Analyse der Melancholie, daß das Ich sich nur dann töten kann, wenn es durch die Rückkehr der Objektbesetzung sich selbst wie ein Objekt behandeln kann, wenn es die Feindseligkeit gegen sich richten darf, die einem Objekt gilt und die die ursprüngliche Reaktion des Ichs gegen Objekte der Außenwelt vertritt ... So ist bei der Regression von der narzißtischen Objektwahl das Objekt zwar aufgehoben worden, aber es hat sich doch mächtiger erwiesen als das Ich selbst."[160]

Nicht nur Haindorf und Freud, auch heutige psychoanalytische Konzepte[161] gehen von einem depressogenen Grundkonflikt aus, der aus der Unvereinbarkeit zweier Wünsche hervorgeht: einerseits dem Liebesobjekt nahe sein zu wollen – bis zur Verschmelzung –, andererseits eine Wut ausleben zu wollen – bis zur Zerstörung des Objekts oder seiner selbst –. Liebe und Aggression sind in dieser Konfliktsituation nicht oder nur unzureichend integriert; vielmehr sind sie von Kindheit an getrennt gehalten worden: Das „gute" Objekt – also das Objekt, sofern es geliebt wird – wurde als Ich-Ideal in das Über-Ich aufgenommen, das „böse" Objekt – also das Objekt, sofern ihm Aggressionen gelten – fiel dagegen einer Verdrängung anheim, so daß Aggressionen durch Wendung gegen die eigene entwertete Person abgeführt werden[162].

Im Konzept der „bösen Mutter"[163] ist das negative Mutterbild verdrängt, Aggression ihr gegenüber also überwiegend unbewußt, und gegenbesetzt durch das Bild einer idealen – zugewandten, nährenden, liebevollen – Mutter. Daneben existiert das Konzept der emotional abwesen-

---

[160] Freud 1994b, 206. „Regression" bezeichnet die Rückkehr zu oder den Rückfall auf zwischenzeitlich bereits überschrittene Stufen der psychosexuellen Entwicklung, wenn etwa körperliche oder emotionale Belastungen dazu führen, daß bereits etablierte reifere Entwicklungsstufen und Konfliktbewältigungsstrategien zugunsten früherer Entwicklungsstufen und -muster verlassen werden (vgl. Carver & Scheier 1988, 222 und 235).

[161] Vgl. Will, Grabenstedt, Günter Völkl & Banck 1998, insbesondere 76 – 111.

[162] Vgl. dazu aus transaktionsanalytischer Sicht Seifert 1995, 353 – 357, insbesondere 353: „Die Diagnose einer jeden psychischen Befindlichkeit ... geschieht in der Transaktionsanalyse durch Wahrnehmen ... des Ich-Zustands, welchen der Beziehungspartner gerade aktiviert hat. Darüber hinaus werden sowohl die innerlich als auch die äußerlich ablaufenden Transaktionen analysiert. Im Falle einer depressiven Erkrankung finden wir ein strenges, forderndes Eltern-Ich, welches das Kind-Ich unterdrückt, ihm keinen Spielraum gewährt und darauf achtet, daß es ja keine Freude empfindet. Die Grundposition eines solchen Menschen lautet: ‚ich bin nicht okay', die er / sie sich immer wieder bestätigen muß, damit die Skriptentscheidung: ‚abhängig zu bleiben und sich zu unterwerfen' aufrechterhalten werden kann. *Um Abhängigkeit und Unterwerfung nicht zu gefährden, werden aggressive Impulse unterdrückt und durch unbestimmtes Traurigsein ersetzt.*" (Hervorhebung durch K.K.; als „Skript" gilt in der Transaktionsanalyse ein bereits in der frühen Persönlichkeitsentwicklung geprägter Lebensplan bzw. ein Lebensdrehbuch; vgl. Kriz 1991, 112.)

[163] Vgl. Will, Grabenstedt, Günter Völkl & Banck 1998, 81f.

den und insofern „toten Mutter“[164], die aufgrund eigener Konflikte keine Empathie für ihr Kind aufzubringen vermag, es vielleicht sogar für ihre eigenen Bedürfnisse mißbraucht, es auf andere Weise herabwürdigt oder aufgrund langer Klinikaufenthalte der Mutter oder des Kindes räumlich abwesend ist, so daß das Kind vereinsamt. Die „tote“ ist die in wichtigen Entwicklungsphasen nicht antwortende Mutter. Zu einer weiteren Enttäuschung[165] führt die Hinwendung zu einem ebenfalls nicht existenten Vater, dessen Fehlen beruflich bedingt sein mag oder auf Scheidung, Tod sowie mangelnde innere Beteiligung zurückgehen kann.

Ein solcher infantiler und im Unbewußten verankerter Grundkonflikt wird bei der Entstehung einer depressiven Erkrankung aktiviert. Er besteht in der Diskrepanz zwischen einem überhöhten Idealbild und einem Selbstbild, das immer neuem Scheitern ausgeliefert und fortwährender Entwertung preisgegeben ist. Die unlösbar aussehende Ambivalenz in der Beziehung zum zugleich geliebten und gehaßten Objekt „löst“ sich durch Verschiebung ins eigene Innere; dieser Vorgang schont das Objekt und wandelt den interpersonalen in einen intrapsychischen Konflikt, der sich zwischen Ich und Über-Ich auftut. Das ursprüngliche Liebesobjekt wird in ein geliebtes und ein gehaßtes Objekt geteilt; es wirkt als „gutes“ Objekt im Über-Ich weiter, und als aus Enttäuschung zugleich gehaßtes „böses“ Objekt gerät es ins Ich, das sich mit ihm identifiziert und daher in Beziehungs- sowie Hilflosigkeit zu versinken droht: Die Anklagen an das Objekt verkommen in der Melancholie zu Klagen über sich selbst.

1.5.2.2. Verhaltens- und kognitionspsychologische Konzepte

Unter dieser Überschrift lassen sich vier Konzepte zusammenfassen: zunächst eines, das sich verstärkungstheoretisch nennt, sodann das Konzept der erlernten Hilflosigkeit, schließlich ein attributions- sowie ein kognitionstheoretisches Konzept.

Verstärkungstheoretisches Konzept (nach Peter M. Lewinsohn)

Im Rahmen der Lernpsychologie[166] liegt ein verstärkungstheoretisches Konzept zur Erklärung einer Depression vor. Ein Verstärker ist ein Reiz, welcher als Konsequenz einer Verhaltensweise auftritt und deren Auftretenswahrscheinlichkeit steigert. Belohnungen durch diverse Formen der Zuwendung bekräftigen Verhaltensweisen, so daß diese in vergleichbaren

---

[164] Vgl. Will, Grabenstedt, Günter Völkl & Banck 1998, 82 – 84.
[165] Vgl. Will, Grabenstedt, Günter Völkl & Banck 1998, 84f.
[166] Vgl. dazu Spada, Andreas M. Ernst & Ketterer 1990, 323 – 372, sowie Halisch 1990, 373 – 402.

Situationen zunehmend häufig auftreten und in das Verhaltensrepertoire eines Menschen Eingang finden[167].

Das verstärkungstheoretische Konzept der Depression[168] geht auf Peter M. Lewinsohn zurück. Es zeichnet sich durch folgende Grundzüge aus: Ein depressogener Prozeß kommt in Gang, wenn bisher erfahrene positive Verstärkung ausbleibt, etwa durch den Verlust eines Menschen, dessen Zuwendung im verstärkungstheoretischen Sinne wirkte. Aktivitäten, die bisher durch solche Zuwendung „belohnt" und „verstärkt" wurden, treten nun nicht mehr – oder zumindest weniger häufig als bisher – auf, so daß das menschliche Verhaltensrepertoire eingeschränkt wird und auf diese Weise auch immer weniger Anlaß zu potentieller Verstärkung durch andere Menschen gibt. Der betroffene Mensch zieht sich mangels Verstärkung in wachsendem Maße aus dem sozialen Leben zurück, so daß zugleich die Zahl der Personen in seiner Umgebung massiv abnimmt, die ihm überhaupt Zuwendung schenken und verstärkend wirken könnten. Ein Teufelskreis kündigt sich an, der in eine Depression münden kann, welche diesem Konzept zufolge durch das Ausbleiben von Verstärkung ausgelöst zu werden vermag.

Schließlich kommt „depressiven Verhaltensweisen", die auf die eigene Erkrankung aufmerksam machen, selbst Verstärkung zu, insofern einem betroffenen Menschen wenigstens kurzfristig Anteilnahme und – aus Rücksicht auf seine Erkrankung – besondere Nachsicht zuteil werden. Diese Bedingungen, die ich als verstärkungstheoretische Variante eines sekundären Krankheitsgewinns[169] verstehe, erhalten die aufkommenden „depressiven Verhaltensweisen" aufrecht, anstatt aus der Hilflosigkeit herauszuführen.

Konzept der erlernten Hilflosigkeit (nach Martin E. P. Seligman)

Unter der Bezeichnung „Erlernte Hilflosigkeit"[170] firmiert indes ein weiteres lerntheoretisches Konzept der Depressionsentwicklung. Sein Begründer Martin E. P. Seligman vermutet, daß eine belastende Situation

---

[167] Beispielsweise eine anerkennende Geste für eine vollbrachte Leistung kann ein Verstärker sein, der zu ähnlichen Leistungen in der Zukunft motiviert. Neben solcher *positiver* Verstärkung durch Hinzufügen eines angenehmen Reizes (hier eine anerkennende Geste) kennt die Lernpsychologie *negative* Verstärker, die das Auftreten von Verhaltensweisen dadurch fördern, daß ein drohender unangenehmer Reiz entfällt – und beispielsweise ein befürchteter Tadel ausbleibt.

[168] Vgl. Lewinsohn 1974, 157 – 185; Blöschl 1978, insbesondere 118 – 139; Davison & Neale 1988, 275f; Hautzinger, Wolfgang Stark & Treiber 1989, 10ff; Hautzinger 1991, 236 – 248.

[169] Zum Begriff des sekundären Krankheitsgewinns vgl. Freud 1994, 371 – 373, sowie Freud 1994g, 83 – 186, insbesondere 118 – 120.

[170] So lautet der Titel bei Seligman 1986. In seinen Originaltexten ist von „learned helplessness" die Rede; vgl. Seligman 1974, 83 – 125.

zunächst Angst auslöst, die erst dann einer Depression weicht, wenn der betroffene Mensch zu der Überzeugung gelangt, daß er die ihm widerfahrenden Ereignisse nicht zu kontrollieren vermag.

Ursprünglich suchte Seligman das Verhalten von Tieren zu erklären, denen in zwei unterschiedlichen Situationen Schmerzen zugefügt wurden. In der ersten Phase des Experiments setzte er einige Hunde in einen Käfig mit elektrischen Bodengittern und verabreichte ihnen zahlreiche elektrische Schläge, denen die Hunde nicht entkommen konnten. In der zweiten Phase plazierte er diese und andere Hunde, die keine Vorerfahrungen mit unvermeidbaren Schmerzen mitbrachten, in einer ähnlichen Vorrichtung. In dieser Konstellation hatten die Hunde die Chance, den Schmerz zu vermeiden, indem sie lernten, auf ein Warnsignal hin eine Trennwand zu überspringen und sich auf diese Weise in schmerzfreies Gelände zu begeben. Tiere ohne Erfahrung aus der ersten Phase des Experiments zeigten sich angesichts anfänglicher elektrischer Schläge zwar ängstlich, lernten jedoch bald, auf das Signal hin die Trennwand zu passieren und weitere Schmerzzufuhr zu vermeiden. Tiere mit der Vorerfahrung unvermeidbaren Schmerzes hingegen verhielten sich gänzlich anders: Nach den ersten elektrischen Schlägen schienen sie den Schmerz resignativ hinzunehmen. Sie lernten nicht, dem aversiven Reiz zu entkommen. Sie hatten angesichts unkontrollierbarer Schmerzen eine Hilflosigkeit entwickelt, die sich dann auch in kontrollierbaren Situationen durchhielt.

Physiologische Untersuchungen ergaben, daß sich bei Seligmans Hunden, die resignatives Verhalten zeigten, der Neurotransmitter Noradrenalin erschöpft hatte. Diesem kommt den bereits genannten biochemischen Erkenntnissen zufolge eine wichtige Rolle bei depressogenen menschlichen Prozessen zu.

Analog strukturierte zweiphasige Experimente mit Menschen führten zu ähnlichen Ergebnissen: Menschen, die zunächst unentrinnbarem Lärm ausgesetzt oder mit unlösbaren Aufgabenstellungen konfrontiert worden waren, gelang es in der zweiten Phase des Experiments nicht, vermeidbarem Lärm zu entkommen und einfache Probleme zu bewältigen. Seligman sieht sich in der Vermutung bestätigt, „daß reaktive Depression wie gelernte Hilflosigkeit ihre Wurzeln in der Überzeugung haben, daß relevante Konsequenzen unkontrollierbar sind“[171].

Dennoch bleiben einige Fragen offen: Belastungen, die auf einen Menschen unkontrollierbar zukommen, führen nicht zwingend zu depressiven Reaktionen – wen trifft es, wen trifft es nicht? Depressiv erkrankte Menschen fühlen sich selbst für ihre Mißerfolge verantwortlich – wie aber können sie sich schuldig fühlen, wenn sie sich doch gar nicht als frei handelnd, sondern als hilflos ausgeliefert erleben? Und woher rührt ihre geringe Selbstachtung?

---

[171] Seligman 1986, 101; vgl. auch Grabitz 1987, 227 – 230.

Angesichts solcher Fragen kam es zu einer Revision des Depressionskonzepts der erlernten Hilflosigkeit zugunsten eines attributionstheoretischen Ansatzes.

Attributionstheoretisches Konzept (nach Bernard Weiner)

Die Attributionstheorie[172] gehört zu den wichtigsten Theorieansätzen im Rahmen der kognitiv orientierten Sozialpsychologie. Als Attribution oder als Kausalattribution gilt der Vorgang, daß ein Mensch dem eigenen oder dem fremden Handeln bestimmte Ursachen zuschreibt, also attribuiert. Gegenstand dieser Theorie ist dabei nicht die tatsächlich ermittelbare Ursache einer Handlung, sofern diese überhaupt gefunden werden kann, sondern die Vermutungen, Annahmen und Hypothesen, die dieser Mensch dazu entwickelt. Die praktische Relevanz dieser Zuschreibungen läßt sich anhand des folgenden Beispiels vor Augen führen. Es geht um das Versagen eines Studenten bei einer theologischen Prüfung. Drei Fragen stellen sich dabei:

(1) Gibt dieser Student für sein Versagen persönliche (interne) oder umweltbedingte (externe) Gründe an?
(2) Sieht er darin ein dauerhaftes (stabiles) oder ein vorübergehendes (instabiles) Problem?
(3) Für wie umfassend (global), für wie spezifisch hält er sein Versagen, zu einem Erfolg zu kommen?

Die tabellarisch vorliegenden Antworten auf diese Fragen sind praktisch bedeutsam, insofern die Art der Attribution dieses Mißerfolgs die Auswirkungen mitbestimmt, die diesem Versagen folgen. Bei globaler Zuschreibung verallgemeinern sich auch die Effekte des Versagens, der Mißerfolg zieht eine lähmende Breitbandwirkung nach sich. Stabile Attributionen verleihen auch ihren Wirkungen einen dauerhaften Charakter. Interne Zuschreibung senkt das Selbstwertgefühl des betroffenen Studenten – insbesondere dann, wenn er diesen Mißerfolg nicht nur als seinen persönlichen, sondern zugleich als einen globalen und zeitlich stabilen wahrnimmt. Manche Menschen zeigen einen sogenannten *depressiven Attributionsstil*[173]: Betroffene schätzen Mißerfolge als intern verursacht, global und zeitlich stabil auftretend ein. Erfolge hingegen attribuieren sie als extern verursacht („Der Prüfer war nett."), als spezifisch („Das ist ja auch das leichteste Fach.") und als instabil („Die nächste Prüfung wird dafür um so mehr schiefgehen.").Wenn Menschen mit diesem Attributionsstil schwere Lebensereignisse zu verarbeiten haben, neigen sie zu Hilflosigkeit und depressiver Verstimmung.

---

[172] Vgl. Weiner 1975; Meyer & Schmalt 1984, 98 – 136; Bernd Six 1987, 122 – 135; Ellgring 1990, 308 – 324, insbesondere 319 – 321; Kammer 1991, 225 – 235.

[173] Vgl. Bierhoff 1988, 60 – 66, insbesondere 64f, sowie Davison & Neale 1988, 270.

Attribuierung	intern & stabil	intern & instabil	extern & stabil	extern & instabil
global	„Ich bin zum Studieren nicht intelligent genug."	„Ich bin gerade sehr erschöpft."	„Prüfungen sind doch alle reine Glückssache."	„So ist es, wenn einem an einem Freitag, dem 13., eine Prüfung zugemutet wird."
spezifisch	„Mir fehlt es an Begabung zum theologischen Denken."	„Manchmal frage ich mich, ob ich das richtige Studienfach gewählt habe."	„Die Prüfungen in diesem Fach laufen ganz besonders unfair ab."	„Das Prüfungsamt hat mir ausgerechnet für dieses Fach die Prüflingskennziffer 13 zugeordnet."

Kognitionstheoretisches Konzept (nach Aaron T. Beck)

Ein anderes, wohl das bekannteste kognitionstheoretisch orientierte Depressionsmodell stammt von Aaron T. Beck[174]. Es geht von drei Komponenten zur Erklärung depressiver Entwicklungen aus: von kognitiven Fehlern, von kognitiven Schemata sowie von einer kognitiven Triade.

Als *kognitive Fehler* gelten

- *willkürliche Schlußfolgerungen*, obwohl dafür keine Beweise vorliegen oder Argumente sogar dagegen sprechen,
- *selektive Verallgemeinerungen* durch Konzentration auf aus ihrem Zusammenhang gerissene Details,
- *Übergeneralisation* eines Vorfalls auf ähnliche und sogar unähnliche Situationen,
- *Maximierung* der negativen sowie *Minimierung* der positiven Bedeutung eines Ereignisses,
- *Personalisierung* im Sinne der Neigung, äußere Ereignisse auf die eigene Person zu beziehen, sowie
- *dichotomes Denken*, das alle Erfahrungen einer von zwei gegenseitig sich ausschließenden Kategorien zuordnet (makellos *oder* mangelhaft, heilig *oder* sündhaft, sauber *oder* schmutzig, schwarz *oder* weiß).

Als Auslösebedingungen für eine kognitive Störung dieser Art fungieren negative, streßbesetzte biographische Erfahrungen – etwa ein Verlusttrauma –, die sich zu *kognitiven Schemata* verfestigen. Bei einem Schema handelt es sich um ein stabiles Muster der Ereignisverarbeitung, das derart beharrlich und gleichsam blindwütig wirken kann, daß zu vermuten steht, „daß die idiosynkratische kognitive Organisation autonom geworden ist. Sie kann von äußeren Anreizen so unabhängig werden, daß das

[174] Vgl. Beck 1974, 3 – 27, sowie Beck, Rush, Shaw & Emery 1986, insbesondere 41 – 51.

Individuum auf Änderung in seiner unmittelbaren Umgebung nicht mehr reagiert."[175]

Solche Schemata lassen sich in einen Horizont einbetten, in welchem ein gekränkter Mensch dazu neigt, sich selbst, die Mit- und Umwelt sowie die eigene Zukunft negativ zu sehen. Es entsteht eine *kognitive Triade*: aus einem negativen *Selbstbild*, demzufolge ein Mensch sich als unzulänglich, krank und benachteiligt einschätzt; aus seinen negativen *Erfahrungen mit seiner Mit- und Umwelt*, die zur Quelle von Niederlagen, Enttäuschungen und Überforderungen wird; aus negativen *Zukunftserwartungen*, die ihn mit weiterem Leiden, weiteren Frustrationen, letztlich mit einem „schwarzen Loch" rechnen lassen. Diese kognitive Triade bewirkt, daß sich Betroffene damit einhergehenden Gedanken immer wieder „gedankenlos" ausgeliefert fühlen. In einer Depression ist ein Mensch so sehr in seinen Gedankenketten verfangen, daß er gar nicht mehr ansprechbar zu sein scheint.

Mit diesem von Aaron T. Beck entwickelten Modell beschließe ich die Präsentation verhaltens- und kognitionspsychologisch orientierter Depressionskonzepte.

1.5.2.3. Humanistisch-psychologische Konzepte

Humanistische Psychologie[176] läßt sich als eine Bewegung verstehen, die als eigenständige „Dritte Kraft"[177] bzw. als „Third Force Psychology"[178] neben den schon genannten tiefenpsychologischen sowie verhaltens- und kognitionspsychologischen Ansätzen – und gegen sie – wirkt. Die Gründung der „American Association of Humanistic Psychology" erfolgte im Jahr 1962 unter Vorsitz von Abraham A. Maslow[179]; sie war inspiriert durch Emigrantinnen und Emigranten aus dem deutschen Sprachraum[180]. Zur Humanistischen Psychologie zählen insbesondere Gesprächspsychotherapie nach Carl R. Rogers[181], Gestalttherapie nach Fritz und Lore Perls[182], Logotherapie nach Viktor Frankl[183], Psychodrama nach Jakob L.

---

[175] Beck, Rush, Shaw & Emery 1986, 44. Als Idiosynkrasie gilt medizinisch eine Überempfindlichkeit gegen spezielle Stoffe und Reize (vgl. Pschyrembel 1990, 761) sowie psychologisch eine besonders starke Abneigung gegenüber bestimmten Personen, Reizen und Anschauungen (vgl. Schubert 1987, 961 – 962).

[176] Vgl. Quitmann 1985; Hinte & Runge 1988, 300 – 306; Kießling 1996a, 327 – 328.

[177] Quitmann 1985, 14.

[178] Maslow 1985, 11.

[179] Vgl. Maslow 1985.

[180] Dabei denke ich insbesondere an Ruth Cohn; vgl. Kießling 1997, 295 – 308, 297.

[181] Vgl. Rogers 1961 und Rogers 1980 sowie Howe & Minsel 1984, 309 – 385, und Beutel 1986, 123 – 130.

[182] Vgl. Fritz Perls 1974, 1976 und 1980, 249 – 254; Lore Perls 1980, 255 – 261; ferner Bünte-Ludwig 1984, 217 – 307, und Hartmann-Kottek-Schroeder 1986, 131 – 138.

Moreno[184] und Themenzentrierte Interaktion (TZI) nach Ruth Cohn[185]. Gemeinsam ist den Trägerinnen und Trägern dieser Bewegung die humanistische Grundannahme, daß Menschsein nicht schlicht gegeben, sondern aufgegeben sei und Menschen sich gleichsam als Mitschöpfende ihrer selbst in Freiheit und Verantwortung im Hier und Jetzt verstehen – unter Betonung der Unerläßlichkeit menschlicher Sinn- und Wertorientierung. Themen der Humanistischen Psychologie sind nicht nur Angst, Leid, Not, Schmerz und überhaupt Defizitäres, sondern auch Glück, Liebe, Freiheit, Verantwortung, Wachstum und Kreativität.

Humanistisch-psychologische Konzepte zeigen oft ein existential- und dialogphilosophisches sowie phänomenologisches Gepräge, wenn sie sich etwa auf Sören Kierkegaard[186], Martin Buber[187] – Carl R. Rogers (1902 – 1987) und Martin Buber (1878 – 1965) waren im Jahr 1957 miteinander im Gespräch[188] – und Martin Heidegger[189] berufen. Menschliche Existenz zeichnet sich durch ihr In-der-Welt-sein aus. Was meint In-der-Welt-sein? Zwar sagen Menschen von einem neugeborenen Kind, es komme erst auf die Welt, aber schon vor seiner Geburt ist es nicht weltlos: auch im vorgeburtlichen Leben findet sich der werdende Mensch immer schon in einem Lebenszusammenhang, sogar in ganz besonderer Weise, nämlich in der Gebärmutter. Ohne diese schützende und nährende Welt könnte dieser werdende Mensch gar nicht existieren. Ein Mensch ist also kein Wesen, das zunächst in sich abgeschlossen wäre und allenfalls in einem weiteren Schritt gleichsam aus sich heraustreten und in die Welt eintreten würde[190]. Vielmehr gehört es konstitutiv und von Anfang an zu menschlichem Dasein, in der Welt zu sein. Martin Heidegger bezeichnet menschliches Dasein daher als In-der-Welt-sein. Die Welt tritt nicht additiv zu einem zunächst weltlosen Dasein hinzu, sondern menschliches Dasein zeichnet sich in seiner Grundverfassung dadurch aus, in der Welt zu sein,

---

[183] Vgl. Frankl 1984, 11 – 31; Frankl 1985; Frankl 1985a; Frankl 1991; Frankl 1994; ferner Böschemeyer 1984, 32 – 46, und Lukas 1984, 451 – 522.

[184] Vgl. Leutz, Straub, Friedemann & Petzold 1972, 9 – 12; Petzold 1984, 111 – 216; Barz 1986, 261 – 268.

[185] Vgl. Cohn 1993; Cohn 1993a, 8 – 9; Cohn 1993b, 144 – 173; Cohn 1993c, 322 – 324; ferner Iversen 1986, 373 – 381.

[186] Vgl. Quitmann 1985, 43 – 46, sowie Kießling 1995, 741 – 750, insbesondere 741, 746 und 750.

[187] Vgl. Quitmann 1985, 47 – 51 und 321 – 343.

[188] Vgl. Pfeiffer 1992, 184 – 201, und Kießling 1999, 347 – 354, insbesondere 352f.

[189] Vgl. Quitmann 1985, 54 – 59 und 298 – 306, sowie Kießling 1995, 741 – 750.

[190] „Zunächst scheint es, als habe *Kant* den cartesischen Ansatz eines isoliert vorfindlichen Subjekts aufgegeben. Aber das ist nur Schein. Daß *Kant* überhaupt einen Beweis für das ‚Dasein der Dinge außer mir' fordert, zeigt schon, daß er den Fußpunkt der Problematik im Subjekt, bei dem ‚in mir', nimmt." (Heidegger 1986, 204) Weiter schreibt Martin Heidegger: „Der ‚Skandal der Philosophie' besteht nicht darin, daß dieser Beweis bislang noch aussteht, sondern *darin, daß solche Beweise immer wieder erwartet und versucht werden.*" (Heidegger 1986, 205)

in Beziehung zu sein, sich in einem ursprünglichen (Seins-) Zusammenhang zu finden und mit diesem vertraut zu sein.

Daraus erhellt, daß humanistisch-psychologische Ansätze auf Beziehung, Begegnung und Gespräch[191] setzen. Mit dem Begriff des Gesprächs kündigt sich bereits jene nach wie vor zentrale Strömung innerhalb der Humanistischen Psychologie an, nämlich die mit dem gesprächspsychotherapeutischen oder klienten- bzw. personzentrierten Konzept einhergehende Bewegung[192].

Gesprächspsychotherapie ist die von Carl Rogers[193] begründete und noch heute führende Form Humanistischer Psychologie. Sie ist phänomenologisch orientiert, sofern sie Menschsein als In-der-Welt-sein ernst nimmt[194]. Gesprächspsychotherapie basiert auf dem sogenannten Selbstkonzept. Dieses kennzeichnet die durch Erfahrung geprägte Weise, wie eine Person sich in ihrer Welt wahrnimmt, also in ihren Charakteristika und Fähigkeiten, in ihren Beziehungen zu ihrer Mit- und Umwelt, sowie ihre Ziele und Ideale. Dieses Selbstkonzept unterliegt fortwährenden Veränderungen. Am Selbstkonzept vollzieht sich der Prozeß des seelischen Wachsens. Aber es kommt, insbesondere bei besonderen Lebensereignissen, immer wieder zu vielfältigen und ganz unterschiedlichen Erfahrungen, die mit meinem bisherigen Selbstkonzept, meiner Erfahrung und meinen Wertvorstellungen kollidieren. Durch angstbesetzte Abwehr dieser mir bisher fremden Erfahrungen kommt es zunächst zu einer Verstörung des Selbstkonzeptes, schließlich zu leidvoller Inkongruenz, also zu einem Auseinanderklaffen zwischen meinem bisherigen Selbstkonzept und meinem aktuellen Erleben und Erfahren. Mein Organismus antwortet

---

191 Vgl. Kießling 1997a, 319 – 339.

192 Die verschiedenen Bezeichnungen der Gesprächspsychotherapie finden sich bei Hans W. Linster 1988, 242 – 248, insbesondere 242.

193 Zur Person von Carl Rogers vgl. die Biographie von Brian Thorne 1992.

194 Trotz der von mir angezeigten Nähe von Phänomenologie, Existential- und Dialogphilosophie einerseits und Humanistischer Psychologie andererseits will ich nicht verhehlen, daß Martin Heidegger Einsprüche gegen humanistische Anliegen erhob und damit Diskussionen entfachte, die sich an seinem im Jahr 1946 veröffentlichten Brief über den „Humanismus" (Heidegger 1978, 311 – 360; vgl. dazu auch Hans R. Fischer 1993, 9 – 34, insbesondere 30) entzündeten und um subjektphilosophische sowie damit einhergehende metaphysische Fragestellungen kreisten. Für Heidegger ist der von ihm kritisierte Humanismus Ausdruck metaphysischen Denkens, welches den Menschen zum neuzeitlichen Subjekt erhebt und ihm dadurch zu einer Stellung verhilft, in der er dasjenige Seiende sein kann, welches allem anderen Seienden das Maß gibt (vgl. Heidegger 1994, 75 – 113, insbesondere 94), und in der er sich zum Herrn des Erdkreises ermächtigt (vgl. Heidegger 1994, 111). Heideggers Antihumanismus versteht sich als Umschreibung für eine Bewegung, die zwar „gegen allen bisherigen Humanismus spricht, aber gleichwohl sich ganz und gar nicht zum Fürsprecher des Inhumanen macht" (Heidegger 1978, 342). Vielmehr möchte Heidegger zeigen, daß der Humanismus „die Humanitas des Menschen nicht hoch genug ansetzt" (Heidegger 1978, 327), und „die eigentliche Würde des Menschen" (Heidegger 1978, 327) erst als solche zum Tragen bringen. Darin ist er dann aber doch – gewollt oder ungewollt – dem Anliegen der Humanistischen Psychologie verwandt.

auf die zunächst unterschwellige Wahrnehmung dieses Klaffens mit Abwehr, schließlich mit spürbarer Angst.

Angst kann – etwa in der Erfahrung Sören Kierkegaards – nicht bloß als Störung verstanden werden, die sich einfach wieder beheben ließe; vielmehr scheucht sie ihn aus seinem Dahinleben auf, erschüttert ihn in all seinen Lebensbezügen, ist wie ein Schwindel, der ihn in allem verunsichert. „Solchermaßen ist die Angst der Schwindel der Freiheit"[195], wie Kierkegaard formuliert; „wie der im wörtlichen Sinn Schwindlige zwischen sich und der Welt einen gähnenden leeren Raum sieht und darüber jede Sicherheit verliert, so spürt auch der existentiell sich Ängstigende eine entsprechende Leere zwischen sich und der Welt der alltäglichen Lebensbezüge"[196]. In der Angst ist das menschliche In-der-Welt-sein in seinem Beziehungsreichtum eingeschränkt, eingeengt – „Enge" ist die etymologische Wurzel von „Angst"[197] –, gestört, verstört. Störungen und Kränkungen sind Beziehungsstörungen, Störungen in der Beziehung zu mir selbst, hier zwischen bisherigem Selbstkonzept und aktuellem Erleben, wie ich bereits bei der Skizzierung des Stimmungsbilds einer Depression[198] zu zeigen versuchte.

„Manche Positionen der gesprächspsychotherapeutischen Störungs- und Therapietheorie scheinen geradezu auf die Problematik des Depressiven zugeschnitten zu sein."[199]

Ein depressiv herabgestimmter Mensch pflegt einerseits die Ausrichtung an hohen Idealen und hochgesteckten Zielen, die seinem Denken und Entscheiden einen tiefen, oft auch düsteren Lebensernst verleihen, andererseits ein großes Maß an kritischer Selbstwahrnehmung. Diese Konstellation provoziert mitunter schwer erträgliche *Inkongruenzen* zwischen eigenem Ideal- und eigenem Realbild, so daß das bisherige Selbstkonzept samt seinen Idealen und das aktuelle Erleben von Ungenügen oder gar Versagen sich kaum mehr aufeinander beziehen lassen, sondern beziehungslos auseinanderzufallen drohen.

Deprimierend erscheint in einer solchen Situation nicht nur die Beziehung zur eigenen Person, sondern auch die Beziehung zu anderen Menschen: „In seinen *Beziehungserwartungen* sieht sich der Depressive sehr vom Zuspruch und der Anerkennung anderer abhängig. Er sieht diese anderen oft als ihm überlegen und scheint ständige Kritik von ihnen zu erwarten. Sein Beziehungsangebot ist aber dennoch geprägt von der unausgesprochenen Forderung nach Zuwendung und Verwöhnung. Aus Konfliktscheu und Harmoniestreben kann er sich nicht abgrenzen. Um

[195] Kierkegaard 1983, 60.
[196] Bollnow 1969, 69.
[197] Dies drückt auf seine Weise auch Martin Luther in seiner Auslegung von Psalm 118 aus; vgl. Martin Luther 1964, 92f, sowie das Stichwort „Angst" bei Grimm & Grimm 1999, 358 – 359.
[198] Vgl. Abschnitt 1.1 dieser Arbeit.
[199] Finke 1994, 119f.

der befürchteten Kritik und Mißachtung zu entgehen, versucht er, sich ständig anzupassen. Im Gegenüber ruft der Depressive aufgrund seiner drängenden Klagsamkeit oft Irritation und auch Ärger hervor."[200]

Schließlich wirkt die Neigung zur Selbstabwertung wie ein verbissener *Kampf gegen die eigene Person.* Dabei liegen in den mitunter vorwurfsvollen Klagen auch Verbitterung und Ärger gegen nahestehende Bezugspersonen. Diesen Ärger gesteht sich ein depressiv leidender Mensch aber kaum ein; wird ihm der *An*klagecharakter seiner Klagen deutlich, weckt diese Entdeckung bei ihm Schuldgefühle und Ängste, er könnte dadurch ein bisher harmonisches Miteinander gefährden.

Es sind – zusammenfassend – drei typische Züge, die einen solchen Menschen aus gesprächspsychotherapeutischer Perspektive kennzeichnen, nämlich eine kaum überbrückbar wirkende Inkongruenz[201], eine starke Abhängigkeit von Mitmenschen sowie eine zunächst fremddestruktive, dann aber in Selbstzerstörung umgebogene Aggressivität. Diese tritt also zugunsten einer den Vordergrund beherrschenden Depression autoaggressiv in den Hintergrund – im Unterschied zu vordergründiger Aggressivität Jugendlicher, die – darin einer Maske gleich – die damit Maskierten vor der Berührung mit dem eigenen hinter- oder untergründigen depressiven Schmerz schützt.

Dabei bedingen sich diese drei für das gesprächspsychotherapeutische Störungskonzept typischen Charakteristika wechselseitig. Aus der zentralen Inkongruenz zwischen hohen Zielen und mangelnder Selbstwertschätzung resultiert das unbändige Bedürfnis nach Anerkennung und Stützung des Selbstwertgefühls durch andere Menschen, das mögliche Angriffe gegen sie vereitelt. „Denn das Selbstideal ist ein ausgesprochen auf Sozialität, Selbstlosigkeit und Harmonie ausgerichtetes. Abgewehrt werden müssen demzufolge Tendenzen von Autonomie, Abgrenzung und selbstbehauptender Individualität. Solche Bedürfnisse müssen, und hierin besteht die Inkongruenz, ständig niedergehalten werden, um das Selbstkonzept, insbesondere das Selbstideal, nicht zu gefährden. Lebensereignisse, die solche Autonomietendenzen herausfordern wie etwa die Möglichkeit eines erheblichen beruflichen Aufstiegs oder die Erkrankung des Partners, führen dann zu akuten Konfliktspannungen und damit zum Auftreten der Symptomatik bzw. der Erkrankung."[202]

1.5.2.4. Systemisch-familienpsychologische Konzepte

Diese vierte Gruppe psychologischer Konzepte kann als der jüngste unter den hier nachzuzeichnenden Entwicklungssträngen gelten, der in älteren

---

[200] Finke 1994, 120 (Hervorhebung durch K.K.).
[201] Vgl. dazu auch die instruktiven Hypothesen bei Speierer 1992, 22 – 26, insbesondere 25.
[202] Finke 1994, 121.

Konzepten bereits Bewährtes mitunter aufgreift und in neuem Rahmen fruchtbar zu machen versucht, wie sich zeigen wird.

In einem viel beachteten Diskussionsbeitrag[203] prägt Kenneth J. Gergen die Wendung von der „sozialen Sättigung"[204]. Damit umschreibt er den Zielpunkt eines Prozesses, der sich durch eine sprunghaft ansteigende Zahl von zwischenmenschlichen Kontakten charakterisieren läßt: „In dem Maße, wie wir mit anderen Menschen konfrontiert werden, lernen wir auch ihre Einstellungen, Wertvorstellungen, Ideologien und ihre Lebensweise kennen. Wir werden hierdurch in die Lage versetzt, die Welt mit ihren Augen zu sehen. Mit zunehmendem sozialen Kontakt nehmen wir die anderen sozusagen in uns auf: wir nehmen einzelne Abschnitte und Teile ihres Lebens mit uns mit. Tatsächlich werden wir in zunehmendem Maße mit anderen Menschen ‚besetzt' ... Zur Verdeutlichung: nach einem ernsthaften Gedankenaustausch mit einem Kommunisten aus Bologna erscheint eine bestimmte Form des Kommunismus durchaus plausibel; nach einem exquisiten Abendessen mit einem Pariser büßt die enthaltsam-gesunde Lebens- und Ernährungsweise enorm an Anziehungskraft ein; lernt man die Lebenswelt der Japaner kennen, wird das Ideal von individueller Leistung fraglich."[205]

In wachsendem Maße sind Menschen mit anderen „besetzt" – ihr Selbstkonzept verändert sich. Gergen diagnostiziert eine „Verschiebung der Vorstellung vom unabhängigen, in sich ruhenden Individuum – die sowohl in der Romantik als auch in der modernistischen Zeit vorherrschte – zum Selbst als Beziehung"[206]. Beispielsweise „sind wir ... bisher davon ausgegangen, daß Gefühle ein Teil vom Menschen sind, tief im Bewußtsein verborgene Vorgänge, möglicherweise angeboren und universell vorfindbar. Betrachtet man nun das Selbst als Beziehung, müssen auch Gefühle als Beziehungskomponenten betrachtet werden. Meine Depression ist demnach nicht mehr ein Stück von mir; sie entsteht aus der Art und Weise meiner Beziehung zu anderen. Sie ist vergleichbar mit einer Tanzbewegung zweier oder mehrerer Tänzer, die nur aus dem Zusammenhang des komplexen Tanzes heraus Sinn macht. Es ist daher ‚unsere Depression'; ich bin nur ihr Träger"[207].

Vor einem so skizzierten Hintergrund stellt sich die Aufgabe, ein Depressionskonzept zu entwickeln, das einem Verständnis des Selbst als Beziehung Rechnung trägt. Ansätze in dieser Richtung stammen aus familientherapeutischen und diese weiterführenden systemischen Tra-

---

[203] Vgl. Gergen 1990, 191 – 199; es liegen Kommentare von Mitchell G. Ash (1990, 200 – 203), Thomas Luckmann (1990, 203 – 205) und Jerome Bruner (1990, 206 – 207) sowie eine Replik von Gergen (1990a, 208 – 210) vor.

[204] Gergen 1990, 194.

[205] Gergen 1990, 195.

[206] Gergen 1990, 197.

[207] Gergen 1990, 197f.

ditionen[208]. Diese widmen sich der folgenden Frage: Lassen sich spezifische familiäre Strukturen und Prozesse ausmachen, die die depressive Erkrankung eines Familienmitglieds begünstigen, das gleichsam zum Träger „unserer" Depression wird?

Zu einem typischen Erscheinungsbild gehört häufig ein Elternpaar, das gemeinsam ein sogenanntes *komplementäres Arrangement* ausbildet[209], in welchem beide Seiten in mannigfacher Hinsicht einander entgegengesetzte, mitunter extreme Positionen einnehmen. So mag der eine Elternteil in seiner Lebensgestaltung stark affektbetont und wenig geordnet wirken, der andere Elternteil hingegen als deutlich vernunftbetont und auf Ordnung bedacht erscheinen. Innerhalb dieses Arrangements ist die Befriedigung der jeweils abgewehrten eigenen (beispielsweise affektiven) Regungen dem Partner oder der Partnerin zugewiesen[210], so daß die beiden Elternteile zwar nur unter manchmal beträchtlichen Schwierigkeiten miteinander leben und doch nicht ohne einander auskommen können. Dabei scheinen beide fest entschlossen zu sein, ihr jeweiliges Gegenüber bei jeder sich bietenden Gelegenheit feindseliger Kritik auszusetzen, kaum verzeihlicher Fehler zu bezichtigen und zu demütigen.

In eine solche Konstellation werden Kinder dieses Paares eingespannt – mit dem Auftrag, dieses Arrangement zu stützen und sich als in dieser Weise Delegierte in das Familiensystem einbinden zu lassen. Das erkrankende Familienmitglied wird zu einem sogenannten *gebundenen Delegierten*[211], dessen starker Einsatzwille ebenso imponiert wie seine Bedeutung für die Familie – insbesondere die Elternbeziehung – und ihren Erhalt. Auf dem betroffenen Kind lastet ein schwerer Druck, sich für den einen (beispielsweise wenig geordneten) *oder* den anderen (beispielsweise auf Ordnung bedachten) Pol, den die Elternteile besetzen, und damit für Vater *oder* Mutter zu entscheiden.

Mögliche Ambivalenzen werden nicht zugelassen, eigene Wege und eigene Wachstumsmöglichkeiten stark beschnitten. Dem gebundenen Familienmitglied bleiben pathogenetisch zwei Reaktionsmöglichkeiten: Es kann zu einem Ausbruchsversuch aus dem Familiensystem kommen, sofern dieses zu einengender Erstarrung neigt – zu einer Reaktion also,

---

[208] Systemische Perspektiven kommen zunächst in familientherapeutischen Konzepten zum Tragen. Da sie sich aber nicht nur für traditionsreiche Familienkonstellationen fruchtbar machen lassen, sondern inzwischen auch anderen Lebensgemeinschaften, Gruppen, Teams, Betrieben und Organisationen zugute kommen, ist nicht mehr ausschließlich von Familientherapie, sondern – diese einschließend – von systemischen Perspektiven die Rede; zum systemischen Paradigma vgl. Kießling 1996, 14 – 16, und von Schlippe & Jochen Schweitzer 1999, 17.

[209] Vgl. Stierlin, Gunthard Weber, Schmidt & Simon 1986, 267 – 282, insbesondere 270; vgl. auch Simon, Gunthard Weber, Stierlin, Retzer & Schmidt 1989, 190 – 213, sowie Stierlin & Retzer 1993, 83 – 98, 90.

[210] Vgl. Will, Grabenstedt, Günter Völkl & Banck 1998, 108.

[211] Vgl. Stierlin, Gunthard Weber, Schmidt & Simon 1986, 275.

die sich in eine manische Episode hineinsteigern kann[212]; oder es kann eine Depression einsetzen, die dem Auseinanderdriften des Familienverbundes entgegenwirken und seiner Festigung dienen soll. Zugleich verschafft die Erkrankung der betroffenen Person selbst eine wenigstens vorübergehende Schonung, wohingegen Vitalität und Ausdruck von Lebensfreude mit Schuldgefühlen einhergehen. Denn lebensbejahende Gefühle werden innerhalb einer solchen Familie dem „Heruntermachen“ anheimgegeben – zugunsten destruktiver Gedanken und Gefühle, mit denen die Familienmitglieder sich gleichsam gegenseitig anstecken.

Depressiv gefährdete Menschen suchen ihr Wohlbefinden vorrangig in der Familie, verklären häufig Familienzusammenhalt und -harmonie und idealisieren damit einhergehende Abhängigkeiten, zumal die sie leitende Familiendynamik nach meiner – und nicht nur meiner[213] – Erfahrung immer wieder auf frühe Verluste, die gar nicht oder nur in zur Unkenntlichkeit entstellter Weise kommuniziert werden, auf Vermächtnisse, daraus hervorgehende Delegationen und Aufträge sowie auf unaufgelöste Idealisierungen schließen läßt.

Exemplarisch führe ich eine an Depressionen leidende Patientin an, die bereits im Alter von knapp 11 Jahren ihre Mutter verlor und diese stark idealisierte, indem sie immer wieder und ausschließlich ihre Tüchtigkeit, ihre sehr ordentliche Haushaltsführung und ihre Willensstärke herausstellte. Im Laufe der Aufarbeitung ihrer Familiengeschichte zeigte sich neben diesen Charakteristika aber auch, wie wenig warmherzig und wie distanziert sich die früh verstorbene Mutter allen Familienmitgliedern gegenüber verhalten hatte. Das Podest, auf dem die idealisierte Mutter stand, begann zu wackeln und abzubröckeln. Diese Konstellation fügt sich nahtlos in die von Uwe H. Peters treffend entwickelte Beschreibung einer „Familia melancholica“ ein: „Die ... Depressive stammt ihrerseits bereits aus einer Primärfamilie, die eine ganz ähnliche Struktur hat wie die, die sie ihrer Sekundärfamilie gibt ... Bereits in dieser Primärfamilie hat die Primärmutter eine dominante Position innegehabt. Das drückt sich darin aus, daß die Mutter durch Tüchtigkeit und Ordnungsliebe hervorsticht. Gleichzeitig war die Primärmutter aber nicht warmherzig und nahe ... Wenn ein Kind, und dies betrifft in erster Linie die Mädchen, ihre Aufmerksamkeit und Anerkennung erringen wollte, mußte es dieser Tüchtigkeit nachstreben. Was die Mädchen dabei am meisten erhoffen,

---

[212] Vgl. Gunthard Weber, Simon, Stierlin & Schmidt 1987, 139 – 161, insbesondere 144. Selbst mit diesem Emanzipationsversuch vermag der oder die gebundene Delegierte das Familiensystem, insbesondere die elterliche Beziehung, noch zu stabilisieren, indem das manisch reagierende Kind den Eltern Sorgen bereitet, die diese zu *gemeinsamem* Handeln herausfordern, so daß sie sich über ihre ehelichen Schwierigkeiten hinweg miteinander solidarisieren.

[213] Vgl. Will, Grabenstedt, Günter Völkl & Banck 1998, 110.

nämlich zu erleben, daß die Mutter sie liebt, das erreichen sie trotzdem nicht."[214]

Diese Unerreichbarkeit der Primärmutter erlangte im Falle der obengenannten Patientin durch den frühen Tod ihrer Mutter auf schmerzliche Weise einen endgültigen Charakter. Die Patientin blieb auf der Suche nach ihrer idealisierten Mutter und klagte über Heimweh nach ihr – dies jedoch nicht aufgrund einer glücklichen Kindheit oder einer besonders guten „Kinderstube", sondern aus kaum nachlassender Sehnsucht nach Anerkennung und Liebe, die ihr ihre idealisierte, aber wenig warmherzige Mutter versagt hatte.

Solchen depressiv gefährdeten Menschen fällt es besonders schwer, sich aus einer pathogenen Familiendynamik zu lösen, die gerade depressogene Gefühle und vorwurfsvolle Haltungen fördert und kommunikativ belohnt. Eine Familia melancholica kennt nur einen engsten Familienkreis von wenigen Personen, zu denen Beziehungen gepflegt werden. Daneben existiert ein Kreis fernstehender Bekannter ohne persönliche Bindung. Der dazwischen zu verortende Kreis von Freundinnen und Freunden – also von Vertrauenspersonen, die nicht zur eigenen Familie gehören – entfällt bei einer Familia melancholica meist gänzlich[215].

Über das genannte Entweder – Oder hinaus, in welches ein delegiertes Familienmitglied eingespannt und eingebunden ist, eröffnet sich kein Drittes: Typisch für einen (manisch-) depressogenen Kommunikationsstil ist die bloß binäre[216] Bewertung eigenen und fremden Erlebens und Verhaltens. Es kennzeichnet einen Menschen entweder als gut oder als schlecht, als ordnungsliebend oder als unordentlich – ohne daß es ein Dazwischen gibt. Dieses Schwarz-Weiß-Sehen und -Denken entspricht nicht der Breite menschlicher Seh- und Bewertungsmöglichkeiten, sondern dem der Computerbranche entstammenden „digitalen Code", und die Farben zwischen Schwarz und Weiß kommen nicht in den Blick.

Solche Muster kommen jedoch nicht ausschließlich in Familien vor, in denen (manisch-) depressive Syndrome entstehen; sie sind also nicht spezifisch, sondern führen auch zur Ausbildung somatischer und psycho-

---

[214] Peters 1991, 55 – 75, 56.

[215] Vgl. Peters 1991, 73f. Hinzufügen möchte ich, daß bei der Ermittlung der Relevanz sozialer Faktoren für den Ausbruch einer depressiven Erkrankung „die *subjektiv* beurteilte Adäquatheit der sozialen Kontakte ... prädiktiven Wert" genießt, woraus sich schließen läßt, daß „Personen, die ihre sozialen Bezüge als mangelhaft erlebten, also unzufrieden waren, ein erhöhtes Risiko zu erkranken aufwiesen, unabhängig von der tatsächlichen vorhandenen sozialen Integration" (Wittchen & Hecht 1987, 326f; Hervorhebung durch K.K.). Ähnliches berichtet Peter Fiedler: „Die subjektive Gewißheit um sozialen Rückhalt – also die soziale Wahrnehmung und Kognition – korreliert häufig eindrücklicher negativ mit Depression als objektiv feststellbare Unterstützung. Die subjektive Gewißheit um Rückhalt entfaltet insbesondere bei kritischen Lebensereignissen eine präventiv-puffernde Wirkung" (Fiedler 1991, 287).

[216] Binäre Strukturen fixieren eine zu treffende Auswahl auf zwei Alternativen, die einander ausschließen und keine dritte Möglichkeit zulassen.

somatischer Erkrankungen, etwa Migräne und Bluthochdruck[217]. Manche Familienstrukturen, die für das Auftreten depressiver Syndrome mitunter als *ursächlich* galten oder noch gelten, zeigen sich heute nachweislich[218] als *Folgen* der Erkrankung, also als adaptive Kommunikationsmuster. „Das einzige, was Familien von Depressiven gemeinsam haben, ist, daß in ihnen ein Depressiver lebt"[219]. Gleichwohl kann ein „Zusammenhang zwischen Entstehung und Verlauf depressiver Störungen einerseits und partnerschaftlichen / familiären Bedingungen andererseits ... heute als gesichert"[220] gelten. Ebenso klar ist, daß Kinder aus Familien mit einem depressiven Elternteil zu einem signifikanten Anteil selbst an einer Depression erkranken und umgekehrt unter den Eltern depressiv erkrankter Kinder überzufällig häufig depressive Leiden zu verzeichnen sind. Darüber hinaus zeigen sich zeitliche Zusammenhänge zwischen depressiven Episoden der Mutter und solchen bei ihrem depressiv erkrankten Kind, beispielsweise dahingehend, daß die Genesung der Tochter mit der Erkrankung der Mutter einhergeht – als ob nun die Mutter die der Familie zugemutete (oder selbstauferlegte) Last übernehmen müßte, nachdem die Tochter Entlastung gefunden hat. Ich erinnere an Kenneth J. Gergen: „Es ist ... ‚unsere Depression'; ich bin nur ihr Träger"[221].

Ludwig Reiter weist mehrfach[222] darauf hin, daß ein systemischer Ansatz darauf abzielt, jenes Wissen um Beziehungsstrukturen und -prozesse praktisch fruchtbar zu machen, das in bewährten psychotherapeutischen Konzepten tradiert wird, und es in einem systemischen Rahmen zu integrieren. Zu den hier einzubindenden Forschungsergebnissen gehören daher auch die Resultate der Interaktionsforschung[223]. Diese greift lerntheoretische Annahmen auf, wie sie sich im verstärkungstheoretisch orientierten Depressionsverständnis von Peter M. Lewinsohn[224] niedergeschlagen haben, und sucht diese systemisch fruchtbar zu machen, indem eine Depression als ein sich selbst perpetuierendes Interaktionssystem modelliert wird. Dieses geht davon aus, daß belastende Lebensereignisse zu einer Herabstimmung führen, die die davon betroffene Person dazu veranlaßt, nach emotionaler Unterstützung zu suchen. Äußerungen eigener Hilf- und Hoffnungslosigkeit leiten den Aufbau eines pathogenen Interaktionsmusters wechselseitiger Manipulation ein.

Konkret: Depressionstypische Klagen wirken auf einen Interaktionspartner – sei es der Ehemann oder die Ehefrau, sei es eine andere Ver-

---

217 Vgl. Gunthard Weber, Simon, Stierlin & Schmidt 1987, 142.
218 Vgl. Reiter 1995, 358 – 366, 361f.
219 Reiter 1995, 362.
220 Reiter 1995, 358.
221 Gergen 1990, 198.
222 Vgl. Reiter 1988, 77 - 96, insbesondere 93f; Reiter 1993, 99 - 124, insbesondere 115 - 117; Reiter 1995, 358 – 366, insbesondere 365.
223 Vgl. Hahlweg 1991, 268 – 279.
224 Vgl. Lewinsohn 1974, 157 – 185.

trauensperson – zumeist aversiv. Sie lösen jedoch nicht nur Abwehr, sondern auch Schuldgefühle aus, so daß spontan empfundene Feindseligkeit und Ärger unterdrückt werden – zugunsten des Versuchs, dem depressiv erkrankten Menschen Trost und Mut zuzusprechen. Dabei kommt es verständlicherweise leicht zu Diskrepanzen zwischen solchen verbalen Äußerungen des Zuspruchs und einer nonverbal durchschimmernden aversiven Haltung. Diese Unstimmigkeit entgeht dem leidenden Menschen nicht, sie verstärkt vielmehr seinen Argwohn, daß sein Gegenüber ihn ohnehin nicht akzeptiert und nicht liebt. Um mehr Zuneigung zu ernten, sät er „Mehr desselben", mehr depressiv getönte Signale aus – und gibt zu weiteren diskrepanten Reaktionen seines Gegenübers Anlaß, das seine Ungeduld kaum mehr zu verbergen vermag. Aus dieser Interaktion erwächst eine wechselseitig aufrechterhaltene depressive Spirale. Mit anderen Worten: Depressionstypisches Verhalten mag sich in seinen appellativen Zügen allenfalls kurzfristig als hilfreich erweisen, es wirkt jedoch langfristig stark belastend und sozial destruktiv, da nicht-depressive Interaktionspartnerinnen und -partner aus dem Dilemma zwischen Zuwendung (zu einem hilfsbedürftigen Menschen) und Abwendung (aus Ärger über ihn) nicht herausfinden.

Die Interaktionsforschung bestätigt Zusammenhänge zwischen Ehequalität und Depressivität: Eheprobleme erhöhen die Wahrscheinlichkeit einer depressiven Erkrankung, zumal mancher erkrankte Partner – nicht unbedingt mit Worten – signalisiert: „Ich bin so depressiv, weil unsere Ehe so schlecht ist." Umgekehrt verstärken depressive Erkrankungen Eheprobleme, zumal mancher nicht-depressive Partner zu erkennen gibt: „Unsere Ehe ist so schlecht, weil du so depressiv bist." Allerdings scheinen die gegebenen Interaktionsmuster weitgehend depressionsunspezifisch zu sein und primär von der jeweiligen Ehequalität abzuhängen[225]. Dieser interaktionstheoretisch untermauerte Befund deckt sich mit den Resultaten der zuvor angeführten Familien- und Systemforschung[226].

An dieser Stelle weise ich auf die sogenannte Interpersonelle Depressionstherapie hin. Diese wurde zwar als Individualtherapie konzipiert[227],

---

[225] Vgl. Fiedler 1991, 280 – 295. Auch Matthias Backenstraß muß nach kritischer Sichtung einschlägiger empirischer Untersuchungen „die Frage offen lassen, ob die berichteten Unterschiede im Interaktionsverhalten depressiver Patienten und Partner im Vergleich zu anderen Gruppen nicht durch Partnerschaftsprobleme bedingt seien und weniger durch die Depressivität einer der beiden Partner" (1998, 204).

[226] Weiterführend weise ich auf die Computersimulation einer depressiven Entwicklung hin, die auf einem idiographisch gewonnenen und auf die betreffende Einzelperson zugeschnittenen Modell psychologischer Systemforschung beruht, welches die Arbeitsgruppe um Günter Schiepek im Anschluß an Hautzinger, Wolfgang Stark & Treiber (1989) entwickelte; vgl. einige Anmerkungen bei Schiepek & Schaub 1990, 49 – 50, sowie eine ausführliche Dokumentation bei Schiepek 1991, 221 – 305; vgl. Kießling 1998, 159 – 168 zusammenfassend und 257 – 259 kritisch würdigend.

[227] Vgl. Schramm 1998, 268. Auch systemische Therapie ist als Einzelpsychotherapie durchführbar.

sie „legt den Schwerpunkt des Verstehens und Behandelns psychischer Erkrankungen jedoch auf die Beziehung und nicht primär auf innerpsychische Emotionen, Gedanken und daraus resultierende Handlungsabläufe“[228]. Zwar betonen Vertreter[229] und Fürsprecher[230] der Interpersonellen Therapie, daß diese sich keiner der bestehenden therapeutischen Schulrichtungen zuordnen lasse, dennoch legen es zwei Gründe nahe, sie gerade an dieser Stelle anzuführen. Zum ersten räumt sie „dem zwischenmenschlichen Kontext im Rahmen der depressiven Erkrankung die zentrale Rolle“[231] ein, worin sie dem paar- und familientherapeutischen sowie dem systemischen Ansatz verwandt ist. Zum zweiten zeichnet sie sich durch ihre Integrationsfähigkeit aus[232], die Ludwig Reiter unermüdlich[233] als Spezifikum systemischer Ansätze herausstellt.

Damit beschließe ich die Darstellung systemisch-familienpsychologischer sowie psychologischer Depressionskonzepte insgesamt. Mit diesen Ausführungen hoffe ich zugleich konzeptionellen Verengungen entgegenzuwirken, wie sie beispielsweise in Ulrike Schäfers jüngst erschienenem Buch begegnen, wenn sie zum Verständnis der Entstehung einer Depression lediglich psychoanalytische und verhaltenspsychologische Theorien geltend macht und andere psychologische Ansätze unerwähnt läßt[234].

Zugleich komme ich zum Abschluß des ersten Schrittes dieser Arbeit. Das Stimmungsbild einer Seelenfinsternis zeigt charakteristische Züge, die sich bereits historisch abzeichnen. Als der aktuell wichtigste unter den Begriffen „Melancholie“, „Schwermut“ und „Depression“ erweist sich letzterer. Den pathogenetischen Konzepten depressiver Entwicklungen folgen im nächsten Schritt die ihnen jeweils entsprechenden therapeutischen Wege der Salutogenese.

---

[228] Schramm 1998, 5.
[229] Vgl. Schramm 1998, 79 und 124f.
[230] Vgl. Grawe, Donati & Bernauer 1994, 516, und Grawe 1998, V.
[231] Schramm 1998, 79.
[232] Vgl. Grawe 1998, V.
[233] Vgl. Reiter 1988, 77 – 96, insbesondere 93f; Reiter 1993, 99 – 124, insbesondere 115 – 117; Reiter 1995, 358 – 366, insbesondere 365.
[234] Vgl. Ulrike Schäfer 1999, 34 – 37

2. „Was man auch tut, es ist niemals recht ..." – Depressionstherapie: Biophysiologische und psychologische Konzepte

Die Annahme vorrangig psychologischer Faktoren auf dem Weg in eine Depression zieht andere therapeutische Maßnahmen nach sich als die Überzeugung, daß primär biophysiologische Faktoren für die Erkrankung ursächlich sind. Der Zusammenhang von Pathogenese und Therapie ließ es angeraten sein, zunächst dem Faktorenbündel, das zur Entstehung und zum Verständnis einer Depression beiträgt, in seiner Vielfalt nachzugehen, bevor und damit die daraus hervorgehenden therapeutischen Konzepte überhaupt in nachvollziehbarer Weise präsentiert werden können. Die sich anschließenden Beiträge zur Salutogenese bauen sich analog zur bisher erfolgten Darstellung pathogenetischer Depressionskonzepte auf: Ich beginne erneut mit biophysiologischen Konzepten (2.1) und werde danach die psychologischen Ansätze (2.2) zur Therapie depressiver Erkrankungen erörtern[1].

2.1. Depressionstherapie – biophysiologische Konzepte

Mit der Annahme, daß primär biophysiologische – und nicht etwa psychologische – Prozesse zur Entwicklung einer depressiven Erkrankung führen, gehen spezifische therapeutische Maßnahmen einher. Diese unterscheiden sich von Heilungskonzepten, die auf einem vorrangig psychologischen Krankheitsverständnis basieren.

2.1.1. Pharmakologische Therapie

Ein Patient, der ein Antidepressivum zur Behandlung seiner Erkrankung einnimmt, favorisiert ein biophysiologisch geprägtes Krankheitskonzept. Im Falle depressiver Erkrankungen ist die sogenannte Noradrenalin- bzw. Serotonin-Mangelhypothese zentral[2]; diese geht von einer Störung des

---

[1] Eine eigene Salutogenese bei traditionell als endogen bezeichneten Depressionsformen entfällt aufgrund ihrer ungeklärten Pathogenese. Da die Diagnose „endogen", wenn überhaupt, lediglich bei schweren Depressionen gestellt wird, folgt ihr meist eine Therapie, die nicht ohne Pharmaka auskommt und sich in Kombination mit psychotherapeutischer Arbeit vollzieht; vgl. Abschnitt 3.4.5.1.3 dieser Arbeit.

[2] Vgl. zum folgenden Hicklin 1989, 134 – 141; Elbert & Rockstroh 1993, 147 – 181; Wolfersdorf 1995, 85 – 115.

Botenstoffwechsels aus, konkret von einer nicht in ausreichendem Maße verfügbaren Menge der genannten Neurotransmitter Noradrenalin und Serotonin. Dieser Mangel resultiert entweder aus einem zu massiven Abbau der Botenstoffe im synaptischen Spalt oder aus einer zu starken Rückresorption der ausgeschütteten Botenstoffe in die „feuernde", d.h. Neurotransmitter aussendende Nervenzelle.

Hilfreich wäre im Falle der ersten Diagnose die Blockade des Neurotransmitterabbaus, der enzymatisch durch die sogenannte Monoaminooxidase (kurz: MAO) erfolgt; dazu dienen Monoaminooxidase-Hemmer (kurz: MAOH). Hilfreich wäre im zweiten Fall eine Wiederaufnahmehemmung, also die Blockade der Rückresorption von Noradrenalin bzw. Serotonin in die ausschüttende Nervenzelle; darin besteht der Mechanismus der meisten Antidepressiva.

Grundsätzlich sollen Antidepressiva die Stimmung heben und stabilisieren, entweder Getriebenheit und Unruhe dämpfen (sedierend wirken) oder Antriebslosigkeit abbauen, dabei auch Angst lösen, Schlaf-, Appetit- und Lustlosigkeit reduzieren und das Denken „lockern", so daß es eingefahrene Bahnen, Einbahnstraßen, kognitive Sackgassen und selbstzerstörerische Gedankenketten verlassen kann. Sedierende Wirkungen treten rasch ein – bereits nach einem oder zwei Tagen –, spürbare Antriebssteigerungen folgen nach drei bis vier Tagen, stimmungsaufhellende Effekte dagegen stellen sich erst nach einer Latenzzeit von einer oder zwei Wochen ein. Im Gang sind Forschungsbemühungen mit dem Ziel, diese Latenzzeit abzukürzen, da das Eintreten antriebssteigernder Effekte *vor* einer Stimmungsaufhellung nachvollziehbarerweise die Suizidgefahr steigert. Gängig sind Antidepressiva mit den Handelsnamen Aponal und Stangyl. Ihre Einnahme muß unter fortwährender internistischer Kontrolle erfolgen.

Neben Antidepressiva kommen als Medikation in vergleichsweise bescheidenem Umfang Schlafmittel (Hypnotika) und Beruhigungsmittel (Tranquilizer) in Betracht, weltweit bekannt unter ihnen Valium.

Ferner existieren Neuroleptika, die psychopharmakologisch auf psychotische Symptome wie Wahnvorstellungen und Halluzinationen wirken und zudem aggressive Ausbrüche, Angstzustände sowie Schlafstörungen zu dämpfen vermögen. Sie kommen vorwiegend in der Behandlung schizophrener Erkrankungen zum Zuge, bei depressiven Erkrankungen vorrangig in Kombination mit Antidepressiva zur Behandlung psychiatrisch auffälliger Patientinnen und Patienten, die unter klassischem depressivem Wahn (Schuld- und Versündigungswahn, z.B. die subjektiv unumstößliche Überzeugung, für eine Naturkatastrophe, die sich soeben irgendwo auf der Welt ereignet hat, persönlich verantwortlich zu sein), paranoiden Ideen (insbesondere Verfolgungswahn) und Halluzinationen (subjektiv lautstarke Stimme des Gewissens) leiden.

Neben diesen pharmakologischen Therapien sind im Rahmen biophysiologischer Konzepte als weitere Strategien im Umgang mit Depressionen Schlafentzug bzw. Wachtherapie, Elektrokrampftherapie und Lichttherapie anzuführen.

2.1.2. Schlafentzug bzw. Wachtherapie

Diese Behandlungsmethode befindet sich noch im Erprobungsstadium[3]. Ausgangspunkt ihrer Entwicklung war die Beobachtung, daß Depressionen häufig mit Schlafstörungen einhergehen. Es lag und liegt der Versuch nahe, Patientinnen und Patienten wachzuhalten: Die am besten untersuchte Methode ist der *totale Schlafentzug*; dabei werden Patientinnen und Patienten angehalten, die gesamte Nacht und den nachfolgenden Tag zu wachen, also über einen Zeitraum von insgesamt etwa 40 Stunden hinweg nicht zu schlafen. *Partieller Schlafentzug* hingegen bedeutet Wachtherapie während der ersten Nachthälfte oder Wecken und Wachbleiben etwa ab 2 Uhr morgens.

Rasch und in beachtlichem Ausmaß einsetzende Stimmungsaufhellung läßt sich bei totalem Schlafentzug verzeichnen. Partieller Schlafentzug wirkt dann antidepressiv, wenn Patientinnen und Patienten während der zweiten Nachthälfte wachen. Bei partiellem Schlafentzug in der ersten Nachthälfte ist jedoch kein therapeutischer Effekt belegbar. Allerdings ist auch zu beobachten, daß die umgehend spürbare antidepressive Wirkung insbesondere des totalen Schlafentzugs ebenso rasch wieder verfliegt, wenn die so behandelten Patientinnen und Patienten wieder eine Nacht schlafen oder auch nur in ein kurzes „Nickerchen“ abtauchen.

2.1.3. Elektrokrampftherapie

Hinter diesem Stichwort verbirgt sich nicht nur ein Rückblick in die Geschichte der Psychiatrie und ihre inhumanen Züge. Noch in den vierziger und fünfziger Jahren des 20. Jahrhunderts war die Elektrokrampftherapie die wichtigste Methode in der Therapie depressiver Störungen[4]. Da sie oft zu physischen Schäden führte, wurde ihre Anwendung zwischenzeitlich strengen Beschränkungen unterworfen. Noch heute kommt sie zum Einsatz, insbesondere bei sehr schweren – oft als endogen etikettierten – Depressionen mit psychotischem Gepräge, die auf keine andere (medika-

---

[3] Vgl. dazu und zum folgenden Hautzinger 1998, 48f, und Hammen 1999, 167f.
[4] Vgl. Hammen 1999, 164 – 166.

mentöse) Therapie ansprechen, und in lebensbedrohlichen Situationen, in denen auf schnelle Wirkungen alles ankommt.

Die Wirkung der Elektrokrampftherapie geht vermutlich auf einen sogenannten antikonvulsiven Effekt zurück: Die Elektrokrampftherapie (EKT) führt also zu einer Heraufsetzung der Krampfschwelle, und es steht zu vermuten, daß „es diese krampfhemmenden Eigenschaften der EKT und die damit verbundenen Auswirkungen auf die Neurotransmitter und auf andere neurobiologische Prozesse sind, die möglicherweise für ihre antidepressive Wirkung verantwortlich sind“[5].

Wie sind Nebenwirkungen dieser Behandlung heute einzuschätzen? „Bei der Beachtung der heute üblichen Behandlungstechniken (Vollnarkose) unter Einfluß von unilateraler Elektrodenposition und Stimulation mit Kurzpulsströmen stellt die EKT bei dieser Patientengruppe (mit sehr schweren Depressionen oder auch ausgeprägt motorischer Symptomatik[6]) die einzig mögliche, erfolgversprechende, risikoarme Therapieform dar, die nur zu wenigen unerwünschten Nebenerscheinungen führt und keine irreversible zerebrale Schädigung zur Folge hat.“[7] Im Gegensatz zu Martin Hautzinger konstatiert Constance Hammen jedoch zum einen Unklarheiten hinsichtlich der „Frage, ob eine unilaterale oder eine bilaterale elektrische Stimulation vorzuziehen ist“[8], und zum anderen Nebenwirkungen auf das Gedächtnis, denen zufolge „es häufig zu einem Verlust von Erinnerungen an Ereignisse kommt, die der Behandlung unmittelbar vorausgegangen sind“[9]. Hier besteht offensichtlich weiterer Klärungsbedarf.

2.1.4. Lichttherapie

Die lebensspendende Kraft der Sonne ist von alters her bekannt. Doch ein Mensch, der eine schwere Depression durchleidet, kann die Helligkeit des Tageslichts oft nicht ertragen; er schließt die Augen, auch die Fensterläden davor, so daß es wieder ganz dunkel wird in seiner Welt.

Je größer die Finsternis, um so mehr Bedarf an Licht – so „einleuchtend“ diese Strategie klingen mag, so wenig hilfreich ist sie. In einem therapeutischen Prozeß kommt es darauf an, keine *invasive* Lichttherapie zu starten, die einem depressiv leidenden Menschen gänzlich unwirklich vorkäme, sondern Licht in *verträglichen* Dosen anzubieten (schon der Gefahr eines Sonnenbrands wegen).

---

[5] Hammen 1999, 166.
[6] Anmerkung von K.K..
[7] Hautzinger 1998, 49.
[8] Hammen 1999, 165.
[9] Hammen 1999, 166.

Biologische Prozesse zeigen eine inter- und intraindividuell sehr stabile Rhythmizität allen Lebens. Herzschlag, Atmung, das Wechselspiel von Aktivität und Ruhe sind Beispiele rhythmischer Phänomene, die jedoch nicht einfach durch äußere Reize angestoßen werden, sondern mit einem Eigenrhythmus ausgestattet sind. Diese Zyklen in ihrem Ablauf, im Fluß der Zeit zu beschreiben, ist Aufgabe der *Chronobiologie.* Eine weitere Aufgabe der Chronobiologie liegt darin, mögliche Störungen solcher Abläufe und deren Veränderbarkeit zu erfassen. Die chronobiologische Forschung im Fachgebiet der Psychiatrie[10] richtet ihre besondere Aufmerksamkeit auf das manisch-depressive Krankheitsbild, das möglicherweise dem Modell eines gestörten Rhythmus entspricht.

Licht scheint dabei einer der wichtigsten Zeitgeber und damit Koordinator biologischer Rhythmen zu sein. Intensives Licht (ab 1500 Lux) gilt als biologisch aktiv für den Menschen. Eine Form des manisch-depressiven Krankseins ist die saisonale Erkrankung, in erster Linie die sogenannte Winterdepression. Hier empfiehlt sich chronobiologisch-psychiatrischen Untersuchungen zufolge eine Lichtbehandlung am Morgen, die bei hellem weißem Licht etwa zwei Stunden anhält. Intensives Licht wirkt auf Menschen mit jahreszeitlich bedingten depressiven Krankheitsschüben antriebssteigernd. Licht aktiviert den menschlichen Organismus und führt zu einer Steigerung seiner Anpassungsfähigkeit in dem Sinne, daß der menschliche Organismus in die Lage versetzt wird, eine potentiell krankmachende, eine kränkende Situation zu bewältigen, ohne darauf psychopathologisch auffällig zu reagieren[11].

Das Beispiel der „Winterdepression" drückt den Zusammenhang von (Jahres-) Zeit und Erkrankung mit einem einzigen Wort aus. Neben zeitlichen lassen sich aber auch räumliche Einflüsse auf Licht und Finsternis im Leben eines Menschen vermuten. Wirkt die Düsternis einer Region depressogen, etwa im Norden Europas, der für seine langen und harten Winter bekannt ist?

Insbesondere im finnischen Lappland bleibt es über den langen Winter völlig dunkel oder wenigstens halbdunkel: Damit läßt sich die im europäischen Vergleich starke Verbreitung von Depressivität und Suizidalität der dort lebenden Frauen und Männer in Verbindung bringen; sie selbst

---

[10] Vgl. Dietzel 1990; Kasper 1991; Hautzinger 1998, 49; Hammen 1999, 166f.

[11] Durch diese Resultate beflügelt, wurden auch Untersuchungen angebahnt, um zu prüfen, ob die Lichttherapie, wie sie bei Patientinnen und Patienten mit saisonal depressivem Krankheitsbild erfolgreich eingesetzt wird, auch die Befindlichkeit eines jeden Menschen in der Allgemeinbevölkerung verbessern könnte. Bisher jedoch sind bei Personen ohne eine retrospektiv berichtete saisonale Erkrankung und ohne eine aktuell gegebene depressive Symptomatik keine lichttherapeutisch bedingten Veränderungen der Befindlichkeit nachweisbar; vgl. Kasper 1991.

bestätigen diese Vermutung eines Zusammenhangs einhellig[12]. Darauf basiert die Einrichtung von präventiv und therapeutisch wirksamen „Lichträumen“ in Nordeuropa, also die Dauerbeleuchtung von freien Plätzen, an denen Menschen sich eine Zeitlang aufhalten können, denen die fortwährende regionale Düsternis seelisch zu schaffen macht.

Offen bleibt, ob als regionales oder saisonales Spezifikum mit depressogener Wirkung lediglich die lange Winterzeit dieser Gegend oder gar die Landschaft selbst gelten kann. Jedenfalls stößt Lichttherapie bei Patientinnen und Patienten, die an einer saisonal abhängigen Depression leiden, auf starke Resonanz. Licht braucht aber nicht immer das in wohldosierten Lux-Einheiten der Beleuchtungsstärke meßbare Licht zu sein, ein Licht kann auch zwischenmenschlich aufgehen. Ich leite zu psychologischen Konzepten der Depressionstherapie über.

2.2. Depressionstherapie – psychologische Konzepte

Bevor ich einzelne psychologische Ansätze in depressionstherapeutischer Absicht skizziere und zuspitze, versuche ich zu umreißen, was eine Psychotherapie – etwa im Unterschied zu anderen Formen der Begegnung und des Gesprächs – auszeichnet[13].

Psychotherapie ist ein zeitlich umgrenztes gemeinsames Handeln von mindestens zwei Personen mit jeweils klar umrissenen Rollen: Therapeutin oder Therapeut ist eine durch Ausbildung qualifizierte Person, die bewußt zu handeln und ihr Handeln bewußt zu reflektieren vermag. Patientin oder Patient bzw. Klientin oder Klient[14] ist eine psychisch leidende und um Hilfe nachsuchende Person. Gemeinsames Ziel beider Seiten sind die Minderung oder Beseitigung des psychischen Leidens und die Förderung der Entwicklung, letztlich der Menschwerdung des hilfsbedürftigen

---

[12] Vgl. Toikkanen & Muurinen 1999, 79 – 96.

[13] Vgl. Kießling 1999b, 731 – 734. Zur Differenzierung psychosozialer Praxis im Sinne einer Unterscheidung von Psychotherapie und Beratung vgl. Linster & Panagiotopoulos 1990, 52 – 84.

[14] Die terminologische Einführung des „Klienten“ dient mitunter der Kontrastierung eines Modells, demzufolge ein Arzt einen „Patienten“ be-handelt, wohingegen ein „Klient“ zu eigenem Handeln motiviert werden soll: „Man hatte der Bezeichnung ‚Patient‘ die Bezeichnung ‚Klient‘ vorgezogen, um deutlich zu machen, daß es sich nicht um eine manipulative oder medizinisch verordnende Methode handelte. Die therapeutische Hilfe beanspruchende Person wurde als selbstverantwortlicher Klient aufgefaßt, der in einem vom Therapeuten hergestellten förderlichen Klima imstande war, eigene Entdeckungen zu machen und selbständige Entscheidungen zu treffen. Er wurde nicht als Behandlungsobjekt betrachtet.“ (Rogers 1990, 18) Allerdings möchte ich auf die lateinische Herkunft beider Begriffe hinweisen: Während „patiens“ „leidend“ und „duldend“ meint, steht „cliens“ für diejenige oder denjenigen, der Anlehnung gefunden hat, für einen „Schutzbefohlenen“ oder gar „Hörigen“! Vor diesem Hintergrund haben beide Begriffe ihr Für und Wider.

Menschen. Die therapeutische Arbeit erfolgt auf der Basis einer fundierten Theorie. Das Handlungs- und Erfahrungswissen von Psychotherapeutinnen und Psychotherapeuten muß lehr- und lernbar, die Wirkung ihres Tuns muß nachprüfbar sein.

Im folgenden komme ich auf vier zentrale Konzepte zurück, die ich bereits hinsichtlich der Pathogenese depressiver Erkrankungen konturiert habe. Nun werde ich sie auf ihr psychotherapeutisches Potential hin untersuchen. Zur Veranschaulichung der einzelnen therapeutischen Vorgehensweisen ergänze ich deren Skizzierung jeweils durch ein konkretes Beispiel – entweder als Gesprächsausschnitt oder als Kurzbericht.

2.2.1. Tiefenpsychologische Konzepte

Tiefenpsychologische Konzepte basieren in ihren Grundannahmen weitgehend auf Sigmund Freud und seiner psychoanalytischen „Wissenschaft von den unbewußten seelischen Vorgängen“[15]. Psychische Störungen lassen sich hierbei auf innerpsychische Konflikte zurückführen, die gleichsam „hinter“ den manifesten Störungen liegen und deren Dynamik es nun durchzuarbeiten gilt. Es geht zentral um die Bearbeitung des Widerstands[16], den Patientinnen und Patienten gegen die Bewußtmachung und die Auseinandersetzung mit unbewußten Prozessen vorbringen. Auf diese Weise sollen sie Einsicht gewinnen in den Zusammenhang zwischen dem aktuellen Problem und einem infantilen Konflikt. Dieser braucht dann nicht mehr wiederholt und immer neu erlitten zu werden, sondern kann bewußt wieder-geholt, erinnert und bewältigt werden.

Freuds berühmter Aufsatz „Trauer und Melancholie“[17] gibt nicht nur Aufschluß über sein Verständnis dieser beiden Phänomene im Rahmen seiner Psychologie des Unbewußten, sondern auch etliche Hinweise zur psychoanalytischen Praxis: „Es wäre wissenschaftlich wie therapeutisch gleich unfruchtbar, dem Kranken zu widersprechen, der solche Anklagen gegen sein Ich vorbringt“[18], wie sie im Rahmen seines „Kleinheitswahnes“[19] begegnen: „Er muß wohl irgendwie recht haben und etwas schildern, was sich so verhält, wie es ihm erscheint. Einige seiner Angaben müssen wir ja ohne Einschränkung sofort bestätigen. Er ist wirklich so interesselos, so unfähig zur Liebe und zur Leistung, wie er sagt. Aber das ist, wie wir wissen, sekundär, ist die Folge der inneren, uns unbekannten, der Trauer vergleichbaren Arbeit, welche sein Ich aufzehrt. In einigen

[15] Hoffmann 1980, 43 – 88, 43.
[16] Vgl. Kriz 1991, 32; Swildens 1991; 117; Finke 1994, 25 – 29.
[17] Freud 1994b, 193 – 212.
[18] Freud 1994b, 200.
[19] Freud 1994b, 200.

anderen Selbstanklagen scheint er uns gleichfalls Recht zu haben und die Wahrheit nur schärfer zu erfassen als andere, die nicht melancholisch sind. Wenn er sich in gesteigerter Selbstkritik als kleinlichen, egoistischen, unaufrichtigen, unselbständigen Menschen schildert, der nur immer bestrebt war, die Schwächen seines Wesens zu verbergen, so mag er sich unseres Wissens der Selbsterkenntnis ziemlich angenähert haben, und wir fragen uns nur, warum man erst krank werden muß, um solcher Wahrheit zugänglich zu sein."[20]

Der Vergleich mit der Trauerarbeit bahnt denn auch einen Weg zur Darstellung der melancholischen Arbeit. Dieser setzt mit einer Vermutung darüber ein, wie die Trauerarbeit ihren Verlust verschmerzt: „An jede einzelne der Erinnerungen und Erwartungssituationen, welche die Libido an das verlorene Objekt geknüpft zeigen, bringt die Realität ihr Verdikt heran, daß das Objekt nicht mehr existiere, und das Ich, gleichsam vor die Frage gestellt, ob es dieses Schicksal teilen will, läßt sich durch die Summe der narzißtischen Befriedigungen, am Leben zu sein, bestimmen, seine Bindung an das vernichtete Objekt zu lösen. Man kann sich etwa vorstellen, diese Lösung gehe so langsam und schrittweise vor sich, daß mit der Beendigung der Arbeit auch der für sie erforderliche Aufwand zerstreut ist."[21]

Im Unterschied zur Trauer pflegt die Melancholie jedoch eine andere Beziehung zu ihrem Objekt. Das melancholische Verhältnis zum Objekt ist kein einfaches, sondern ein höchst ambivalentes, zwischen Liebe und Haß unentschiedenes. Während die Trauer den Realverlust, den Tod des Objekts zum Anlaß hat, geht die Melancholie in ihren Veranlassungen darüber hinaus. Die Melancholie kennt Kämpfe um das Objekt, in denen Haß und Liebe miteinander ringen – der Haß, um die Libido endlich von ihrem Objekt zu lösen, und die Liebe, um die noch gegebene Libidoposition gegen den haßerfüllten Ansturm zu verteidigen. Dieser Kampf ereignet sich im Unbewußten[22] – dort, wo auch die Trauerarbeit ansetzt, die allerdings ohne Hindernisse durch das Vorbewußte ins Bewußtsein dringen kann. Dieser Weg ist der melancholischen Arbeit jedoch versperrt: „Die konstitutive Ambivalenz gehört an und für sich dem Verdrängten an, die traumatischen Erlebnisse mit dem Objekt mögen anderes Verdrängte

[20] Freud 1994b, 200.
[21] Freud 1994b, 209.
[22] Auch in Carl G. Jungs tiefenpsychologischem Konzept liegt dem Ausbruch einer depressiven Erkrankung eine unverarbeitete Verlusterfahrung zugrunde. Dabei wird seelische Energie – in Erweiterung des bei Sigmund Freud enger gefaßten Libido-Begriffs – „von bewußten Haltungen ferngehalten und an unbewußte Komplexe festgebunden" (Steinhilper 1990, 79). Wo aber Energie im Unbewußten gebunden bleibt, kann es zur Aktivierung der Traumarbeit kommen, so daß sich die verlorene Energie dem Bewußtsein auf diesem Wege wieder zuführen läßt.

aktiviert haben. So bleibt alles an diesen Ambivalenzkämpfen dem Bewußtsein entzogen, bis nicht der für die Melancholie charakteristische Ausgang eingetreten ist. Er besteht, wie wir wissen, darin, daß die bedrohte Libidobesetzung endlich das Objekt verläßt, aber nur, um sich auf die Stelle des Ichs, von der sie ausgegangen war, zurückzuziehen. Die Liebe hat sich so durch ihre Flucht ins Ich der Aufhebung entzogen. Nach dieser Regression der Libido kann der Vorgang bewußt werden und repräsentiert sich dem Bewußtsein als ein Konflikt zwischen einem Teil des Ichs und der kritischen Instanz."[23]

Das Bewußtsein erfährt von der melancholischen Arbeit lediglich, wie das Ich sich herabwürdigt – ohne zu ahnen, worauf dieses Geschehen zielt und wie es sich möglicherweise ändern kann. „Dem unbewußten Stück der Arbeit können wir eine solche Leistung eher zuschreiben, weil es nicht schwerfällt, eine wesentliche Analogie zwischen der Arbeit der Melancholie und jener der Trauer herauszufinden. Wie die Trauer das Ich dazu bewegt, auf das Objekt zu verzichten, indem es das Objekt für tot erklärt und dem Ich die Prämie des Amlebenbleibens bietet, so lockert auch jeder einzelne Ambivalenzkampf die Fixierung der Libido an das Objekt, indem er dieses entwertet, herabsetzt, gleichsam auch erschlägt."[24] Der im Unbewußten ablaufende Prozeß kann zu seinem Ende kommen, nachdem entweder der Haß sich gleichsam ausgetobt hat oder aber das Objekt als nicht (mehr) liebenswert aufgegeben wurde. Welche von beiden Varianten auch immer zutrifft, in jedem Fall gilt: „Das Ich mag dabei die Befriedigung genießen, daß es sich als das Bessere, als dem Objekt überlegen anerkennen darf."[25]

Ebenfalls seit Freud und seiner Entdeckung der sogenannten *Übertragung*[26] gilt letztere als unverzichtbare und zentrale Komponente der psychoanalytischen Therapie[27]. Die Übertragung gestaltet sich in der Beziehung zwischen Analytiker und Analysand als Wiederholung einer alten Objektbeziehung – in einer Weise, daß der Analysand so auf den Analytiker zugeht und reagiert, als ob letzterer eine Person aus der Lebensgeschichte des Analysanden sei. Die weitestgehend abstinente Haltung des Analytikers lädt zu einer solchen Übertragungsbeziehung geradezu ein, so daß der Analytiker folgenden Fragen nachgehen kann: Was wird mir gegenüber wiederholt? Welche (unbewußten) Wünsche und Ängste werden jetzt inszeniert? Wie werden diese Regungen abgewehrt? Wem haben sie einstmals gegolten?

---

[23] Freud 1994b, 210.
[24] Freud 1994b, 211.
[25] Freud 1994b, 211.
[26] Vgl. Freud 1994, 415 – 430.
[27] Vgl. Hoffmann 1980, 43 – 88, und Kutter 1989, insbesondere 267 – 324.

Als eindrückliches Beispiel wähle ich Aufzeichnungen, die Gudrun Banck[28] zur Verfügung gestellt hat. Die Psychoanalytikerin beschreibt darin eine Szene, in der sie sich in einer Art des „Mitagierens“ wiederfand, welches ihr große Schuldgefühle bereitete.

Während der Erzählungen von Frau Anna A. wurde ich von einer bleiernen Müdigkeit erfaßt, gegen die ich mich nicht zu wehren vermochte. Ich fühlte mich wie in einen Halbschlaf versetzt, ihre Stimme klang monoton im Hintergrund, ohne daß ich den Inhalt aufnehmen konnte. Frau A. schien auf diese innere Abwesenheit von mir nicht zu reagieren, und wenn ich aus diesem Nebelschleier wieder auftauchte, ging der Dialog weiter, als ob nichts geschehen wäre. Ich fühlte mich dabei versagend und inkompetent und Schuldgefühle plagten mich. Es bedurfte vieler Wiederholungen, in denen ich mich ohne Erfolg gegen diesen Sog zu wehren versuchte, und ich prüfte immer wieder, ob nicht bei mir das Versagen, zu wenig geschlafen o.ä. zu suchen sei, bis ich den Mut fand, Frau A. zu fragen, wie sie denn die vergangenen Minuten erlebt habe. Ich selbst hätte das Gefühl, daß etwas Eigenartiges zwischen uns geschehe. Frau A. reagierte zunächst abwehrend, sie habe sich nichts dabei gedacht, daß ich so still gewesen sei, und mit Verständnis und Selbstentwertung: „Es ist halt langweilig für Sie, was ich erzähle.“ Ich mühte mich, mit Frau A. die Auslöser des Geschehens (ich vermutete eine Kränkung und Ärger auf mich) zu finden, aber unsere Versuche blieben unbefriedigend. Ich fragte mich auch oft, was darf oder soll ich nicht sehen, aber auch hierauf fand ich keine klärende Antwort. Erst viel später, gegen Ende ihrer Analyse, konnte Frau A. rekonstruieren, daß ihre Mutter in Frau A.s ersten Lebensjahren den Tod ihres geliebten Vaters sowie ihres Bruders zu verkraften hatte. Bisher ‚wußte‘ Frau A. nur, daß ihre Mutter psychotisch depressiv erkrankte, als sie 13 Jahre alt war, und erinnerte heftige Streitszenen und Machtkämpfe. Erst rückwirkend konnten wir erschließen und verstehen, wie sich hinter den heftigen Auseinandersetzungen mit der Mutter die depressive, innerlich abwesende Mutter – wie sie sich hier zwischen uns inszenierte – verbarg.

Eine Neurose, unter der etwa diese Analysandin litt, muß sich in der analytischen Arbeit in eine sogenannte Übertragungsneurose[29] transformieren, um überhaupt behandelbar zu werden. Der heute gängige[30] Begriff der Übertragungs*beziehung* signalisiert die Anerkennung eines intersubjektiven Verständnisses in dem Sinne, daß nicht ausschließlich der Analysand, sondern auch der Analytiker Einfluß auf das Übertragungsge-

---

[28] Vgl. Will, Grabenstedt, Günter Völkl & Banck, 1998, 145.

[29] Vgl. Freud 1994, 428.

[30] Vgl. Will, Grabenstedt, Günter Völkl & Banck 1998, 137 – 170. Angesichts umfangreicher Forschungen und Weiterentwicklungen Freudscher Konzepte weise ich die Einschätzung, die Davison & Neale (1988, 254) in ihrem stark verbreiteten Lehrbuch zur Klinischen Psychologie vorlegen, als nicht nur lapidar, sondern falsch zurück: „Weder die Arbeit *Freuds* noch die anderer psychoanalytischer Theoretiker hat zu nennenswerter Forschung angeregt.“ Auch zu Depression und Melancholie liegen lesenswerte psychoanalytische Untersuchungen vor, insbesondere das Buch „Soleil noir“ von Julia Kristeva 1987.

schehen ausübt. Dieser Einfluß beschränkt sich nicht auf seine Reaktionen, sondern erstreckt sich auch auf seine eigenen Möglichkeiten der Beziehungsgestaltung. Praktisch erfordert diese Entdeckung eine sorgfältige Analyse der sogenannten *Gegenübertragung*, die „zu einem wichtigen Instrument des empathischen Verstehens der inneren Welt und der inneren Konflikte der Patienten werden kann“[31]. Die vom Analysanden ausgehende Übertragung und die vom Analytiker eingebrachte Gegenübertragung stehen in einem dynamischen Zusammenhang, der bei depressiven Erkrankungen ein ganz eigenes Gepräge zeigt.

Dabei treten in der *Eingangsphase* eines analytischen Prozesses massive Selbstentwertung sowie tiefe Hoffnungs- und Hilflosigkeit hervor, wenn es dem Analysanden darum geht, in seiner Lebensführung und insbesondere in der Gestaltung von Beziehungen Befriedigung zu finden. Damit verknüpfen sich die große Beziehungssehnsucht eines deprimierten Menschen und seine Hoffnung, nun im Analytiker ein idealisierbares Objekt zu finden: „Indem wir mit dem analytischen Setting einen sicheren und schützenden Rahmen und uns selbst als empathisches Gegenüber zur Verfügung stellen, ermöglichen wir unseren Patienten, ihre inneren Konflikte zu entfalten.“[32]

Unter solchen Bedingungen kann sich in einer *mittleren Phase* des analytischen Prozesses die möglicherweise traumatische Beziehungserfahrung mit dem primären Objekt reinszenieren: „Unter der ‚bösen Mutter‘, die so versagend erlebt wurde, zeigt sich die ‚tote Mutter‘, die *innerlich* abwesende, nicht antwortende Mutter und die fatale primäre Identifikation mit ihr, die die Objektbeziehungen durchdringt und die libidinöse Besetzung des Selbst wie des Objektes einfriert.“[33] Diese Phase des Regredierens und Reinszenierens zielt auf das Durcharbeiten einer traumatischen Erinnerung, die fortan nicht mehr pathogen wirken muß und zu einer psychischen Reorganisation führen kann. Im Rahmen der analytischen Beziehung soll der Analytiker dem Analysanden als Hilfs-Ich zur Verfügung stehen, damit letzterer dem „Sich-wiederholen“ traumatischer Urszenen nicht mehr hoffnungslos ausgeliefert bleibt, sondern diese Erfahrungen – wie angedeutet – seinerseits aktiv „wieder-holen“ kann.

Nach der Überwindung der Regression vermag sich der Analysand in der *Endphase* des analytischen Prozesses neu mit sich selbst und seinen Objekten auseinanderzusetzen, so daß sich eine Integration der ambivalenten Seiten der libidinösen und aggressiven Bestrebungen anbahnen

---

[31] Will, Grabenstedt, Günter Völkl & Banck 1998, 138.
[32] Will, Grabenstedt, Günter Völkl & Banck 1998, 160.
[33] Will, Grabenstedt, Günter Völkl & Banck 1998, 160.

kann. „Im Prozeß der Entidealisierung des Analytikers kann der depressive Patient schließlich seine eigene Vitalität wiederfinden."[34]

Gerade depressiv erkrankte Patientinnen und Patienten lösen in der Gegenübertragung von Therapeutinnen und Therapeuten oft Gefühle des Ungenügens, unzureichender Mütterlichkeit und mangelnder Verfügbarkeit aus. In dieser Richtung versteht sich wohl auch der Hinweis, „daß depressive Patienten den Analytiker verführen wollen, sie ‚an die Hand' zu nehmen und damit ihre eigenen Fähigkeiten gering zu achten, was letztlich einer Wiederholung der kindlichen Abhängigkeit vom primären Objekt gleichkäme"[35]. Dabei scheint mir die Verführung aber eine doppelte zu sein: Da ist vielleicht nicht nur ein Patient, der Unterwerfungsbereitschaft zeigt; da ist vielleicht auch ein Therapeut, bei dem dadurch Allmachtsphantasien angerührt werden.
Die Verlustangst macht es erforderlich, um das Objekt – auch um den Analytiker – zu werben und sich seiner Zuneigung zu vergewissern, eben bis hin zur Unterwerfung. Aus dieser Angst heraus müssen aber auch Gefühle von Feindseligkeit und Haß sowie Wünsche nach Versorgung – letztere fasse ich unter dem Begriff „Beziehungshunger" zusammen – unterdrückt werden: „Das Idealisierungsbedürfnis ist groß, die Enttäuschungsbereitschaft auch."[36]

Ähnlich ambivalente Strebungen tun sich im Umgang mit der eigenen Leidenssituation auf: „Obwohl Depressive sich ja beklagen, vor allem darüber, nicht verstanden zu werden, wird ihr Leid doch sehr häufig versteckt ... Der depressive Patient hat selbst am allerwenigsten Verständnis für das Leid, in dem er sich befindet. Dies trotz der vielen Klagen, die er an andere richtet. Manche klagen und verharmlosen gleichzeitig ihr Leid. Die Klagen von Herrn ... waren so, daß sie die Mutter affektiv erreichten und zu irgendeiner Reaktion bewegten; sie waren an die Möglichkeiten der Mutter angepaßt. Schwere Not hingegen kleidete er oft in Nebensätze, verharmloste sie grundsätzlich. Verharmloste Not ist aber eine doppelte Katastrophe, nämlich die der Not und dann die der Verharmlosung. Daher ist es wichtig, die Verharmlosung wahrzunehmen und unbedingt als solche zu benennen."[37]

Umstritten ist, ob und inwieweit dabei aggressive Konflikte bedeutsam sind[38]. Doch gerade die Widersprüchlichkeit der Positionen in dieser Debatte wird diesem Phänomen – jedenfalls meiner Einschätzung nach – am ehesten gerecht: An depressiven Erkrankungen leidende Menschen sind „völlig unaggressive aggressive" Patientinnen und Patienten: „Diese

---

[34] Will, Grabenstedt, Günter Völkl & Banck 1998, 161.
[35] Will, Grabenstedt, Günter Völkl & Banck 1998, 166.
[36] Will, Grabenstedt, Günter Völkl & Banck 1998, 175.
[37] Will, Grabenstedt, Günter Völkl & Banck 1998, 181.
[38] Vgl. Will, Grabenstedt, Günter Völkl & Banck 1998, 176 – 179.

Verbindung wird dem Selbsterleben des Depressiven gerecht, der sich selbst kaum je aggressiv erlebt, für den es erschreckend wäre, als aggressiv bezeichnet zu werden. Gleichzeitig erleben andere sehr wohl die depressive Aggressivität, möchten sie meiden und ziehen sich zurück."[39] Zunächst verspüren also nur Angehörige und andere Bezugspersonen eine depressive Aggressivität, die vom Verhalten des leidenden Menschen ausgeht, jedoch durch dessen eigenes Erleben nicht gedeckt wird. Ihm entgehen die Rückzugstendenzen ihm wichtiger Bezugspersonen jedoch nicht; infolgedessen ist der „völlig unaggressive aggressive" Patient noch mehr denn je bemüht, auch nur minimale aggressive Regungen vor ihnen zu verbergen – aus Angst, sie zu verlieren. Daraus erwächst ein nunmehr umgekehrtes aggressiv-unaggressives Paradoxon: Jetzt empfindet er sich als (zu) aggressiv – in seinem eigenen Erleben –, und zugleich erscheint er als (zu) wenig aggressiv – in dem Verhalten, das er zeigt –: Er erlebt sich bereits als aggressiv und böse, wenn er vergleichsweise zaghaft darum bemüht ist, sich gegenüber anderen Personen oder Positionen abzugrenzen, und schränkt sich darum in seiner Bewegungsfreiheit immer weiter ein, manchmal bis dahin, daß ihm ein „Nein" nicht mehr über die Lippen kommt.

„Bei der Aggressionsanalyse ist es wichtig, sie in Verbindung mit der adaptiven Bedeutung für den Patienten im Rahmen seiner Lebensgeschichte wahrzunehmen und zu deuten. Wenn dem Patienten deutlich wird, daß es für ihn in seiner Genese zentral wichtig, vielleicht lebensnotwendig war, Widerstand, Aggression und Ärger zu kontrollieren – womöglich bis hin zur Verleugnung –, dann wird es entlastender, hinzuschauen, weil aggressive Impulse auch positiv besetzt werden können."[40] „Aggression" bezeichnet etymologisch[41] nicht nur den feindseligen Angriff, sondern auch ein Herangehen, das eher Kontakt schafft als verhindert: Ein depressiv herabgestimmter Patient löst sich aus seiner Isolierung, indem er Zorn und Wut nicht mehr ausschließlich gegen seine eigene Person richtet; er kann auf diese Weise neue Kontakte knüpfen und zwischenmenschliche Brücken bauen, zunächst zwischen Patient und Therapeut, dann auch darüber hinaus.

---

[39] Will, Grabenstedt, Günter Völkl & Banck 1998, 176.
[40] Will, Grabenstedt, Günter Völkl & Banck 1998, 178.
[41] Das lateinische „aggredi" meint nicht nur „angreifen" im feindlichen, sondern auch „sich wenden an ..." im freundlichen oder „heranschreiten" im neutralen Sinne.

2.2.2. Verhaltens- und kognitionspsychologische Konzepte

Verhaltensorientierte Therapiekonzepte[42] entstammen der Lernpsychologie. Psychische Störungen resultieren ihr zufolge aus der individuellen Lerngeschichte und aktuellen Lebensbedingungen, die diese Probleme aufrechterhalten. Therapeutisch angestrebt ist eine direkte Veränderung von Verhaltensmustern[43]. Seit der „kognitiven Wende"[44] entfernen sich verhaltenstherapeutische Konzepte von einem – zu simplen – Reiz-Reaktions-Modell: Auch kognitive Prozesse tragen maßgeblich zur Entstehung, zur Aufrechterhaltung und zur Therapie psychischer Störungen bei.

Die bereits im Rahmen der Pathogenese genannten verhaltens- und kognitionspsychologischen Konzepte greife ich nun erneut auf; dabei lasse ich mich von folgender Fragestellung leiten: Welche therapeutischen Maßnahmen lassen sich aus diesen Depressionskonzepten entwikkeln?

Verstärkungstheoretisches Konzept (nach Peter M. Lewinsohn)

Ich beginne mit dem verstärkungstheoretischen Ansatz. Aus diesem Modell, in dessen Zentrum ein Verstärkerverlust[45] steht, läßt sich folgendes Therapieziel erschließen: „Das Ausmaß positiver ... Verstärker eines depressiven Patienten ist zu erhöhen, indem neue Verstärkerquellen geschaffen ... werden sollten. Therapeutische Interventionen, die sich aus diesem Modell ableiten, zielen insbesondere darauf, sozial erwünschtes Verhalten zu fördern, die Anzahl potentiell verstärkender Ereignisse und Aktivitäten zu erhöhen und dem Patienten notwendige soziale Fertigkeiten zu vermitteln."[46]

Dieser Ansatz zielt auf die Förderung von Aktivitäten und den Aufbau sozialer Kompetenzen, insbesondere auf den Erwerb sogenannter interaktiver Fertigkeiten im Umgang mit nahestehenden Bezugspersonen.
Im einzelnen geht es um die *Förderung von Aktivitäten*, weil „1. ein entsprechendes Aktivitätsniveau das Ausmaß potentieller positiver Verstär-

---

42 Vgl. Fliegel, Groeger, Künzel, Dietmar Schulte & Sorgatz 1989 sowie Margraf 1996.

43 Diese kann beispielsweise erfolgen durch konfrontative Verfahren, etwa zur Angstbewältigung im Rahmen „Systematischer Desensibilisierung", durch Training sozialer Kompetenz oder durch Methoden kognitiver Umstrukturierung; für einen Überblick vgl. Reinecker 1986a, 64 – 178.

44 Vgl. Bandura 1979; Deutsche Gesellschaft für Verhaltenstherapie 1986, 6ff; Reinecker 1986, 43 – 63, insbesondere 47 – 49.

45 Ein solcher „Verstärkerverlust" droht in besonderer Weise im höheren und hohen Lebensalter; vgl. dazu Bayen 1991, 115 – 125.

46 Hautzinger, Wolfgang Stark & Treiber 1989, 11.

ker erhöht; 2. Depressive viel Zeit mit solchen Aktivitäten verbringen, die eher als ‚passiv' zu bezeichnen sind (grübeln, vor-sich-hin-starren) und keinen positiven Verstärkerwert besitzen; 3. ein Zusammenhang vermutet wird zwischen der Aktivitätsrate eines Patienten, der Art der Aktivitäten und seiner Stimmung; 4. depressive Patienten dazu neigen, ihre Aktivitätsrate gering einzuschätzen und keine Stimmungsunterschiede wahrzunehmen"[47].

Ferner empfiehlt sich der *Aufbau sozialer Kompetenzen*, weil „1. depressiven Patienten oft die Fähigkeit fehlt, sich im Gespräch so zu verhalten, daß beide Interaktionspartner dies als angenehm erleben: Typisch sind langsames, leises Sprechen, fehlender Blickkontakt, mangelhafte Gesprächsbeteiligung, ungenügendes Eingehen auf den Gesprächspartner etc.; 2. Depressive oft ungünstige Interaktionsstile entwickeln: z.B. Überwiegen von Klagen und hilfesuchenden Bemerkungen, geringes Einfühlungsvermögen für den Gesprächspartner, unzureichende Wahrnehmung von ‚Signalen' anderer Personen, auf die reagiert werden müßte, Unfähigkeit, positive Verstärker wahrzunehmen bzw. anderen zu vermitteln; 3. Depressive negative Gefühle nicht offen und direkt zum Ausdruck bringen können, auf Mitmenschen aber stets mürrisch und feindselig wirken; 4. Patienten erfahren sollten, wie ihr Verhalten auf ihre Mitmenschen wirkt und welchen Einfluß dies auf den Umgang mit anderen hat: Kurzfristig wecken sie Interesse und erregen das Mitleid des Gesprächspartners, langfristig werden sie für die Interaktionspartner zu belastend. Als Folge davon ergibt sich eine immer stärkere Einschränkung des Bekanntenkreises und eine weitere Verstärkerreduktion."[48]

Förderungsbedürftig ist insbesondere der *Erwerb interaktiver Fertigkeiten* von Patientinnen und Patienten im Umgang mit ihnen nahestehenden Bezugspersonen; ich erinnere daran, daß depressionstypisches Verhalten in seinem starken Appellcharakter beim nicht-depressiven Interaktionspartner allenfalls kurzfristig im Sinne eines sekundären Krankheitsgewinns „ankommt", langfristig jedoch stark belastend wirkt, da nichtdepressive Interaktionspartnerinnen und -partner aus dem Dilemma zwischen Zuwendung zu einem nahestehenden hilfsbedürftigen Menschen und Abwendung aus Ärger über ihn nicht mehr herausfinden. Zu diesen interaktiven Fertigkeiten gehören „zuhören, Wünsche direkt äußern, Konfliktgespräche führen und Kompromisse schließen können"[49].

[47] Hautzinger, Wolfgang Stark & Treiber 1989, 10.
[48] Hautzinger, Wolfgang Stark & Treiber 1989, 11.
[49] Hautzinger, Wolfgang Stark & Treiber 1989, 12.

Konzept der erlernten Hilflosigkeit (nach Martin E. P. Seligman)

Zu den lerntheoretischen Depressionskonzepten zählt auch das der erlernten Hilflosigkeit. Martin E. P. Seligman äußert sich zu therapeutischen Möglichkeiten, die sich daraus ergeben, wie folgt: „Die wirksamste Methode, um gelernte Hilflosigkeit aufzubrechen, ist die erzwungene Erfahrung, daß die eigenen Reaktionen Verstärkung herbeiführen.“[50] Nach seiner Einschätzung „sollte das zentrale Ziel einer erfolgreichen Therapie sein, dem Patienten die Überzeugung zu vermitteln, daß seine Reaktionen zur erwünschten Belohnung führen, daß er, kurz gesagt, ein Mensch ist, der etwas bewirken kann“[51].

Was Seligman mit *erzwungenem* Erfolg meint, klingt an anderer Stelle deutlich an, an der er von der Arbeit in einem sogenannten „Anti-Depressions-Raum“ schreibt: „In diesem Raum wird der Patient mit einer Haltung freundlicher Bestimmtheit konfrontiert: er erhält die Anweisung, einen Klotz Holz zu zerhacken, wird aber getadelt, wenn er gegen die Maserung hackt. Daraufhin hackt er in Richtung der Maserung, nur um dafür ebenfalls einen Verweis zu erhalten. Alternierend wird er aufgefordert, ungefähr Tausende im Raum verstreute Seemuscheln zu zählen. Diese systematische Zermürbungstaktik geht solange weiter, bis der Depressive plötzlich den Wärter anschreit: ‚Rutsch mir den Buckel runter!‘ oder etwas in die Richtung von ‚Das war die letzte Muschel, die ich gezählt habe!‘. Daraufhin wird er augenblicklich und unter Entschuldigungen aus dem Raum gelassen. Auf diese Weise wurde der Patient gezwungen, eine der wirksamsten Reaktionen auszuführen, mit denen Menschen andere kontrollieren können – Wut, und wenn diese Reaktion aus seinem verarmten Repertoire gepreßt worden ist, wird er intensiv verstärkt. Dies durchbricht die Depression – und zwar dauerhaft und nachhaltig.“[52]

Seligman geht davon aus, daß frühe Erfahrungen unkontrollierbarer Ereignisse – etwa des Verlusts der Eltern oder eines Elternteils – für depressive Erkrankungen im Erwachsenenalter prädisponieren. Den Umkehrschluß, daß wiederholte Erfahrungen kontrollierbarer Konsequenzen Menschen gegen depressive Einbrüche widerstandsfähig machen oder gar immunisieren, versieht er jedoch mit einigen Fragen: „... wie aber wird derjenige reagieren, der immer nur auf Erfolg gestoßen ist? Ist ein Individuum, dessen Reaktionen immer zu Erfolg geführt haben, besonders anfällig für Depression, wenn es mit Situationen konfrontiert wird, die außerhalb seiner Kontrolle liegen? Wir alle kennen Menschen, die fabelhaft erfolgreich die Oberschule absolvierten, jedoch angesichts ihres ersten

---

[50] Seligman 1986, 95.
[51] Seligman 1986, 95.
[52] Seligman 1986, 96f.

Mißerfolges auf der Universität zusammenbrachen. Jedermann steht von Zeit zu Zeit Mißerfolg und Ängsten gegenüber; zu viel erfolgreiche Kontrolle über Verstärker dürfte ebenso wie zu wenig Erfolg der Entwicklung und dem Einsatz von Verhaltensweisen zur Bewältigung des Mißerfolges entgegenstehen.“[53]

Daraus läßt sich folgender Schluß ziehen: „Erfolgreiche Therapie sollte präventiv sein. Therapie darf sich nicht einfach nur darauf konzentrieren, vergangene Probleme aufzuarbeiten; sie sollte den Patienten auch gegen zukünftige Depressionen widerstandsfähiger machen. Würde eine Therapie von Depressionen erfolgreicher werden, wenn sie ausdrücklich darauf ausgerichtet wäre, den Patienten mit einem breiten Repertoire von Bewältigungsreaktionen auszustatten, das er genau dann einsetzen könnte, wenn sich seine gewohnten Reaktionen als unwirksam erweisen würden?“[54]

Attributionstheoretisches Konzept (nach Bernard Weiner)

„Trainingsprogramme“[55] zielen darauf, deprimierende Kausalattributionen in eine Richtung zu verändern, die nicht pathogen wirkt, konkret von internen zu externen, von stabilen zu vorübergehenden, von globalen zu spezifischen Ursachenzuschreibungen negativ besetzter Ereignisse überzuführen. Dieses Vorgehen läßt sich einüben, indem Patientinnen und Patienten „Beispiele emotionaler Fehlreaktionen“[56] analysieren, dafür alternative Ursachen suchen und diese schriftlich festhalten, exemplarisch etwa wie folgt:

Verstehe ich das Buch nicht (intern) – oder ist es unverständlich geschrieben (extern)?

Habe ich – wie immer – keine Ausdauer (stabil) – oder bin ich heute abend zu müde (instabil)?

Bin ich zu wenig intelligent (global) – oder habe ich für diese außergewöhnliche Aufgabe nicht das erforderliche Expertenwissen (spezifisch)?

Auf diese Weise sollen Betroffene, die einen depressiven Attributionsstil pflegen, lernen, Umattribuierungen vorzunehmen und sich vor weiterer Selbstabwertung zu schützen. Zwar hat sich auf diesem Hintergrund keine eigene Therapierichtung konstituiert[57], jedoch finden sich Reattribuierungsstrategien der angedeuteten Art als ergänzende Arbeits-

---

[53] Seligman 1986, 100f.
[54] Seligman 1986, 101.
[55] Kraiker & Pekrun 1991, 233 – 240, 237.
[56] Kraiker & Pekrun 1991, 237; vgl. auch Kraiker & Pekrun 1991a, 241 – 249, 242f.
[57] Vgl. Blöschl 1991, 284.

techniken in zahlreichen kognitiv-behavioralen Therapieprogrammen zur Behandlung depressiver Störungen. Dies gilt insbesondere für das nachfolgend aufzugreifende Konzept der Arbeitsgruppe um Aaron T. Beck[58].

Kognitionstheoretisches Konzept (nach Aaron T. Beck)

Aaron T. Beck spricht – analog zu wissenschaftsgeschichtlichen Entwicklungen – von einem Paradigma der Depression und faßt es als kognitive Revolution: „Genaugenommen hat sich in der kognitiven Organisation des Depressiven eine Revolution ereignet, die eine deutliche *Umkehrung* der Art und Weise bewirkt, in der der Patient die Realität konstruiert. Im Gegensatz zur herkömmlichen Beurteilung einer wissenschaftlichen Revolution, die gewöhnlich als Fortschritt betrachtet wird, stellt die ‚depressive Revolution' eine Regression dar."[59]

Das persönliche Paradigma eines depressiv herabgestimmten Menschen gibt den konzeptionellen Rahmen für die kognitive Triade der ihn kennzeichnenden Selbst-, Welt- und Zukunftssicht ab. „Eines der Hauptmerkmale des schwer depressiven Patienten ist die Tatsache, daß er situativen Reizen relativ wenig Beachtung schenkt. Unabhängig davon, was um ihn herum geschieht, neigt er dazu, Themen wie Enttäuschung, Fehlerhaftigkeit oder Krankheit zu perseverieren. Metaphorisch gesprochen ist die kognitive Organisation relativ autonom geworden und produziert einen anhaltenden Strom ständig wiederkehrender, negativer Vorstellungen."[60]

Die kognitive Verhaltenstherapie[61] geht angesichts solcher kognitiver Schemata davon aus, „daß nach einer Korrektur des persönlichen Paradigmas des Patienten und nach seiner Neuorientierung an der Realität (eine Art ‚Gegenrevolution') die Depression zu verschwinden beginnt"[62]. Patient und Therapeut arbeiten zusammen, indem sie aus Annahmen des ersteren Experimente entwickeln, um diese Annahmen gleichsam empirisch zu prüfen[63]. Ein Beispiel bietet die folgende Annahme: „Wenn ich bei jemand anderem ein Recht geltend mache, wird er mich zurückweisen." Aus dieser Annahme läßt sich eine spezifische Hypothese ableiten, deren Operationalisierung die Prüfung der Gültigkeit etwa der folgenden Vorhersage erlaubt: „Wenn ich meiner Vorgesetzten sage, daß ich gern einen Tag frei nehmen würde, weil ich Erholung nötig habe, wird sie sich

[58] Reattribuierungsstrategien finden sich bei Beck, Rush, Shaw & Emery 1986, 199 – 205.
[59] Beck, Rush, Shaw & Emery 1986, 52.
[60] Beck, Rush, Shaw & Emery 1986, 53.
[61] Vgl. auch Hautzinger 1989, 121 – 133, und Hautzinger 1998, 50 – 71.
[62] Beck, Rush, Shaw & Emery 1986, 53.
[63] Vgl. Beck, Rush, Shaw & Emery 1986, 89ff.

rächen, indem sie mir vorwirft, ich sei faul, drücke mich vor meinen Pflichten und beklage mich ständig." Patient und Therapeut können vereinbaren, daß der Patient seiner Vorgesetzten dieses Anliegen tatsächlich vorträgt – zur Überprüfung dieser spezifischen Hypothese. Im Anschluß daran berichtet der Patient über den Verlauf und die Resultate dieses Experimentes, indem er den Wortlaut des Gesprächs mit seiner Vorgesetzten möglichst präzise wiedergibt, ebenso die Interpretationen und Schlußfolgerungen, die der Patient daraus ableitet. In der Auswertung dieses Experiments ziehen Patient und Therapeut verschiedene Interpretationsmöglichkeiten in Betracht, bevor sie abschließend die erzielten Ergebnisse mit der eingangs formulierten Vorhersage des Patienten vergleichen – im Sinne einer in der empirischen Forschung[64] üblichen Hypothesenprüfung. „Vergleichbar mit dem Wandel wissenschaftlicher Überzeugungen kann ein persönliches Paradigma ins Wanken geraten und modifiziert werden, wenn das Individuum bereit ist, eine mit dem bestehenden Paradigma nicht zu vereinbarende anomale Gegebenheit oder einen das Paradigma entkräftenden Beweis anzuerkennen."[65]

Spezifische Behandlungstechniken lassen sich grob einteilen in vorwiegend verhaltensbezogene Techniken, mit denen Patientinnen und Patienten zu Aktivitätsplanung, -durchführung und -dokumentation sowie zu Verhaltensmodifikationen angeleitet werden, und in vorrangig kognitive Techniken, die sich auf das Denken der Patientinnen und Patienten richten. Um das Vorgehen plastisch werden zu lassen, führe ich das Beispiel[66] eines Patienten P und seines Therapeuten T an; P tapeziert trotz schwerer depressiver Erkrankung eine Küche, wertet diese Arbeit jedoch als kompletten Mißerfolg:

T: Warum haben Sie das Tapezieren nicht als Bewältigung beurteilt?
P: Weil das Blumenmuster nicht aneinanderpaßt.
T: Haben Sie die Arbeit tatsächlich beendet?
P: Ja.
T: Ihre Küche?
P: Nein, ich half einem Nachbarn bei seiner Küche.
T: Machte er die meiste Arbeit?
P: Nein, eigentlich habe ich fast alles gemacht. Er hatte bis dahin noch nie tapeziert.
T: Ging sonst was schief? Haben Sie den Kleister ausgeschüttet? Viel Tapete kaputtgemacht? Eine große Unordnung zurückgelassen?

[64] Vgl. z.B. Oswald Huber 1987.
[65] Beck, Rush, Shaw & Emery 1986, 97.
[66] Vgl. Beck, Rush, Shaw & Emery 1986, 168 – 172, insbesondere 171f. Zum Vergleich von ambulanten und stationären Formen kognitiver Verhaltenstherapie vgl. Blackburn 1989, 1 – 24.

P: Nein, nein. Das einzige Problem war, daß das Blumenmuster nicht auf Kante gelegt war.
T: Weil es aber nicht perfekt war, war diese Arbeit nicht verdienstvoll.
P: Nun ... ja.
T: Wie weit waren denn die Blumenmuster auseinander?
P: (hält seine Finger etwa 3 mm auseinander) Etwa so viel.
T: Bei jeder Tapetenbahn?
P: Nein ... bei zwei oder drei.
T: Von wie vielen?
P: Etwa 20 bis 25.
T: Hat das sonst jemand bemerkt?
P: Nein. Mein Nachbar dachte eigentlich, es wäre Klasse.
T: Hat es Ihre Frau gesehen?
P: Ja, sie hat die Arbeit bewundert.
T: Konnten Sie den Fehler sehen, wenn Sie zurücktraten und auf die ganze Wand schauten?
P: Nun ... eigentlich nicht.
T: So haben Sie ausschließlich auf einen echten, aber sehr kleinen Fehler bei Ihrer Tapezierarbeit geachtet. Ist es logisch, daß ein so kleiner Fehler Ihr Verdienst zunichte machen muß?
P: Nun, es war nicht so gut, wie es hätte sein sollen.
T: Wenn Ihr Nachbar gleich gute Arbeit in Ihrer Küche geleistet hätte, was würden Sie sagen?
P: ... sehr gute Arbeit!

Der Therapeut versucht die Bewertung des Patienten mit anderen Sachverhalten in Beziehung zu setzen – etwa mit dem Umstand, daß er fast die gesamte Arbeit allein vollbrachte, und der Tatsache, daß weder der Nachbar noch die Ehefrau das fragliche Defizit überhaupt entdeckte – und ihm einen Perspektivenwechsel nahezulegen: „Wenn nicht Sie die Küche Ihres Nachbarn tapeziert hätten, sondern Ihr Nachbar gleichwertige Arbeit in Ihrer Küche geleistet hätte, wie würden Sie das Ergebnis bewerten?“[67] Auf diese Weise kann der Patient allmählich seine – als kognitive Fehler eingeführten – selektiven Verallgemeinerungen in Frage stellen. Er vermag den Automatismus negativer Selbsteinschätzung aufzusprengen, die sich aus seiner Konzentration auf mißlungene Details und seiner Blindheit für den ansonsten sehr erfolgreichen Zusammenhang immer neu ergibt.

[67] Ein solches Vorgehen erscheint als „wichtig, da der Patient im allgemeinen glaubt, daß seine Selbstkritik berechtigt sei. Eine Methode ist, dem Patienten eine Frage zu stellen wie: ‚Nehmen wir einmal an, ich würde dieselben Fehler machen wie Sie. Würden Sie mich deshalb verachten?‘“ (Beck, Rush, Shaw & Emery 1986, 238)

2.2.3. Humanistisch-psychologische Konzepte

Humanistisch orientierte Therapieformen zeigen oft ein existentialphilosophisches Gepräge. Sie betonen die Bedeutung des Beziehungsangebotes, das an die leidende Person bzw. an die leidenden Personen ergeht und ihr Erleben hier und jetzt aktivieren soll. Auf diese Weise läßt sich die Störung der Person – in ihrer Beziehung zu sich selbst – abbauen und das Wachstum der Persönlichkeit fördern.

Damit sich ein solcher Prozeß gelingend entwickeln kann, müssen Carl R. Rogers' Therapietheorie zufolge sechs „Bedingungen vorhanden sein:

1. Zwei Personen befinden sich in *Kontakt.*
2. Die erste Person, die wir Klient nennen, befindet sich in einem Zustand der *Inkongruenz*; sie ist *verletzlich* oder *voller Angst.*
3. Die zweite Person, die wir den Therapeuten nennen, ist *kongruent* in der *Beziehung.*
4. Der Therapeut *empfindet bedingungslose positive Beachtung* gegenüber dem Klienten.
5. Der Therapeut *erfährt empathisch* den *inneren Bezugsrahmen* des Klienten.
6. Der Klient *nimmt* zumindest in geringem Ausmaße die Bedingungen 4 und 5 *wahr*, nämlich die *bedingungslose positive Beachtung* des Therapeuten ihm gegenüber und das *empathische* Verstehen des Therapeuten."[68]

Eine Gesprächspsychotherapie[69] basiert also auf der Beziehung zwischen einem leidenden Menschen einerseits und einer therapeutischen Begleiterin oder einem Begleiter sowie verschiedenen Grundhaltungen andererseits. Ein Beziehungsangebot geht dabei nicht nur von letzteren aus, sondern auch von dem leidenden Menschen selbst, der aufgrund der Einsicht,

---

[68] Rogers 1987, 40. Mir fällt oder stößt auf, daß die sechste der obengenannten Bedingungen lediglich davon ausgeht, daß der Klient ansatzweise die bedingungslose positive Beachtung sowie das empathische Verstehen des Therapeuten verspürt, nicht aber erwähnt, wie bedeutsam die Wahrnehmung der Kongruenz des Therapeuten durch den Klienten für letzteren sein kann. Sollen also doch positive Beachtung und Empathie als die entscheidenden Haltungen vorgestellt werden, denen die Kongruenz in ihrer Bedeutung deutlich hinterherhinkt? Diesem Eindruck widersetzt sich Rogers, wenn er im selben Text verlauten läßt: „Damit Therapie in Gang kommt, ist die Ganzheit des Therapeuten in der Beziehung von primärer Bedeutung, jedoch sollte ein Teil seiner Kongruenz in der Erfahrung der bedingungslosen positiven Beachtung und des empathischen Verstehens bestehen." (Rogers 1987, 42) Noch deutlichere Worte findet er im folgenden: „Der entscheidende Aspekt des Theorieteils bezieht sich auf Punkt 3, die Kongruenz oder Echtheit des Therapeuten in der Beziehung." (Rogers 1987, 41)

[69] Vgl. Linster 1980, 170 – 229; Biermann-Ratjen & Jochen Eckert 1985, 225 – 253; Linster 1988, 242 – 248; Kießling 1995b, 599 – 600.

daß er sein Leben ohne fremde Hilfe nicht mehr wird meistern können, mit einem großen Schritt auf einen anderen Menschen zugeht.

Zu den genannten Grundhaltungen gehört erstens die in Punkt 4 angeführte „bedingungslose positive Beachtung", mit anderen Worten die „Wertschätzung" – konkret artikulieren läßt sie sich beispielsweise als Anerkennung dafür, daß ein leidender Mensch diesen großen Schritt gewagt hat –, die „positive Zuwendung" oder das „bedingungsfreie Akzeptieren"[70]. Rogers geht davon aus, „daß um so eher eine Weiterentwicklung eintritt, je ausgeprägter der Therapeut eine warmherzige, positive und akzeptierende Haltung gegenüber den Vorgängen im Klienten einnimmt. Dies bedeutet, daß er den Klienten als Persönlichkeit schätzt, und zwar etwa mit jener Gefühlsqualität, die Eltern für ihr eigenes Kind empfinden, wenn sie es als Persönlichkeit, ungeachtet seines augenblicklichen Verhaltens, anerkennen. Es bedeutet, daß er sich um seinen Klienten auf eine nicht besitzergreifende Weise sorgt, als um einen Menschen voller Möglichkeiten. Es schließt eine offene Bereitschaft für den Klienten ein, die ihm alle Gefühle gestattet, die im Augenblick in ihm vorhanden sind: Feindseligkeit und Zärtlichkeit, Auflehnung und Fügsamkeit, Selbstvertrauen und Selbstentwertung."[71]

Wertschätzung meint – in meinen Worten zusammenfassend – den Respekt vor und das Vertrauen in die Möglichkeiten der Klientin, des Klienten, so daß dieser sich mit seinem Selbstkonzept auseinandersetzen und dieses neu strukturieren kann.

Mit dieser Haltung kommt ein Therapeut einem depressiv leidenden Menschen sehr entgegen, da dieser oft lange vergeblich um Angenommensein durch ihm wichtige Bezugspersonen gerungen hat. Besondere Herausforderungen erfährt diese Haltung zum einen dadurch, daß ein depressiv herabgestimmter Mensch diesen Respekt zwar ersehnt, aber zugleich abwehrt aus dem Gefühl heraus, diese Wertschätzung gar nicht verdient zu haben, und zum anderen dadurch, daß der Therapeut seinen Klienten mit immer neuer Geduld durch die düstere Welt seiner Hoffnungslosigkeit begleiten muß, die oft aussieht, „wie wenn eine Trockenzeit ausgebrochen ist und aus einem lebendig dahinströmenden Fluß ein Rinnsal von langsam dahinsickerndem Wasser hat werden lassen. Aus dem Flußbett ragen nun groß und unübersehbar die vom Flußwasser einst überdeckten Brocken von Komplexgestein heraus: Angst, Sorge,

---

[70] Beispielsweise bei Rogers 1990, 218f. In seiner Muttersprache nennt Rogers „acceptance", „caring", „prizing" und insbesondere „unconditional positive regard"; vgl. z.B. Rogers 1980, 116.

[71] Rogers 1990, 218.

Schuld."[72] Ein ähnliches Bild malt Johannes vom Kreuz (1542 – 1591), wenn er beschreibt, wie Gott Menschen „in die dunkle Nacht einführt, von der wir jetzt sprechen. Dort entwöhnt Gott sie in reinen Trockenheiten und inneren Finsternissen von den Brüsten des Verschmeckens und Verkostens"[73].

Die zweite Grundhaltung ist die in Punkt 5 genannte Empathie[74]. Für Rogers besteht sie „darin, daß der Therapeut ein präzises einfühlendes Verstehen für die persönliche Welt des Klienten entwickelt und daß er fähig ist, von den Fragmenten des so Verstandenen einiges Wesentliche mitzuteilen. Die innere Welt des Klienten mit ihren ganz persönlichen Bedeutungen so zu verspüren, als wäre sie die eigene (doch ohne die Qualität des ‚als ob' zu verlieren), das ist Empathie und das scheint mir das Wesentliche für eine wachstumsfördernde Beziehung zu sein ... Wenn die Welt des Klienten dem Therapeuten klar geworden ist und er sich darin frei bewegen kann, dann ist es ihm möglich, dem Klienten von dem, was diesem erst vage bewußt ist, sein Verständnis zu vermitteln, und er kann auch Bedeutungsgehalte im Erleben des Klienten ansprechen, deren sich dieser kaum bewußt ist. Diese höchst sensible Einfühlung ist wichtig, um es einem Menschen zu ermöglichen, daß er sich selbst nahekommt, daß er lernt, sich wandelt und entwickelt."[75]

Das Verstehen richtet sich auf den sogenannten inneren Bezugsrahmen[76] des Klienten, insbesondere „auf die neblige Zone am Rande der Gewahrwerdung"[77]. Wer in den eigenen Lebensmöglichkeiten stark eingeengt wurde, braucht Unterstützung darin, daß er oder sie diesen Raum zu weiten vermag; es bedarf der Arbeit an der Grenze des bisherigen Daseins. Die Kraft zur „Daseinssteigerung" nennt Rogers „Aktualisierungstendenz"[78]. Sie ist eine dem menschlichen Organismus innewohnende Tendenz zur Entfaltung seiner Möglichkeiten, und zwar so, daß sie der Erhaltung und Förderung des Organismus dienen.

Diese Art des einfühlenden Verstehens genießt Seltenheitswert, und zwar im doppelten Sinn: zum einen, wenn ich selbst die Welt eines anderen Menschen wirklich zu verstehen suche, und zum anderen, wenn ich

---

[72] Steinhilper 1990, 14f. Zum gesprächspsychotherapeutischen Umgang mit Störungen des Schulderlebens vgl. Hartmann & Hartmann 1997, 134 – 186, sowie die Buchbesprechung von Christian Wolf 1998, 197 – 198.

[73] Johannes vom Kreuz 1997, 57. An die dunkle Nacht in der Beschreibung von Johannes vom Kreuz knüpft Elisabeth Ott (1981) in ihren Untersuchungen zur geistlichen Dimension der Schwermut an; vgl. auch Hinricher 1990, 175 – 193, insbesondere 179 – 189.

[74] Vgl. Sachse 1988, 162 – 174, und Kießling 1995a, 629 – 630. In Rogers' Originaltexten ist ebenfalls von „empathy" die Rede; vgl. z.B. Rogers 1980, 137 – 163.

[75] Rogers 1990, 216.

[76] Vgl. Biermann-Ratjen, Jochen Eckert & Schwartz 1997, 109 – 146.

[77] Rogers 1990, 24.

[78] Finke 1994, 16.

mich in meiner Welt von einem anderen Menschen wirklich verstanden fühlen möchte. Einfühlendes Verstehen und Verstandenwerden verstehen sich nicht von selbst: „Ich vermute, jeder von uns hat schon die Entdekkung gemacht, wie selten diese Art von Verstehen ist, wie selten wir selbst ihm begegnen oder es anderen gegenüber aufbringen. Statt dessen zeigen wir eine andere Art von Verständnis, die sich von der obigen allerdings beträchtlich unterscheidet, nämlich so etwas wie ‚Ich sehe schon, was mit dir nicht stimmt' oder ‚Ich begreife sehr wohl, was dich dazu veranlaßt, so und so zu handeln'. Das ist es, was unsereins normalerweise vorfindet und selber vorlegt – ein bewertendes Verstehen, das von außen kommt. Daß wir vor dem wahren Verstehen zurückscheuen, ist nicht weiter überraschend. Wenn ich für das Erleben eines anderen Menschen wirklich offen bin ..., dann laufe ich Gefahr, das Leben auf *seine* Weise zu sehen, selber verändert zu werden, und wir alle widerstreben Veränderungen. Daher neigen wir dazu, jemandes anderen Welt ausschließlich mit unseren Augen zu betrachten und nicht gemäß seiner Sichtweite; wir analysieren und bewerten sie. Wir verstehen sie nicht. Doch wenn jemand versteht, was für ein Gefühl es ist, *ich* zu sein, ohne mich zu analysieren oder zu richten, in einer solchen Atmosphäre kann ich blühen und wachsen."[79]

Rogers setzt sich mit Nachdruck gegen verbreitete und karikierende Darstellungen von Gesprächspsychotherapie zur Wehr, die die Empathie des Therapeuten zu einer mechanisch wirkenden Technik eines verbalisierenden Nachklapps in der Art eines Papageis verkommen lassen: „Ich kann nur hoffen, daß die oben erfolgte Darstellung des Einfühlungsvermögens als therapeutische Haltung endlich ausreichend meinen Standpunkt verdeutlicht, wonach ich keineswegs eine hölzerne Technik des Pseudoverstehens befürworte, bei welcher der Berater lediglich ‚widerspiegelt, was sein Klient soeben gesagt hat'.- Die Ausdeutungen meines Ansatzes, wie sie sich mitunter in die Ausbildung und Fortbildung von Beratern eingeschlichen haben, muß ich aufs schärfste mißbilligen."[80]

Wiederum fasse ich in meinen Worten zusammen, was Empathie meint: Dieses verstehende Einfühlen meint kein echoartiges Wiederholen von inhaltlichen Äußerungen eines Klienten, sondern eine Bewegung, in der ein Therapeut sich auf das Erleben und dessen Bedeutung für den Klienten einläßt und ihn in seiner Welt zu verstehen sucht. Er unterstützt ihn dabei herauszufinden, welche spezifische (personzentrierte) Bedeutung der auch bei vielen anderen Menschen auftretenden depressiven Symptomatik gerade in *seiner* Welt zukommt. Empathie meint dabei kein unbegrenztes Eingehen in die Welt eines anderen Menschen; vielmehr

[79] Rogers 1990, 216f.
[80] Rogers 1990, 218, Anmerkung 18

geht es darum, dafür ein Gespür zu entwickeln, *als ob* diese Welt die je eigene wäre, und diese Qualität des „Als ob“ nicht zu mißachten. Wirkliches Verstehen kann jedoch einen Raum öffnen, in dem sich der leidende Mensch mit seinen quälend schweren Gefühlen und seinen selbstzerstörerischen Gedankenketten konstruktiv auseinandersetzen kann. So vermag echtes Verstehen verändernde und heilende Kräfte freizusetzen.

Verstehen meint also nicht etwa die Diagnose, der die Therapie erst noch folgt[81]; vielmehr gilt die im Untertitel eines verbreiteten Lehrbuchs zur Gesprächspsychotherapie ausgedrückte Erfahrung: „Verändern durch Verstehen“[82] – und zwar so, daß der leidende Mensch sich nicht nur verstanden fühlt, sondern dadurch zugleich sich selbst zu verstehen anfängt. Ich erinnere an Sören Kierkegaard, wie er von einem Schwermütigen schreibt: „... sobald er sich in seiner Schwermut *versteht*, ist sie gehoben“[83].

Zur besonderen Herausforderung wird die Empathie in der Arbeit mit einem depressiv leidenden Menschen zum einen dadurch, daß sie ihn in seinem In-der-Welt-sein zu verstehen sucht, obwohl (oder gerade weil) er sich selbst kaum versteht, und zum anderen dadurch, daß sie ihn mit seiner schmerzlichen Inkongruenz konfrontiert, mit der Kluft zwischen seinen perfektionistisch anmutenden Idealen sowie den selbstquälerischen Anforderungen, unter die er sich stellt, einerseits und dem düsteren Selbstbild sowie der ständigen Selbstentwertung, die er sich – darin geradezu zwanghaft wirkend – antut, andererseits. So sehr er sich wünschen mag, endlich verstanden zu werden und sich selbst verstehen zu können, so sehr schmerzt es ihn, seine Inkongruenz, seine fehlende Stimmigkeit mit sich selbst zu spüren.

Echtes Verstehen meint ein Sich-einlassen auf die Welt meines Gegenübers, ohne daß ich mich darin verliere, sondern indem ich mir selbst treu bleibe[84]. Damit umschreibe ich als dritte Grundhaltung die einfüh-

---

[81] Viele therapeutische Konzepte haben die scharfe Trennung von Psychodiagnostik und Psychotherapie jedoch ohnehin aufgegeben, zumal beispielsweise die in einer gesprächspsychotherapeutisch orientierten Selbstexploration (vgl. Biermann-Ratjen, Jochen Eckert & Schwartz 1997, 111 – 125) oder in einer verhaltenstherapeutisch ausgerichteten Bedingungsanalyse (vgl. Dietmar Schulte 1986, 16 – 42, insbesondere 26 – 33, sowie Bartling, Echelmeyer, Engberding & Krause 1987) erhobene aktuelle Situation eines Klienten oder einer Klientin fortlaufenden Veränderungsprozessen unterworfen ist. Insbesondere längere Psychotherapien erfordern erneute diagnostische Erhebungen im Laufe der Arbeit und zu deren Abschluß, um therapiebedingte Veränderungen erfassen zu können, sowie zu einem späteren Zeitpunkt zu sogenannten katamnestischen Zwecken, wenn es etwa sechs Monate nach Abschluß der therapeutischen Arbeit darum geht zu klären, ob der am Prozeßende erzielte Therapieerfolg sich über die nachfolgenden Monate hinweg stabilisieren konnte.

[82] Biermann-Ratjen, Jochen Eckert & Schwartz 1997.

[83] Kierkegaard 1913, 159 (Hervorhebung durch K.K.).

[84] „Ich glaube, daß Veränderung mit Wahrscheinlichkeit eintritt, wenn der Therapeut das Erleben erfassen kann, das in der inneren Welt des Klienten von Augenblick zu Augenblick

rend in Punkt 3 genannte „Kongruenz“ oder „Echtheit“[85]; diese steht für die Erfahrung, „daß eine persönliche Weiterentwicklung begünstigt wird, solange der Therapeut lebt, was er wirklich *ist*, wenn er in seiner Beziehung mit dem Klienten echt und ohne Fassade bleibt, also ganz offen Gefühle und Einstellungen lebt, die ihn im Augenblick bewegen. Bei dem Versuch, diesen Zustand zu beschreiben, sind wir auf den Begriff der Übereinstimmung mit sich selbst (‚Kongruenz‘) gekommen. Wir meinen damit, daß die vom Therapeuten erlebten Gefühle seinem Bewußtsein zugänglich sind, daß er diese Gefühle leben und sein kann und sie – wenn angemessen – mitzuteilen vermag.“[86]

Den Einschub „wenn angemessen“ verstehe ich als Hinweis auf die therapeutische Beziehung: Die von mir erlebten Gefühle teile ich mit, sofern sie mir für die Beziehung bedeutsam erscheinen. Mit anderen Worten: Ich bringe nur solche Gefühle ein, die ich als meinem eigenen Erleben zugehörig verspüre, und als Kriterium für die Entscheidung, was davon ich mitteile, dient mir die mutmaßliche Fruchtbarkeit dieser Verbalisierung für den therapeutischen Prozeß.

Da sind also einerseits der Klient und sein Leiden, das sich treffend als Inkongruenz beschreiben läßt; Inkongruenz ist das Resultat der Mobilisierung von Abwehrhaltungen gegenüber neuen (unerwünschten) Erfahrungen. Da ist andererseits der Therapeut, der die Beziehung zwischen beiden gerade durch seine Kongruenz zu prägen und zu pflegen versucht; Kongruenz erscheint Rogers als eine höchst wichtige, möglicherweise sogar als die entscheidende unter den drei therapeutischen Grundhaltungen. Dem potentiellen Vorrang der Echtheit verleiht er wie folgt Ausdruck: „Mitunter habe ich mich gefragt, ob dies wohl die einzige maßgebliche Qualität einer therapeutischen Beziehung darstellt. Augenscheinlich sind auch andere Qualitäten von wesentlicher Bedeutung, und sie sind möglicherweise leichter zu erreichen. Aber ich möchte folgendes betonen: Wenn sie im gegebenen Augenblick der Beziehung nicht genuiner Bestandteil im Erleben des Therapeuten sind, dann ist es besser – so glaube ich –, daß er echt lebt, was er ist, als daß er diese anderen Qualitäten vortäuscht.“[87]

In zusammenfassenden Worten meint Echtheit die Transparenz des Therapeuten in seinen Gefühlsäußerungen, sofern sie ihm für die Beziehung zu seinem Klienten bedeutsam erscheinen, und den Verzicht auf eine professionelle Fassade.

---

abläuft; wenn er es sieht und fühlt wie der Klient, ohne aber die Eigenständigkeit seiner Identität in diesem Prozeß des Einfühlens zu verlieren.“ (Rogers 1990, 217)

[85] Rogers 1990, 30. In seiner Muttersprache führt Rogers „congruence“ und „realness“ zur Bezeichnung dieser Grundhaltung an; vgl. z.B. Rogers 1980, 15.

[86] Rogers 1990, 213.

[87] Rogers 1990, 215f.

Zur besonderen Herausforderung wird diese Haltung, wenn ein depressiv herabgestimmter Mensch seine Aggressionen nicht allein gegen sich selbst richtet und sich selbst abwertet, sondern diese bisher abgewehrte Wut nach außen kehrt und an den Therapeuten adressiert, etwa in Form von Vorwürfen, er kümmere sich nicht genügend um ihn. Ein echtes Verstehen braucht solche „Angriffe“ nicht barsch zurückzuweisen, sondern kann den Raum für die Erfahrung öffnen, daß Aggressionen nicht nieder-gedrückt, de-primiert werden müssen und der Klient sich mit seiner Wut auseinandersetzen und vielleicht sogar versöhnen kann.

Als Beispiel wähle ich einen von Jobst Finke[88] stammenden Gesprächsausschnitt zwischen Patient P und Therapeut T.

P: Meine Frau ist mit all ihren ehrenamtlichen Tätigkeiten schon sehr ausgelastet. Außerdem muß sie sich ja auch noch um die Kinder kümmern, wenn die auch jetzt nicht mehr viel Aufmerksamkeit erfordern.

T: Eigentlich vermissen Sie da schon etwas Zuwendung und Aufmerksamkeit von Ihrer Frau.

P: Na ja, ja, das war wohl zwischen uns immer so.

T: Aber es hat Sie manchmal doch traurig und wohl auch ein bißchen ärgerlich gemacht.

P: Eigentlich war meine Frau immer nur mit sich selbst beschäftigt, also mit den Aufgaben, die da waren: Haushalt, all das andere mit den Kindern, na ja und auch den Aufgaben, die sie sich selbst gegeben hat.

T: Da blieb für Sie nie Zeit übrig.

P: Ja, eigentlich sprechen wir kaum über uns und ich auch nicht über mich, über meine beruflichen Probleme oder so. Das will sie wohl auch gar nicht anders.

T: Und das macht Sie ziemlich verbittert.

P: Ja, sicher, ich will mal sagen, da fühlt man sich schon oft so etwas einsam.

T: So, daß Sie mit Ihren ganzen Problemen sich selbst überlassen bleiben.

P: Ja, das ist wohl so.

T: Es ist so eine Enttäuschung, die glaubte ich schon oft bei Ihnen zu spüren, vielleicht auch anderen gegenüber. Manchmal so das Gefühl, so richtig interessiert ist keiner an mir.

P: Ja, ja, da kann schon was dran sein.

T: Ich frag‘ mich, ob Sie da manchmal auch über mich enttäuscht sind. Daß Sie eigentlich auch von mir mehr erwarten.

P: Das ist doch was anderes, Sie üben doch schließlich Ihren Beruf aus.

T: Aber manchmal schon hatte ich das Gefühl, als würden Sie auch bei mir ein echtes Interesse vermissen.

P: Na ja, es ist halt manchmal natürlicherweise in so einer Therapie alles etwas funktionell.

T: Daß da nicht mehr an menschlicher Anteilnahme von mir ‘rüberkommt, das ärgert Sie.

P: Ärgern ... mmh, ja, also ärgern wär‘ vielleicht zu viel gesagt ...

---

[88] Vgl. Finke 1994, 125f.

T: Aber irgend solch' ein Gefühl von Enttäuschung oder Frust ist es schon.

P: Na ja, man kann da wohl vernünftigerweise nicht mehr erwarten. Also, ich will mich auf keinen Fall beschweren.

T: Wenn Sie das aber tun würden, also wenn Sie zu Ihrem Ärger stehen würden, ... fast, als ob Ihnen das mir gegenüber ein schlechtes Gewissen machen würde.

P: Ich versuche immer, von den anderen nicht zu viel zu fordern. Ich will da gerecht sein und mich bzw. meine Interessen nicht immer in den Mittelpunkt stellen.

T: Lieber schleppen Sie sich ganz allein mit Gefühlen von Frust und Enttäuschung herum, als daß ich Sie für aufdringlich und egoistisch halten könnte.

P: Ja, das wäre mir unangenehm. Das war mir immer unangenehm ... also natürlich ... das hat vielleicht eine lange Geschichte.

T: Vielleicht so, wie's Ihnen früher bei Ihrer Mutter unangenehm war, wenn die Sie kritisch musterte und wieder mal mit Ihnen unzufrieden war.

Der Therapeut spricht zunächst Gefühle von Enttäuschung und Ärger an, die der Patient gegenüber seiner Frau empfindet. Diese aggressiven Gefühle kann sich der Patient sehr zögernd eingestehen. Danach setzt sich der Therapeut gleichsam an die Stelle der Frau des Patienten und fragt letzteren nach Erwartungen des Patienten gegenüber dem Therapeuten selbst. Dieses unmittelbare Äußern von zudem noch negativ gefärbten Gefühlen gegenüber einem anwesenden Gesprächspartner „ist vor allem für Depressive mit ihrem ausgeprägten Harmoniestreben schwierig. Die starke Abwehr, die Depressive gerade gegenüber dem Gewahrwerden von Aggressionen haben, zeigt sich auch hier. Es ist wichtig, diese Abwehr bzw. die abgewehrten Gefühle so anzusprechen, daß dem Patienten die Schuldgefühle genommen werden. Indem der Therapeut deutlich macht, daß auch auf ihn selbst gerichtete Gefühle von Ärger oder gar Haß ihn nicht erschrecken, sondern daß er sie ganz gelassen als etwas Verstehbares hinnimmt, eröffnet er dem Patienten die Gelegenheit, sich mit wichtigen Aspekten seines Selbst zu konfrontieren und zu versöhnen. Gerade dadurch wird er auch vom Urteil der Umwelt unabhängiger, kann er mehr Autonomie erlangen."[89]

Dabei kann die Selbsteinbringung eine wichtige Rolle spielen. Vorwurfsvolle Signale eines Klienten, daß ihm bisher „nichts" geholfen habe und wohl auch in Zukunft „nichts" werde helfen können, wirken mitunter ver-„nicht"-end, indem sie im Therapeuten Ohnmachtsgefühle, Ärger und Resignation hervorrufen. „Was man auch tut, es ist niemals recht. Der depressive Patient hält jeden Kontakt von sich fern. Bietet man jedoch gar nicht erst Kontakt an, fühlt er sich im Stich gelassen. Als ich unter dem Wahn litt, tot zu sein, sagte ich, wenn jemand mich besuchen

[89] Finke 1994, 126.

wollte: ‚Du brauchst nicht zu kommen, ich bin nicht mehr da.‘ Wenn man nicht den Wunsch äußerte, mich zu besuchen, schloß ich daraus: ‚Ich bin wirklich tot, es kümmert sich ja niemand um mich.‘ Menschen, die mich besuchten, haben mir *später* erzählt, wie sie mit bleiernen Füßen zu mir kamen, weil sie es unerträglich fanden, erleben zu müssen, wie sehr ich Opfer von Ängsten und Wahnvorstellungen war. Doch es ist viel besser, Kontakt anzubieten, auch wenn der Kranke nicht darauf eingehen kann, als Kontakt zu meiden, ihn gar nicht zu suchen. Auch der Partner und die Freunde fühlen sich im Stich gelassen, wenn man sich nicht nach dem Kranken erkundigt, und das Argument: ‚Ich habe es aus Rücksicht unterlassen‘ ist nobel, aber falsch.“[90] So wichtig es nun ist, dem Klienten zu gegebener Zeit – bei hinreichend stabiler Beziehung und in dem eben geschilderten Zusammenhang schlicht „später“ – vor Augen zu führen, was er bei seinem Gegenüber bewirkt, so maßvoll ist zugleich mit der Selbsteinbringung umzugehen. Welche der genannten Emotionen spricht der Therapeut jetzt an? In welcher Weise mag dies geschehen? Wenn er mit seinem Ärger direkt herausplatzt, verstärkt er die ohnehin massiven Schuldgefühle seines depressiv erkrankten Klienten. Sinnvoll mag es sein, wenn der Therapeut zunächst seiner eigenen Ratlosigkeit Ausdruck verleiht. Er stellt sich nicht als omnipotenter Heiler dar, von dem der Klient sich – mit Recht! – enttäuscht abwenden muß; der Therapeut läßt vielmehr erkennen, daß er nicht gewillt ist, sich die Alleinverantwortung für das Gelingen des Prozesses zuschreiben zu lassen, und setzt den Klienten gewissermaßen unter Zugzwang, sich auf seine eigenen Kräfte und seine Aktualisierungstendenz zu besinnen. Möglicherweise entdeckt der Klient dabei erstmals, in welchem Umfang er selbst die Enttäuschungen und die Zurückweisungen, die ihm in seiner Lebensgeschichte widerfahren sind, heute „weitergibt“.

Maßvolle Selbsteinbringung meint also, daß der Therapeut unter den Emotionen, die er „echt“ spürt, diejenigen in geeigneter Form und Gewichtung zum Ausdruck bringt, die nach seiner Einschätzung mit der aktuellen Belastbarkeit der therapeutischen Beziehung vereinbar sind.

Ein Klient, der durch aktives Zuhören und interessierte Rückfragen des Therapeuten behutsam, aber unablässig mit sich selbst konfrontiert wird, kann Mut fassen, sich in dieser Welt wie ein Forscher in (noch) unbekannten Gegenden zu bewegen und aus dem ihm entgegengebrachten Vertrauen heraus (neu) an die ihm gegebenen Möglichkeiten zu glauben. So kann es gelingen, daß sich perfektionistische Ansprüche an die eigene Person durch die Erfahrung von Zuwendung und echtem Verstehen relativieren lassen. Die Selbstwertschätzung kann wieder wachsen,

---

[90] Kuiper 1995, 213 (Hervorhebung durch K.K.); dieser Passage ist die Überschrift entnommen, die ich dem zweiten Schritt des Gangs meiner Arbeit gegeben habe.

eigene Fähigkeiten können wieder in den Blick kommen. Das überhöhte Idealbild und das negative Selbstbild nähern sich einander an, so daß der dazwischen klaffende Spalt im Laufe eines gesprächspsychotherapeutischen Prozesses[91] überbrückt werden kann.

2.2.4. Systemisch-familienpsychologische Konzepte

Familientherapeutische und systemische Ansätze untersuchen Interaktionsprozesse innerhalb des „Systems“[92] Familie sowie in anderen Gruppen. Zentrale psychische Störungen sind Kommunikationsmuster, die beispielsweise zu Lasten immer desselben Familienmitglieds („Sündenbock“) gehen. Der therapeutische Prozeß strebt an, Struktur und Dynamik des jeweiligen Systems aufzudecken und zu verändern.

Als vorrangige Methode der systemischen Therapie gilt – darin stimmen verschiedene Untersuchungen[93] überein – das zirkuläre Fragen. Seine grundlegende Bedeutung für eine systemische Gesprächsführung läßt sich schon daran ablesen, daß zwei Vertreterinnen systemischer Therapie vorschlagen, den Begriff des *zirkulären* Fragens durch den des *systemischen* Fragens zu ersetzen[94]. Was ist damit gemeint?

Diese Methode lebt aus der Erkenntnis, daß Fragen zu stellen nicht allein dem Abrufen von Informationen dient, sondern zur Generierung von Informationen beiträgt. Denn mit jeder Frage geht zumindest implizit eine Behauptung einher, die die Art, wie eine Familie oder Gruppe ihre Welt üblicherweise wahrnimmt, möglicherweise verstört. Eine Frage ist also nicht nur eine Frage, sondern zugleich eine therapeutische Intervention, wenn die mit der Fragestellung einhergehende „Setzung“ wirklich „sitzt“.

„Die grundlegende Überlegung dieser Methode ist, daß in einem sozialen System alles gezeigte Verhalten immer (auch) als *kommunikatives Angebot* verstanden werden kann: Verhaltensweisen, Symptome, aber auch die unterschiedlichen Formen von Gefühlsausdruck sind nicht nur als im Menschen ablaufende Ereignisse zu sehen, sondern sie haben immer auch eine Funktion in den wechselseitigen Beziehungsdefinitionen.

---

[91] Ein Phasenmodell für eine prozeßorientierte Gesprächspsychotherapie mit depressiv erkrankten Patientinnen und Patienten findet sich bei Swildens 1990, 183 – 198, und Swildens 1991, 84 – 101.

[92] Der Gebrauch des Systembegriffs erfolgt nicht nur zwischen verschiedenen Disziplinen, sondern auch intradisziplinär oft uneinheitlich, gleichsam „ohne System“; für einen groben Überblick vgl. Kießling 1998, 245f.

[93] Vgl. Stierlin 1988, 54 – 65, insbesondere 62 – 64; Rothermel & Feierfeil 1990, 333 – 345; Stierlin & Retzer 1993, 83 – 98, insbesondere 84; von Schlippe & Jochen Schweitzer 1999, 137 – 163.

[94] Vgl. Rothermel & Feierfeil 1990, 334.

Daher kann es interessanter sein, diese kommunikativen Bedeutungen sichtbar zu machen, als den betreffenden Menschen ausführlich nach seinen eigenen Empfindungen zu befragen. Konsequenterweise steht daher auch bei Fragen bezüglich der Symptome im Zentrum, wie jedes Familienmitglied diese versteht, welche Erwartungen und Beobachtungen damit verbunden sind und wie darauf reagiert wird."[95]

Ich versuche diese Überlegung zu konkretisieren. Ein weinendes Gegenüber mag die Frage hervorrufen: „Warum weinen Sie?" oder „Was ist da *in* Ihnen los?" Das sind Möglichkeiten, das Weinen als Ausdruck der betreffenden Person wahr- und ernstzunehmen. Dieser „Ausdruck" läßt sich systemisch aber auch als Botschaft verstehen, die die weinende Person an eine andere Person richtet: Der Mann weint, seine Frau nimmt diese Regung wahr, und der Mann weiß, daß sie sein Weinen wahrnimmt. Eine Frage, die den kommunikativen Charakter[96] dieses Ausdrucks aufgreift, lautet beispielsweise so: „Was denken Sie, was Ihr Weinen für Ihre Frau bedeutet?"

Darüber hinaus sind da oft Dritte, die diese Konstellation miterleben. Der Sohn dieses Paares könnte darum mit folgender Frage konfrontiert werden: „Was meinst Du, was es bei Deiner Mutter auslöst, wenn sie Deinen Vater weinen sieht?"
Das systemische Fragen bringt dem Mann Informationen über die mögliche Bedeutung seines Weinens für seine Frau, diese lernt damit möglicherweise zusammenhängende Absichten ihres Mannes kennen, und beide erhalten eine Rückmeldung ihres Sohnes darüber, wie er die Beziehung seiner Eltern einschätzt: „Mit dieser Fragetechnik entsteht *neue Information* im System."[97]

Das Entdecken neuer Perspektiven, zu dem das systemische Fragen verhelfen kann, dient zugleich der Verflüssigung starrer Muster wie „Entweder – Oder" und „Alles – oder – Nichts", denen ein Kind ausgesetzt ist, das sich für den einen *oder* den anderen Elternteil entscheiden muß, ohne daß ihm mögliche Ambivalenzen zugestanden werden. Diese Verflüssigung zielt auf eine Überführung in ein anderes Muster, in ein „Sowohl – als – auch"[98]. Angesichts zunächst rigider Schwarz-Weiß-Muster liegt die schwierigste und wichtigste therapeutische Aufgabe darin, nicht zur Marionette einzelner Mitglieder einer „Familia melancholica" zu werden[99].

---

[95] von Schlippe & Jochen Schweitzer 1999, 138.
[96] Die „*kommunikative Dimension der Depression*" thematisiert Daniel Hell 1993, IX – XIV, XIII.
[97] von Schlippe & Jochen Schweitzer 1999, 141.
[98] Vgl. Gunthard Weber, Simon, Stierlin & Schmidt 1987, 145.
[99] Vgl. Gunthard Weber, Simon, Stierlin & Schmidt 1987, 146, und Peters 1991, 72f.

Positiv formuliert versuchen systemische Therapeutinnen und Therapeuten, die Struktur und die Dynamik eines Systems bzw. einer Familie zu verstehen und zu verändern, und zwar dadurch, daß sie bisher geltende Regeln verstören und neue Bedingungen für die Möglichkeit zur Selbstorganisation des betreffenden Systems schaffen[100].

Auf Selbstorganisation in allerdings noch größeren Zusammenhängen heben auch sozialpsychologische Konzepte der Hilfe zur Selbsthilfe, der Netzwerkbildung und der Gemeindepsychologie ab: „Die gemeindepsychologische Perspektive zielt auf die Förderung aller Versuche von Selbstorganisation, die die Chancen für neue kollektive Handlungsmöglichkeiten erschließen können."[101] Diese Konzepte sind nicht auf das Ziel einer „gut integrierten Persönlichkeit"[102] ausgerichtet; dieses Ziel erscheint ihnen vielmehr als verwerflich, sofern es dem Individuum jene Balance der Kräfte abverlangt, die in der bestehenden Gesellschaft nicht gegeben ist. Eine Integration wäre also eine falsche Versöhnung mit der unversöhnten Welt und liefe auf eine Identifikation mit dem Angreifer hinaus; sie wäre – mit den Worten Theodor W. Adornos – „bloße Charaktermaske der Unterwerfung"[103]. So einleuchtend mir diese gesellschaftskritische Perspektive erscheint, so untergeordnet ist aber zugleich die Rolle, die sie in der psychologischen Depressionsforschung spielt. Menschen bleiben – Adornos Diktum zum Trotz – praktisch auf solche Integrationsversuche angewiesen, doch dieser Umstand rechtfertigt nicht, diese sozialphilosophische Perspektive und die genannten sozialpsychologischen Konzepte weitgehend zu ignorieren. Eine mögliche Begründung für dieses psychologische Defizit wird an geeigneter Stelle[104] folgen.

Systemische Arbeit mit depressiv erkrankten Menschen erfolgt oft als Familien- oder Gruppenpsychotherapie[105], die über ihren direkten Arbeitszusammenhang hinaus den Blick „in Richtung auf die gesellschaftlich-normativen Kontexte sozialer Unterstützung, deren Instabilitäten, deren Schäden und Unzulänglichkeiten"[106] schärft.

Diese Arbeit geschieht aber auch in Form von Paartherapie: „Bis heute gibt es nur wenige Studien, in denen die Bedeutung paartherapeutischer

---

[100] Vgl. Kießling 2000a, 1221 – 1222. Selbstorganisation meint die Fähigkeit komplexer und offener Systeme zur spontanen Ausbildung neuartiger Strukturen. Diese sind nicht durch Eingriffe von außen determiniert, sondern können als emergente Hervorbringung eines dynamischen (insbesondere psychischen oder sozialen) Systems gelten; vgl. Kießling 2000, 428 – 429.

[101] Keupp 1988, 96.

[102] Adorno 1979, 42 – 85, 65.

[103] Adorno 1979, 66.

[104] Vgl. Abschnitt 3.4.3.1.2 dieser Arbeit.

[105] Vgl. Trouw 1998.

[106] Fiedler 1991, 291.

Angebote für depressive Patienten untersucht wurde. Wurden solche Untersuchungen durchgeführt, dann erwiesen sich die Ergebnisse jedoch regelhaft als sehr ermutigend ... Für die Sinnhaftigkeit paartherapeutischer Angebote sprechen auch unsere Ergebnisse. Bisherigen Therapiestudien zufolge scheinen insbesondere jene Patienten von der Paartherapie zu profitieren, die ihre Depression subjektiv mit Eheproblemen in einen Zusammenhang gebracht hatten. Dabei erweist sich das Ehetherapieangebot insbesondere für *depressive Frauen* als erfolgreicher, während sich – zumindest einer Studie zufolge – für Männer die Einzeltherapie als wirksamer erwies"[107].

Schließlich kann ein systemisches Vorgehen auch in der Einzelpsychotherapie gelingen, die zwar nicht direkt *mit* einem System, aber unter Berücksichtigung systemischer Zusammenhänge arbeiten und auf diese Weise systemische Perspektiven eröffnen kann. So ist die im ersten Schritt des Gangs dieser Arbeit schon genannte Interpersonelle Therapie konzeptionell auf Einzelarbeit ausgerichtet[108]. Sie basiert auf der Grundannahme, „daß die Beziehung zwischen Therapeut und Patient trotz ihrer Besonderheiten sich in ihren wichtigsten Mustern nicht von einer normalen zwischenmenschlichen Beziehung unterscheidet"[109]. Dennoch empfiehlt sich gerade zur Bewältigung interpersoneller Konflikte die Einbeziehung wichtiger Bezugspersonen: „Damit wird in der Regel eine dreifache Zielsetzung verfolgt. Der Therapeut erhält zusätzliche Informationen, gewinnt die Mitarbeit des Partners oder der Familie, und zwischenmenschliche Konflikte oder Kommunikationsstörungen sind leichter zu lösen."[110]

Die Interpersonelle Therapie zielt mit ihrem „Behandlungsschwerpunkt auf die Verbesserung der gegenwärtigen Interaktions- und Kommunikationsmuster des Patienten und seiner Bezugspersonen"[111]. Der therapeutische Prozeß läßt sich idealtypisch dreifach untergliedern[112].

Während der Initialphase geht es um Informationsgewinnung und Symptombewältigung[113].

In der mittleren Therapiephase, die das Herzstück des Prozesses ausmacht, übernimmt die Patientin bzw. der Patient eine zunehmend aktive und verantwortungsvolle Rolle. Zentrale Themen sind dabei (1) die Trau-

---

[107] Fiedler, Backenstraß, Kronmüller & Mundt 1998, 4 – 13, 12. Bei der Studie, auf die die Autoren an dieser Stelle hinweisen, handelt es sich um Beach & O'Leary 1992, 507 – 528.
[108] Vgl. Schramm 1998, 268.
[109] Schramm 1998, 281f.
[110] Schramm 1998, 268.
[111] Schramm 1998, 87.
[112] Vgl. dazu Schramm 1998, 129 – 131.
[113] Vgl. Schramm 1998, 89.

erarbeit[114], also die Auseinandersetzung mit dem Verlust einer wichtigen Bezugsperson, (2) die Bewältigung interpersoneller Konflikte angesichts unterschiedlicher Erwartungen an eine Beziehung[115], (3) Rollenwechsel und Rollenübergänge, die insbesondere dann deprimierend wirken, wenn sie „vom Betroffenen als Verlust erlebt werden“[116], sowie (4) interpersonelle Konflikte, „wenn der Patient in seiner Vorgeschichte sozial verarmt war und überwiegend gestörte oder nicht tragende zwischenmenschliche Beziehungen aufweist. Patienten mit solchen Defiziten haben im Erwachsenenalter möglicherweise nie dauerhafte oder enge Beziehungen erlebt. Solche Patienten, die in ihrer Vorgeschichte extrem sozial isoliert waren, sind im Allgemeinen schwerer gestört als Patienten mit anderen Problemen.“[117]

Die Endphase einer Interpersonellen Therapie dient der Gestaltung des Therapieabschlusses als eines Trauer- und Abschiedsprozesses[118].

In der systemischen Arbeit mit depressiv erkrankten Menschen deuten meine – und nicht nur meine[119] – Erfahrungen auf eine Familiendynamik hin, die mit frühen, oft überhaupt nicht kommunizierten und nur unbewußt repräsentierten Verlusten, daraus resultierenden Delegationen und bisher unaufgelösten Idealisierungen in Zusammenhang steht. Zwei Beispiele[120] mögen verdeutlichen, was mit dieser Dynamik gemeint sein kann.

Frau Emmy E. wurde als viertes von sechs Kindern geboren. Ein vor ihr geborenes Geschwister, ein Junge, war schon als Säugling gestorben. Eine drei Jahre jüngere Schwester starb mit sechs Wochen an den schweren Brandverletzungen, die sie erlitt, als sie ein Heizgerät zu sich ins Bettchen zog. Die Mutter war während dieses schrecklichen Unfalls zwar anwesend, telefonierte aber gerade, so daß sie das Geschehen zu spät bemerkte. Als Frau E. fünf Jahre alt war, nahm sie auf Wunsch der Mutter den Vornamen der verstorbenen Schwester an.

Der Verlust ihres Vornamens symbolisierte auf eindrückliche Weise den Verlust der eigenen Identität. Nie hatte Frau E. das Gefühl, um ihrer selbst willen geliebt zu werden. Die Mutter liebte ein Phantom, und ihre Chance, doch noch etwas zu gelten, sah Frau E. darin, sich mit diesem Phantom zu identifizieren. Sie entwickelte eine paranoide Angst vor der Rache der Mutter, wenn sie deren Wünsche nicht erfüllen würde, z.B. bei der Berufswahl, denn auf der Ebene der unbe-

---

[114] Vgl. Schramm 1998, 149 – 155.

[115] „Ein Beispiel für solch eine unterschiedliche Rollenerwartung ist eine Frau, die erwartet, daß ihr Mann finanziell für sie sorgt, sie jedoch eine Arbeit annehmen muß, um ihre Rechnungen bezahlen zu können. Der Ehemann dagegen erwartet, daß er und seine Frau die finanzielle Verantwortung teilen.“ (Schramm 1998, 156)

[116] Schramm 1998, 170.

[117] Schramm 1998, 179.

[118] Vgl. Schramm 1998, 188 – 190.

[119] Vgl. Will, Grabenstedt, Günter Völkl & Banck 1998, 108 – 111.

[120] Vgl. Will, Grabenstedt, Günter Völkl & Banck 1998, 110f.

wußten Phantasien war die Mutter als mörderisches Objekt repräsentiert, das die kleine Schwester umgebracht hatte.

Noch eine Generation weiter zurück reicht die unaufgelöste Idealisierung eines verstorbenen Familienmitglieds bei Herrn Erwin E., einem 40jährigen, depressiven Lehrer. Seine Mutter hatte als junge Frau ihren fast gleichaltrigen Bruder durch Kriegseinwirkung verloren. Wegen der nun einsetzenden Idealisierung des Bruders wurde dessen ohnehin schon bestehende Bevorzugung gegenüber der Schwester verewigt. Später übernahm dann ihr eigener Sohn – Herr E. – unbewußt die Aufgabe, seiner Mutter den verlorenen Bruder zu ersetzen, womit er zwangsläufig scheitern mußte. Er fühlte sich von Anfang an schuldig am Lebensunglück seiner Mutter, deren Aggression gegen den Bruderrivalen ihn natürlich auch traf. Diese Delegation: „Sei wie er, dafür hasse ich dich dann" ließ ihn sich völlig chancenlos fühlen.

In erschreckender Weise sprechen beide Beispiele jeweils für sich. Sie unterstreichen in unterschiedlicher Art die Bedeutung, die einer familiären Dynamik zukommt – vor allem für die depressiv leidenden Mitglieder eines Systems[121], aber auch für alle anderen Menschen, die darin verwickelt und von der Wucht dieser systemischen Prozesse ebenfalls be- und getroffen sind.

Mit diesen Ausführungen beschließe ich die Darstellung psychologischer Ansätze zur Depressionstherapie und zugleich den gesamten zweiten Schritt im Gang dieser Arbeit. Dabei war ich bestrebt, in der Vielfalt psychotherapeutischer Angebote zentrale Strömungen auszumachen und diese auf ihre Konzeptionen zum Umgang mit depressiv leidenden Menschen hin zu untersuchen. Damit ging der Versuch einher, ein Gegengewicht zu schaffen zu anderen Darstellungen, die mit dem gesamten psychotherapeutischen Spektrum auf mitunter recht einseitige Weise umgehen und dadurch wichtige Ansätze unterschlagen, die bei depressiven Erkrankungen zur Salutogenese beitragen können[122].

---

[121] Vgl. Ludewig 1995, 107ff.

[122] Daß beispielsweise Aaron T. Beck (1986) in dem gemeinsam mit A. John Rush, Brian F. Shaw und Gary Emery verfaßten Buch sich auf kognitive Therapie bei Depression beschränkt, braucht nicht zu verwundern, da der Buchtitel nichts anderes verspricht. Wenn Martin Hautzinger (1998) als bekannter Vorreiter kognitiver Verhaltenstherapie bei Depression sich bei der Darstellung von Möglichkeiten psychologischer Behandlung depressiver Störungen auf kognitive Verhaltenstherapie konzentriert und andere Konzepte kaum (lediglich Interpersonelle Psychotherapie, vgl. Hautzinger 1998, 71 – 74) oder gar nicht anspricht, obwohl der Buchtitel „Depression" Raum auch für andere Ansätze ließe, mag ebenfalls weniger überraschen als beispielsweise die Beschränkung von Constance Hammen (1999, 171 – 197) auf kognitiv-behaviorale und interpersonelle Ansätze oder das Vorgehen von Ulrike Schäfer (1999), die bei der Diskussion von für eine Depression ursächlichen psychologischen Faktoren psychoanalytische Modelle lediglich streift (vgl. Ulrike Schäfer 1999, 34) und bei der Darstellung psychotherapeutischer Behandlungsmöglichkeiten (vgl. Ulrike Schäfer 1999, 55 – 61) ganz ausläßt.

3. „Ich hatte die Psychiatrie nicht dazu benutzt, die Menschen zu Gott zu führen ..." – Interdisziplinarität: Entwicklung von Kriterien eines Dialogs zwischen Psychotherapie und Seelsorge

„Die Nachtschwester hatte liebevoll an meine ‚Christlichkeit' appelliert"[1], schreibt Piet C. Kuiper zur Zeit eines Klinikaufenthaltes. Es plagen ihn heftige Schuldgefühle bei dem Verdacht, daß er seine „Christlichkeit" seinem Narzißmus geopfert haben könnte. „Hatte ich in der Jugend, neben meiner Mutter in der Kirche sitzend, nicht oft genug gesungen: ‚Denn der Herr ist hoch und sieht auf das Niedrige und kennt den Stolzen von ferne'?"[2] Sein Rückblick kulminiert in einem Vorwurf an sich selbst: „Ich war ein Egomane gewesen, ein Narzißt, ich hatte, glaubte ich, mich meines Faches nur zu meinem eigenen Ruhme bedient. Ich hatte die Psychiatrie nicht dazu benutzt, die Menschen zu Gott zu führen."[3]

Doch wer ist (von wem?) dazu legitimiert, die Psychiatrie zu einem anderen (besseren? höheren?) Zweck zu benutzen? In welcher Weise sorgt sich Psychiatrie um die Seele eines Menschen in Seelenfinsternis? Und umgekehrt: in welcher Weise kommt der Seelsorge eine (psycho-)therapeutische Aufgabe zu? Wie verhalten sich Seelsorge und Psychotherapie zueinander?

Ein erster Schritt im Gang dieser Arbeit war der Skizzierung des Stimmungsbildes einer Depression und der Präsentation zentraler pathogenetischer Konzepte gewidmet. Ein zweiter Schritt galt parallel dazu der Salutogenese, also den konzeptionell verschiedenen Vorgehensweisen im Rahmen einer Depressionstherapie. Das in einem vierten Schritt zu entwickelnde Seelsorgekonzept kann sich diesen Vorgaben nun auf unterschiedliche Weise stellen: Darf es die vorwiegend psychologischen Erkenntnisse gleichsam als eine Materiallieferantin oder als einen Selbstbedienungsladen verstehen, aus dem geholt werden kann, wonach einem (Seelsorgekonzept) zumute ist, und in dem es alles zurückläßt, was den eigenen Geschmack nicht trifft und was schwer transportabel erscheint? Oder empfiehlt es sich, um diesen „Laden" einen großen Bogen zu machen und sich davon gänzlich „rein"-zuhalten? Oder gilt es – umgekehrt – alles dankbar anzunehmen und den Forschungs-„Produkten" in Ergänzung zu ihrem psychologischen Wert lediglich noch den (dann noch zu bestimmenden) christlichen „Mehrwert" draufzuschlagen? Oder kann ein Seelsorgekonzept entstehen, das aus dem Kontakt mit nichttheologischen Kenntnissen erst hervorgeht und diesem interdisziplinären Prozeß er-

[1] Kuiper 1995, 102.
[2] Kuiper 1995, 103.
[3] Kuiper 1995, 103.

wächst als eine in sich stehende und daher eigenständige theologische Gestalt?

Um vorschnellen Antworten und solchen Schritten vorzubeugen, die ins Stolpern geraten lassen oder gar zu Fall bringen, widme ich diesen Fragen zur Interdisziplinarität im Gang der vorliegenden Arbeit einen eigenen – dritten – Schritt. Dabei untersuche ich, welche biblisch-historischen (3.1), systematisch- (3.2) und praktisch-theologischen (3.3) Vorarbeiten zum interdisziplinären Dialog zwischen Theologie einerseits und Human- und Sozialwissenschaften, insbesondere Psychologie, andererseits bereits erbracht wurden, um im Konzert mit nichttheologischen Wissenschaften und unter Wahrung der Eigenständigkeit wissenschaftlicher Disziplinen Kriterien zu entwickeln (3.4), die einen solchen Dialog begünstigen und dem Fortgang der Arbeit in ihrem vierten Schritt zugute kommen können.

Ich setze zum dritten Schritt an, indem ich zunächst einen biblisch-historischen Zugang zum Thema zu schaffen versuche.

3.1. Heil und Heilung – ein biblisch-historischer Zugang

Wie lassen sich Psychotherapie und Seelsorge zuordnen, wie gegeneinander abgrenzen? Zielt Psychotherapie auf Heilung der psychischen Verfassung eines Menschen ab, während Seelsorge für das Heil der Seele, für das Seelenheil sorgt? Sind die einen für die Heilung, die anderen für das Heil zuständig? Oder verschiebt sich damit die Frage nach dem Verhältnis von Psychotherapie und Seelsorge nur dahingehend, daß nun zu erörtern wäre, wie sich Heil und Heilung zueinander, miteinander, gegeneinander verhalten? Dazu liegen verschiedene Versuche vor[4], die sich auf biblische und historische Quellen berufen, die ich wie folgt zur Darstellung bringen möchte.

Diese Verhältnisbestimmung leite ich ein, indem ich mich der biblischen Begriffe von Heil und Heilung vergewissere, zunächst in alttestamentlichen (3.1.1), danach in neutestamentlichen (3.1.2) Texten. Im Anschluß daran skizziere ich die weitere historische Entwicklung in der langen Vergangenheit einer Pastoralpsychologie, die erst auf eine recht kurze Geschichte zurückblicken kann (3.1.3).

[4] Vgl. Schrage 1994, 327 – 344.

3.1.1. Heil und Heilung im Alten Testament

3.1.1.1. Grundzüge

Grundzüge der Heilsvorstellung Israels lassen sich dreifach ausmachen[5]: zunächst als *schalom* mit umfassendem Charakter, dann als konkrete Befreiung in der Geschichte und schließlich als eschatologische Größe, auf die sich menschliches Hoffen richtet.

schalom, heute meist reduziert auf „Frieden“ als Gegensatz zu „Krieg“, bezeichnet in biblischem Kontext „einen Zustand (in) der Welt, der als vorbehaltlos positiv bezeichnet werden kann; er kann sich neben dem politisch-militärischen Bereich auch auf die Bereiche des Rechts, des Kultes, der Sozialordnung und sogar der Fruchtbarkeit beziehen. Nur da, wo innerhalb dieser Einzelbereiche, und dann aber auch zwischen diesen verschiedenen Bereichen, eine lebensermöglichende Geordnetheit besteht, kann von *schalom*, ‚Frieden‘ die Rede sein.“[6]

Garant dieses *schalom* ist Jahwe; wenn dieser Frieden dennoch ausbleibt, so erheben sich Klagen, insbesondere des Psalmisten, gegen Gott – mit der Bitte um *schalom*: „Der Kranke von Ps 38, 4 klagt, daß kein *schalom* an seinen Gebeinen sei ... Man wendet sich an Jahwe, weil man weiß, daß er den *schalom* seines Knechtes will (Ps 35, 27) ... Im Danklied wird dementsprechend dann Jahwe gelobt, daß dem Beter die Bitternis zum *schalom* geworden sei (Jes 38, 17).“[7]

Der weit auszulegende *schalom* wird sichtbar, wenn Jahwe konkrete Taten an Mensch und Schöpfung vollzieht. Zu einer spürbaren Erfahrung kann *schalom* im Bereich von Krankheit und Heilung werden: „Die Welt des Göttlichen und der im umfassenden Sinn als ‚Wohlergehen‘ konzipierte *schalom* stehen dergestalt in einem bestimmten Zusammenhang, daß Gott oder die Götter für den *schalom* der Menschen verantwortlich sind. Auf den so als Wohlergehen oder Gesundheit verstandenen *schalom* ist die Tätigkeit des Heilens bezogen.“[8] In seiner Heilung erfährt der oder die Kranke Jahwes *schalom*: „Für Israel gibt es Heil nicht an der Schöpfung vorbei, vielmehr ist das Gelingen der Schöpfung und des Lebens selbst das Heil.“[9]

Unheil besteht im Mangel an schwer entbehrlichen Lebens-Mitteln wie Gesundheit, Land, Nachkommen, Frieden und Freiheit, Heil dagegen in der Fülle dieser Güter, in denen Jahwe selbst sich den Menschen und seiner Schöpfung zuwendet.

---

[5] Vgl. dazu und zum folgenden Hänle 1997, 28ff.
[6] Hans H. Schmid 1983, 605 – 610, hier 605.
[7] Hans H. Schmid 1983, 606.
[8] Niehr 1991, 3 – 17, hier 3.
[9] Kessler 1995, 241 – 442, hier 245.

An dieser Stelle wird zugleich deutlich, wie eng die Grundzüge der Heilsvorstellung Israels miteinander verwoben sind: Heil ist *schalom* in einem umfassenden Sinn – und zugleich das konkrete Befreiungshandeln Jahwes in der Geschichte seines Volkes, das im Exodus-Geschehen seinen Höhepunkt erreicht. In der Befreiung Israels liegende Heilserfahrungen dokumentiert das Buch Exodus in Ätiologien, näherhin in „*Gründungserzählungen* ... des Israel von Jahwe bestimmten, bleibenden Heils: Es soll frei und am Leben bleiben und in Jahwes Dienst stehen. Die Prekärität dieses Heils seitens Israels (Abfall) fängt Jahwe durch seine alle Sünden überwindende gnädige Wesensart auf“[10].

Angesichts der Erfahrungen Israels in exilischer und nachexilischer Zeit erscheint das Heil in zunehmendem Maße im Sinne von Erlösung als eschatologische Größe. So versteht Deuterojesaja die Rückkehr des Volkes aus dem babylonischen Exil als neuen Exodus, dessen Ziel er eschatologisch konturiert, wie Jes 43, 16 – 21 belegt:

„So spricht der Herr, der einen Weg durchs Meer bahnt, einen Pfad durch das gewaltige Wasser, der Wagen und Rosse ausziehen läßt, zusammen mit einem mächtigen Heer; doch sie liegen am Boden und stehen nicht mehr auf, sie sind erloschen und verglüht wie ein Docht. Denkt nicht mehr an das, was früher war; auf das, was vergangen ist, sollt ihr nicht achten. Seht her, nun mache ich etwas Neues. Schon kommt es zum Vorschein, merkt ihr es nicht? Ja, ich lege einen Weg an durch die Steppe und Straßen durch die Wüste. Die wilden Tiere werden mich preisen, die Schakale und Strauße, denn ich lasse in der Steppe Wasser fließen und Ströme in der Wüste, um mein Volk, mein erwähltes, zu tränken. Das Volk, das ich mir erschaffen habe, wird meinen Ruhm verkünden.“

Die Heilshoffnung der exilisch-nachexilischen Prophetie entwickelt sich zwar nicht zu einer vertröstend jenseitigen, jedoch zu einer stark eschatologisch geprägten, die sich ausrichtet „auf einen künftigen Friedenszustand, der nicht nur einen neuen Abschnitt in der Geschichte Israels, sondern den Anbruch einer qualitativ neuen Weltzeit darstellt“[11]. Zukünftigkeit wird also „zur beherrschenden Dimension von Heil und Erlösung“[12]. Heil und Erlösung haben zwar nach wie vor eine „irdisch-geschichtliche Dimension, sprengen aber das von den irdischen Voraussetzungen her Realisierbare bei weitem, so daß der ihnen von Anfang an eigene Charakter des Unerschwinglichen und Wunderbaren gesteigert hervortritt“[13].-

Schließlich beginnt sich im Judentum der ersten Hälfte des zweiten vorchristlichen Jahrhunderts im Zuge einer weiteren „Eschatologisierung“ ein Konzept von Heil und Erlösung auszubreiten, dessen streng endzeitli-

---

[10] Schenker 1985, 609 – 616, hier 611.
[11] Hans H. Schmid 1983, 608.
[12] Kessler 1995, 250.
[13] Kessler 1995, 251.

che Orientierung etwa im Buch Daniel deutlich zutage tritt[14]. Ihm zufolge können Heil und Erlösung nicht mehr wie noch bei Deuterojesaja als neuer Exodus erwartet werden: „Die Erlösungserwartung jener Apokalyptiker ist vielmehr utopisch in einem strengen theologischen Sinn. Mit einer rasanten Folgerichtigkeit erwarten sie alles von einem ‚Ende', dessen Zeitpunkt und Umrisse Gott allein abzusehen vermochte und über das es inhaltlich nur soviel auszusagen gab, daß es eine grundstürzende Veränderung der Machtverhältnisse auf der Erde und unter ihren kosmischen Obsessoren mit sich bringen würde. Denn *Gottes* Herrschaft sollte an diesem ‚Ende' ein für allemal verwirklicht werden."[15]

Nochmals etwa hundert Jahre später etabliert sich schließlich ein messianisch orientiertes Verständnis von Heil und Erlösung, das seinen Niederschlag in den sogenannten Psalmen Salomos[16] findet, die sich ins erste vorchristliche Jahrhundert datieren lassen. Diese tragen weniger utopische Züge und bringen – erstmals in der Überlieferung des Judentums mit derart ausführlichen Details – die Erwartung eines Messias für den Thron Davids zur Sprache[17]. Die Konturen von Heil und Erlösung, welche mit Hilfe dieses Messias herbeigeführt werden sollen, verweisen auf einen restaurativen Vorgang, dem es um die Wiederherstellung einer als ideal erinnerten Vergangenheit geht; und die „Heils*geschichte* behält ihre Würde: die Erlösungshoffnung der Psalmen Salomos rechnet mit einem in der Vergangenheit Israels schon einmal realisierten und von Israel bereits damals als segensreich erfahrenen Heil Gottes"[18].

Heil als *schalom* in einem umfassenden Sinn, Heil als konkretes Befreiungshandeln Jahwes, Heil als eschatologische Größe im Sinne von Erlösung – diese drei Grundzüge charakterisieren Heilsvorstellungen, wie sie im Alten Testament begegnen. Vor diesem Hintergrund wende ich mich nun zentralen hebräischen Begriffen zu, die im Alten Testament für Heil und Heilung stehen, näherhin den Verben *jascha* und *rafa*.

3.1.1.2. Begriffe

jascha

Das hebräische *jascha* findet in der Septuaginta seine häufigste Entsprechung im griechischen *sozein* und umschreibt Gottes rettendes Eingreifen[19]. Etymologisch ist *jascha* mit dem Rechtsleben verbunden, und die-

---

[14] Vgl. Karlheinz Müller 1987, 11 – 41, insbesondere 15 – 23.
[15] Karlheinz Müller 1987, 21.
[16] Zu den Psalmen Salomos vgl. Baier 1982, 1507 – 1510, insbesondere 1509f.
[17] Vgl. Karlheinz Müller 1987, 23 – 27.
[18] Karlheinz Müller 1987, 26.
[19] Vgl. Sawyer 1982, 1035 – 1059, insbesondere 1043f, und Thilo 1989, 56 – 63, insbesondere 59f.

ses Bedeutungsfeld schimmert auch in soteriologischen Zusammenhängen durch: Jahwe ist derjenige, der Menschen endgültig und ganz loskauft, der Arme und Unschuldige nicht im Stich läßt, sondern ihnen Recht verschafft und sie auf diesem Wege erlöst.

Das mit *jascha* bezeichnete rettende Eingreifen Gottes erfolgt zum einen als konkrete Rettung, etwa am Schilfmeer, das als „locus classicus“[20] einer heilsgeschichtlichen Bedeutung von *jascha* gilt: „Mose aber sagte zum Volk: Fürchtet euch nicht! Bleibt stehen, und schaut zu, wie der Herr euch heute *rettet.*“ (Ex 14, 13) *jascha* umschreibt Gottes Eingreifen jedoch auch im Sinne umfassenden Heils, etwa im zweiten Lied vom Gottesknecht:

„Jetzt aber hat der Herr gesprochen, der mich schon im Mutterleib zu seinem Knecht gemacht hat, damit ich Jakob zu ihm heimführe und Israel bei ihm versammle. So wurde ich in den Augen des Herrn geehrt, und mein Gott war meine Stärke. Und er sagte: Es ist zu wenig, daß du mein Knecht bist, nur um die Stämme Jakobs wieder aufzurichten und die Verschonten Israels heimzuführen. Ich mache dich zum Licht für die Völker; damit mein *Heil* bis an das Ende der Erde reicht.“ (Jes 49, 5f)

Dem Begriff *jascha* kommt hier eine stark eschatologisch gefärbte Bedeutung zu; er fungiert als ein Terminus, „der den dramatischen Wandel im status quo aussagt, den nur Gott durchführen kann ... sein gesetzlicher Hintergrund stimmt gut überein mit dem Konzept des Gerichtstages, der wohl einen Zentralpunkt für die jüdische Eschatologie bildete“[21]. Der Begriff bezeichnet „die Rettermacht Gottes, die unserer Welt eine Art ‚Erlösung‘ bringt (die Friede, Sicherheit, Gesundheit, Vergebung, Freude, Leben und Sieg umfaßt), die jedoch eigentlich der göttlichen Sphäre angehört“[22].

rafa

rafa, das in der Septuaginta regelmäßig mit Formen von *iasthai* wiedergegeben wird[23], meint zunächst Befreiung oder Freiheit von Krankheit, besonders eindrücklich in Ex 15, 26: „Wenn du auf die Stimme des Herrn, deines Gottes, hörst und tust, was in seinen Augen gut ist, wenn du seinen Geboten gehorchst und auf alle seine Gesetze achtest, werde ich dir keine der Krankheiten schicken, die ich den Ägyptern geschickt habe. Denn ich bin der Herr, dein *Arzt.*“ Peter Trummer knüpft mit seinen Ausführungen zur Medizin Israels an dieser biblischen Überlieferung an: „‚Denn ich, Jahwe, bin dein Arzt‘ ... heißt die Parole der Frommen, und

---

[20] Sawyer 1982, 1045.
[21] Sawyer 1982, 1059.
[22] Sawyer 1982, 1059.
[23] Vgl. dazu und zum folgenden Brown 1993, 617 – 625.

damit wird nach einer radikalen Auslegung die Medizin, besonders die der Griechen, zumindest in der Theorie, abgelehnt. Entsprechend bescheiden ist daher auch das Repertoire der alttestamentlichen Medikamente. Eine ähnliche Skepsis gegen die Medizin kennen wir übrigens auch aus der römischen Republik, aber bei den Rabbinen hält sie sich viel zäher ... In Israel hat diese Ablehnung der Medizin eine betont religiöse Note"[24], so daß mitunter offensichtlich nachdrücklich für den Arzt und seine Arbeit geworben werden mußte, wie Sir 38, 1 belegt: „Schätze den Arzt, weil man ihn braucht; denn auch ihn hat Gott erschaffen." Herbert Niehr jedoch wendet sich dagegen, diese Aussage von Jahwe als Arzt gegen menschliche Ärzte und die Medizin im Alten Israel auszuspielen: „Hier ist der Sachverhalt ... theologisch vollkommen überinterpretiert und läßt sich nicht als historische Realität in bezug auf das Heilwesen im Alten Israel aufrechterhalten. Daß wir über die Medizin im Alten Israel wenig wissen, hängt mit der Einseitigkeit der atl. Quellen zusammen und ist nicht damit zu erklären, daß es keine Medizin in Israel gegeben habe."[25]

Auch wenn menschliche Ärzte verschiedene Verletzungen heilen konnten, ergibt sich für das Verb *rafa*, daß an fast allen biblischen Belegstellen Jahwe als Subjekt auftritt[26] – wohl weil menschliches Heilen allemal verwiesen bleibt auf die heilende Zuwendung Jahwes, dessen „Heilungs-Monopol"[27] jedoch nicht den Ausschluß menschlich-medizinischer Mittel und Wege bedeutet.

Neben Befreiung von Krankheit bezeichnet *rafa* aber auch Heilung aus Unheilszusammenhängen, in denen sich Jahwes Volk befindet[28]. Dieses Verständnis von Heilung kommt wiederum umfassendem Heil sehr nahe: „Friede, Friede den Fernen und den Nahen, spricht der Herr, ich werde sie *heilen*." (Jes 57, 19) Mit anderen Worten: Das hebräische *rafa*, das meist Jahwe zum Subjekt hat, meint nicht ausschließlich Krankenheilung, sondern umfaßt zugleich die gesamte Heilszuwendung.

3.1.1.3. Zusammenfassung

Zusammenfassend ergibt sich, daß sich Heil für Israel zunächst in menschlichem Wohlergehen realisiert. Heil wird „in glücklichen Schicksalen von Familie und Individuum im Bereich von Gesundheit und wirtschaftlicher Subsistenz als Schutz verwandtschaftlich-solidarischer Gottheit(en) erfahren. Segen als Leben, Gedeihen und Glück bringende

---

[24] Trummer 1991, 21.
[25] Niehr 1991, 17.
[26] Vgl. Niehr 1991, 3.
[27] Brown 1993, 623.
[28] Vgl. Brown 1993, 617 – 625.

Macht, auf welche Gruppen und einzelne gleich angewiesen sind, um dem Darben und Untergang zu entrinnen, war wohl eine frühe Form von Heilserlebnis."[29]

In prophetischen Traditionen tritt die Unmittelbarkeit der Erfahrung von Heil und Heilung hinter der Negativität der Erfahrung aktuellen Unheils zurück[30], was die eschatologische Prägung der Heilshoffnung stärkt. Vor allem in der Apokalyptik kommt schließlich deutliche Skepsis gegenüber irdischer Erfahrbarkeit von Heil und Heilung auf[31].

Festzuhalten ist, „daß für die Israeliten Heilung als konkrete Realisierung von Heil ausschließlich von Gott erwartet wird. Menschliche Beihilfe erscheint hier zwar nicht ausgeschlossen (etwa im Sinne einer oft angenommenen Ablehnung jeder menschlichen Heilkunst), aber doch von zweitrangiger Bedeutung."[32]

3.1.2. Heil und Heilung im Neuen Testament

3.1.2.1. Grundzüge

Grundzüge einer Skizze von Heil und Heilung im Neuen Testament speisen sich aus alttestamentlichen Bildern. Dies trifft insbesondere für das „Reich Gottes" zu, einem für Jesu Verständnis von Heil und Heilung zentralen Begriff. Die Frage nach dem alttestamentlichen Grund oder Hintergrund der *basileia* Gottes richtet sich auf die Belege des Königstitels für Jahwe und die auf diese Weise dokumentierte Bedeutung seines Königtums. Den wahrscheinlich[33] ältesten literarischen Nachweis bietet

---

[29] Schenker 1985, 609.

[30] Vgl. Hänle 1997, 33.

[31] Im Gegensatz zu einer Vielzahl von Heilungsgeschichten, wie sie im Neuen Testament bezeugt werden, spielen diese im Alten Israel eine vergleichsweise geringe Rolle – möglicherweise auch deshalb, weil „der Mensch" als einzelner gar nicht im Mittelpunkt steht.- Ähnliches gilt für die alttestamentlichen Belege exorzistischer Tätigkeiten. Die These, exorzistische Handlungen seien zur Zeit des Alten Testaments und insbesondere zur Zeit Jesu gängige Praxis gewesen, läßt sich kaum stützen: „Die wenigen Belege sind aus dem Charakter des Exorzismus selbst zu erklären. Denn im Rahmen der Dämonenabwehr ist der Exorzismus die letzte Station ... Vorgängig war es Ziel des sich bedroht fühlenden Menschen, den Dämon durch geeignete Mittel abzuwehren. In der Wahl des apotropäischen Mittels wird sich eine schichtenspezifische Unterscheidung festmachen lassen. Es ist anzunehmen, daß Gruppen, die sich aufgrund ihrer Lebenssituation nicht auf stärker spiritualisierte Weisungen einlassen konnten, wie z.B. den Dämonen durch Gottesfurcht zu begegnen ..., eher auf handgreiflichere Mittel wie Amulette zurückgegriffen haben. Erst wenn diese Mittel versagten, d.h. wenn der Glaube an ihre Wirksamkeit nachließ, worauf politische und ökonomische Repressionen gerade bei der machtlosen Gruppe der Bevölkerung Einfluß haben konnten, war der Exorzist notwendig." (Kampling 1986, 237 – 248, hier 239f; „apotropäisch" sind Zaubermittel, die Unheil abwehren sollen.)

[32] Hänle 1997, 34; vgl. auch Stipp 1995, 1358 – 1359.

[33] Vgl. dazu Zenger 1986, 176 – 189, insbesondere 177.

dazu die Berufungsvision des Propheten Jesaja: „Da sagte ich: Weh mir, ich bin verloren. Denn ich bin ein Mann mit unreinen Lippen und lebe mitten in einem Volk mit unreinen Lippen, und meine Augen haben den König, den Herrn der Heere, gesehen." (Jes 6, 5) Das Königtum steht zunächst für die erfahrbare Tat des geschichtsmächtigen Jahwe – und verändert sich im Laufe der im Alten Testament sich vollziehenden Entwicklung zugunsten einer zunehmenden „Apokalyptisierung". Ihr zufolge läßt sich das Königtum Jahwes immer weniger klar in einer geschichtlich konkret faßbaren Gestalt verorten und immer deutlicher am Ende aller Geschichte erwarten[34].

In der Verkündigung Jesu schließlich wird die *basileia*-Botschaft zum zentralen Inhalt[35]. Das Reich Gottes bezeichnet „die geschichtliche Verwirklichung der Wirklichkeit Gottes als alles bestimmender Macht, aber nicht in der Weise formaler Gottes-Herrschaft, als Reich mit einem übermächtigen Gott als absolutem Herrscher nach dem Modell totalitärer theokratischer Wunschträume, nur eben ins Perfekt hochstilisiert, sondern als eine göttlich-menschliche, himmlisch-irdische Lebenswelt, in der die Qualitäten Gottes zur Lebensqualität menschlicher Verhältnisse geworden sein sollen"[36]. Das Reich Gottes läßt sich letztlich als Selbstmitteilung Gottes im Weltgeschehen verstehen; es wird zum „Paradigma für gesamtmenschliches universales Heil, das – ermöglicht durch den Geist Gottes – menschlicher Anstrengung bedarf, dessen Vollendung aber allein Tat Gottes ist"[37].

Als für sein Verständnis charakteristisch kann gelten, „daß man mit dem Kommen des Reiches Gottes sowohl einen präsentischen als auch einen futurischen Aspekt verband. In diesem Falle kann es nicht mehr verwundern, wenn in einigen Fällen der eine und in anderen der zweite Aspekt betont wird"[38]. Die Rede von der Gegenwart der Gottesherrschaft und die Ansage ihrer Zukünftigkeit gehören untrennbar zusammen[39]; in der Spannung zwischen ihrem anfanghaften Dasein – „Das Reich Gottes ist da!"[40] – und dem Ausstehen ihrer Vollgestalt liegt jener eschatologi-

---

[34] Vgl. Jacobs 1986, 190 – 196.

[35] Darüber besteht laut Helmut Merklein (1985, 145 – 174, insbesondere 146) ein breiter Konsens in der exegetischen Forschung; vgl. auch die Einschätzung der Verkündigung Jesu durch Marie-Theres Wacker 1991, 382 – 389, hier 385: „Seine Botschaft von der *basileia* Gottes, die zeigt, in welch engem Zusammenhang er Verkündigung Gottes und Bestimmung von Herrschaft sah, stand nach Ausweis der synoptischen Evangelien im Zentrum seines Lebens." Auch Urs Eigenmann (1998, 7) schreibt: „Für den christlichen Glauben, der sich konsequent an Jesus von Nazaret und dessen Botschaft und Praxis orientiert, ist *Reich Gottes* ohne Zweifel *der* fundamentale Schlüsselbegriff."

[36] Seckler 1988, 257 – 282, hier 269.

[37] Bußmann 1991, 389 – 402, hier 401.

[38] Nielsen 1987, 43.

[39] Vgl. Lindemann 1986, 196 – 218, insbesondere 205.

[40] Meinrad Limbeck macht in seiner Abschiedsvorlesung an der Universität Tübingen am 9. Februar 2000 nachdrücklich darauf aufmerksam, daß in der griechischen Sprache das Per-

sche Vorbehalt, den zu unterlaufen oder zu überspringen nicht menschenmöglich ist.

Ausgehend von der *basileia* als der Mitte der heilenden Verkündigung Jesu[41] lassen sich einige zentrale neutestamentliche Begriffe für Heil und Heilung in ihrer Bedeutung erschließen.

3.1.2.2. Begriffe

sozein* und *ryesthai

Der ins Griechische transkribierte Name Jesu entstammt etymologisch dem hebräischen *jascha*; auf diesen Zusammenhang weist Mt 1, 20b – 21 hin: „Josef, Sohn Davids, fürchte dich nicht, Maria als deine Frau zu dir zu nehmen; denn das Kind, das sie erwartet, ist vom Heiligen Geist. Sie wird einen Sohn gebären; ihm sollst du den Namen Jesus geben; denn er wird sein Volk von seinen Sünden *erretten* (< sozein).“ Wie nach dem Alten Testament allein Gott Heil wirkt, so wirkt nach dem Neuen Testament derselbe Gott durch Jesus Christus endgültiges Heil. Eine treffende Lehnübersetzung für „Jesus“ ist daher „Heiland“, ein althochdeutscher Begriff, der unmittelbar nachempfinden läßt, was der Name Jesu ausdrückt[42].

Heil und Rettung im Sinne des hebräischen *jascha* finden, wie bei der Einführung dieses Begriffs bereits erwähnt und in Mt 1, 20b – 21 erneut angedeutet, ihre häufigste Entsprechung im griechischen *sozein*[43], mitunter auch im damit nahezu synonymen *ryesthai*[44]. Beide griechischen Begriffe finden sich beispielsweise in Röm 11, 26: „Dann wird ganz Israel *gerettet werden* (< sozein), wie es in der Schrift heißt: Der *Retter* (< ryesthai) wird aus Zion kommen, er wird alle Gottlosigkeit von Jakob entfernen.“

Im Kontext der Heilungstaten Jesu bezieht sich *sozein* nie auf ein einzelnes Körperglied, sondern auf den ganzen Menschen, etwa in der Begegnung Jesu mit der Sünderin; diese Geschichte schließt wie folgt: „Dann sagte er zu ihr: Deine Sünden sind dir vergeben. Da dachten die

---

fekt von Verben dann zum Einsatz kommt, wenn ein *Zustand* als ein *andauernder* gekennzeichnet werden soll. Das in Mk 1, 15 genannte Verb *eggizein* („nahekommen“) findet dort im Perfekt Verwendung, bezeichnet also einen Zustand, der sich aus dem Nahekommen ergeben hat, kurzum das Da-Sein. In Mk 1, 15 steht also nicht etwa: „Das Reich Gottes ist nahe.“, sondern: „Das Reich Gottes *ist da*!“ (vgl. Limbeck 2000)

[41] „Das Reich Gottes war die Mitte seiner Verkündigung und sein zentrales Anliegen.“ (Eigenmann 1998, 17; vgl. auch Eigenmann 1990, 42ff)

[42] Vgl. Gnilka 1995, 1260 – 1262, und Saller 1995, 1264 – 1265, sowie Karrer 1999, 144 – 156, insbesondere 152f.

[43] Vgl. dazu Larsson 1985, 616 – 622, insbesondere 616.

[44] Vgl. Schrage 1994, 328 und 330.

anderen Gäste: Wer ist das, daß er sogar Sünden vergibt? Er aber sagte zu der Frau: Dein Glaube hat dich *gerettet* (< sozein). Geh in Frieden!" (Lk 7, 48 – 50) *sozein* ist insbesondere „durch die wichtige Wendung *dein Glaube hat dich gerettet* bedeutungsvoll; es soll durch die Wahl dieses Wortes Raum für das Verständnis gelassen werden, daß die heilende Macht Jesu und die rettende Kraft des Glaubens über das leibliche Leben hinausgehen"[45]. Dieser Umstand wird auf eigenwillige Weise dadurch deutlich, daß Jesus diese Wendung in Lk 7, 50 einer Frau zuspricht, ohne daß diese zuvor eine leibliche Heilung erfahren hätte!

Als griechische Verben zur Beschreibung von Heil und Heilung finden sich neben *sozein* und *ryesthai* für „erretten" auch *iasthai* und *therapeuein* für „heilen" im Sinne konkreter Heilungstaten. Mit Jesus verbindet sich ein heilschaffendes Wirken im umfassenden Sinn, denn in zahlreichen Heilungsgeschichten findet sich nicht nur *iasthai*, sondern auch *sozein*, etwa in der Geschichte von der blutflüssigen Frau in Mk 5, 28f: „Denn sie sagte sich: Wenn ich auch nur sein Gewand berühre, werde ich *gerettet* (< sozein). Sofort hörte die Blutung auf, und sie spürte deutlich, daß sie von ihrem Leiden *geheilt* (< iasthai) war." Dennoch umfaßt die Erfahrung eines heilvollen Heute noch nicht die ganze Heilswirklichkeit, wie etwa die Verheißungen der Seligpreisungen deutlich machen, welche in futurischer Rede gestaltet sind: „Selig die Trauernden; denn sie *werden* getröstet werden. Selig, die keine Gewalt anwenden; denn sie *werden* das Land erben. Selig, die hungern und dürsten nach der Gerechtigkeit; denn sie *werden* satt werden ..." (Mt 5, 4ff)

Paulus bestimmt das Heil christologisch[46]. Er spricht nicht allein vom *Tod* Jesu, sondern er stellt wie niemand vor ihm die Art heraus, wie Jesus zu Tode kam: seine *Kreuzigung*. „Denn ich hatte mich entschlossen, bei euch nichts zu wissen außer Jesus Christus, und zwar als den Gekreuzigten." (1 Kor 2, 2) Das „Wort vom Kreuz" (1 Kor 1, 18) ist eine Zumutung all denen, die auf machtvolle Zeichen und eigene Werke oder Menschenweisheit setzen. Das auffälligste Kennzeichen paulinischer Christologie ist ihre starke Konzentration auf Tod und Auferweckung Jesu als „das eigentliche Heilsgeschehen"[47].

Heil meint endgültige Errettung und gehört der Zukunft an, für die Jetztzeit bleibt – immerhin! – die Hoffnung, wie Paulus schreibt: „Ich bin überzeugt, daß die Leiden der gegenwärtigen Zeit nichts bedeuten im Vergleich zu der Herrlichkeit, die an uns offenbar werden soll. Denn die ganze Schöpfung wartet sehnsüchtig auf das Offenbarwerden der Söhne Gottes. Die Schöpfung ist der Vergänglichkeit unterworfen, nicht aus eigenem Willen, sondern durch den, der sie unterworfen hat; aber zugleich gab er ihr Hoffnung: Auch die Schöpfung soll von der Sklaverei

---

[45] Foerster 1990, 989 – 999, hier 990.
[46] Vgl. Schrage 1994, 332f.
[47] Kessler 1995, 299.

und Verlorenheit befreit werden zur Freiheit und Herrlichkeit der Kinder Gottes. Denn wir wissen, daß die gesamte Schöpfung bis zum heutigen Tag seufzt und in Geburtswehen liegt. Aber auch wir, obwohl wir als Erstlingsgabe den Geist haben, seufzen in unserem Herzen und warten darauf, daß wir mit der Erlösung unseres Leibes als Söhne offenbar werden. Denn wir sind *gerettet* (< sozein), doch in der Hoffnung. Hoffnung aber, die man schon erfüllt sieht, ist keine Hoffnung. Wie kann man auf etwas hoffen, das man sieht?" (Röm 8, 18 – 24)

Zur Hoffnung auf umfassendes Heil gehört die Erlösung des Leibes; Heil ist also nicht allein Seelenheil!

iasthai und *therapeuein*

Dies sind die beiden bereits erwähnten Zentralbegriffe, die die Heilungstaten Jesu beschreiben. Dazu zählen – trotz ihrer unterschiedlichen Ausrichtung – sowohl „Therapien" als auch „Exorzismen", wie Gerd Theißen ausführt: „Nicht die Abwesenheit dämonologischer Motive überhaupt charakterisiert die Therapien gegenüber den Exorzismen; charakteristisch ist vielmehr, daß an die Stelle der Kampfmotive Bilder einer heilenden Kraftübertragung treten, Bilder, mit denen wir zweifellos näher bei der aufdämmernden Medizin stehen als mit exorzistischen Machtworten. Es hieße jedoch fremde Kategorien an die Wundergeschichten herantragen, wollte man sie durch ihre Nähe bzw. Ferne zum ärztlichen Handeln unterscheiden. Beide Wundertaten, Exorzismen und Therapien, sind Taten numinosen Vermögens. Der Unterschied ist eine Frage der Akzente: in Exorzismen setzt sich diese Macht antagonistisch durch, das mysterium tremendum überwiegt. In den Heilungen dominiert das mysterium fascinosum, als dessen Kehrseite gewiß auch Zurückweisung und Abweisung erscheint, das jedoch im großen und ganzen anziehenden, ausstrahlenden Charakter hat."[48]

[48] Theißen 1974, 98f; vgl. auch Beyer 1990, 128 – 132, insbesondere 130: „Zwei große Gruppen von Heilungen sind zu unterscheiden, die Austreibung böser Geister und die Beseitigung von körperlichen Gebrechen wie Blindheit, Lahmheit usw. ... Der Kampf mit den Dämonen ist oft ein gewaltiges Ringen der Gotteskraft Jesu mit den satanischen Mächten ... Den Sieg gewinnt Christus nicht durch Mittel, wie sie die Exorzisten seiner Zeit anwandten, *sondern durch sein Wort.* Dies wirkt auch die Heilung von Gebrechen, oft kommt eine Berührung des Kranken ... ein Fassen seiner Hand ... oder die Handauflegung hinzu ... selten die Vornahme bestimmter Handlungen, die ärztlichem Tun zu vergleichen sind"; vgl. auch Löning 1995, 1359 – 1360. Otto Betz (1985, 763 – 768, hier 765) zufolge „fehlen magisch anmutende Praktiken oder geheimnisvoll klingende Beschwörungsworte; insofern ist auch die Bezeichnung ‚Exorzismus' für Jesu Dämonenaustreibungen falsch." In diesem Zusammenhang möchte ich mit Ottmar Fuchs auf ein bisher kaum beachtetes Phänomen in den Geschichten aufmerksam machen, „in denen Jesus den sogenannten Besessenen begegnet. Um aber nicht mißverstanden zu werden, erlauben Sie folgende Vorbemerkung: Selbstverständlich geht es mir in keiner Weise um Gleichsetzung psychisch kranker Menschen mit

Die Heilungstätigkeit Jesu nimmt in den Berichten der Evangelien breiten Raum ein[49]. Jesus „redete ... vom Reich Gottes und *heilte* (< iasthai) alle, die seine *Hilfe* (< therapeia) brauchten“ (Lk 9, 11). Der Rückgriff auf beide griechischen Heilungsbegriffe im selben Geschehen verweist auf den praktisch synonymen Charakter dieser zwei Termini[50]. Zugleich macht gerade dieser Text die enge Verknüpfung der Botschaft vom Reich Gottes mit der jesuanischen Heilungstätigkeit deutlich. Heilungen lassen sich quasi als „Teilsiege der Gottesherrschaft“[51] bezeich-

---

‚vom Teufel Besessenen‘, weder für die Gegenwart noch für irgendeine Vergangenheit. Jede dämonologische Anthropologie, in der man sich zur Zeit Jesu behalf, um die unverständlichen Verhaltensweisen psychisch kranker Menschen als Besessenheit von Dämonen zu erklären, muß vielmehr endgültig verabschiedet werden und darf auch nicht in irgendwelchen exorzistischen Praktiken ihr anachronistisches und destruktives Unwesen treiben ... Wenn Jesus in Menschen, die von der Umgebung noch dazu als Besessene phantasiert und abgewehrt werden, eigentlich psychisch kranken Menschen begegnet, dann erhalten diese Geschichten aus jener diakonischen Perspektive heraus eine Bedeutung, wie sie bislang in der Exegese noch zu wenig entdeckt wurde. Dies trifft vor allem für folgende Beobachtung zu: Ein entscheidendes Merkmal dieser Geschichten stellt nämlich die sogenannte ‚Abwehr‘ dar, in der der Kranke (von der damaligen Ideologie her: der ‚Dämon‘ im Kranken) Jesus anspricht und zugleich höchst brisante zutreffende Aussagen macht. So ruft der Kranke Jesus entgegen: ‚Ich weiß, wer du bist: der Heilige Gottes‘ (vgl. Mk 1, 21ff). Diese psychisch kranken Menschen also haben eine unerwartet aufschlußreiche, inhaltliche Kompetenz in bezug auf die wahre Identität Jesu ... Sie, von denen man inhaltlich in der Gesellschaft am wenigsten erwartet, ‚... wußten, daß er Christus war‘ (Lk 4, 41) ... Jesus stellt ... einen sozialen Kontakt her, in dem der Betroffene so bedeutsam wird, daß durch die pathologische Kommunikation hindurch von ihm etwas Entscheidendes für die Erschließung des Lebens und seiner Zusammenhänge erwartet wird. Erst nachdem der Kranke zu Wort gekommen ist, und erst nachdem Jesus ihm die Richtigkeit seiner Aussagen bestätigt hat, geht Jesus dazu über, den Kranken zu heilen.“ (Ottmar Fuchs 1991, 49 – 78, hier 61f)

[49] „Heilung war konstitutiv für sein Verkündigen und Wirken“, schreibt Roswith Gerloff (1989, 20 – 28, hier 20) zu „Jesus als Heiler“. Auch laut Helge K. Nielsen (1987, 16) „muß es als unwahrscheinlich bezeichnet werden, daß in der kurzen Zeit, um die es hier geht, eine so umfassende Überlieferung über die Heilungstätigkeit Jesu hätte entstehen können, wenn nicht das Heilen ein Teil der Tätigkeit gewesen ist, die der irdische Jesus ausgeübt hat. Es ist m.a.W. schwierig, sich vorzustellen, daß die Heilungstätigkeit einen so hervorragenden Platz in dem überlieferten Jesusbild hätte erhalten können, wie es tatsächlich der Fall ist, wenn dies zugleich ein völlig neuer Zug gewesen wäre im Verhältnis zu dem Bilde von dem irdischen Jesus. Daß die Heilungstätigkeit in dem Jesusbild der Evangelien – besonders der Synoptiker – einen markanteren Zug darstellt, als sie es im Wirken Jesu tat, ist denkbar, nicht aber, daß von einem völlig neuen Zug die Rede ist.“

[50] Dietrich Ritschl favorisiert unter vier verschiedenen Arten des Heilungsverständnisses – Heilung als Selbstheilung, Heilung als Reparatur, Heilung als Akzeptieren von Begrenzungen, Heilung als Neuwerdung von Beziehungen – letztere, wenn es um die Skizzierung biblischer Heilungsprozesse geht; denn dabei „wird Heilung ... als Neugestaltung der Beziehungen zu sich selbst und zu den Mitmenschen verstanden. Im Hinblick auf sich selbst: Heilung hat auch stattgefunden, wenn man gelernt hat, ‚auf gesunde Weise krank zu sein‘ (statt auf kranke Weise gesund – wie es viele ‚Gesunde‘ praktizieren). In der Beziehung zu anderen zeigt sich erst die eigentliche Heilung, die nun nicht primär auf Erkrankung (und deren Behebung), sondern auf das Leben (und seine Gestaltung) bezogen ist. Dieses Verständnis von Heilung führt am ehesten in die Nähe des jüdischen und christlichen Verständnisses von Heil“ (Ritschl 1989, 28 – 34, hier 30).

[51] Oepke 1990, 194 – 215, hier 213.

nen. In diesen Zusammenhang gehört die eindrucksvolle Wendung bei Lk 11, 20: „Wenn ich aber die Dämonen durch den Finger Gottes austreibe, dann ist doch das Reich Gottes schon zu euch gekommen.“[52] Aus diesem wahrscheinlich authentischen Jesuswort[53] läßt sich schließen, daß die Gegenwart Gottes sich mit gegenwärtiger Erfahrung vermittelt, daß die eschatologische Zukunft umfassenden Heils durch Heilung heute zumindest anfanghaft auf uns Menschen zukommen und uns erfahrbar werden kann[54].

3.1.2.3. Nochmals: Grundzüge

Der Anbruch der Gottesherrschaft bedeutet also den Anfang des Endes von Leid und Unheil – und geht zugleich mit einer *Sündenvergebung* einher, wie die synoptischen Überlieferungen etwa zur Heilung eines Gelähmten (Mk 2, 1 – 12 par Mt 9, 1 – 8 par Lk 5, 17 – 26; Joh 5, 14) zeigen: „Die Heilung ist, ähnlich wie die Tischgemeinschaft mit den Sündern, ein äußeres Zeichen für die von Gott angebotene Vergebung der Sünden ... und steht somit an der Stelle, die bei Johannes dem Täufer das Tauchbad im Jordan einnimmt. Aber sie offenbart den Unterschied zwischen dem Wirken des Täufers und der Sendung Jesu, nämlich die sich verwirklichende Eschatologie, da durch die Austreibung der Dämonen die Gottesherrschaft in die vom Bösen beherrschte Welt einbricht ... und die Verkündigung des Evangeliums als einer frohen Botschaft des gegenwärtigen Heils möglich wird“[55]. Dabei versteht es sich keineswegs von selbst, daß das „Heil in der von Jesus heraufgeführten Heilszeit auch die Begnadigung des Sünders umfaßt, denn üblicherweise wurde vom Messias die Beseitigung der Sünder, nicht die Vergebung der Sünden erwartet“[56]. Jesus aber bringt gerade den Sünderinnen und Sündern das Heil, wie exemplarisch Lk 7, 36 – 50 zeigt.

Schließlich erinnere ich nochmals an den Abschluß dieser Perikope zur Begegnung Jesu mit der Sünderin: „Dann sagte er zu ihr: Deine Sünden sind dir vergeben. Da dachten die anderen Gäste: Wer ist das, daß er

---

[52] Die Parallele bei Mt 12, 28 weicht davon an einer Stelle ab: „Wenn ich aber die Dämonen durch den *Geist* Gottes austreibe, dann ist doch das Reich Gottes schon zu euch gekommen.“

[53] Die Untersuchung dieses Jesuswortes „hat für unser Vorhaben zu wesentlichen Ergebnissen geführt. Sie hat nicht nur gezeigt, daß die Aussage mit gutem Grund als ein authentisches Jesuswort gelten kann, sondern sie hat uns auch einen klaren Einblick in Jesu Verständnis seiner exorzistischen Tätigkeit verschafft. Es ist offensichtlich, daß Jesus einen engen Zusammenhang zwischen seinen Dämonenaustreibungen und dem Kommen des Reiches Gottes gesehen hat. In der Heilung der von Dämonen Besessenen manifestierte sich das Reich Gottes als eine machtvolle und gegenwärtige Wirklichkeit.“ (Nielsen 1987, 45)

[54] Vgl. auch Knapp 1995, 1262 – 1264.

[55] Otto Betz 1985, 764; vgl. auch Seils 1985, 622 – 637, insbesondere 631 – 633.

[56] Schrage 1994, 330.

sogar Sünden vergibt? Er aber sagte zu der Frau: Dein Glaube hat dich *gerettet* (< sozein). Geh in Frieden!" (Lk 7, 48 – 50) Neben der Sündenvergebung spielt dort die *Rettung aus Glauben* eine große Rolle, ebenso in der wenig später folgenden Perikope Lk 8, 40 – 56 (par Mt 9, 18 – 26 par Mk 5, 21 – 43), in der die Heilung der blutflüssigen Frau in die Geschichte um die Tochter des Jairus eingebaut ist. Auch hier spricht Jesus zu einer Frau: „Dein Glaube hat dich *gerettet* (< sozein)." (Lk 8, 48) Danach wendet er sich Jairus zu: „Fürchte dich nicht, glaube nur, und sie wird *gerettet werden* (< sozein)." (Lk 8, 50) Die meisten neutestamentlichen Belege machen „Glauben" zur Voraussetzung von Heil und Heilung: Der Sünderin und der blutflüssigen Frau spricht Jesus zu, ihr Glauben habe sie gerettet. Und der Vollzug des Glaubens durch Jairus ist die Voraussetzung für die Rettung seiner todkranken Tochter[57]. Dieser Befund erstaunt, zumal er im Kontrast zu der zur Zeit Jesu üblichen Verhältnisbestimmung von Glauben und Heilung steht: „Denn während in der Umwelt ... und in einem breiten Strom christlicher Wundertradition ... das Wunder dem Glauben vorausgeht und dieser die Folge des Wunders ist, zeigt die synoptische Tradition das genau entgegengesetzte Verhältnis: Der bittende Glaube geht der Wunderheilung voraus und empfängt das Wunder. Darum werden Zeichenforderungen ... und Schauwunder ... strikt abgewiesen, und Jesus vollbringt keine Wunder, wo er auf Unglauben stößt ... Dieses dem Denken der Umwelt und dem breiten Strom späterer christlicher Wundertradition entgegenstehende Verständnis von Glaube und Wunder erklärt sich am ehesten, wenn es im Wirken Jesu selbst seinen Grund hatte. Ein relativ schmaler Strom frühchristlicher Tradition hat dieses Glaubensverständnis weitergetragen ... Der breitere Strom frühchristlicher Wunderüberlieferung sah dagegen im Wunder ein Propagandamittel, das den Glauben hervorrufen oder bestärken soll; wandernde Charismatiker und Thaumaturgen ... dürften wohl vor allem die Träger dieses Verständnisses gewesen sein."[58]

Der Vollzug des Glaubens ist eine Voraussetzung, insofern mit ihm eine Hoffnung auf Heilung trotz allem, also eine Hoffnung trotz aller Erfahrungen von Vergeblichkeit einhergeht[59]; dieses Verhältnis kehrt sich jedoch im Zuge wachsender missionarischer Anstrengungen um:

„Bei Jesus – und weitgehend auch in den synoptischen Evangelien – ist das Verhältnis zwischen Heilung und Glauben in der Weise verstan-

---

[57] „Die Krafttaten Jesu setzen den Glauben an seine Vollmacht notwendig voraus ... ja diesem Glauben kann die Heilung des Patienten geradezu zugesprochen werden" (Otto Betz 1985, 764).

[58] Barth 1992, 216 – 231, hier 224.

[59] „Was ist ein Wunder, das heilt, verändert, verwandelt? Vielleicht läßt es sich so sagen: Wenn das, was ich am sehnsüchtigsten erwarte, dessen Verwirklichung ich mir auch vorstellen kann, mit dem tiefsten Zweifel, es könne sich jemals ändern, zusammentrifft. Möglicherweise ist damit jenes so nackt dastehende Wort Glaube gemeint, was der Jesus der Evangelien den Geheilten anerkennend zuspricht." (Spiegel 1989, 34 – 39, hier 39)

den, daß die Heilung eine ‚Antwort' auf den Glauben ist, der sich als vertrauensvolle Offenheit gegenüber Jesus und der Wirklichkeit, der die Menschen in ihm begegneten, äußerte ... Die Auffassung, der Glaube sei eine Voraussetzung für die Heilung, ist in der Apostelgeschichte nur ausnahmsweise belegt, nämlich 3, 16 und 14, 9, und obendrein bestehen hier noch Zweifel, ob diese Stellen wirklich Parallelen zu der Auffassung bei Jesus und in der Synopse enthalten.

Der in der Apostelgeschichte vorherrschende Gesichtspunkt ist vielmehr ..., daß die Heilungswunder dazu beitragen, Glauben hervorzurufen. Vereinfachend könnte man sagen, die Reihenfolge Glaube → Heilung ist umgekehrt worden zu Heilung → Glaube. Auch das ist ein Beleg dafür, daß die Heilungswunder als ein Missionsaktiv, das als Stütze für die Verkündigung dient, aufgefaßt sind. Meistens wird der Glaube als eine Frucht der Verkündigung bezeichnet, aber die Heilungswunder können dazu beitragen, dieses Ergebnis zu ermöglichen, und in einzelnen Fällen können sie sogar direkt Glauben hervorrufen. Die Auffassung, daß ein Heilungswunder zum Glauben führen kann, tritt in den Berichten über die Heilung des Äneas (9, 32 – 36) und die Auferweckung der Tabitha (9, 37 – 43) durch Petrus deutlich hervor. Alle Bewohner von Lydda und in der Ebene Saron bekehrten sich zum Herrn ..., als sie Äneas geheilt sahen (V. 35), und viele kamen zum Glauben an den Herrn ..., da die Auferweckung der Tabitha in ganz Joppe bekannt wurde (V. 42)."[60]

3.1.2.4. Zusammenfassung und Ausblick

Heilung und Heil sind eng miteinander verwoben; dieser neutestamentliche Befund ist zugleich ein alttestamentlicher. Biblisch verbieten sich daher die folgenden drei Zuordnungen allesamt:

- *Körperliche Heilung vs. Seelen-Heil*: Heilung läßt sich nicht auf ein körperliches Geschehen reduzieren, und umfassendes Heil verträgt keine spiritualistische Engführung[61].
- *Heilung diesseits vs. Heil jenseits*: Eine solche Aufspaltung in heillose Welt und weltloses Heil verhindert, daß Heil sich zeichenhaft in Heilungen verleiblichen, erfahrbar werden kann[62].

---

[60] Nielsen 1987, 183f.

[61] „Heil ist eine Integrität und Wohlergehen der Menschen inkludierende Größe, ist Heil für den totus homo, den ganzen Menschen, nicht bloßes Seelenheil für das Individuum." (Schrage 1994, 330)

[62] „Eine Soteriologie, die das Heil am ehesten als ein geistliches Heil definiert, und eine dualistische Anthropologie, die eine recht scharfe Trennung zwischen Leib und Seele voraussetzt, sind mit der Auffassung, die Jesus vertrat, daß nämlich die Heilung als eine Manifestation der anbrechenden eschatologischen Wirklichkeit zu verstehen sei, nicht gut vereinbar." (Nielsen 1987, 251)

- *Heilung durch den Schöpfer vs. Heil durch den Erlöser*: Am Ende der Geschichte der Heilung eines Taubstummen heißt es von Jesus: „Er hat alles gut gemacht“ (Mk 7, 37). Diese Worte mögen zwar an die Schöpfungsgeschichte erinnern (Gen 1, 31: „Gott sah alles an, was er gemacht hatte: Es war sehr gut.“), aber Heilungen sind zugleich Vorgriffe auf das erlösend Neue (Offb 21, 5: „Seht, ich mache alles neu.“).

Heil und Heilung sind offenbar unlösbar miteinander verquickt; biblisch lassen sie sich nicht trennen, aber sie gehen auch nicht ineinander auf: „Heilung wird von Heil transzendiert und überholt, im doppelten Sinn des Wortes aufgehoben.“[63]

Jesus macht auch seine Jünger zu Trägern seiner heilenden Macht, wie Lk 9, 1f erkennen läßt: „Dann rief er die Zwölf zu sich und gab ihnen die Kraft und die Vollmacht, alle Dämonen auszutreiben und die Kranken *gesund zu machen* (< therapeuein). Und er sandte sie aus mit dem Auftrag, das Reich Gottes zu verkünden und zu *heilen* (< iasthai).“

Die Historizität der Aussendung der zwölf Jünger gemäß Mt 9, 35 – 10, 42 par Mk 6, 6b – 13 par Lk 9, 1 – 6 (bzw. der zweiundsiebzig Jünger in Lk 10, 1 – 16) ist zwar umstritten[64], nach Auskunft von Joachim Gnilka, Ulrich Luz und Helge K. Nielsen jedoch höchstwahrscheinlich[65]. Mit letzterem „läßt sich zusammenfassend der Schluß ziehen, daß die Aussendungstradition mit gutem Grund als ein authentisches Zeugnis dafür angesehen werden kann, daß Jesus seine Jünger in den Dienst einbezogen hat, indem er sie bevollmächtigte, das Kommen des Reiches Gottes zu proklamieren und Heilungen vorzunehmen ... Jesus hat also während seiner irdischen Tätigkeit seine Jünger mit der dargestellten Aufgabe ausgesandt; eine ganz andere Frage ist nun allerdings, ob die

[63] Schrage 1994, 344.

[64] Vgl. Gnilka 1978, 241.

[65] Gnilka beurteilt den markinischen Befund wie folgt: „Die Forderung, ohne jede Ausrüstung auszuziehen, paßt gut zum radikalen jesuanischen Nachfolgegedanken. Aber auch der Auftrag, wie zu künden und zu heilen ist“, ist nach Gnilka (1978, 241) „als echt anzusehen“. Luz (1990, 89) äußert sich in seinem Matthäus-Kommentar ähnlich: „Der urchristliche Wanderradikalismus ist ... nur verständlich als Fortsetzung des Wanderlebens der Jünger mit Jesus. Gerade deshalb darf man hinsichtlich der Echtheit der meisten Logien relativ optimistisch sein: Jesus ist der Initiator einer Bewegung von Wanderradikalen. Jesu Ruf in die Nachfolge ist zu verstehen als Auftrag zur Mitarbeit in der Verkündigung des Reiches Gottes auf der Wanderschaft mit Jesus. Von daher ist die Aussendung gleichsam der Ernstfall der Nachfolge und paßt ausgezeichnet zu Jesus.“- Nach Nielsen (1987, 82ff) spricht einiges dafür, daß die Q-Tradition die älteste ist, unter anderem der Umstand, daß Lukas das in Mk 6, 12 gegebene Umkehrmotiv nicht aufgreift, obwohl er darauf an vielen anderen Stellen großen Wert zu legen scheint (z.B. Lk 3, 3.8; 5, 32; 10, 13; 11, 32; 13, 1 – 5; 15, 7; 16, 30; 17, 3b – 4; 24, 47). Dabei steht „Q“ für die Spruch- bzw. Logien-Quelle, die Matthäus und Lukas gekannt und über Markus hinaus als zweite Quelle genutzt haben; vgl. Busemann & Karlheinz Müller 1985, 29 – 33.

Aussendungsworte dauernde oder nur befristete Gültigkeit besessen haben."[66]

Trotz strittiger Fragen[67] ist darauf hinzuweisen, daß die Aussendungstradition selbst keine zeitlichen Begrenzungen andeutet. Vielmehr erscheint es naheliegend, „daß eine Aussendung mit dem Ziel, zu verkünden, daß das Reich Gottes nahe herbeigekommen ist, und Heilungen auszuführen, welche als proleptische Manifestationen dieses Reiches verstanden sind, Gültigkeit besitzen muß, bis Gott das Reich vollständig und offenbar hat anbrechen lassen. Wir haben daher davon auszugehen, daß Jesus keine andere Grenze für die Gültigkeitsdauer der Aussendung gesehen hat als das endgültige Anbrechen des Gottesreiches."[68]

Dieser Hinweis auf die Fortführung des Handelns Jesu durch die von ihm beauftragten Jünger gewinnt insbesondere vor folgendem theologiegeschichtlichen Hintergrund an Bedeutung. Das heilende Wirken Jesu erfuhr in der Auseinandersetzung mit den Gegnern des Christentums eine spezifische Akzentuierung dahingehend, daß mit den Heilungswundern die göttliche Natur Jesu nachgewiesen werden sollte. Die leidenden Menschen in der Umgebung Jesu erschienen dann nicht mehr als wirkliche Adressaten seines heilenden Handelns, sondern nur noch als Objekte, an denen Jesus seine Göttlichkeit beweisen sollte. Der Heiland wurde gleichsam zum Wunderheiler, und fatale Folgen für das Seelsorgeverständnis in der Nachfolge Jesu liegen auf der Hand. Seelsorge ist unter diesen Bedingungen von heilender Seelsorge dispensiert: „Denn was nur der ‚göttliche Heiland' allein vermag, nämlich zu heilen, das kann nicht Auftrag einer von Menschen zu leistenden Seelsorge sein. Indem das Heilen der göttlichen Natur Jesu zugeschrieben wird, wird Jesus als Vorbild für eine heilende Seelsorge dramatisch entschärft."[69]

Angesichts der bis hierher erarbeiteten Befunde und im Sinne des Konzils von Chalcedon (451)[70] kann es aber theologisch nicht darum

---

[66] Nielsen 1987, 88f.

[67] Vgl. Nielsen 1987, 89f, und Hänle 1997, 54f.

[68] Nielsen 1987, 90.

[69] Isidor Baumgartner 1990, 259; vgl. auch Isidor Baumgartner 1995, 1266; Feilzer 1995, 1361; Spendel 1995, 1264; Isidor Baumgartner 2000, 396 – 409, 405.

[70] Vgl. NR 178 (= Neuner & Roos 1986, 129f): „Folgend also den heiligen Vätern, lehren wir alle einstimmig, daß der Sohn, unser Herr Jesus Christus, ein und derselbe sei. Der eine und selbe ist vollkommen der Gottheit und vollkommen der Menschheit nach, wahrer Gott und wahrer Mensch, bestehend aus einer vernünftigen Seele und dem Leibe. Der eine und selbe ist wesensgleich dem Vater der Gottheit nach und wesensgleich auch uns seiner Menschheit nach, ‚er ist uns in allem ähnlich geworden, die Sünde ausgenommen' (Hebr 4, 15). Vor aller Zeit wurde er aus dem Vater gezeugt seiner Gottheit nach, in den letzten Tagen aber wurde derselbe für uns und um unseres Heiles willen aus Maria, der Jungfrau, der Gottesgebärerin, der Menschheit nach geboren: Wir bekennen einen und denselben Christus, den Sohn, den Herrn, den Einziggeborenen, der in zwei Naturen unvermischt, unverwandelt, ungetrennt und ungesondert besteht. Niemals wird der Unterschied der Naturen wegen der Einigung aufgehoben, es wird vielmehr die Eigentümlichkeit einer jeden Natur bewahrt, indem beide in eine Person und Hypostase zusammenkommen. Wir beken-

gehen, daß Gott Heil und Heilung an der menschlichen Natur vorbei vollzieht, sondern gerade darum, daß Gott Mensch geworden ist, daß Jesus Christus unvermischt und ungetrennt wahrer Gott und wahrer Mensch ist. Heil und Heilung können nicht länger unter Inanspruchnahme einer separatistisch wirkenden Zwei-Naturen-Lehre aus der Seelsorge ausgesperrt werden. Jesu heilendes Handeln lädt zum Nachhandeln ein, er selbst beauftragt damit seine Jünger.

Mit diesem Ausblick in nachbiblische Zeiten leite ich über zu einer historischen Skizze, die die Brücke zwischen biblischem Damals und heilender Seelsorge im pastoralpsychologischen Heute schlagen soll.

3.1.3. Pastoralpsychologie in ihrer langen Vergangenheit und ihrer kurzen Geschichte

Das biblisch dokumentierte Ineinander von Heil und Heilung und ein heutiges Verständnis von Seelsorge, das sich durch ein Sowohl-als-auch von theologisch und psychologisch orientierten Ansätzen auszeichnet, sind nicht durch eine zweitausendjährige Geschichte voneinander getrennt. Vielmehr tun sich zwischen biblischem Zeugnis und heutiger pastoralpsychologischer Arbeit Übergänge auf, die das Damals und das Heute nicht als zwei Seiten eines unüberwindbaren Grabens erscheinen lassen. Es ist das Ziel der nachfolgenden Ausführungen, Pfeiler dieser historischen Brücke zu benennen und damit – zumindest exemplarisch – Spuren einer Pastoralpsychologie zu belegen, die in einer traditionsreichen und langen Vergangenheit wurzeln, noch bevor die vergleichsweise kurze Geschichte der auch als solche bezeichneten Pastoralpsychologie einsetzte.

Bereits in der Zeit der Alten Kirche finden solche in einem weiten Sinne therapeutischen Bemühungen ihren literarischen Niederschlag, und zwar in den sogenannten *Apophthegmata Patrum*[71], also den Sprüchen oder Weisungen der Väter. Diese geben einen Einblick in das Leben der Mönche als Wüstenväter und geistliche Berater, insbesondere im 4. und 5. Jahrhundert nach Christi Geburt. Exemplarisch genannt sei *Abbas Antonios*[72], der im Jahr 251 oder 252 in Mittelägypten geboren und der Überlieferung nach über 100 Jahre alt wurde, also weit ins vierte Jahrhundert hinein wirkte[73]. Die überlieferten Texte zeigen ihn in der Auseinandersetzung mit seinen *logismoi*[74], mit Gedanken und Einfällen, die ihn in Mut-

nen nicht einen in zwei Personen getrennten und zerrissenen, sondern *einen* und denselben einziggeborenen Sohn, das göttliche Wort, den Herrn Jesus Christus ..."

[71] Sprüche der Väter 1963 und Weisung der Väter 1965.

[72] Vgl. Sprüche der Väter 1963, 29 – 40, und Weisung der Väter 1965, 15 – 24.

[73] Vgl. Sprüche der Väter 1963, 249, und Weisung der Väter 1965, 455f.

[74] Vgl. Sprüche der Väter 1963, 29, und Weisung der Väter 1965, 15.

losigkeit und Verwirrung stürzen, und Abbas Antonios selbst führt die Demut und die Gabe der Unterscheidung, die *diakrisis*, an, die ihm in seiner Not zu Hilfe kommen[75]. Während er selbst sich im Kampf mit diversen Anfechtungen schult – von depressiven Anfechtungen war im Zusammenhang mit Martin Luther die Rede –, reift er zu einem Berater heran, der anderen zum geistlichen Vater werden kann. In Anlehnung an die zeitgenössische Christologie rückt die Aufgabe eines solchen geistlichen Vaters in die Nähe einer medizinischen Tätigkeit: „Er ist Seelenarzt, in dessen Behandlung man sich begibt und dem man sich öffnet. Diese Akzentsetzung verdeutlicht das therapeutische Selbstverständnis des Seelsorgers für diese Zeit und diese Gruppe."[76]

Die Auseinandersetzung mit der eigenen Person verleiht dem Seelenarzt allererst die Kompetenz[77], für die *logismoi* eines hilfesuchenden Gesprächspartners Raum zu schaffen und dessen Einfällen – die einem nicht nur einfallen, die einen auch überfallen können – mit gleichbleibend ermutigender Aufmerksamkeit (*nepsis*) zu begegnen. Dies geschieht in der Absicht, daß der hilfesuchende Mensch sich mit all seinen *logismoi* – also ohne eine Vorselektion zu treffen – zeigt und offenbart, bevor die dem Seelenarzt eigene geistliche Gabe der Unterscheidung zum Einsatz kommt.

Bemerkenswert ist überdies, daß die Wüstenväter bereits in der Alten Kirche mit einem griechischen Begriff als *therapeutai* oder als *therapeutides* bezeichnet werden[78]. In der Auseinandersetzung mit „Leidenschaften und Krankheiten der Seele"[79] geht es darum, im Sinne der *Theopoiesis*[80] den Gott Jesu Christi in sich Gestalt annehmen zu lassen; diese „Vergöttlichung des Menschen"[81] wird von der transformierenden Kraft der Gnade gewirkt.

An dieses gleichsam therapeutische Selbstverständnis orientalischer Seelsorger erinnert *Gregor der Große* (540 – 604) in seinem *Regulae Pastoralis Liber*[82]. Die Kunst aller Künste sei die Seelenführung, und Gregor beklagt, daß mancher nicht davor zurückschrecke, sich als Seelenarzt auszugeben, auch wenn er die Regeln (*praecepta*) des geistlichen Lebens nicht aus eigener Erfahrung kenne[83]. Gregor stellt die Bedeutung

---

[75] Vgl. Sprüche der Väter 1963, 31, und Weisung der Väter 1965, 16.
[76] Gärtner 1982, 95 – 101, 96.
[77] Vgl. Gärtner 1982, 96ff.
[78] Vgl. Ball 1979, beispielsweise 26f, 170, 212 und 275.
[79] Lohse 1969, 167.
[80] Vgl. Ball 1979, 206.
[81] Sölle 1990, 111.
[82] Gregorius Magnus 1896, 9 – 128.
[83] „Nulla ars doceri praesumitur, nisi intenta prius meditatione discatur. Ab imperitis ergo pastorale magisterium qua temeritate suscipitur, quando ars est artium regimen animarum. Quis autem cogitationum vulnera occultiora esse nesciat vulneribus viscerum? et tamen saepe qui nequaquam spiritalia praecepta cognoverunt, cordis se medicos profiteri non metuunt" (Gregorius Magnus 1896, 14).

der *compassio* heraus, die eindrücklicherweise „per pietatis viscera"[84] zu vollziehen sei und als lateinisches Kompositum ihr heute gängiges griechisches Pendant vorwegnimmt, nämlich Sympathie und Empathie[85]. Daneben lassen sich aber auch Strömungen nachweisen, die diese Hochschätzung von Selbsterfahrung kontrastieren, etwa bei *Cassian* (ca. 360 – ca. 430 / 435), wenn dieser „die Dinge des geistlichen Lebens in unverkennbarer Weise intellektualisiert und auch rationalisiert"[86].

Über die Alte Kirche und das Mittelalter – auch für diese Epoche gilt, „daß die beratende Seelsorge – insbesondere ihre theologische und psychologische Begründung – ... in Theorie und Praxis von der Kirche gepflegt wurde"[87] – hinaus läßt sich die Entwicklung des Verständnisses von Seelsorge weiterverfolgen, hin zu *Martin Luther* etwa, wenn er in seiner Predigt vom 5. Mai 1538[88] mit starken Worten für ein Seelsorgekonzept plädiert, das heute – mit deutlich geringerem sprachlichem Biß – als annehmende Seelsorge firmiert:

„Und sonderlich sollen hie die, so im Ampt der Kirchen, das ist, Prediger und Seelsorger, sind, lernen, wie sie sich gegen den schwachen und gebrechlichen halten sollen, das sie die auch lernen also kennen, wie Christus uns kennet, das ist, nicht saur und rauch gegen jnen faren mit treiben und poltern oder mit verdamnen, wo es nicht allzeit nach der scherffe zugehet, sondern gelind und seuberlich mit jnen handlen und jre schwacheit tragen, bis sie stercker werden"[89].

Nahezu zeitgleich mit Martin Luther (1483 – 1546) tritt *Ignatius von Loyola* (1491 – 1556) in Erscheinung. Die *discretio spirituum* entwickelt sich in den ignatianischen Exerzitien zu einer Form der Entscheidungsfindung[90]. Der Bericht des Pilgers[91] bezeugt im Rahmen der Schilderung der Pilgerfahrt des Ignatius nach Jerusalem seinen Vorsatz, sich der Hilfe und dem Heil der Seelen zu widmen[92].

---

[84] Gregorius Magnus 1896, 32; im Zusammenhang: „Sit rector singulis *compassione* proximus, prae cunctis contemplatione suspensus, ut et *per pietatis viscera* in se infirmitatem caeterorum transferat, et per speculationis altitudinem semetipsam quoque invisibilia appetendo transcendat, ne aut alta petens proximorum infirma despiciat, aut infirmis proximorum congruens, appetere alta derelinquat" (Hervorhebung durch K.K.). Joseph Funk übersetzt die Wendung „per pietatis viscera" durch „mit einem Herzen voll Liebe" (Gregor der Große 1933, 97).

[85] Dabei bleiben Sympathie und Empathie jedoch zweierlei Qualitäten: Sympathie läßt sich als eine spontane Regung beschreiben, Empathie dagegen als eine absichtsvolle Bewegung.

[86] Bacht 1956, 223 – 261, 252.

[87] Pompey 1986, 179 – 209, 180.

[88] Martin Luther 1970, 316 – 338.

[89] Martin Luther 1970, 337, in buchstabengetreuer Abschrift.

[90] Vgl. Bacht 1956, 223 – 261, insbesondere 246 – 254.

[91] Vgl. Ignatius von Loyola 1956, 71 – 80, sowie Ignatius von Loyola 1990, 60 – 69.

[92] Vgl. Hugo Rahner 1949, 52ff.

Eine weitere Säule der hier exemplarisch nachzuzeichnenden historischen Brücke trägt den Namen des Löwener Theologen *Johannes Opstraet* (1651 – 1720), des Autors von „Pastor bonus" aus dem Jahr 1689[93]. Opstraet sieht das Leitbild eines guten Seelenhirten in Jesus Christus; in diesem Horizont unterzieht er manchen zeitgenössischen Seelsorger der Kritik: „Der Pfründenjäger, der Mann von Welt, der gesellschaftsfähige ‚Bürger' in der Soutane und der geistliche Funktionär können nicht bestehen vor dem, was den wahren Seelenhirten kennzeichnet."[94] Charakteristika eines Pastor bonus sind vielmehr Uneigennützigkeit, Eifer, Bescheidenheit und Demut, Anpassungsfähigkeit an die Hörenden, Vertrauen in die Kraft des Wortes Gottes, gründliche Kenntnis des Evangeliums und das Zeugnis, das er persönlich gibt. Als herausragende Aufgabe der Priesterausbildung sieht Opstraet konsequenterweise die Persönlichkeitsbildung des Seelsorgers an.

Auch *Johann Michael Sailer* (1751 – 1832) betont in seiner in den Jahren 1788 und 1789 in erster Auflage erschienenen dreibändigen Pastoraltheologie[95] die Notwendigkeit der Förderung der Persönlichkeitsentwicklung des Seelsorgers, der auch sich selbst gegenüber Seelsorger sein soll:

„Seelensorge überhaupt ist die entscheidende Stimmung des Gemüthes für die ewigen Angelegenheiten des Menschen.
Seelensorge ist aber *dreyfach*; denn das Wort, Seelensorge, bezeichnet

1) die *persönliche*, die *Selbst-Pflicht* eines jeden Menschen, für seine Seele (für Religion, Tugend, Weisheit, Seligkeit) zu sorgen.
   ‚Jeder sey sein Selbst-Seelsorger!'
   Das Wort, Seelensorge, bezeichnet
2) die *gemeinsame*, die *Nächstenpflicht* eines jeden, für das unsterbliche Heil anderer zu sorgen.
   ‚Jeder sey des andern Seelsorger!'
   Das Wort, Seelensorge, bezeichnet
3) die *Amtspflicht* der *öffentlichen Personen*, die von der Kirche bevollmächtiget und angewiesen sind, für das unsterbliche Heil ihrer Mitmenschen in einem bestimmten Kreise zu sorgen.
   ‚Jeder Geistliche sey Seelensorger in seinem Kreise!'

Diese Seelensorge ist es, die als *Kirchenamt* hier in Betracht kommen kann."[96]

Darüber hinaus formuliert Johann Michael Sailer praxisnahe Regeln einer Seelsorgetätigkeit, die bei ihm als Privatunterricht firmiert – unter

---

[93] Vgl. Schuchart 1972.
[94] Schuchart 1972, 238.
[95] Sailer 1812 (in dritter Auflage).
[96] Sailer 1812, Bd. 1, 9, in buchstabengetreuer Abschrift.

der Überschrift: „Regeln, Warnungen, Kunstgriffe für den Seelensorger als Privatlehrer"[97]. Zu diesen Regeln gehören die folgenden:

- „*Dringe dich und deine Belehrungen niemanden gewaltsam auf.*"[98]
- „*Versäume aber auch aus Trägheit oder Kälte keinen Anlaß, irgend ein Wort zu rechter Zeit zu sagen ...*"[99]
- „*Wenn dich die Fülle christlicher Liebe und Weisheit vertrauenswerth gemacht hat, so darfst du dich auch vor andern vertrauenswerth darstellen, um ihr Zutrauen gewinnen, und sie aufmerksam und belehrsam machen zu können.*"[100]
- „*Suche die Gemüthsart, Talente, Eigenschaften, Launen, Umstände, Bedürfnisse, Angelegenheiten* der Person kennen zu lernen, der du Privatunterricht verschaffen willst, um ihn darnach einrichten zu können."[101]
- „*Vergleiche sorgfältig deine eigenen Kräfte, Gaben, Einsichten mit deinem Vorhaben*, und lehne lieber den Privatunterricht von dir ab, und wälze die Last desselben auf tüchtigere Personen, als daß du dich der Gefahr aussetzest, das Vertrauen der Gemeine durch Anmassung einer Weisheit, die dir fehlt, zu verlieren. Ärzte, die *überall* helfen können, und Gelehrte, die *alles* wissen, haben weder das rechte Wissen, noch die rechte Gabe, zu helfen."[102]
- „*Bey jedem Privatunterricht, er werde schriftlich oder mündlich ertheilet* (und bey dem schriftlichen ungleich mehr), *wäge sorgsam jedes Wort ab ...*"[103]
- „*Nimm strenge Rücksicht auf Zeit und Ort, um nicht die Absicht des Privatunterrichtes zu verfehlen.*"[104]
- „*Bewaffne dich mit göttlicher Geduld ...*"[105]
- „*Suche dir den Ton der Milde und des Ernstes, den herz-anfassenden und herz-gewinnenden Ton des evangelischen Lehrers ... eigen zu machen ...*"[106]
- „*Laß keine Nebenabsicht, wenn sie noch so gutmeynend wäre, in dir Raum und Herrschaft gewinnen.*"[107]
- „*Sey vorsichtig bey jedem Privatunterrichte, daß er dich nicht in die weltlichen Händel verflechte.*"[108]

---

[97] Sailer 1812, Bd. 2, 365, in buchstabengetreuer Abschrift.
[98] Sailer 1812, Bd. 2, 366, in buchstabengetreuer Abschrift.
[99] Sailer 1812, Bd. 2, 367, in buchstabengetreuer Abschrift.
[100] Sailer 1812, Bd. 2, 368, in buchstabengetreuer Abschrift.
[101] Sailer 1812, Bd. 2, 369, in buchstabengetreuer Abschrift.
[102] Sailer 1812, Bd. 2, 369, in buchstabengetreuer Abschrift.
[103] Sailer 1812, Bd. 2, 370, in buchstabengetreuer Abschrift.
[104] Sailer 1812, Bd. 2, 370, in buchstabengetreuer Abschrift.
[105] Sailer 1812, Bd. 2, 371, in buchstabengetreuer Abschrift.
[106] Sailer 1812, Bd. 2, 371, in buchstabengetreuer Abschrift.
[107] Sailer 1812, Bd. 2, 371f, in buchstabengetreuer Abschrift.
[108] Sailer 1812, Bd. 2, 372, in buchstabengetreuer Abschrift.

- *„Um im Privatunterrichte desto leichter zum Ziele zu kommen, setze dein Gemüth jedesmal in die Fassung der Stille und Besonnenheit ...*"[109]
- *„Wenn der Privatunterricht in den Ernst der brüderlichen Correction übergeht: so halte dich strenge an die evangelischen Gesetze eben dieser brüderlichen Correction.*"[110]
- „Um überall auf das Eine Große hinauszukommen, so setze ich noch bey: *Ohne Liebe kein Privatunterricht, wie er seyn sollte.*"[111]
- *„Nicht nur soll Liebe die Seele des Privatunterrichtes seyn in Hinsicht auf die Person dessen, der den Unterricht giebt, sondern auch in Hinsicht auf den Inhalt des Unterrichtes.*"[112]
- *„So sey denn die Grundlehre des Predigers auch die Grundlehre des Privatlehrers.*"[113]

Ein Zeitgenosse Johann Michael Sailers ist der Würzburger Moral- und Pastoraltheologe *Anton Joseph Roßhirt*[114] (1746 – 1795), der seine Antrittsvorlesung wie folgt überschreibt: „De psychologia cum theologiae moralis studio conjugenda"[115]. Darin vertritt er die folgende These: „... pertinet huc etiam studium Psychologiae, quo nihil Theologo utilius, nihil necessarium magis dici potest"[116]. Nichts also sei für einen Theologen wichtiger, nichts notwendiger als das Studium der Psychologie, und weiter gibt er zu erkennen: „Wer den Willen der Menschen lenken und sie zur Tugend führen wolle, müsse die Gesetze kennen, denen das menschliche Gemüt in seinen Handlungen folge."[117]

Das schon bei den Wüstenvätern auftauchende und etwa bei Gregor dem Großen erneut gezeichnete Bild des Seelenarztes scheint sich historisch weiter durchzuhalten – bis hin zur ausdrücklichen Ausbildung einer sogenannten *Pastoralmedizin*[118]. So „läßt sich zur Entwicklung der Pastoralpsychologie im 17. und 18. Jahrhundert sagen: sie ist unter dem Namen Pastoralmedizin, Pastoralanthropologie oder Pastoralpsychiatrie bereits faktisch anzutreffen, insbesondere im Blick auf die Vermittlung psychologischer Kenntnisse für Theologen. Ihr praktischer Aspekt, die Befähigung zur Seelsorge für leidende Menschen, wird klar vertreten im Rahmen der Pastoraltheologie. Solange die klare und deutliche Ausdifferenzierung und Ausgliederung der Psychologie als eigenständige Wissenschaft aus der medizinischen Physiologie und Psychiatrie auf der einen

---

[109] Sailer 1812, Bd. 2, 373, in buchstabengetreuer Abschrift.
[110] Sailer 1812, Bd. 2, 373, in buchstabengetreuer Abschrift.
[111] Sailer 1812, Bd. 2, 374, in buchstabengetreuer Abschrift.
[112] Sailer 1812, Bd. 2, 375, in buchstabengetreuer Abschrift.
[113] Sailer 1812, Bd. 2, 380, in buchstabengetreuer Abschrift.
[114] Vgl. Stelzenberger 1932, 268 – 295, insbesondere 278 – 286, sowie Stelzenberger 1937.
[115] Stelzenberger 1937, 25, Anmerkung 8.
[116] Stelzenberger 1937, 25, Anmerkung 9.
[117] Stelzenberger 1937, 25.
[118] Vgl. Pompey 1968 und Pompey 1974.

Seite und aus der philosophischen Anthropologie auf der anderen Seite nicht erfolgt war, konnte auch die Pastoralpsychologie als eine selbständige Teildisziplin der Praktischen Theologie von ihrem Namen her noch nicht vertreten sein. Nominell und faktisch tritt sie seit Anfang dieses Jahrhunderts die Nachfolge der Pastoralmedizin an, die heute keine besondere Ausbildungsrelevanz mehr besitzt."[119]

Auch wenn es schließlich erst im Jahr 1972 zur Gründung der *Deutschen Gesellschaft für Pastoralpsychologie* kommt, hat es – so das Fazit von Heinrich Pompey – „Psychologie im Rahmen von Theologie und seelsorglicher Ausbildung ... deutlich zu allen Zeiten der Geschichte gegeben"[120]. Pastoralpsychologie versteht sich, auch wenn ihre Bezeichnung andere Assoziationen weckt, als eine *theologische* Disziplin. Heute sieht sich Pastoralpsychologie als eine Grunddimension[121] Praktischer Theologie oder als der Zweig der Praktischen Theologie, der christlich-kirchliche Praxis psychologisch und theologisch untersucht und fördert[122]. Gerade das Aufkommen von Psychologie und Psychotherapie hält Praktischer Theologie quasi einen Spiegel vor – und weckt den Wunsch, darin sich selbst wiederzuentdecken, also wiederzuentdecken, daß die heilende Begleitung von Menschen in Lebenskrisen und ihre Befreiung die ureigene Sache Praktischer Theologie ist. Die gleichsam fremdprophetische Anfrage, die Psychologie und Psychotherapie auf dem Wege der Pastoralpsychologie an die Praktische Theologie sowie an christlich-kirchliche Praxis richten, fordert letztere zu einem pastoralpsychologisch verantworteten Handeln auf, in welchem beides jesuanisch zusammengehört: „das Reich Gottes zu verkünden und zu heilen"[123], wie es in Lk 9, 2 heißt. Mit Pastoralpsychologie verbindet sich die Einladung an einzelne, an Paare, an Familien, an Gruppen und Gemeinden, ihr Leben mit dem Evangelium so in Austausch zu bringen, daß sie ihr Leben als Geschichte Gottes mit ihnen lesen können. Dabei beschränkt sich pastoralpsychologische Praxis nicht auf die unersetzliche heilend diakonische Arbeit in Beratungsgesprächen; vielmehr kommt sie als Heilen und Befreien auch in gemeindlichen Gruppen, in politischer Diakonie, in Verkündigung und Liturgie zum Tragen. Weil pastoralpsychologisches Handeln in diakonischer, verkündigender und liturgischer Gestalt die Handelnden selbst unentrinnbar ins Spiel bringt, widmet Pastoralpsychologie ihnen ihre besondere Aufmerksamkeit[124].

---

[119] Pompey 1978, 412 – 423, 418.

[120] Pompey 1978, 423; vgl. auch Stollberg 1996, 173 – 188.

[121] Vgl. Heribert Wahl 1990, 41 – 61

[122] Vgl. Isidor Baumgartner 1990, 54 – 56.

[123] Jesu Handeln ist „Gottesauslegung, Frohbotschaft in Tatsprache und Vollgestalt" (Isidor Baumgartner 1992, 47).

[124] Dieser Umstand schlägt sich deutlich in der Struktur des Handbuchs der Pastoralpsychologie nieder, wenn dieses sich auf den Seiten 133 – 284 ausdrücklich den Seelsorgerinnen und Seelsorgern selbst widmet, näherhin ihrer Aus- und Fortbildung (Scharfenberg 1990,

Damit ist der Bogen gespannt, der biblisches Damals – als Heil und Heilung im Alten und Neuen Testament – und pastoralpsychologisches Heute – als Praxis des Heilens und Befreiens – zu überbrücken sucht.

3.2. Theologie im interdisziplinären Dialog – ein systematisch-theologischer Zugang

Sofern Seelsorge auf Heilssorge und Psychotherapie auf psychische Heilung zielt, läßt der Befund einer unvermischten und ungetrennten Zusammengehörigkeit von Heil und Heilung in der Seelsorge nicht zu, zwischen Psychotherapie und Seelsorge, auch wenn sie unvermischt bleiben sollen, einen separatistischen Keil zu treiben. Über den biblischen Befund hinaus zeigt auch die Skizze historischer Entwicklungen bis hin zur heute lebendigen Pastoralpsychologie ein Zusammenspiel von theologischen und psychologischen Kompetenzen, auch wenn im engeren Sinne psychologische Erkenntnisse erst mit der Begründung der Psychologie als einer eigenständigen Disziplin vorliegen, die sich in der Neuzeit allmählich herausbildete und in die Gründung eines ersten psychologischen Laboratoriums im Jahr 1879 an der Universität Leipzig mündete[125]. Diese Ausdifferenzierung in unterschiedlich definierte Wissenschaftsbereiche ist die Bedingung dafür, daß überhaupt Gespräche über die Grenzen einzelner Disziplinen hinaus in Gang kommen können; diese Ausdifferenzierung schafft aber zugleich den Bedarf, für solche interdisziplinäre Gespräche Kriterien zu entwickeln, die diese in Gang zu bringen und voranzutreiben vermögen.

Mit der Herausbildung neuzeitlicher Wissenschaften und deren Bedeutung für Theologie und Kirche befaßt sich in jener Zeit das Erste Vatikanische Konzil (1870). Im nachfolgenden systematisch-theologischen Zugang zu Fragen der Interdisziplinarität setze ich darum bei diesem Konzil an (3.2.1), zumal an dessen Dokumenten schließlich das Zweite Vatikanum anknüpft, wie ich zeigen werde (3.2.2). Zu dessen wichtigsten zeitgenössischen Theologen und Beratern gehört Karl Rahner, der sich in einschlägigen Schriften auch in nachkonziliarer Zeit mit möglicher Interdisziplinarität von Theologie und sogenannten profanen Wissenschaften, wie er summarisch formuliert[126], auseinandersetzt – auf eine Weise, die vielleicht noch heute orientierend wirken kann. In dieser Hoffnung räume ich der Auseinandersetzung mit seinem Denken einigen Platz ein (3.2.3).

---

135 – 152; Hammers 1990, 153 – 180; Ladenhauf 1990, 181 – 194; Baßiere 1990, 195 – 213) sowie ihrer Identität, ihrer Spiritualität und ihrem Wachstum (Schaupp 1990, 215 – 232; Heyer 1990a, 233 – 246; Wunibald Müller 1990, 247 – 263; Schulz 1990, 265 – 284).

[125] Vgl. Wesley 1987, 734 – 749.

[126] Vgl. Peitz 1998, 127, insbesondere Anmerkung 4.

Auf Wegen, die die bis hierher eingeschlagenen weiterführen, befindet sich Clodovis Boff (3.2.4). Mit seinem Buch „Theologie und Praxis“[127] versucht er zum Gelingen eines theologisch-sozialwissenschaftlichen Dialogs beizutragen. Darin beruft er sich, wie ich zeigen werde, mehrfach ausdrücklich auf Karl Rahner.

Daraus resultiert nun ein systematisch-theologischer Beitrag zum dritten Schritt im Gang dieser Arbeit, der beim Ersten Vatikanum ansetzt, zum Zweiten Vatikanum sowie zum Konzilstheologen Karl Rahner weiterführt und schließlich in eine kritische Auseinandersetzung mit Clodovis Boff eintritt – mit dem Ziel einer ersten vorläufigen Kriterienbildung zugunsten eines interdisziplinären Dialogs (3.2.5).

3.2.1. Vatikanum I: Gott als Quelle von Glauben und Vernunft

Erst die neuzeitliche Ausdifferenzierung des wissenschaftlichen Lebens macht interdisziplinäre Gespräche, Abgrenzungen und Öffnungen überhaupt möglich. Zu Möglichkeiten und Grenzen solcher Interdisziplinarität trägt im Verhältnis zwischen theologischen und nichttheologischen Wissenschaften eine Verhältnisbestimmung zwischen Glauben und Vernunft bei. Eine solche liegt in der Konstitution „Dei Filius“ des Ersten Vatikanum vor. Damit greift das Konzil eines der wichtigsten theologischen Themen des 19. Jahrhunderts auf[128]. Kapitel 4 dieser Konstitution ist mit „Glaube und Vernunft“ überschrieben[129]. Sie dokumentiert, daß sich das Konzil den Herausforderungen stellt, die mit den neuzeitlichen Wissenschaften auf Theologie und Kirche zukommen. Einleitend geht dieses Kapitel von einer zweifachen Erkenntnisordnung aus, „verschieden nicht nur in der Erkenntnisfähigkeit, sondern auch in ihrem Gegenstand“[130]. Die Verschiedenheit in der Fähigkeit resultiert daraus, daß Erkennen in der einen Ordnung mit natürlicher Vernunft möglich wird, in der anderen Ordnung dagegen mit göttlichem Glauben. Die Verschiedenheit im Gegenstand rührt daher, daß außer dem, was die natürliche Vernunft erfassen kann, „uns ... in Gott verborgene Geheimnisse zu glauben vorgelegt werden, die nie in den Bereich unseres Erkennens kämen, wenn sie uns nicht von Gott geoffenbart wären“[131].

Doch „Dei Filius“ beschreibt nicht nur eine zweifache Erkenntnisordnung, sondern stellt auch heraus, daß beide Seiten einander nicht widersprechen können – mit der Begründung, daß Gott gleichsam die Quelle von Glauben *und* Vernunft ist: „Wenn auch der Glaube über der Vernunft

[127] Boff 1986.
[128] Vgl. Peitz 1998, 38.
[129] NR 38 – 44 (= Neuner & Roos 1986, 47 – 51).
[130] NR 38 (= Neuner & Roos 1986, 47f, hier 47).
[131] NR 38 (= Neuner & Roos 1986, 47f).

steht, so kann es doch zwischen Glaube und Vernunft nie einen wirklichen Widerspruch geben, weil derselbe Gott, der die Geheimnisse offenbart und den Glauben eingibt, der Menschenseele auch das Licht der Vernunft gegeben hat. Gott kann aber sich selbst nicht verleugnen, und die Wahrheit kann der Wahrheit nicht widersprechen."[132]

Für den Fall, daß es dennoch nach Widersprüchen aussieht, hält die Konstitution eine der beiden folgenden Ursachen für wahrscheinlich: „Der bloße Schein eines solchen Widerspruchs stammt *meist* daher, daß die Glaubenswahrheiten nicht im Sinne der Kirche aufgefaßt oder dargelegt wurden oder daß Tagesmeinungen als Sätze der Vernunft ausgegeben werden."[133]

Glaube und Vernunft widersprechen einander jedoch nicht nur nicht, sie stützen einander sogar. „Denn die richtig gebrauchte Vernunft beweist die Grundlagen des Glaubens und bildet, vom Glauben erleuchtet, die Wissenschaft von den göttlichen Dingen aus, während der Glaube die Vernunft vom Irrtum befreit, sie vor ihm schützt und ihr vielfache Erkenntnis mitteilt."[134]

Mit ihrem Konzilsdokument sichert die Kirche menschlicher Kultur und Wissenschaft Achtung und Förderung zu; die Kirche „verbietet auch nicht, daß ... Wissenschaften in ihrem Bereich ihre eigenen Grundsätze und Methoden gebrauchen"[135].

Aus diesen Aussagen spricht insgesamt eine deutliche Wertschätzung der Wissenschaften. Einschränkend sei aber auf zwei Beobachtungen hingewiesen.

Konflikte zwischen Vernunft und Glauben lassen sich aus der Sicht der Konzilsväter „meist"[136] auf Darlegungen der Glaubenswahrheiten, die nicht im Sinne der Kirche vorgenommen wurden, oder aber auf Tagesmeinungen zurückführen, die nicht durch Vernunft gedeckt sind. In diesem Zusammenhang weisen sie ausdrücklich darauf hin, daß „kein Christgläubiger ... Ansichten, die als der Glaubenslehre widersprechend erkannt werden – besonders wenn sie von der Kirche verworfen sind –, als echte Ergebnisse der Wissenschaft verteidigen"[137] darf. Dem Konzil zufolge ist also ein Konflikt zwischen (irrender) Vernunft und (unfehlbarer) Offenbarung denkbar: „Jede Behauptung, die der Wahrheit des erleuchteten Glaubens widerspricht, erklären wir für falsch"[138]. Auch wenn in einschränkender Formulierung lediglich „meist" – und eben nicht ausnahmslos immer – an die beiden genannten Ursachen zu denken ist, wenn scheinbar Widersprüche auftauchen, und folglich Raum für mögliche

---

[132] NR 40 (= Neuner & Roos 1986, 49).
[133] NR 40 (= Neuner & Roos 1986, 49; Hervorhebung durch K.K.).
[134] NR 42 (= Neuner & Roos 1986, 49f).
[135] NR 43 (= Neuner & Roos 1986, 50).
[136] NR 40 (= Neuner & Roos 1986, 49).
[137] NR 41 (= Neuner & Roos 1986, 49).
[138] NR 40 (= Neuner & Roos 1986, 49).

dritte Ursachen bleibt, so zieht das Konzil aber offenbar nicht die Möglichkeit in Betracht, daß ein zutreffendes wissenschaftliches Ergebnis vorliegt, das zur Revision einer bedingten und daher überholbaren theologischen Deutung der Offenbarung Anlaß gibt. Daran wäre unter der Voraussetzung zu denken, daß Wort Gottes und geschichtliches Menschenwort, Offenbarung und menschliche Sprachgestalten nicht miteinander identifiziert werden. Dem Konzil zufolge ist also – zusammenfassend – ein Widerstreit zwischen irrender Vernunft und unfehlbarer Offenbarung denkbar, nicht aber ein Konflikt zwischen einer zutreffenden wissenschaftlichen Erkenntnis und einer falschen Deutung des Offenbarungsgeschehens. Soweit die erste Beobachtung; die zweite resultiert daraus.

Die Auffassung nämlich, daß der Glaube die Vernunft vor Irrtümern schützt und davon befreit, spricht der Glaubenslehre die Rolle einer negativen Norm der Wissenschaften zu; wissenschaftliche Freiheit gelangt dieser Norm zufolge dort an ihre Grenze, wo sie in Widerspruch zur – ihr übergeordneten – Glaubenslehre tritt. Damit allerdings vermag das Konzil sein Ja zur Eigenständigkeit der Wissenschaften nicht ganz konsequent durchzuhalten[139].

Soviel zum Ersten Vatikanum.

3.2.2. Vatikanum II: Autonomie irdischer Wirklichkeiten und profaner Wissenschaften

Das Zweite Vatikanische Konzil (1962 – 1965) knüpft an den Vorgaben des Ersten Vatikanum an, wenn es in seiner Pastoralkonstitution „Gaudium et spes" heißt:

„Die Heilige Synode macht sich ... die Lehre des Ersten Vatikanischen Konzils zu eigen, daß es ‚zwei verschiedene Erkenntnisordnungen' gibt, nämlich die des Glaubens und die der Vernunft, und daß die Kirche keineswegs verbietet, ‚daß die menschlichen Künste und Wissenschaften bei ihrer Entfaltung, jede in ihrem Bereich, jede ihre eigenen Grundsätze und ihre eigene Methode gebrauchen'. Daher bejaht sie ‚in Anerkennung dieser berechtigten Freiheit' die rechtmäßige Eigengesetzlichkeit der Kultur und vor allem der Wissenschaften."[140]

Und auch an anderer Stelle, nämlich bei der Würdigung der Autonomie irdischer Wirklichkeiten, klingt „Dei Filius" deutlich an – nämlich mit der Überzeugung, daß es einen echten Konflikt zwischen Wissenschaft und Glauben gar nicht geben könne:

„Wenn wir unter Autonomie der irdischen Wirklichkeiten verstehen, daß die geschaffenen Dinge und auch die Gesellschaften ihre eigenen Gesetze und Werte haben, die der Mensch schrittweise erkennen, gebrau-

[139] Vgl. Peitz 1998, 38 – 41.
[140] GS 59 (= Karl Rahner & Vorgrimler 1985, 511f, hier 512).

chen und gestalten muß, dann ist es durchaus berechtigt, diese Autonomie zu fordern. Das ist nicht nur eine Forderung der Menschen unserer Zeit, sondern entspricht auch dem Willen des Schöpfers. Durch ihr Geschaffensein selber nämlich haben alle Einzelwirklichkeiten ihren festen Eigenstand, ihre eigene Wahrheit, ihre eigene Gutheit sowie ihre Eigengesetzlichkeit und ihre eigenen Ordnungen, die der Mensch unter Anerkennung der den einzelnen Wissenschaften und Techniken eigenen Methode achten muß. Vorausgesetzt, daß die methodische Forschung in allen Wissensbereichen in einer wirklich wissenschaftlichen Weise und gemäß den Normen der Sittlichkeit vorgeht, wird sie niemals in einen echten Konflikt mit dem Glauben kommen, weil die Wirklichkeiten des profanen Bereichs und die des Glaubens in demselben Gott ihren Ursprung haben. Ja wer bescheiden und ausdauernd die Geheimnisse der Wirklichkeit zu erforschen versucht, wird, auch wenn er sich dessen nicht bewußt ist, von dem Gott an der Hand geführt, der alle Wirklichkeit trägt und sie in sein Eigensein einsetzt. Deshalb sind gewisse Geisteshaltungen, die einst auch unter Christen wegen eines unzulänglichen Verständnisses für die legitime Autonomie der Wissenschaft vorkamen, zu bedauern. Durch die dadurch entfachten Streitigkeiten und Auseinandersetzungen schufen sie in der Mentalität vieler die Überzeugung von einem Widerspruch zwischen Glauben und Wissenschaft."[141]

Hier deutet sich an, daß im interdisziplinären Konfliktfall der Gegensatz nicht zwingend zwischen irrender Vernunft und unfehlbarer Offenbarung zu suchen ist, sondern vielmehr auch die folgende Alternative vorliegen kann: zutreffende wissenschaftliche Erkenntnis – bedingte und daher überholbare theologische Deutung der Offenbarung.

Derselbe Gott ist Schöpfer *und* Erlöser, Herr der Profangeschichte *und* der Heilsgeschichte, und doch wird „in eben dieser göttlichen Ordnung die richtige Autonomie der Schöpfung und besonders des Menschen nicht nur nicht aufgehoben, sondern vielmehr in ihre eigene Würde eingesetzt und in ihr befestigt"[142].

Neben diesem Bekenntnis zu Eigenstand und Eigenständigkeit irdischer Wirklichkeiten und insbesondere profaner Wissenschaften, auch hinsichtlich ihres methodischen Vorgehens, spricht das Konzil explizit einzelne Human- und Sozialwissenschaften würdigend an: „In ihrem Fortschritt geben Biologie, Psychologie und Sozialwissenschaften dem Menschen nicht nur ein besseres Wissen um sich selbst; sie helfen ihm auch, in methodisch gesteuerter Weise das gesellschaftliche Leben unmittelbar zu beeinflussen."[143]

---

[141] GS 36 (= Karl Rahner &Vorgrimler 1985, 482f, hier 482); darauf nimmt auch Schlagheck 1996, 7 – 13, Bezug.
[142] GS 41 (= Karl Rahner &Vorgrimler 1985, 488f, hier 489).
[143] GS 5 (= Karl Rahner &Vorgrimler 1985, 452f, hier 453).

Insbesondere der Förderung von Ehe und Familie können „Fachleute in den Wissenschaften, besonders in Biologie, Medizin, Sozialwissenschaften und Psychologie ... sehr dienen“[144], zumal „die neueren Forschungen der Psychologie .. eine tiefere Erklärung des menschlichen Tuns“[145] bieten, wie es ebenfalls in der Pastoralkonstitution heißt. Und ganz ausdrücklich sollen in der Seelsorge „nicht nur die theologischen Prinzipien, sondern auch die Ergebnisse der profanen Wissenschaften, vor allem der Psychologie und der Soziologie, wirklich beachtet und angewendet werden“[146].

Auch die Förderung von Kindern und Jugendlichen in ihrer Entwicklung soll unter „Verwertung der Fortschritte der psychologischen, der pädagogischen und der didaktischen Wissenschaft“[147] erfolgen, wie es in der Konzilserklärung über die christliche Erziehung „Gravissimum educationis“ heißt. Die „Grundsätze christlicher Erziehung sollen ... durch die neueren Erkenntnisse einer gesunden Psychologie und Pädagogik ergänzt werden“[148], wobei das Dekret über die Ausbildung der Priester „Optatam totius“ allerdings offen läßt, was eine Psychologie zu einer gesunden macht.

Zusammenfassend ergibt sich, daß die Dokumente des Zweiten Vatikanum in der Auseinandersetzung mit dem Verhältnis von Glauben und Vernunft sowie mit der Autonomie irdischer Wirklichkeiten, insbesondere profaner Wissenschaften, an „Dei Filius“ anknüpfen und zu weiterer Klärung offener Fragen beitragen, indem das Konzil die erbrachten Leistungen human- und sozialwissenschaftlicher Forschung, namentlich auch der Psychologie, mehrfach wertschätzt und sogenannten profanen Disziplinen einen Eigenstand zuspricht, der der Eigengesetzlichkeit irdischer Wirklichkeiten würdigend Rechnung trägt.

Daraus ergibt sich konsequenterweise, daß ein Wissenschaftler, etwa ein Theologe, bei der Rezeption ihm fremder, etwa soziologischer oder psychologischer Erkenntnisse mitunter eine Vielzahl an Denktraditionen berücksichtigen und aufarbeiten muß, die in der von ihm befragten Disziplin zusammenlaufen, ohne vorschnell und exklusiv denjenigen Traditionsstrang zu favorisieren, der sich mit der vorgefaßten Position, die er aus seiner eigenen Disziplin mitbringt, am besten verträgt, und ohne diesen Traditionsstrang einer ihm fremden Disziplin in der eigenen Wissenschaft auf- und untergehen zu lassen. Der Respekt vor der Autonomie der Soziologie oder der Psychologie als ganzer und die damit einhergehende Irreduzierbarkeit dieser Disziplinen auf andere Erkenntnisquellen verbieten eine solche Vorselektion und verlangen ein möglichst hohes Maß an Re-

---

[144] GS 52 (= Karl Rahner &Vorgrimler 1985, 504 – 506, hier 505).
[145] GS 54 (= Karl Rahner &Vorgrimler 1985, 507).
[146] GS 62 (= Karl Rahner &Vorgrimler 1985, 515 – 517, hier 515).
[147] GE 1 (= Karl Rahner & Vorgrimler 1985, 336f, hier 337).
[148] OT 11 (= Karl Rahner & Vorgrimler 1985, 302f, 302).

zeptionsneutralität. Eine solche Rezeptionsneutralität resultiert folgerichtig aus den vorliegenden Konzilstexten, sie wird jedoch noch nicht in diesen selbst, sondern erst in der Auseinandersetzung zwischen Praktischer Theologie einerseits und Human- und Sozialwissenschaften andererseits thematisch und virulent; darauf werde ich im Rahmen der Entwicklung von Kriterien eines Dialogs zwischen Psychotherapie und Seelsorge eingehen[149].

3.2.3. Karl Rahner: Theologie im interdisziplinären Gespräch mit profanen Wissenschaften

Da Karl Rahner „zu einem der berühmtesten Theologen während des Konzils“[150] wurde, läßt sich im nahtlosen Anschluß an die Ausführungen zum Zweiten Vatikanum nachzeichnen, welchen Fragen sich Rahner selbst im Zusammenhang mit möglicher Interdisziplinarität von Theologie und „heutigen Wissenschaften“[151] widmet, welche Position er dabei erarbeitet und welche vielleicht weiterführenden Orientierungen aus seinem Schaffen hervorgehen[152].

Für die Auseinandersetzung mit Karl Rahner sprechen seine herausragende Bedeutung für die konziliare und die nachkonziliare Theologie sowie seine nachfolgend genannten Beiträge zum interdisziplinären Gespräch, darüber hinaus aber auch sein durchgängiges pastorales und pastoraltheologisches Interesse, das als treibendes Motiv seiner Denkarbeit gelten kann[153].

3.2.3.1. Interdisziplinarität

Was überhaupt ist denn ein interdisziplinäres Gespräch? Karl Rahner tastet sich unter dem Titel „Die Theologie im interdisziplinären Gespräch der Wissenschaften“[154] an diese Frage auf eine ihm eigene Weise heran: „Daß Menschen miteinander reden, mag selbstverständlich sein, obwohl schon das einfache Gespräch, wo es über vital notwendige Signale hinausgeht, genug Geheimnisse in sich birgt.“[155] Und auch, daß Fachleute einzelner wissenschaftlicher Disziplinen sich miteinander austauschen,

[149] Vgl. insbesondere Abschnitt 3.4.2 meiner Arbeit.
[150] Raffelt & Verweyen 1997, 98.
[151] Diesen Sammelbegriff wählt er in Karl Rahner 1972b, 104 – 112.
[152] Dabei beziehe ich mich auf thematisch einschlägige Schriften, die Karl Rahner *in* und *nach* der Zeit des Konzils verfaßte; zur Entwicklung dieser Fragen bei Rahner noch während der Zeit *vor* dem Konzil vgl. Peitz 1998, 29ff.
[153] Vgl. dazu Abschnitt 3.3.1 meiner Arbeit.
[154] Karl Rahner 1972a, 89 – 103.
[155] Karl Rahner 1972a, 89.

mag noch selbstverständlich sein – unter der Voraussetzung jedenfalls, daß sie sich auch für Forschungsthemen und -gegenstände interessieren, die außerhalb ihres je eigenen Fachbereichs liegen. „Aber die Frage wird dunkel, wenn man wissen will, was man sich gegenseitig bei solchen Gesprächen mitteilt."[156]

Um Licht in dieses Dunkel zu bringen, erörtert Rahner mögliche Entfaltungen von Interdisziplinarität[157].

Eine erste Variante besteht darin, daß die Gegenstandsbereiche zweier Disziplinen sich überlappen. Wenn also ein Wissenschaftler einem Kollegen, der eine andere Disziplin vertritt, Fachwissen zukommen läßt, welches diesen Kollegen als solchen interessiert, so erfährt letzterer dadurch, was er selbst hätte erforschen und infolgedessen wissen können. Interdisziplinär ist ein solcher Austausch aber nicht, wenn jeder Fachvertreter als solcher die mitgeteilten Erkenntnisse auch selbst hätte gewinnen können.

In einer zweiten Variante liegen ebenfalls Gegenstandsbereiche vor, die sich überlappen, aber die wissenschaftlichen Disziplinen beschäftigen sich – anders als in der ersten Variante – unter verschiedenen Formalobjekten mit ihren Gegenständen, die ihrerseits material identisch sein mögen. Das Formalobjekt macht die Perspektive kenntlich, den Blickwinkel, aus dem die jeweilige Disziplin ihren Gegenstand beleuchtet. Angesichts einer solchen Situation verleiht Rahner jedoch seiner Vermutung Ausdruck, daß „die eine Wissenschaft auch bei gemeinsamem Materialobjekt sich für das Resultat einer anderen Wissenschaft, das unter einem anderen Formalobjekt und Verständnishorizont gewonnen worden ist, nur dann interessieren könne, wenn die eine Wissenschaft der anderen subalterniert ist, Teilwissenschaft der anderen ist"[158]. Daraus allerdings entsteht dann wiederum kein interdisziplinäres Gespräch, sofern ein solches die Autonomie der beteiligten Disziplinen voraussetzt.

Eine dritte Variante schließlich sucht einem Pluralismus von jeweils autonomen Wissenschaften gerecht zu werden, der – im Unterschied zur zweiten Variante – keine ihnen übergeordnete Instanz anerkennt, die ihrerseits den einzelnen Disziplinen ihren Platz und ihre spezifischen Aufgaben zuweisen würde. Unter dem Verzicht auf eine den einzelnen Disziplinen vorgängige Grundwissenschaft oder Wissenschaftslehre jedoch vollzieht sich ein Gespräch Rahner zufolge nicht zwischen Wissenschaftlern und Wissenschaftlern, denn als solche würden sie „ihre Autonomie stillschweigend desavouieren, wenn sie sich auf ein interdisziplinäres Gespräch als solches im strengen Sinn einließen"[159]. Unter solchen Bedingungen würden diese Wissenschaftler „gegen ihre Autonomie, die sie für je ihre Wissenschaft in Anspruch nehmen (antimetaphysisch, wie

[156] Karl Rahner 1972a, 89.
[157] Vgl. Karl Rahner 1972a, 89 – 91.
[158] Karl Rahner 1972a, 90.
[159] Karl Rahner 1972a, 91.

sie nun einmal sind), sich eben doch nur als *Menschen* auf ein solches Gespräch einlassen, als welche sie freilich vernünftiger und weiser sind denn als Wissenschaftler"[160]. Das interdisziplinäre Gespräch scheint sich dann „auf ein Gespräch von Menschen als solchen zu reduzieren, die verschiedene Wissenschaften betreiben und sich glücklicherweise noch für etwas anderes interessieren als für ihre je eigene Wissenschaft"[161].

3.2.3.2. Prinzip der Selbstüberbietung einer Wissenschaft ...

Zur Problematik interdisziplinärer Gespräche gehört nach Rahner eine unter „spätbürgerlicher Höflichkeit"[162] verborgene Aggressivität jeder gegen jede andere Disziplin, eine Aggressivität, die auf einen endogenen Expansionismus[163] schließen läßt, also auf die Tendenz, die eigene Wissenschaft zu monopolisieren: „Man müsse vom Ausgangspunkt der eigenen Wissenschaft aus nur genügend weit und mutig ausschreiten, dann komme man auf die Dauer zu allen Orten der menschlichen Existenz und bleibe doch bei seiner eigenen Wissenschaft."[164]

Rahner vermag dem Grund dieser Aggressivität aber auch eine positive Seite abzugewinnen. Denn dieser Beweggrund, der zu endogenem Expansionismus führt und folglich Interdisziplinarität untergräbt, läßt sich umgekehrt auf eine Weise fruchtbar machen, die das Dialoggeschehen zu begünstigen vermag. Rahner geht davon aus, daß trotz des Pluralismus der auf Autonomie bedachten Wissenschaften zu jeder von ihnen – uneingestanden und doch für sie selbst lebensnotwendig – ein Prinzip gehört, welches „sie in das Ganze des menschlichen Bewußtseins hinein aufsprengt"[165] – ein Prinzip folglich, das in jeder Wissenschaft *waltet*, aber von ihr selbst nicht *verwaltet* wird[166]. Es versetzt jede Wissenschaft in die Lage, sich selbst in Frage zu stellen und sich in ihren eigenen Verständnishorizonten zu wandeln, sich gleichsam selbst zu überbieten. Die-

---

[160] Karl Rahner 1972a, 91.
[161] Karl Rahner 1972a, 90f.
[162] Karl Rahner 1972a, 92.
[163] Vgl. Peitz 1998, 82.
[164] Karl Rahner 1972a, 92.
[165] Karl Rahner 1972a, 92f.
[166] „Diese Selbstentfremdung jeder Wissenschaft für sich, und zwar in einem positiven Sinn, scheint mir der Grund für die positive Seite der gegenseitigen Aggressivität unter den Wissenschaften zu sein, die im interdisziplinären Gespräch meist sehr massiv zum Vorschein kommt. Gegen das schlechthin Fremde ist man nicht aggressiv. Wo man aggressiv wird, behauptet man laut eine Verschiedenheit und lebt uneingestanden eine innere Verwandtschaft." (Karl Rahner 1972a, 93; diese Diagnose dürfte etwa auch auf die „berühmte" (Nicht-) Beziehung zwischen Theodor W. Adorno und Martin Heidegger zutreffen, die zu Lebzeiten einander das Gespräch verweigerten; vgl. Mörchen 1981, 13ff, dessen Untersuchung dieser philosophischen Kommunikationsverweigerung der Anbahnung eines postumen Dialogs verpflichtet ist.)

ses Prinzip, das sich sowohl durch seine Zugehörigkeit zur jeweiligen Wissenschaft als auch durch seine Nichtverwaltbarkeit auszeichnet, soll anhand der folgenden Erörterungen eine weitere Verdeutlichung erfahren. Dazu bietet Rahners Bestimmung des Menschen als Wesen der Transzendenz[167] einen geeigneten Ausgangspunkt. Alles menschliche Erkennen gründet im Vorgriff – diesen Terminus entlehnt Karl Rahner bei Martin Heidegger[168] – auf das Sein überhaupt, in einem unthematischen und zugleich unausweichlichen Wissen um die unheimliche Unendlichkeit, der der Mensch in seinem Fragen ausgesetzt ist. Dieses Sein bildet das Woraufhin jeder Transzendenzerfahrung, den Horizont, der jede Erkenntnis allererst ermöglicht. Der Mensch begreift „etwas" nur, wenn er auf „alles", auf das Unendliche vorgreift. Der Horizont kann seinerseits nicht wieder zum Gegenstand der Erkenntnis werden, weil „der Horizont nicht im Horizont selbst gegeben sein, das Woraufhin der Transzendenz nicht wirklich als es selbst innerhalb der Reichweite der Transzendenz hereingeholt"[169] werden kann. Der letzte Maßstab kann nicht noch einmal gemessen, die alles einfangende Weite nicht nochmals eingefangen werden; das Woraufhin der Transzendenz wird zum gänzlich Unverfügbaren. Mit anderen Worten: Der Horizont ist ein *innerliches* Moment jeder Erkenntnis, die notwendig auf ihn ausgerichtet und von ihm geprägt ist; der Horizont steht zugleich *über* jedem Erkenntnisvollzug, kann von ihm nicht gegenständlich gefaßt und verfügbar gemacht werden.

Vom menschlichen Erkennen her läßt sich nun eine Brücke zum Prinzip der Selbstüberbietung einer Wissenschaft bauen. Wie menschliche Erkenntnis nur möglich wird durch einen Horizont, der ihr innerlich zugehört und ihr zugleich unverfügbar ist, so wird die Selbstüberbietung einer Wissenschaft nur möglich durch ein Prinzip, das ihr zugehört und sie zugleich unverwaltbar durchwaltet. Dieses Prinzip gehört zu jeder Wissenschaft als solcher: Den Umstand, daß dieses Prinzip die Wissenschaften „in das Ganze des menschlichen Bewußtseins hinein aufsprengt"[170], nimmt Rahner als Verweis auf „das gemeinsam Humane"[171], welches das interdisziplinäre Gespräch letztlich trage, zumal „im letzten

---

[167] Vgl. Karl Rahner 1976, 42 – 46.

[168] Der Terminus des Vorgriffs läßt an die Verbindung zwischen Martin Heidegger, dem schwäbischen Alemannen aus Meßkirch, und Karl Rahner, dem Freiburger Alemannen, denken (vgl. Muck 1994, 257 – 269, sowie Raffelt & Verweyen 1997, 28ff). Bei Heidegger (1986, 150) heißt es: „Die Auslegung kann die dem auszulegenden Seienden zugehörige Begrifflichkeit aus diesem selbst schöpfen oder aber in Begriffe zwängen, denen sich das Seiende gemäß seiner Seinsart widersetzt. Wie immer – die Auslegung hat sich je schon endgültig oder vorbehaltlich für eine bestimmte Begrifflichkeit entschieden; sie gründet in einem *Vorgriff*." Während Heideggers Vorgriff einen bestimmten begrifflichen Rahmen meint, zielt Rahners Vorgriff jedoch auf das unbegrenzte und noch nicht explizit gefaßte Seinsverständnis.

[169] Karl Rahner 1976, 72.

[170] Karl Rahner 1972a, 92f.

[171] Karl Rahner 1972a, 93.

nicht die Fachwissenschaftler als solche, sondern die Menschen, die Fachwissenschaftler sind, darin miteinander sprechen. Aber wie, wenn sich nun doch wenigstens in einer schwachen Andeutung gezeigt hätte, daß dieses Humane als solches, wenn auch nur in einer ganz eigentümlichen Weise der Zugehörigkeit und der Nichtverwaltbarkeit zugleich zu jeder Wissenschaft als *solcher* gehören würde, natürlich bei jeder in einer nochmals je spezifischen Weise?“[172]

Nur wenn dieses Prinzip einer Wissenschaft *innerlich* zugehört, kann diese sich wirklich *selbst* überbieten; und nur wenn dieses Prinzip einer Wissenschaft unverfügbar bleibt, ist die Gefahr eines endogenen Expansionismus gebannt. Dieses Prinzip begründet also nicht nur eine interdisziplinäre Aggressivität, sondern zugleich Chancen zur Öffnung einer Wissenschaft – daher ergibt sich als Dialogpartner „die Fachwissenschaft als solche und nicht nur der Fachwissenschaftler als Mensch“[173], der auch noch solche Interessen hegt, die die Grenzen seiner Disziplin übersteigen.

3.2.3.3. ... als Verweis auf das interdisziplinär gemeinsame Humane

Wie läßt sich in einem interdisziplinären Gespräch jenes geheimnisvolle Humane pflegen, welches „in den anderen Disziplinen immer da ist, immer auch unausgesprochen wirkt und diese Disziplinen veranlaßt, sich selbst zu überbieten und in Frage zu stellen“[174]?

Rahner konzipiert die Theologie als Anwältin dieses Humanum; sie soll das Humanum als Geheimnisvolles und als wissenschaftlich nicht Verfügbares vertreten. Dabei werden, so fordert Rahner, Theologinnen und Theologen zunächst gegen ihre eigene Disziplin „die ganze Kritik des geheimnisvoll schweigenden Humanum anwenden, des Geheimnisses schlechthin, das alle Wissenschaft erst wirklich human macht“[175]. Eine Theologie, die nach Rahner „in diesem Gespräch sehr bescheiden auftreten muß, viel mehr hören als reden muß, ... wird in diesem Gespräch, wo es notwendig wird, eher jene Theologie im anderen Gesprächspartner anrufen, die in ihm unthematisch, ja vielleicht verdrängt schon am Werke ist“[176]. Diese Anknüpfung an eine implizite Theologie erscheint zulässig, sofern „jeder Mensch im Grunde gar nicht vermeiden könne, ein Theologe zu sein, mindestens unthematisch, wenn man unter Theologie das Bedenken der menschlichen Existenz als ganzer und solcher über alle

[172] Karl Rahner 1972a, 93f.
[173] Peitz 1998, 84.
[174] Karl Rahner 1972a, 96.
[175] Karl Rahner 1972a, 98.
[176] Karl Rahner 1972a, 98. Hansjürgen Verweyen geht es – bis in die Wortwahl hinein parallel zu Rahner (vgl. Peitz 1998, 87f) – darum, „daß die *im* Glauben freigesetzte Vernunft innerhalb der Vernunft *vor* dem Glauben eine Vernünftigkeit enthüllt, die dieser Vernunft selbst zwar verborgen, aber dennoch in ihr am Werke war“ (Verweyen 1991, 61).

regionale Wissenschaftlichkeit hinaus und in deren Verwiesenheit auf das absolute Geheimnis versteht“[177].

Theologie kann, soweit sie durch ihr eigenes Verhalten sich selbst gegenüber glaubwürdig erscheint, als Anwältin der Selbstkritik der Wissenschaften fungieren. Als Anwältin des unbegreiflichen, nicht handhabbaren, nicht manipulierbaren Geheimnisses begehrt sie gegen die jeder Wissenschaft innewohnende Tendenz auf, sich gänzlich autonom und totalitär zu setzen und andere Disziplinen zu unterjochen. Sie hat die Pluralität der Wissenschaften zu verteidigen – „gegen eine Gefahr, die auch heute im Zeitalter des sogenannten Endes der Metaphysik noch nicht gebannt ist, weil statt der Philosophie andere Einzelwissenschaften ein Herrschaftsmonopol über die anderen Wissenschaften anzumelden beginnen“[178].

3.2.3.4. Gnoseologische Konkupiszenz ...

In diesen Zusammenhang führt Rahner den Begriff der Konkupiszenz ein – einen Terminus, den er aus theologischer Anthropologie und Ethik entnimmt[179]. „Konkupiszenz“ steht für die Einsicht, daß ein Mensch „trotz der Einheit seines Bewußtseins und trotz seiner Einheit als Freiheitswesen nicht in der Lage ist, sich als ein von ihm von einem Punkt aus verwaltbares und durchkonstruierbares System zu verstehen, und es eine tödliche Gefahr ist, wenn er dieses scheinbar hohe Ideal einer radikalen Systematisierung seiner Existenz mit ihren Trieben und Antrieben an sich zu reißen sucht“[180]. In ähnlicher Weise ist im Kreis der Wissenschaften eine *gnoseologische* Konkupiszenzsituation zu verzeichnen und gegen die Gefahr zu verteidigen, daß eine Wissenschaft sich absolut setzt in der Meinung, der Schlüssel, den sie führt, passe zu jedem Schloß. Als Hüterin dieser gnoseologischen Konkupiszenzsituation eignet sich die Theologie, sofern sie darauf verzichtet, Ansprüche auch nur im geheimen zu hegen oder gar zu erheben, „die Universalwissenschaft zu sein ..., die alle anderen Wissenschaften nur als ihre Ausgliederungen und ancillae betrachtet“[181]. Den Einwand, daß die Theologie selbst in ihrer Geschichte solche Grenzziehungen mißachtet hat, läßt Rahner zwar gelten, aber, so fügt er hinzu, „man wird ja seiner Schuld nicht ledig, indem man die Aufgabe ableugnet, gegen die man gesündigt hat. Und so meine ich, wird auch die Theologie im interdisziplinären Gespräch jene Grundaufgabe wahrnehmen müssen, die wir ihr eben zugeschrieben haben, und die sie um so

[177] Karl Rahner 1972a, 97.
[178] Karl Rahner 1972a, 99.
[179] Vgl. Schockenhoff 1997, 271 – 274.
[180] Karl Rahner 1972a, 99.
[181] Karl Rahner 1972a, 100.

besser erfüllt, je weniger laut und pathetisch sie von ihr wahrgenommen wird."[182]

3.2.3.5. ... und transzendentale Erfahrung

In seinem Aufsatz „Zum Verhältnis zwischen Theologie und heutigen Wissenschaften"[183] kommt Rahner erneut auf das Problem der gnoseologischen Konkupiszenz zu sprechen, also auf die „Tatsache, daß im Bewußtsein des Menschen ein Pluralismus von Erkenntnissen gegeben ist, der nie adäquat reflektiert und in eine vom Menschen adäquat beherrschbare und durchschaute Einheit integriert werden kann, obwohl keine einzelne Erkenntnis für die richtige Interpretation einer anderen gleichgültig ist"[184]. Die Beschreibung dieser Pluralität als gnoseologische Konkupiszenz deutet an, „daß auf dem Gebiet der Erkenntnis analog dieselben Probleme gegeben sind, die von der traditionellen Theologie nur auf dem Gebiet der Willensantriebe genauer bedacht werden"[185]. Dabei geht Rahner davon aus, „daß jede Wissenschaft per definitionem eine regionale Erkenntnis des Menschen ist" und „daß dies von eigentlicher göttlicher Offenbarung und Theologie nicht gilt"[186]. Eine Wissenschaft versteht sich heute als „eine regionale, eine kategoriale Erkenntnis"[187], bedenkt aber nicht „die eine Subjektivität des Wissenschaftlers als die Bedingung der Voraussetzung des Fragens nach dem kategorialen Gegenstand"[188]. Eine Wissenschaft, so Rahner weiter, „denkt nicht das Denken, auch nicht in der empirischen Psychologie, da diese immer nur kategoriale Einzeldaten untereinander verknüpft"[189]. Theologische Aussagen dagegen zielen auf diese „ursprüngliche, vorthematische, transzendentale Erfahrung"[190]. Sie ist als Erfahrung des Vorgriffs „eine unaufhebbare, apriorische Bedingung der Erkenntnis kategorialer Gegenstände" und wird „in deren Erkenntnis mindestens unthematisch mitvollzogen"[191]. Dieser unausweichliche Bezug zum unbegreiflichen Geheimnis läßt sich auf verschiedene Weise vollziehen, „thematisch oder unthematisch ... in Freiheit angenommen oder abgelehnt und verdrängt"[192].

---

182 Karl Rahner 1972a, 100.
183 Karl Rahner 1972b, 104 – 112.
184 Karl Rahner 1972b, 105.
185 Karl Rahner 1972b, 105.
186 Karl Rahner 1972b, 105.
187 Karl Rahner 1972b, 105.
188 Karl Rahner 1972b, 106.
189 Karl Rahner 1972b, 106.
190 Karl Rahner 1972b, 107.
191 Karl Rahner 1972b, 106.
192 Karl Rahner 1972b, 107.

Für den Dialog zwischen Theologie und nichttheologischen Wissenschaften ergibt sich, daß beide „grundsätzlich legitim und voneinander unableitbar in dem gnoseologischen Pluralismus konkupiszenter Art innerhalb des menschlichen Bewußtseins bestehen können“[193]. Brücken deuten sich von beiden Seiten her an: zum einen von der Theologie her, insofern „Transzendentalität konkret sich immer geschichtlich ereignet“[194]: die Theologie selbst hat ihre kategoriale Geschichte – bis hin zur „Geschichtlichkeit Jesu und seiner (wie immer genauer zu beschreibenden) Selbstinterpretation“[195]; zum anderen von den Wissenschaften her, denen Rahner „eine gewisse Bedeutung für die Mystagogie in die transzendentale Erfahrung“ zuspricht, „insofern diese Wissenschaften durch ihre Selbstkritik, durch den nicht adäquat in eine höhere Synthese aufhebbaren Methodenpluralismus und den sich daraus ergebenden Methodenrelativismus, durch ihre auch von außen kommende und nie völlig aufhebbare Bedrohtheit durch das Ganze des menschlichen Lebens selber so etwas wie einen Anfang von Transzendenzerfahrung vermitteln“[196].

Die Wissenschaften „haben für den Menschen ihren *Eigensinn*, der in dem für den Glauben notwendigen unüberholbaren Pluralismus des menschlichen Bewußtseins auch dann nicht verschwindet und verschwinden darf, wenn der Mensch beginnt, sich ausdrücklich auf das absolute Geheimnis als das nahe und alles umfassende zu beziehen“[197]. Denn die Integration aller Wirklichkeiten und aller Erkenntnisse in Gott hinein steht unter eschatologischem Vorbehalt – sie ist und bleibt „die Tat Gottes, die sich gerade dann und dadurch ereignet, daß der Mensch den Pluralismus seiner Welt und also auch seiner Erkenntnis aushält und nicht meint, an dem Punkt zu stehen, an dem alle Wirklichkeit und deren Erkenntnis eins ist. Denn an diesem Punkt steht nur Gott selbst.“[198]

3.2.3.6. Theologie im Gespräch mit profanen Wissenschaften

Karl Rahner faßt nichttheologische Wissenschaften häufig übergreifend zu sogenannten profanen Wissenschaften zusammen[199], und die Thematisierung der Beziehung von Theologie und auf Naturwissenschaften beschränkte profane Wissenschaften wirft zugleich Orientierendes ab zugunsten der Verhältnisbestimmung von Theologie und Human- bzw.

---

193 Karl Rahner 1972b, 111.
194 Karl Rahner 1972b, 109.
195 Karl Rahner 1972b, 111.
196 Karl Rahner 1972b, 111.
197 Karl Rahner 1972b, 112 (Hervorhebung durch K.K.).
198 Karl Rahner 1972b, 112; zu Pluralität und Pluralisierung vgl. auch Bucher 1999, 91 – 101, und Ebertz 1999, 333 – 342.
199 Vgl. Peitz 1998, 127, insbesondere Anmerkung 4.

Sozialwissenschaften[200]. Dennoch nimmt Rahner beispielsweise in seinem Aufsatz „Die Theologie im interdisziplinären Gespräch der Wissenschaften“[201] darüber hinausgehende Differenzierungen vor, wenn er nach spezifischen Aufgaben der Theologie im Gespräch mit Geisteswissenschaften, im Gespräch mit Gesellschaftswissenschaften sowie im Gespräch mit Naturwissenschaften fragt. Diese sind anzusprechen, bevor ich gleichsam als Konkretisierung von Interdisziplinarität „Die Christologie innerhalb einer evolutiven Weltanschauung“[202] exemplarisch aus Rahners Schaffen herausgreife.

3.2.3.6.1. ... mit Geistes-, Gesellschafts- und Naturwissenschaften

Doch zunächst zu Rahners Differenzierungen, beginnend mit den – wiederum summarisch angegangenen – *Geisteswissenschaften*: Theologie kann „allen unvermeidlich historisch arbeitenden Geisteswissenschaften immer wieder hilfreich“[203] sein, da zumindest die abendländische Geistesgeschichte mit der Geschichte von Theologie und Kirche eng verwoben war und ist. Ein nichttheologischer Geisteswissenschaftler braucht zur Bewältigung seiner eigenen Themen Unterstützung von theologischer Seite, und umgekehrt wird der Theologie ihre Geschichte nur verständlich, wenn sie sich „über die Geistesgeschichte im allgemeinen, ja sogar über die Wirtschafts- und Sozialgeschichte im allgemeinen belehren läßt“[204], in welche die Geschichte von Theologie und Kirche ja allemal eingebettet ist. Und, so faßt Rahner zusammen, „da beide Seiten Notwendigkeit und Möglichkeit gegenseitiger Belehrung erst bemerken, wenn sie sich ohne die Absicht, vom anderen zu profitieren, füreinander interessiert haben, so ist der notwendige Beginn eines interdisziplinären Gespräches zwischen Geisteswissenschaften und Theologie im absichtslosen Interesse aneinander gelegen“[205].

Entsprechend argumentiert Rahner, wenn er das Verhältnis von Theologie und *Gesellschaftswissenschaften* thematisiert: Die Geschichte der Gesellschaft ist ihm Voraussetzung für die Geschichte von Theologie und Kirche – und umgekehrt. Und weiter Rahner: „Daß Gesellschaftswissenschaften, sowohl wo sie empirisch feststellen und mögliche gesellschaftliche Modelle anbieten, als auch wo sie normativ werden, sich von der Theologie hinsichtlich des sie bestimmenden Menschenbildes kritisch befragen lassen sollen, scheint mir ... eine Selbstverständlichkeit zu

---

[200] Vgl. Peitz 1998, 127.
[201] Karl Rahner 1972a, 89 – 103.
[202] Karl Rahner 1962, 183 – 221, sowie Karl Rahner 1976, 180 – 202.
[203] Karl Rahner 1972a, 100.
[204] Karl Rahner 1972a, 101.
[205] Karl Rahner 1972a, 101.

sein."[206] Und umgekehrt geht er davon aus, daß „von der Theologie die gesellschaftskritische Relevanz ihres eigenen Inhaltes bedacht werden muß und daß dies ohne Hilfe der profanen Gesellschaftswissenschaften nicht möglich ist"[207].

Der Dialog zwischen Theologie und *Naturwissenschaften* dagegen muß sich nach Rahner ganz anders gestalten. Denn die Theologie „kennt noch gar nicht wirklich genügend den Adressaten, an den sie sich heute und morgen wenden muß. In diesem Sinne muß sie noch lange den Naturwissenschaften zuhören."[208] Während Geistes- und Gesellschaftswissenschaften bereits vertraute Gesprächspartnerinnen der Theologie sind, bedarf es im Dialog mit Naturwissenschaften zunächst des Zuhörens. Erst unter dieser Voraussetzung kann und muß die Theologie „die einzelne Naturwissenschaft, die und insoweit sie unweigerlich immer auch eine anthropologische Relevanz hat, auf Verkürzungen des Menschenbildes, das von der einzelnen Naturwissenschaft her droht, auf die menschliche Verantwortung, die mit jeder naturwissenschaftlichen Erkenntnis gegeben ist, aufmerksam machen"[209]. Trotz des im Kontrast zu den Geistes- und Gesellschaftswissenschaften anders gelagerten und erst eigentlich zu entwickelnden Verhältnisses zu den Naturwissenschaften sieht es Rahner auch hier als eine theologische Aufgabe an, anthropologischen Reduktionen entgegenzutreten. Auch im naturwissenschaftlich-theologischen Dialog kann die „gegenseitige Aufgabe ... auf beiden Seiten nur wirklich gesehen werden ..., wenn man sich absichtslos füreinander interessiert. Es ist auch selbstverständlich, daß eine solche gegenseitige Kenntnisnahme bei der methodischen Schwierigkeit und der materialen Unermeßlichkeit jeder modernen Wissenschaft ein Problem darstellt, das es früher gar nicht gab"[210].

Dem Problem, das Rahner hier andeutet, gehe ich im folgenden anhand eines anderen schon angekündigten Textes nach.- Bis hierher zeigt sich, daß die jeweils separat erfolgenden Ausführungen zu Geistes-, Gesellschafts- und Naturwissenschaften – eine Differenzierung, die noch immer recht summarisch anmutet, wenn ich mir die Vielfalt der jeweils damit gemeinten Einzeldisziplinen vor Augen führe – sich dennoch inhaltlich überlappen, etwa hinsichtlich des historischen Charakters sowohl von Geistes- als auch von Gesellschaftswissenschaften oder hinsichtlich der anthropologischen Prämissen von Gesellschafts- und Naturwissenschaften. Diese Einsicht ruft zwar den Sammelbegriff der profanen Wissenschaften in Erinnerung, soll aber nicht von dem nachfolgenden Versuch einer Spezifizierung abhalten.

---

[206] Karl Rahner 1972a, 102.
[207] Karl Rahner 1972a, 102.
[208] Karl Rahner 1972a, 101.
[209] Karl Rahner 1972a, 101f.
[210] Karl Rahner 1972a, 102.

3.2.3.6.2. ... mit einer evolutiven Weltanschauung

„Die Christologie innerhalb einer evolutiven Weltanschauung“[211] – diesen Beitrag wähle ich als exemplarische Konkretisierung von Interdisziplinarität bei Rahner. Für diese Wahl spricht zumindest zweierlei: Zum einen wurde dieser Aufsatz – erstmals publiziert im Jahr 1962 in Band 5 der Schriften zur Theologie – mit demselben Titel und inhaltlich auf weite Strecken gänzlich unverändert abgedruckt im Grundkurs des Glaubens, welcher 1976 erschien; die Inhalte spiegeln also offensichtlich einige markante Linien in Rahners Denken wider. Zum anderen geben „Begründung und Verdeutlichung der Themenstellung“[212], die Rahner diesem Beitrag in seinem Grundkurs voranstellt, wichtige Orientierungen, die als Wegmarken für interdisziplinäre Gespräche gelten können, ohne auf das Verhältnis von Theologie und Naturwissenschaften im engeren Sinne beschränkt zu sein; denn mit Blick auf Sozial- und Naturwissenschaften resümiert auch Heinz-Hermann Peitz: „Ganz offensichtlich weist für Rahner die Öffnung zu beiden Profanwissenschaften die gleiche Struktur auf.“[213]

Rahners Text beginnt wie folgt:

„Grundsätzlich geht es hier zunächst um die transzendentale Möglichkeit des Menschen, so etwas wie eine Botschaft von dem einen Gottmenschen überhaupt hören zu können. Es geht also unter dieser Überschrift vor allem um eine transzendentale Christologie oder um die transzendentale Möglichkeit für den Menschen, im Ernst mit einem Gottmenschen zu rechnen.“[214]

Rahner fährt mit der Bemerkung fort, daß diese transzendental gestellte Frage im hörenden und fragenden Subjekt „eine geschichtliche Konkretheit“[215] erlange, also – nun mit den Worten Max Secklers[216] – nicht allein auf Sinn*ermittlung* abziele, sondern auf Sinn*vermittlung* in einen menschlichen Verstehenshorizont hinein. Diesen Verstehenshorizont

---

[211] Karl Rahner 1962, 183 – 221, und Karl Rahner 1976, 180 – 202.

[212] Karl Rahner 1976, 180 – 183.

[213] Peitz 1998, 127.

[214] Karl Rahner 1976, 180.

[215] Karl Rahner 1976, 180.

[216] Vgl. Seckler 1995, 227 – 238, hier 235f. Die Disziplin der Fundamentaltheologie umfaßt als ihre Arbeitsfelder eine fundamentale und eine apologetische Theologie: „Als *fundamentaler Theologie* obliegt ihr die Rekonstruktion der Fundamente bzw. des Fundierenden in und für Christentum und Theologie, d.h. die elementare *Ermittlung* der Grundzüge und Grundlagen des Christlichen im Sinne ihrer glaubenswissenschaftlichen Selbsterfassung und besonders der dafür maßgeblichen Voraussetzungen, Prinzipien und Methoden, als *apologetischer Theologie* der Aufweis und die apologieorientierte Verantwortung (vgl. 1 Petr 3, 15) des christlichen Wahrheitsanspruchs ‚nach außen‘, d.h. die *Vermittlung* des christlichen Logos in die außerhalb der Geltungen des Glaubens liegenden Verstehensräume und Vernunftwelten hinaus und damit auch die argumentative Auseinandersetzung mit den Fragen und Infragestellungen, die dem Evangelium entgegengebracht werden“ (Seckler 1995, 235f).

wiederum skizziert Rahner als „Situation einer evolutiven Weltanschauung“[217]. Rahner geht es hier weder um eine Darstellung katholischer Christologie noch um das Ausmalen einer evolutiven Weltanschauung, sondern um „eine mögliche Zueinanderordnung der beiden Größen“[218] bzw. um „eine mögliche Zuordnung dieser beiden Größen“[219]. Mit anderen Worten: Rahner zielt auf die *Vermittlung* zweier hier vorausgesetzter – bereits *ermittelter* – Größen. Er fragt nach einer „Eingepaßtheit oder Einpaßbarkeit“[220] der Christologie in eine evolutive Weltanschauung – und nicht umgekehrt, denn seinen Ansatzpunkt bildet weniger ein Mißtrauen gegen eine Pluralität von Verstehenshorizonten und Weltanschauungen, sondern vielmehr die Frage, wie er in dieser Situation und in diese Situation hinein seinen Glauben praktisch vollziehen und leben kann: „Auch der Glaubende fragt ... nach der Einpaßbarkeit, nach einer mindestens genügenden Versöhnbarkeit seines Glaubens mit dem Lebensstil, den Verstehenshorizonten, die er mit seiner Zeit und seinen Zeitgenossen teilt“[221].

Mit Eingepaßtheit oder Einpaßbarkeit faßt Rahner begrifflich sein Vorhaben, einen theologischen Kurs zu steuern, der ihn zwischen folgenden Klippen hindurchführen soll: Damit „wird ... weder versucht, die christliche Lehre von der Inkarnation als eine notwendige Folge und zwingende Verlängerung aus der evolutiven Weltanschauung herzuleiten, noch soll gezeigt werden, daß die Inkarnationslehre sich nicht unmittelbar in einem einfachen sachlichen oder logischen Widerspruch zu dem befinde, was die evolutive Weltanschauung als sichere Erkenntnis beinhaltet“[222].

Die letztere der beiden Klippen würde sich schließlich auf den Nachweis beschränken, daß beide Größen, Christologie und evolutive Weltanschauung, einander nicht widersprechen. Es käme zu einer schiedlich-friedlichen Koexistenz dieser beiden Größen, ohne daß diese miteinander einen Austausch pflegen würden oder auch nur wollten, mit einem anderen Wort zu Rezeptionsverweigerung. Aus der Perspektive einer evolutiven Weltanschauung müßten christologische Inhalte dann zwar nicht geleugnet werden; die Lehre von der Menschwerdung könnte jedoch wie ein Fremdkörper erscheinen, „wie etwas, das zum sonstigen Denken und Empfinden des modernen Menschen schlechterdings beziehungslos hinzutritt“[223]. Diese Klippe läßt sich als extrinsezistische Separation[224] be-

---

[217] Karl Rahner 1976, 180.
[218] Karl Rahner 1962, 183.
[219] Karl Rahner 1976, 180.
[220] Karl Rahner 1976, 180.
[221] Karl Rahner 1976, 180.
[222] Karl Rahner 1976, 181.
[223] Karl Rahner 1976, 181.
[224] Vgl. Karl Rahner 1954, 323 – 345; vgl. Raffelt 1995, 1135 – 1137, hier 1136: „Die im 19. Jahrhundert schulmäßig ausgearbeitete Form der Fundamentaltheologie bzw. Apologetik

zeichnen. Sie geht mit einem instruktionstheoretischen Offenbarungsverständnis[225] einher, das aus einer Verkürzung des Wortes Gottes auf seinen bloßen Informationsgehalt resultiert. Diesem Offenbarungsverständnis wiederum wohnt die „Gefahr des linguistischen Mißverständnisses“[226] inne, da eine Differenzierung zwischen Offenbarung und ihren jeweiligen geschichtlichen Sprachgestalten entfällt.

Rahner geht jedoch vom evolutiven Weltbild aus[227]. Die erstere der beiden obengenannten Klippen läßt sich als Vorwurf umschreiben, dieses Weltbild lediglich zu extrapolieren, so daß sich die christliche Inkarnationslehre daraus ableiten läßt und sich ihrerseits in die Abhängigkeit der Naturwissenschaften begibt. Um die von Joseph Ratzinger[228] gesehene Gefahr einer solchen „rationalistischen Extrapolation“[229] zu bannen, betont Rahner ausdrücklich den spezifisch *theologischen* Charakter seiner Ausführungen. Dabei stellt er Überlegungen an, „was eigentlich jeder Theologe sagen könnte, wenn er seine Theologie unter den von der evolutiven Weltanschauung gestellten Fragen her aktualisiert“[230] bzw. „aktiviert“[231], wie es noch 1962 an paralleler Stelle heißt. Die Neuformulierung und „Aktualisierung“ macht deutlich, daß naturwissenschaftliche Erkenntnisse und damit einhergehende Weltanschauungen als Anfragen an die Theologie zu verstehen sind, die zu ihrer Selbstbesinnung und dazu Anlaß geben, die von ihr geformten Sprachgestalten nicht nur zu „aktivieren“, sondern adressatengerecht zu „aktualisieren“. Hermeneutisch vorgeschaltete Naturwissenschaften tragen also zur Sinnvermittlung bei; dabei

---

argumentiert rational-demonstrativ vom Gottesbeweis, von der Möglichkeit und dem historischen Ausweis der Tatsächlichkeit der Offenbarung, von der Authentizität der Heiligen Schrift und der Autorität der Kirche aus; sie ist auf die Glaubwürdigkeit(sgewißheit) ausgerichtet. Die Glaubensverantwortung wird somit auf einem Fundament errichtet, das von der Inhaltlichkeit des Glaubens absieht (= Extrinsezismus). Grund für diese Konzeption ist die Sicht des Verhältnisses von Vernunft und übernatürlicher Glaubenswahrheit. Erstere ist den lehrhaft verstandenen Offenbarungswahrheiten gegenüber (‚instruktionstheoretisches Offenbarungsverständnis‘) gleichsam exterritorial. Das tragende Motiv der Glaubenszustimmung kann sie nicht thematisieren.“

[225] Vgl. Werbick 1998, 993 – 995, hier 993: „Die in der katholischen Tradition zu beobachtende *instruktionstheoretische* Verkürzung ... des Offenbarungsverständnisses ist Konsequenz einer Reduktion des Gottesworts auf seinen Informationsgehalt. Die Theologie der Offenbarung versucht heute, Gottes Offenbarungswort nach der vierfachen Funktion sprachlicher Mitteilung zu würdigen“, nämlich als informierende „Sachaussage, Selbstmitteilung des Sprechers, Anspruch an den Hörer und Zusage einer Beziehung zwischen beiden, die auf eine Zukunft hin offen ist“; auch Friedemann Schulz von Thun (1998) unterscheidet in seiner aus kommunikationspsychologischer Sicht entwickelten „Anatomie einer Nachricht“ vier Seiten derselben: eine Sachseite, eine Selbstoffenbarungsseite, eine Appellseite und eine Beziehungsseite.

[226] Peitz 1998, 33.

[227] Vgl. Karl Rahner 1965, 171 – 184.

[228] Vgl. Ratzinger 1978, 177 – 186.

[229] Peitz 1998, 62.

[230] Karl Rahner 1976, 182.

[231] Karl Rahner 1962, 186.

sind hermeneutischer und normativer[232] Vorrang zu unterscheiden: Hermeneutischer Vorrang kommt der Sinn*vermittlung* zu, normativer Vorrang hingegen der Sinn*ermittlung*.

Wenn Rahner sich mit naturwissenschaftlichen Erkenntnissen und evolutiver Weltanschauung auseinandersetzt, was versteht er dabei unter Weltanschauung?

Zunächst meint er damit „*jede* metaphysische, religiöse, ethische (und dabei theoretische und existentielle) Gesamtbeurteilung umfassender Art ... der Gesamtwirklichkeit (einschließlich Gottes)“[233]. In diesem Sinne hat auch die Offenbarungsbotschaft und ihre Annahme im Glauben als Weltanschauung zu gelten. Nachfolgend trifft Rahner jedoch eine Unterscheidung zwischen auf Gottes Offenbarung und Gnade beruhendem Glauben einerseits und von Menschen selbst gesetzter Weltanschauung andererseits. Wie verhalten sich beide zueinander? Auch dem Glaubenden bleibt eine Weltanschauung, nämlich „die Summe seiner geschichtlich bedingten empirischen und philosophischen (ausdrücklichen oder unthematischen) Anschauungen von Welt“[234]. Beide sind füreinander offenzuhalten: Die Offenbarung wird dabei „immer auch eine kritische Funktion gegenüber der Weltanschauung haben; sie wird aber auch immer gehört und ausgesagt mit Hilfe der Mittel, die die Weltanschauung bietet“[235]. Rahner anerkennt die hermeneutische Rolle von Philosophie und Weltanschauung im Rahmen der Sinnvermittlung – naturwissenschaftliche Erkenntnisse gehen in den Dialog mit der Theologie gerade dann ein, wenn ihnen ein Bezug zur Weltanschauung eigen ist –, und er betont nochmals, daß „der Pluralismus von Weltanschauung (in Einzahl und Plural) und Glaube (der einfach schon durch den Pluralismus aufeinander nicht reduzierbarer Erkenntnisquellen gegeben ist) ... in Geduld ausgehalten ... werden“ müsse und „nie adäquat in ein absolut einheitliches ‚System‘ aufgehoben werden“[236] könne. Denn nur die Aufrechterhaltung dieser Spannung vermag im Dialog von Theologie und profanen Wissenschaften überzogene Extrapolationen und Totalisierungen zu verhindern sowie Gefahren von Separation und Beziehungslosigkeit entgegenzuwirken.

Damit beschließe ich vorläufig meine Ausführungen zu Karl Rahners Beiträgen zu einer Theologie im interdisziplinären Gespräch mit profanen Wissenschaften. Vorläufig ist dieser Abschluß insofern, als der nachfolgende Entwurf von Interdisziplinarität, der auf Clodovis Boff zurückgeht, seinerseits an Rahners Denken anknüpft. Darüber hinaus werde ich mehrfach auf Rahner selbst zurückkommen[237].

---

[232] Vgl. Peitz 1998, 63.
[233] Karl Rahner & Vorgrimler 1983, 443.
[234] Karl Rahner & Vorgrimler 1983, 443.
[235] Karl Rahner & Vorgrimler 1983, 443.
[236] Karl Rahner & Vorgrimler 1983, 443.
[237] Beispielsweise schon in Abschnitt 3.3.1 dieser Arbeit.

3.2.4.1. Clodovis Boff: Wissenschaft und Interdisziplinarität im Anschluß an „Theologie und Praxis“

In seinem Buch „Theologie und Praxis” unternimmt Clodovis Boff eine erkenntnistheoretische Grundlegung der Theologie der Befreiung[238]. Einleitend verleiht er seiner Sorge um eine (fehlende) erkenntnistheoretische Bestimmung der Theologie der Befreiung unumwunden Ausdruck, indem er seine eigene Position wie folgt markiert: „Diese erkenntnistheoretische Position stimmt nicht mit der Position der ‚Befreiungstheologen’ überein (sofern diese schon einmal eine erkenntnistheoretische Position hatten).”[239]

Dieses Werk geht auf Boffs Dissertation an der Katholischen Universität Löwen zurück[240]; Boff sucht darin Wege zu einem gelingenden Dialog zwischen Theologie und Sozialwissenschaften aufzutun. Seine Forderung nach interdisziplinären Beziehungen faßt er als „sozial-analytische Vermittlung”[241] von Theologie und Praxis, und zwar auf Wegen, die die bisher eingeschlagenen weiterführen, wenn Clodovis Boff mehrfach an Karl Rahner anknüpft[242].

Ich werde Boffs Wegen zunächst nachgehen, hernach meine Kritik daran vorbringen und schließlich den Versuch unternehmen, eine erweiternde Alternative zu seinem Modell zu entwickeln.

Boff trifft eine Unterscheidung von instrumentaler und konstitutiver Beziehung zwischen den genannten Disziplinen[243]. Bevor er sich dieser Differenzierung zuwendet, thematisiert er „erkenntnistheoretische Hindernisse”[244], die einer konstitutiven Beziehung zwischen einer „Theologie des Politischen” und „Wissenschaften des Sozialen”[245] im Wege stehen.

---

238 Dies kündigt bereits der Untertitel „Die erkenntnistheoretischen Grundlagen der Theologie der Befreiung” an. Boff beschreibt seine Erfahrung auf dem Weg zu erkenntnistheoretischen Fragen wie folgt: „Es war für uns übrigens überraschend zu sehen, wie uns ein anfängliches Bestreben zu handeln zu einem seltsamen Prozeß führte, zu einer Theorie der (theologischen) Theorie, ohne daß wir deshalb eine größere Distanz gegenüber der Praxis gefühlt hätten, ganz im Gegenteil.” (Boff 1986, 20)

239 Boff 1986, 29.

240 Vgl. das Vorwort von Hans Waldenfels 1986, 11 – 15, 11.

241 Boff 1986, z.B. 17. Eine nähere Begriffsbestimmung erfolgt bei Boff 1986, 21f, Anmerkung 5: „Bei dem zusammengesetzten Begriff ‚sozial-analytisch’ beziehen wir uns auf die positiven Untersuchungen der ‚Sozialwissenschaften’, der Ökonomie, der Anthropologie, der Sozialpsychologie, der Geschichte, vor allem aber der Soziologie.”

242 Ausdrücklich geschieht dies beispielsweise bei Boff 1986, 37f, 128, 141 und 147.

243 Vgl. Boff 1986, 74.

244 Boff 1986, 60.

245 Mit Clodovis Boff „beachte man auch, daß wir hier allgemein von einer Theologie *des* Politischen ... sprechen und nicht einfach von ‚politischer Theologie’. Wir ziehen es vor, ‚Wissenschaft *des* Sozialen’ zu schreiben, und nicht einfach ‚Sozialwissenschaft’. Dieses Bemühen besitzt einen sehr präzisen erkenntnistheoretischen Wert: Wir versuchen, das (politische oder soziale) Objekt im Unterschied zu seiner (theologischen oder wissenschaftlichen) Theorie zu sehen, und das Kennzeichen dieses Bemühens ist das Wort ‚des’, das wie eine Schranke die Begriffe trennt, die es andererseits verbindet.” (Boff 1986, 22)

Boff identifiziert fünf Typen von Hindernissen, denen er insofern heuristische Kraft[246] zumißt, als sie gleichsam die negative Kontrastfolie für die Herausbildung interdisziplinärer Dialoggestalten abgeben. Schlagwortartig handelt es sich bei dieser idealtypischen Klassifizierung von Hindernissen um Empirismus, methodologischen Purismus, Theologismus, semantische Vermischung und Bilinguismus. Was ist damit gemeint[247]?

3.2.4.2. Erkenntnistheoretische Hindernisse einer sozial-analytischen Vermittlung von Theologie und Praxis

3.2.4.1.1. Empirismus: Fehlen einer sozial-analytischen Vermittlung

Das Stichwort „*Empirismus*" bezeichnet *das* grundlegende Dialoghindernis. Boff geht von einer Theologie aus, die eine bestimmte politische Praxis reflektiert und diese gerade so zum Thema macht, als ob diese Theologie über einen unmittelbaren Zugang zu jener Praxis, zu jener sozialen Realität verfüge, mit der sie sich auseinandersetzt. Eine solche, wie Boff sagt, „intuitionistische"[248] Haltung politischer Praxis gegenüber erscheint ihm als illusorisch. Der „Eindruck der Pseudo-Evidenz der Unmittelbarkeit"[249], der die Grundlage für jeden Empirismus ist, drängt sich auf. Eine solchermaßen unmittelbare Lektüre sozialer Realität oder politischer Praxis kann jedoch gar nicht möglich sein, da kein erkennendes Subjekt existiert, dem sich die Wahrheit eines Objekts vollkommen einflößt. Objekte sind Ob-jekte, sie werden durch das Denken selbst auf das Denken pro-jiziert: „So *konstruiert* die wissenschaftliche Vernunft ihr theoretisches Objekt, indem sie eigene Mittel benutzt, um sichere Erkenntnisse zu produzieren. Die Erkenntnis ist kein Einsammeln und schon gar kein Reflex. Die Erkenntnis ist Produktion."[250] Wer sozusagen „von den Tatsachen ausgehen" oder „die konkrete Wirklichkeit als Ausgangspunkt ansehen" möchte und jedes Angebot sozial-analytischer Vermittlung ausschlägt, erfaßt weder die Tatsachen noch die konkrete Wirklichkeit; darum schlägt Boff eine Erkenntnistheorie vor, die sich aufgrund der soeben als Zitat angeführten Passage als konstruktivistisch ausweist.

Mit anderen Worten: Empirismus läßt sich kennzeichnen als *Fehlen* einer sozial-analytischen Vermittlung von Theologie und Praxis.

---

246 Vgl. Boff 1986, 60.
247 Im folgenden beziehe ich mich auf Boff 1986, 60 – 74.
248 Boff 1986, 61.
249 Boff 1986, 61.
250 Boff 1986, 62.

3.2.4.1.2. Methodologischer Purismus: Ausschluß einer sozial-analytischen Vermittlung

Der Empirismus und die laut Boff mit ihm einhergehende intuitionistische Haltung zeichnet sich durch eine erkenntnistheoretische Naivität aus, der die Einsicht in die Notwendigkeit sozial-analytischer Vermittlung von Theologie und Praxis mit Hilfe der Sozialwissenschaften schlicht abgeht. Ein anderes Dialoghindernis liegt jedoch im sogenannten *methodologischen Purismus*, der im Unterschied zum Empirismus ganz gezielt gegen eine Kontaktaufnahme mit Sozialwissenschaften und ihrem methodischen Instrumentarium opponiert. Er verharrt in einer Abwehrhaltung, welche sich der Reinhaltung theologischer Methodologie verpflichtet fühlt und die „Einmischung"[251] anderer Disziplinen auf dem Feld der theologischen Arbeit zurückweist. Denn „die Theologie verfüge über ein eigenes Statut, das sie sich selbst im Laufe der Tradition gegeben habe. Darum brauche sie auch nicht auf andere wissenschaftliche Disziplinen zurückzugreifen und dort um die Erlaubnis zu bitten, Theologie betreiben zu dürfen, und schon gar nicht, um dort zu lernen, wie man Theologie betreibt."[252]

Mit anderen Worten: Methodologischer Purismus läßt sich kennzeichnen als *Ausschluß* einer sozial-analytischen Vermittlung von Theologie und Praxis.

3.2.4.1.3. Theologismus: Substitution einer sozial-analytischen Vermittlung

Während das erkenntnistheoretische Hindernis des Purismus der Methodologie gilt, bezieht sich das Hindernis, das als *Theologismus* zu bezeichnen ist, auf die theologische Theorie als solche. Er besteht darin, daß er schlicht „die theologische Interpretation für die einzig wahre oder angemessene Sicht des Realen hält", und führt dazu, „die theologische Lektüre künstlich in Gegensatz zu anderen Lektüren zu stellen, so als wäre seine Lektüre die einzig legitime"[253]. Eine theologistische Theologie erhebt den Anspruch, „innerhalb ihrer Mauern alles zu finden, was zu einer adäquaten Aussage über das Politische notwendig ist"[254]. Ein solcher theologischer Expansionismus bedarf keiner Erkenntnisse und Methoden aus „fremden" Wissenschaften. Er folgt methodisch der assoziativen Verknüpfung von Ideen. Dieses Vorgehen birgt massive syntaktische und semantische Defizite: „Die Sprache dieser sich selbst genügenden Theologie schwebt dauernd in der Luft und wird von einigen ‚flüchtigen Signi-

[251] Boff 1986, 67.
[252] Boff 1986, 66.
[253] Boff 1986, 68.
[254] Boff 1986, 69.

fikanten' getragen und in Richtung auf einige ‚lose Signifikate' abgetrieben. Ohne eine Syntax, die die innere Konsistenz seiner Rede bestimmt, und aus leeren Phrasen bestehend, spricht dieser Diskurs mit der Heimlichtuerei eines Menschen, der sich für den eigentlichen Erzeuger von Bedeutungen hält, obwohl er doch nur ein Überbringer von Bedeutungen ist, die er selbst nicht einmal kennt."[255]

Mit anderen Worten: Theologismus läßt sich kennzeichnen als *Substitution* einer sozial-analytischen Vermittlung von Theologie und Praxis.

3.2.4.1.4. Semantische Vermischung: schlechte Artikulation einer sozial-analytischen Vermittlung

Ein viertes Dialoghindernis liegt in der sogenannten *semantischen Vermischung*, also in der Vermengung zweier Sprachspiele. Ein „System gemischter Sprache"[256] bedient sich zweier Erkenntniswelten zugleich, „der Welt der religiösen Symbole und der Welt der ‚profanen' (sozialen, politischen usw.) Darstellungen. Die Beziehung zwischen den beiden Ebenen ist weder äußerlich noch innerlich; sie ist vor allem gemischt. Doch organisiert sich diese semantische Vermischung immer unter der Logik von einer der beiden Sprachweisen."[257] Diese Dominanz eines Sprachspiels kann das jeweils andere zum Verstummen bringen, etwa im Sinne eines endogenen Expansionismus, mit dem ein sozialwissenschaftliches Sprachspiel seinerseits das theologische Sprachspiel übertönt und zum Schweigen bringt, oder auch im Sinne eines exogenen Expansionismus, wenn dieser Vorgang von der Theologie selbst gefördert wird und diese sich unkritisch von fremden Propheten neue Heilslehren einreden läßt.

Mit anderen Worten: Semantische Vermischung läßt sich kennzeichnen als Vermengung zweier Sprachspiele, letztlich als *schlechte Artikulation* einer sozial-analytischen Vermittlung von Theorie und Praxis.

3.2.4.1.5. Bilinguismus: fehlende Artikulation einer sozial-analytischen Vermittlung

In der Nähe der semantischen Vermischung läßt sich ein weiteres, das fünfte Dialoghindernis ausmachen, nämlich der sogenannte *Bilinguismus*. Zunächst vermeidet der Bilinguismus die Vermengung zweier Sprachspiele. Statt einer Vermischung kommt es quasi zu einer Synopse, in der zwei Sprachspiele, das theologische und das sozial-analytische, gleichberechtigt nebeneinander stehen. Der Bilinguismus praktiziert „zwei ver-

---

[255] Boff 1986, 69.
[256] Boff 1986, 72.
[257] Boff 1986, 72.

schiedene Lektüren des Realen" und unternimmt den Versuch, „gleichzeitig und daher in widersprüchlicher Form mit zwei Sprachsystemen auf ein und demselben Gebiet zu spielen"[258]. Ein solcher erkenntnistheoretischer Dualismus läßt sich allenfalls kurzfristig durchhalten – eben bis die beiden Sprachen miteinander in Konflikt geraten: „Dann greift die sozialanalytische Sprache die theologische Sprache an, enttotalisiert sie und desorganisiert sie."[259]

Boff nimmt nun vier verschiedene Ausgänge dieses bilinguistischen Konflikts an: Es kann (1) zum Sieg der neueren, also der sozialwissenschaftlichen Sprache kommen, die sich infolgedessen den gesamten Raum aneignet, den zuvor die alte, also die theologische Sprache einnahm. Alternativ dazu kann es (2) passieren, daß die theologische Sprache nicht gänzlich verdrängt wird, sondern sich einer „mehr oder weniger tiefgreifenden *Umschmelzung*"[260] unterzieht und so ihre althergebrachten Rechte aufs neue erlangt. Neben den beiden genannten Konfliktlösungen können Kompromisse der folgenden Art zustande kommen: entweder so, daß sich (3) ein System gemischter Sprache im Sinne des vierten Dialoghindernisses herausbildet, oder aber so, daß sich (4) der konfliktiv wirkende Bilinguismus seinerseits perpetuiert und „die Begriffe sich gegenseitig Trotz bieten"[261].

Allerdings zweifelt Boff selbst daran, daß diese Position sich langfristig würde behaupten können[262], zumal er die möglichen Konfliktausgänge gerade vor dem Hintergrund seiner Überzeugung diskutiert, daß Bilinguismus sich auf Dauer ohnehin nicht halten könne. Die vierte Variante wird endlich auf einen der anderen drei Ausgänge hinauslaufen.

Ferner bleibt offen, was es mit jener tiefgreifenden Umschmelzung auf sich hat – wenn damit eine Vermischung der Theologie mit sozialwissenschaftlicher Sprache, Inhalten und Methoden gemeint ist, liegt semantische Vermischung, also die dritte Variante vor; und wenn Umschmelzung Integration heißt, entsteht doch wohl eine konstitutive Beziehung.

Schließlich fällt auf, daß Boff einen „Sieg" der theologischen Sprache gar nicht ausdrücklich in Betracht zieht; er könnte allenfalls in Variante 3 zum Tragen kommen, wenn die semantische Vermischung, in der immer eines der beiden Sprachspiele dominiert, unter theologischem Vorzeichen steht.

Zusammenfassend ergibt sich anstelle der von Boff präsentierten möglichen Konfliktausgänge, daß beim fünften Dialoghindernis zunächst

---

[258] Boff 1986, 73.
[259] Boff 1986, 73.
[260] Boff 1986, 73.
[261] Boff 1986, 74.
[262] Vgl. Boff 1986, 74; vgl. zum folgenden Peitz 1998, 153 – 157.

zwischen stabilem und instabilem Bilinguismus unterschieden werden muß. Bei letzterem, also im Falle des Konflikts, kann es

(1) zu einem „Sieg" der theologischen über die sozial-analytische Sprache,
(2) zu einem „Sieg" der sozial-analytischen über die theologische Sprache,
(3) zu einer semantischen Vermischung unter theologischer Dominanz,
(4) zu einer semantischen Vermischung unter sozial-analytischer Dominanz oder
(5) zu einer konstitutiven Beziehung kommen.

Mit anderen Worten: Bilinguismus läßt sich kennzeichnen als Synopse zweier Sprachspiele, letztlich als *fehlende Artikulation* einer sozial-analytischen Vermittlung von Theologie und Praxis.

Die Hindernisse eines interdisziplinären Dialogs sind nun benannt – wie läßt sich dagegen ein Modell abheben, das eine gelingende Beziehung zwischen einer „Theologie des Politischen" und den „Wissenschaften des Sozialen" verheißt?

3.2.4.2. Entwicklung einer konstitutiven Beziehung von Theologie und Sozialwissenschaften

3.2.4.2.1. Vorsichtsmaßnahmen ...

Vorweg macht Clodovis Boff zwei Kriterien aus, gleichsam „Vorsichtsmaßnahmen"[263], die die Gestaltung dieser interdisziplinären Beziehung überhaupt gelingen lassen. Diese Kriterien sind der *Respekt* vor der Autonomie der jeweils anderen Disziplin und die entschiedene *Kritik* jeder ungebührlichen Extrapolation, „besonders im Hinblick auf den Dogmatismus des Denkens"[264].

Das erste Kriterium richtet sich primär auf die Regeln für die „Produktion"[265] einer Wissenschaft. Der Bezug zur Pastoralkonstitution des Zweiten Vatikanischen Konzils[266] stellt die Autonomie der irdischen Wirklichkeiten und Wissenschaften heraus. Demnach ist die Theologie „nicht befugt, etwas über den inneren Ordnungsbereich der Wissenschaften zu sagen, die nach ihren eigenen Regeln ‚spielen' ... Es ist ihr ureigenstes Recht, zu arbeiten und von dem Gebrauch zu machen, was man ‚methodologischen Atheismus' benannt hat. Die Wissenschaften arbeiten nach dem Satz: *etsi Deus non daretur*, d.h. sie gehen mit der Transzen-

---

263 Boff 1986, 104.
264 Boff 1986, 349.
265 Boff 1986, 104.
266 Vgl. Boff 1986, 104, Anmerkung 2, mit Bezug auf GS 36 (= Karl Rahner &Vorgrimler 1985, 482f).

denz äußerst sparsam um. Wenn wir die Wissenschaft *aufgrund der Tatsache* kritisieren, daß sie Realitäten wie Gott, Geist, Mensch usw. ausklammert, und wenn wir sie deshalb ‚atheistisch', ‚materialistisch' oder ‚antihumanistisch' nennen, bedeutet das, daß wir nichts von Wissenschaft verstehen und nichts von dem, was sie als eine solche konstituiert. Es ist, als wollte man die Vögel tadeln, weil sie Flügel haben ..."[267] Darum „muß der Theologe eine abwartende und aufmerksame Haltung einnehmen ... Sich so zu verhalten, als müsse er einem anderen wissenschaftlichen Fach Befehle erteilen, das nicht das seine ist, ist nicht nur ein im übrigen nutzloser Anachronismus, sondern auch Ausdruck dieser Grenzüberschreitung, die jedes Wissen in Versuchung führt und die in der Theologie in der Gestalt des ‚Theologismus' auftritt, wie wir schon beobachtet haben."[268] Diese Gefahr lauert, so ergänze ich, jedoch nicht nur der Theologie, sondern jeder Wissenschaft auf[269].

Das zweite Kriterium richtet sich weniger auf die Regeln für die Produktion einer Wissenschaft, sondern vielmehr auf ihre Schlußfolgerungen, die zu Grenzkonflikten mit anderen Wissenschaften führen, wenn eine Disziplin „sich in ihrer Autonomie eingerichtet hat ... und jede andere mögliche Annäherung ihres Objekts leugnet"[270]. Boff brandmarkt solche szientistischen Grenzüberschreitungen als erkenntnistheoretischen Totalitarismus[271]. In der Eindämmung solcher ungebührlicher Extrapolation spricht Boff der Theologie eine spezifische Aufgabe zu, nicht weil sie vor Dogmatismus geschützt wäre, sondern weil eine theologische Disziplin mehr als jede andere „ein Gefühl haben muß für den prekären Charakter jedes Wissens und damit auch für die Notwendigkeit, den Geist stets in Richtung auf das Unsagbare offen zu halten"[272] – eben weil theologisches Wissen sich auf ein Mysterium richtet, das „schon per definitionem jede Abgeschlossenheit unmöglich macht"[273], sofern von einer Definition hier überhaupt sinnvoll gesprochen werden kann.

Ausgehend von diesen beiden Kriterien – des Respekts vor der Autonomie der jeweils anderen Disziplin und der Kritik szientistischer Grenz-

---

[267] Boff 1986, 104f.
[268] Boff 1986, 105f.
[269] Dies läßt Boff in seiner Rede vom „Soziologismus" (Boff 1986, 108) sowie in folgender Passage anklingen: „Sogar im Blick auf seinen Grundstoff, der lange Zeit hindurch sein Exklusivterrain war, nämlich die religiösen Phänomene, kann der Theologe den Forschungen der anderen Wissenschaften auf diesem Gebiet nur ein *nihil obstat* entgegensetzen. Wenn er auch auf der einen Seite nicht ihre wirklichen oder möglichen Verabsolutierungen annehmen kann, so muß er sich auf der anderen Seite doch ihre Ergebnisse zunutze machen, um seinen eigenen Diskurs sowohl in der Theorie als auch in der politischen Praxis zu verbessern und auch, um den Text deutlicher zu machen, den er selbst entschlüsseln muß." (Boff 1986, 107)
[270] Boff 1986, 108.
[271] Vgl. Boff 1986, 108.
[272] Boff 1986, 109.
[273] Boff 1986, 108.

überschreitungen – wende ich mich nun der Beziehung von Theologie und Sozialwissenschaften zu.

3.2.4.2.2. ... zugunsten einer konstitutiven Beziehung von Theologie und Sozialwissenschaften

Wie schon angedeutet, unterscheidet Boff zwischen instrumentaler und konstitutiver Beziehung[274]. Eine instrumentale ist eine werkzeugliche, technische, mechanische Beziehung, die rein äußerlich bleibt und in einem bloßen Nebeneinander (beispielsweise zweier Sprachspiele im Bilinguismus) oder Übereinander (beispielsweise von dominantem und unterlegenem Sprachspiel bei semantischer Vermischung) zum Ausdruck kommt. Im Gegensatz zu einer solchen instrumentalen „Beziehung der äußeren Struktur"[275] besteht die konstitutive Beziehung in einem organischen Austausch, in einem Ineinander, so daß „das, was zueinander in Beziehung gesetzt wird, lebendig teilhat an dem Ganzen, in das es sich einfügt"[276]. Eine solche konstitutive „Beziehung der inneren Struktur"[277] soll nach Clodovis Boff das Verhältnis von Theologie und Sozialwissenschaften prägen. Dabei verlangt Boff nicht von *jeder* Theologie die Rezeption und Integration sozialwissenschaftlicher Erkenntnisse und Methoden.

Boff unterscheidet im Rahmen seiner erkenntnistheoretischen Grundlegung der Theologie der Befreiung nämlich zwei Theologien. Eine Theologie 1 (T 1) enthält quasi einen Schatz theologischer Traditionen, der praktisch „nicht unbedingt auf eine Vermittlung ... angewiesen"[278] sei. Wenn die Theologie jedoch in Gestalt einer Theologie des Politischen auf eine konkrete menschliche Praxis rekurriert, dann muß das Politische in der ihm *eigenen* Struktur entdeckt werden, und dazu braucht die Theologie (als T 2) sozialwissenschaftliche Erkenntnisse. T 2 unterscheidet sich von T 1 in ihren Themen, nicht in ihrer Perspektive; die Thematik von T 2 bezeichnet Boff vage als „verhältnismäßig neu"[279] – im Kontrast zu T 1 und ihrer „klassischen"[280] Thematik.

Wenn ich zur präzisierenden Unterscheidung von T 1 und T 2 auf Max Secklers[281] Differenzierung von Sinn*ermittlung* und Sinn*vermittlung* zurückgreife, dann wird zugleich deutlich, daß sinnermittelnde T 1 und

---

[274] Vgl. zum folgenden Boff 1986, 74ff.
[275] Boff 1986, 74.
[276] Boff 1986, 74f.
[277] Boff 1986, 75.
[278] Boff 1986, 75.
[279] Boff 1986, 27.
[280] Boff 1986, 27.
[281] Vgl. Seckler 1995, 227 – 238, insbesondere 235f.

sinnvermittelnde T 2 eng miteinander verquickt sind[282]: Einer Theologie 2 werden politische und soziale Fragen zum Thema, die sie im „Licht des Evangeliums" – mit anderen Worten: aus der Perspektive einer T 1 – angeht. So entsteht eine Theologie des Politischen oder eine Theologie des Sozialen. Boff sieht eine Dialektik am Werk, wenn „die T 2 auf die T 1 reagiert und sie dazu bringt, sich innerlich neu zu strukturieren, während die T 2 durch die Arbeit der T 1 bereichert wird"[283]. Er bestreitet, „daß die T 2 die T 1 ausschließt oder sie ersetzt, wie es gewisse aktuelle Auseinandersetzungen tatsächlich vermuten lassen"[284], und weist in diesem Zuammenhang[285] auf Karl Rahners Text „Über künftige Wege der Theologie"[286] hin. Darin äußert Rahner sich auch zu Fragen einer politischen Theologie. Er beschreibt sie insofern als dringlich, als „es in der traditionellen Theologie so etwas wie eine Privatisierung und Einengung des Christentums bloß auf das innerliche Heil des einzelnen Menschen gibt, weil die Theologie der Hoffnung ebenso nur individualistisch gedacht und die irdische Aufgabe des schöpferisch gewordenen Menschen zuwenig als Vermittlung seiner eschatologischen Hoffnung und seiner Liebe zum Nächsten gesehen wurde"[287]. Rahner hält es jedoch für „verfehlt, die politische Theologie einfachhin als *die* Theologie der Zukunft zu verstehen, die alle bisherigen Theologien wegen der neuen gesellschaftlichen Situation ablöst. Der Mensch geht nun einmal nicht adäquat und gesellschaftlich greifbar in dem auf, was er in der Gesellschaft und von ihr her und für sie ist."[288] Mit anderen Worten: T 1 braucht T 2 , aber T 2 kann und darf T 1 nicht abschaffen oder ersetzen. Rahner und Boff konvergieren hier also deutlich in ihren Optionen.

Vor diesem Hintergrund erscheint es in der Tat sinnvoll, eine „Theologie des Politischen" einer „politischen Theologie" vorzuziehen, da erstere klarer als letztere erkennen läßt, daß es nicht um eine Verdrängung „klassischer" durch „politische" Theologie gehen kann, sondern vielmehr um eine Sicht „des Politischen" im Licht des Evangeliums gerungen werden muß.

Für Boff „steht die theologische Lektüre über der soziologischen, aber nicht einfach prothetisch"[289]: Ebenso nachdrücklich, wie er den konstitutiven Charakter der Sozialwissenschaften für eine Theologie des Politi-

[282] Vgl. auch Boff 1986, 142f: „Tatsächlich darf man die Veränderung der theologischen Problematik nicht so verstehen, als bestünde sie in einem absoluten und endgültigen Bruch zwischen der klassischen Theologie (T 1) und der modernen Theologie (T 2), so als hätten die zwei gar nichts mehr gemeinsam."
[283] Boff 1986, 28.
[284] Boff 1986, 146.
[285] Vgl. Boff 1986, 147, Anmerkung 50.
[286] Karl Rahner 1972, 41 – 69.
[287] Karl Rahner 1972, 66.
[288] Karl Rahner 1972, 66f.
[289] Boff 1986, 76.

schen herausstellt, besteht Boff darauf, daß diese Beziehung „immer von der Theologie gelenkt" ist – „oder es ist keine Theologie mehr"[290]. Konstitutiv für eine Theologie des Politischen werden Sozialwissenschaften „auf der Ebene einer materia prima der Theologie, auf der Ebene ihres *materiellen* Objekts, nicht aber auf der Ebene ihrer eigenen Perspektive oder des formalen Objekts der Theologie"[291]. Die Perspektive der Theologie bleibt, wenn sie Theologie bleiben will, eine theologische; sie läßt sich von Sozialwissenschaften also nicht das Formalobjekt – eben ihren Blickwinkel – vorgeben. Forschungsergebnisse jedoch, die die Sozialwissenschaften erarbeitet haben, werden – sozusagen als Materialobjekt – „im Innern des theologischen Feldes als Grundstoff aufgenommen, der dann (wieder) neu bearbeitet werden muß, und zwar durch die der theologischen Arbeit eigenen Verfahrensweisen, damit man schließlich zu einer *spezifisch* theologischen, als solcher charakterisierten Produktion gelangt"[292]. Mit anderen Worten: Die Sozialwissenschaften bereiten quasi einen Text vor, der der Theologie zur theologischen Lektüre angeboten wird oder den die Theologie ihrerseits anfordert[293]. Diese wiederum setzt sich mit diesem Text auf eine ihr eigene Weise auseinander und transformiert ihn, „um daraus den ausgesprochen theologischen Bedeutungsinhalt zu ziehen. Deshalb müssen wir sagen, daß es zwischen dem Soziologischen und dem Theologischen keinen kontinuierlichen Übergang gibt. Wohl aber gibt es einen Übergang zu einer anderen Ebene, einen Übergang, der den Namen *erkenntnistheoretischer Bruch* erhalten muß."[294]

3.2.4.3. Wissenschaft und Interdisziplinarität bei Clodovis Boff

Clodovis Boff beschreibt im Rahmen wissenschaftlicher Praxis konstitutive Beziehungen zwischen verschiedenen Disziplinen, konkret zwischen Sozialwissenschaften und Theologie. Zwischen Sozialwissenschaften, die für eine Theologie des Politischen konstitutiv sein sollen, und einer allemal lenkenden Theologie zeichnet sich eine potentielle Spannung ab, auf die ich an geeigneter Stelle zurückkomme[295]; hier zunächst nur so viel: Interdisziplinäre Übergänge erfolgen, wie soeben deutlich wurde, als erkenntnistheoretische Brüche.

Boffs Verständnis von Wissenschaft und Interdisziplinarität soll im folgenden nachgezeichnet werden – auch in der Absicht, Zusammenhänge von T 1 und T 2, von Sozialwissenschaften und Theologie, von Material-

---

[290] Boff 1986, 76.
[291] Boff 1986, 76.
[292] Boff 1986, 76.
[293] Vgl. dazu meine Rückfrage in Abschnitt 3.2.4.4 dieser Arbeit.
[294] Boff 1986, 77.
[295] Vgl. Abschnitt 3.2.4.5 dieser Arbeit.

und Formalobjekt so aufzuweisen, daß ihr Platz und ihre Bedeutung in Boffs Modell erkennbar werden. Im Anschluß daran werde ich meine Kritik sowie Vorschläge zur Modifikation dieses Modells vorbringen.

Boff nennt Wissenschaft eine „Praxis", da es darin um einen Prozeß, um ein Tun, um eine „Arbeit der *Produktion von Erkenntnissen*" gehe: „Es ist eine Operation der *Transformation*, d.h. einer wirklichen *Praxis*. Der Stoff, die Mittel und die Produkte sind natürlich *sui generis*: sie sind *theoretischer* Natur."[296] Der Prozeß einer solchen theoretischen Praxis umfaßt drei Momente, wie sie bereits in den Begriffen „Stoff", „Mittel" und „Produkte" anklingen und formalisiert „Allgemeinheit I" (A I), „Allgemeinheit II" (A II) und „Allgemeinheit III" (A III) heißen.

Als Begründung für den Begriff „Allgemeinheit" mag nach Boff „die Bemerkung genügen, daß der Erkenntnisprozeß sich gerade mit dem Universalen befaßt und nicht mit dem Singulären oder dem ‚Konkreten' ... Tatsächlich sind das Realobjekt (die Sache) und das Erkenntnisobjekt (die Idee, der Begriff) zwei völlig verschiedene Dinge."[297]

Die A I fungiert als Stoff, als Grundmaterie, die in Erkenntnis umgewandelt werden soll. Dabei ist diese A I kein „reines" Faktum, kein subjektunabhängiges Objekt „in se", sozusagen kein „Rohstoff", sondern eine Materie, die im Laufe der Geschichte bereits mehrfach bearbeitet und transformiert worden ist. Die A II ist die arbeitende Instanz; sie stellt die theoretischen Mittel einer Wissenschaft bereit, um die A I erkenntnisgewinnend zu bearbeiten. Die A III schließlich steht für das Produkt, das aus diesem Transformationsprozeß resultiert. Sie ist das Ergebnis dessen, was die A II an A I sehen läßt bzw. was die A II aus A I an Wissen schafft. Die A III entsteht dank A II aus A I, aber die A III ist im Vergleich zu A I etwas Neues. Zwischen A I und A III vollzieht sich ein „erkenntnistheoretischer Einschnitt" oder ein „erkenntnistheoretischer Bruch"[298].

Boff faßt das Vorgehen zusammen: „*Die theoretische Praxis produziert Allgemeinheiten III durch die Arbeit der Allgemeinheit II an der Allgemeinheit I.*"[299]

---

[296] Boff 1986, 133.
[297] Boff 1986, 134f.
[298] Boff 1986, 136.
[299] Boff 1986, 136.

Im Bild läßt es sich wie folgt veranschaulichen:

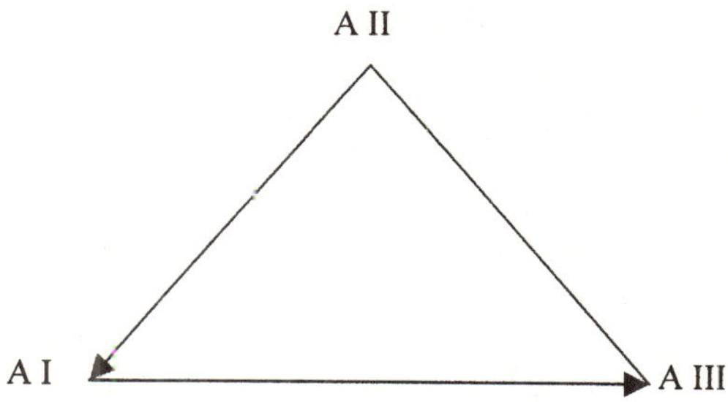

Dabei ist als Thema (A I) alles zugelassen, da es „im Prinzip nichts gibt, das nicht zu einem *(Material-)* Objekt einer theologischen Behandlung werden kann. Die Theologie kann sich für alles interessieren. Aber dieses ‚alles' gehört nur dann zur theologischen Perspektive, wenn es betrachtet wird *sub una formali ratione*, nämlich *divinae revelationis*."[300] Es ist also nicht der Forschungsgegenstand, nicht die A I, welche über den jeweiligen Wissenschaftstyp bestimmt. Politik kann Thema der Politikwissenschaft sein, aber eben auch Thema einer „Theologie des Politischen"; und religiöse Phänomene unterschiedlichster Art finden das Interesse der Theologie, sie werden aber auch Thema der Religionspsychologie, ohne daß die an religiösen Phänomenen arbeitenden Psychologen deshalb zu Theologen würden. Nicht der Gegenstand, sondern die Perspektive, der charakteristische Blickwinkel, die A II, bestimmt darüber, ob es um die Gewinnung theologischer, psychologischer, soziologischer oder anderer Erkenntnisse geht. Das Spezifikum der Theologie hängt nicht an ihrem Materialobjekt (A I): „Die Perspektive einer Disziplin bestimmt sich logischerweise im Bezug zu ihrem *Formalobjekt*."[301]

Mit anderen Worten: Der Verständnishorizont entscheidet über den Wissenschaftstyp. Nicht die Materie, sondern die Perspektive, diese Materie „im Licht des Glaubens" zu sehen und also zu (re-) konstruieren, macht das wissenschaftliche Arbeiten zu einer *theologischen* Praxis. Clodovis Boff beruft sich dabei auf Thomas von Aquin[302], wenn dieser ganz zu Beginn seiner Summa theologica außer den philosophischen Wissenschaften, die im Bereich der menschlichen Vernunft bleiben, eine Lehre verlangt, die auf göttlicher Offenbarung beruht; schließlich bedinge ein verschiedener Grund der Erkennbarkeit auch eine Verschiedenheit in den Wissenschaften, und es können nach Thomas dieselben Dinge, soweit sie der Vernunft („lumine naturalis rationis") zugänglich sind, Gegenstand der philosophischen Wissenschaften und zugleich, soweit sie durch die

---

[300] Boff 1986, 140.
[301] Boff 1986, 127.
[302] Die Art seiner „Bezugnahme" auf Thomas umreißt Boff (1986, 193 – 199) als *Rekurrenz*.

Offenbarung („lumine divinae revelationis") erkannt werden, auch noch Gegenstand einer anderen Wissenschaft sein. Die Theologie also, welche zur heiligen Lehre gehöre, unterscheide sich der Gattung nach („differt secundum genus") von jener, die einen Teil der Philosophie bilde[303]. Thomas unterscheidet also Gattungen, deren differierende Formalobjekte mit den Wendungen „lumine naturalis rationis" und „lumine divinae revelationis" zum Ausdruck kommen[304].

Nach Boff ist es „genau dieses ‚als' oder ‚wie', das einen bestimmten Diskurs zu *so einem* Diskurs macht und nicht zu einem anderen. Für einen Theologen gibt der Ausdruck ‚im Licht des Glaubens' seinem Diskurs die theologische Qualifikation."[305] Nicht der Gegenstand ist entscheidend, sondern *wie* ich ihn sehe, *als was* ich ihn sehe. Dieses *Als* konstituiert die jeweilige Auslegung[306] in wissenschaftlicher ebenso wie in alltäglicher Praxis: Eine und dieselbe Holzkonstruktion mag ein Erwachsener „als Stuhl" wahrnehmen, auf den er sich setzen kann – und ein Kleinkind „als Treppe", die den Zugang zu einem Tisch oder einem Regalfach herstellt. Ebenfalls macht es einen Unterschied, ob ein und dasselbe Thema im Licht der Vernunft oder im Licht des Glaubens erscheint.

Vor diesem Hintergrund leuchtet ein, daß verschiedene Perspektiven und verschiedene Wissenschaften eine einzige A I in den Blick nehmen können. Konflikte treten auf, wenn „eine Perspektive ihre konstitutionelle Besonderheit vergißt, sich wie ein Identitätssystem verhält, jedes Anderssein und damit die Pluralität von Bedeutungen leugnet und sich für die einzige Betrachtungsweise hält, für die absolute Betrachtungsweise, wobei sie allen anderen jeden Wahrheitsgehalt abspricht"[307]. Die Pluralität der in A III gegebenen Forschungsergebnisse mag zwar von einer einzigen A I ausgehen, resultiert aber aus der Pluralität der daran beteiligten Wissenschaften (A II). So kann, um Boffs Beispiel aufzugreifen, die soziale Situation in Lateinamerika (A I) soziologisch (A II) als „Dependenz" (A III) und theologisch (A II) als „Sünde" (A III) verstanden werden[308].

---

[303] Vgl. Thomas Aquinas 1923, Volumen Primum = Pars Prima, Quaestio Prima, Articulus I (= 15 – 16, hier 16).

[304] Im Original heißt es bei Thomas Aquinas 1923, Volumen Primum = Pars Prima, Quaestio Prima, Articulus I (= 15 – 16, hier 16): „Unde Theologia, quae ad sacram doctrinam pertinet, differt secundum genus ab illa theologia, quae pars philosophiae ponitur."

[305] Boff 1986, 141.

[306] Zur Als-Struktur vgl. Heidegger 1986, 148ff; in seinen Ausführungen zur Hermeneutik verweist Boff (1986, 224, Anmerkung 13, u.ö.) selbst auf Heidegger.

[307] Boff 1986, 152f.

[308] Vgl. Boff 1986, 153.

Im Bild läßt sich dieses Vorgehen wie folgt veranschaulichen:

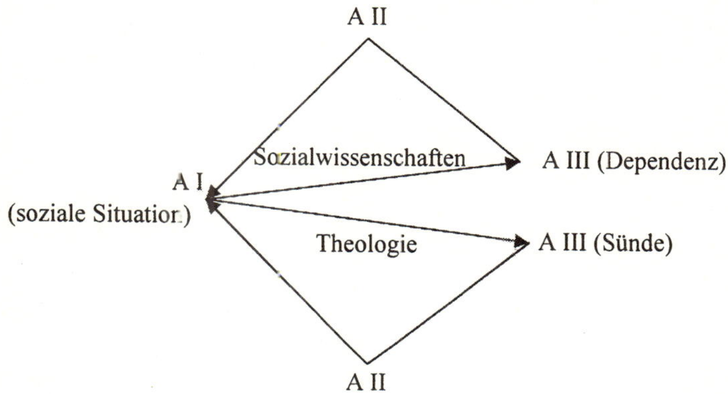

Den Versuch, beide Ergebnisse aufeinander zu beziehen, nennt Clodovis Boff „chalcedonensische Dialektik", näherhin „Einigkeit ohne Vermischung, Unterscheidung ohne Trennung"[309]. Dieser Versuch zeigt laut Boff „den richtigen Weg"[310], um Sünde und Dependenz, Erlösung und Befreiung, Heil und Heilung miteinander in Beziehung zu setzen; zugleich aber geht mit der chalcedonensischen Dialektik eine große Schwäche einher, denn „sie erlaubt nicht, über die einfache Feststellung der Existenz einer wechselseitigen Beziehung hinauszukommen, die Erlösung und Befreiung verbindet"[311]. Mit anderen Worten: Die chalcedonensische Dialektik macht deutlich, *daß* beide A III sich aufeinander beziehen, sie trifft aber keine Aussagen darüber, *wie* dies *inhaltlich* aussehen kann.

Aus dieser Einsicht zieht Boff den Schluß, die chalcedonensische Nebeneinanderstellung beider Diskurse aufzugeben und diese hintereinanderzuschalten, wobei die Theologie den zweiten Diskurs bildet. Begründend macht Boff für diese Reihenfolge der Diskurse die folgende Unterscheidung geltend: Theologie „arbeitet an ihrem Objekt in der Absicht, *es zu verstehen*, seinen *Sinn* zu finden"[312], und „nicht im Sinne einer Suche nach den Ursachen, den Gesetzen und der inneren Struktur ihres Grundstoffes"[313]. Aus dieser Differenzierung von Sinnverstehen einerseits und kausaler bzw. struktureller Analyse andererseits[314] ergibt sich eine Nachordnung des Sinnverstehens, insofern „man den Sinn einer Tatsache

---

[309] Boff 1986, 155.
[310] Boff 1986, 156.
[311] Boff 1986, 156.
[312] Boff 1986, 154.
[313] Boff 1986, 154.
[314] An anderer Stelle macht Boff parallel zum Verhältnis von *Strukturerfassung* und *Sinnsuche* auf die Beziehung von *Erklärung* und *Verständnis* von Texten aufmerksam; vgl. Boff 1986, 227ff.

in rational befriedigender Weise nur erfassen kann, wenn diese Tatsache von ihrer inneren und ‚profanen' Struktur her erläutert wird. Denn der Sinn ergibt sich nur aus der Struktur."[315]

Die Vorschaltung der Sozialwissenschaften führt dazu, daß ihre in A III vorliegenden Forschungsresultate der nachfolgenden Theologie zur A I werden, was sich bildlich wie folgt darstellt:

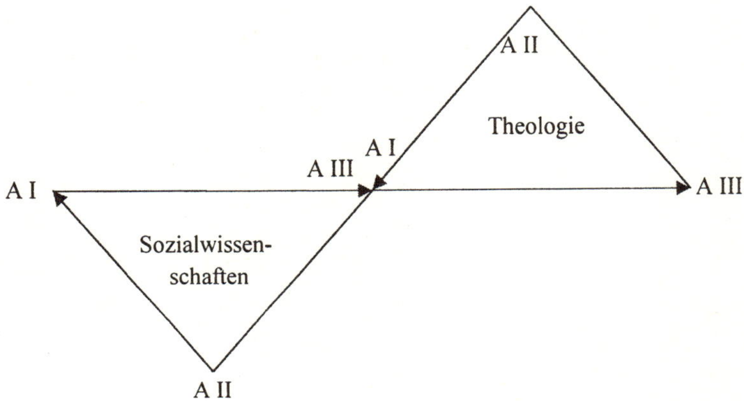

Dabei gilt Boff der nachgeschaltete theologische Diskurs nicht als die ganze Theologie. Ich erinnere im folgenden an die Unterscheidung von T 1 und T 2.

Eine „Theologie des Politischen" oder eine „Theologie des Sozialen" bezeichnet Boff als T 2. Diese tritt nicht in Konkurrenz zu einer T 1, „die mit der positiven Vorgabe der Offenbarung Gottes in Jesus von Nazaret einsetzt"[316], sondern lebt von dieser und konkretisiert sie. Da es sich bei dem nachgeordneten Diskurs T 2 um einen *theologischen* Diskurs handelt, wird T 1 an der Stelle der A II positioniert und so in jenen Diskurs eingebracht. Während also die *sozial-analytische Vermittlung* über die A I in T 2 Eingang findet, erfolgt eine *theologisch-hermeneutische Vermittlung* über die A II in T 2. Hermeneutische Vermittlung meint dabei die notwendige Beziehung der T 2 zu christlichen Quellen, aus denen T 2 ihre Perspektive und ihre Identität schöpft. Quellen sind „die christlichen Schriften" und ihre „exegetische Interpretation"[317], wobei „die ‚positive Theologie', verstanden als das Endergebnis der hermeneutischen und

[315] Boff 1986, 155; Boff (1986, 155, Anmerkung 58) fügt folgende Beobachtung hinzu: „Die immer mehr von den ‚Hermeneutischen Wissenschaften' übernommene erkenntnistheoretische Strategie scheint die zu sein, daß die Theorien des Sinnes nach den Strukturtheorien kommen oder daß die Bedeutung dem Verständnis der Gesetze folgt und sich auf sie stützt."
[316] Hans Waldenfels 1986, 13f.
[317] Boff 1986, 223.

exegetischen Arbeit, nicht ohne eine implizite Beziehung zur ‚spekulativen Theologie' erarbeitet werden kann und umgekehrt"[318]. Wenn die A III schließlich eine „Theologie des Politischen" artikuliert, so neigt die sozial-analytische Vermittlung in der „Theologie des Politischen" zum „Politischen", die hermeneutische Vermittlung hingegen zur „Theologie", und das „des" der „Theologie *des* Politischen" fungiert „als Index der Beziehung dieser beiden Vermittlungen"[319].

Das Gesamtbild läßt sich wie folgt zeichnen:

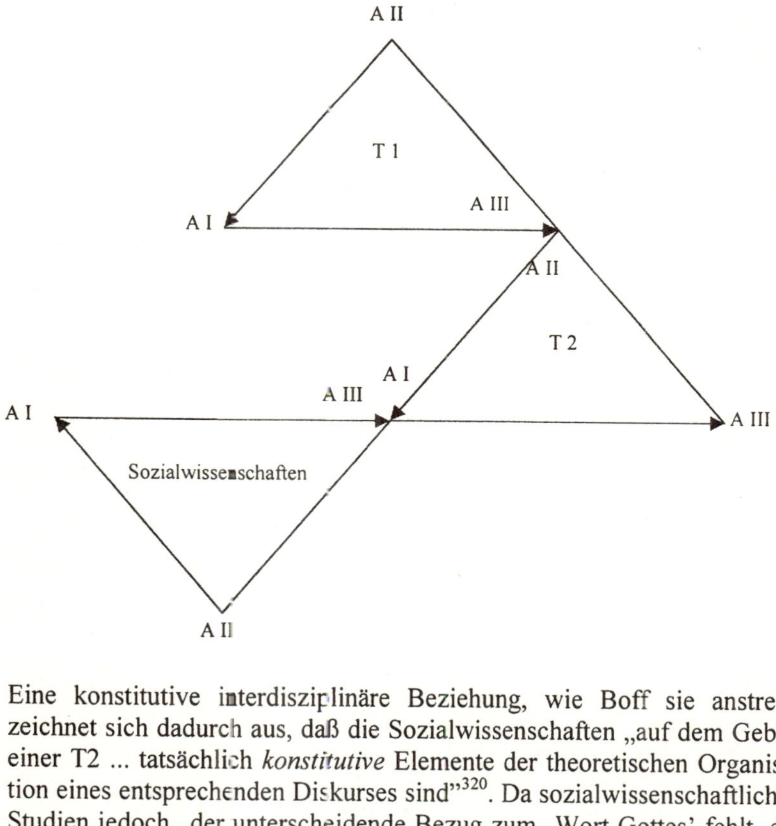

Eine konstitutive interdisziplinäre Beziehung, wie Boff sie anstrebt, zeichnet sich dadurch aus, daß die Sozialwissenschaften „auf dem Gebiet einer T2 ... tatsächlich *konstitutive* Elemente der theoretischen Organisation eines entsprechenden Diskurses sind"[320]. Da sozialwissenschaftlichen Studien jedoch „der unterscheidende Bezug zum ‚Wort Gottes' fehlt, der Grundlage der (christlichen) Theologie, können sie nicht als *konstitutiv* theologische Analysen angesehen werden"[321]. Boff sieht diese sozialwissenschaftlichen Diskurse als umzuwandelnde Materie, und *als solche*

[318] Boff 1986, 224.
[319] Boff 1986, 222; vgl. auch Boff 1986, 353.
[320] Boff 1986, 75 (Hervorhebung durch K.K.).
[321] Boff 1986, 131 (Hervorhebung durch K.K.).

sieht er sie als der Theologie untergeordnete Diskurse – jedoch „nicht deshalb, *weil* der theologische Diskurs über allen anderen steht"[322], sondern „als im Blick auf die Offenbarung befragte. Ansonsten eignet ihnen unrückführbarer Eigenstand"[323].

„Zur Erfüllung dieses ... Auftrags obliegt der Kirche allzeit die Pflicht, nach den Zeichen der Zeit zu forschen und sie im Licht des Evangeliums zu deuten."[324] Boffs Arbeit läßt sich als Kommentar zu diesem berühmten Satz aus der Pastoralkonstitution „Gaudium et spes" lesen[325].

3.2.4.4. Mit Boff gegen Boff – eine Rückfrage

Boff plädiert dafür, den theologischen und den sozialwissenschaftlichen Diskurs nicht nebeneinanderzustellen, sondern hintereinanderzuschalten – und zwar so, daß die fragliche Situation einer sozialwissenschaftlichen Analyse unterzogen wird, bevor die theologische Arbeit einsetzt in der Absicht, diese Situation zu verstehen. Das Ergebnis der sozialwissenschaftlichen Analyse wird gleichsam zum Untersuchungsgegenstand der Theologie. Diese Abfolge resultiert aus der Einsicht, daß „von zwei verschiedenen Wissenschaften eine Wissenschaft eine unmittelbarere Beziehung zum gleichen Materialobjekt hat"[326].
Bildlich fungieren Sozialwissenschaften hier als Brille einer (sehgestörten?) Theologie, die letzterer dazu verhelfen soll, daß sie scharf sehen kann. Spätestens hier erheben sich einige Fragen.

Daß Boff nicht naiven Abbildtheorien das Wort redet, erhellt schon daraus, daß sein erkenntnistheoretischer Ansatz konstruktivistische Züge trägt: „Die Erkenntnis ist kein Einsammeln und schon gar kein Reflex. Die Erkenntnis ist Produktion."[327] Wenn aber die als sozialwissenschaftliche Sehhilfe eingesetzte Brille den Blick nicht nur schärft, wenn Wahrnehmung vielmehr ein Konstruktionsprozeß ist, welchen Einfluß übt dann die Brille (A II) auf den von ihr in den Blick genommenen Gegenstand (A I) aus, und welche Folgen ergeben sich daraus für das „Abbild" (AIII), das nach konstruktivistischer Überzeugung ohnehin keines ist?

Boff selbst läßt keinen Zweifel daran, daß verschiedene wissenschaftliche Disziplinen – im Bild: verschiedene Brillen – im Umgang mit demselben Untersuchungsgegenstand zu vielgestaltigen Resultaten kom-

---

[322] Boff 1986, 159.
[323] Peitz 1998, 177.
[324] GS 4 (= Karl Rahner &Vorgrimler 1985, 451f, hier 451).
[325] So auch Hans Waldenfels 1986, 12, und zwar in Übereinstimmung mit Boffs eigener Zielsetzung, vgl. Boff 1986, 20.
[326] Peitz 1998, 181.
[327] Boff 1986, 62; vgl. auch Boffs ausdrücklichen Hinweis auf den „Konstruktivismus in der Erkenntnistheorie" (Boff 1986, 62, Anmerkung 2).

men[328]. Aber handelt es sich denn um einen und denselben Gegenstand? Führen nicht vielmehr divergierende Perspektiven zur Konstruktion verschiedener Gegenstände? Schließlich formuliert Boff in seiner Auseinandersetzung mit dem Empirismus selbst: „Die Objekte sind Ob-jekte, d.h. sie werden durch das Denken selbst auf das Denken pro-jiziert."[329] Im chalcedonensischen Modell ist diese Einsicht jedoch nicht konsequent durchgehalten, wenn Boff von einer einzigen A I ausgeht. Die A I der Sozialwissenschaften ist nicht einfach mit der A I der Theologie zu identifizieren. Ohne Identität des Materialobjekts jedoch fehlt Boff die Voraussetzung, die ihm gerade den Übergang vom chalcedonensischen zu dem von ihm favorisierten Modell erlaubt. Denn nur unter dieser Bedingung kann die vorgeordnete Wissenschaft den Blick der nachgeschalteten Disziplin auf den – gemeinsamen – Gegenstand schärfen. Wie aber kann es dann noch zum Dialog zwischen Wissenschaften kommen, wenn diese nicht einmal ein gemeinsamer Untersuchungsgegenstand verbindet? Und wozu überhaupt?

Abbildtheorien sind Korrespondenztheorien, die einer Wahrheit einen Entsprechungscharakter beimessen, eben eine „correspondentia" oder eine „adaequatio" zwischen zu erkennendem Urbild und erkanntem Abbild[330]. Der konstruktivistische Anspruch an den Begriff der Erkenntnis hingegen geht nicht dahin, daß sich damit Übereinstimmungen mit einer vom „Konstrukteur" unabhängigen Realität bezeichnen lassen. Ernst von Glasersfeld etwa denkt vielmehr an „eine Menge begrifflicher Gebilde ..., die (noch) nicht mit den Gegebenheiten der Erfahrungswelt in Konflikt geraten ist"[331].

Der konstruktivistische Anspruch an Erkenntnis liegt also darin, daß sie in die Welt unserer Erfahrung hineinpassen, „viabel" – also nicht unwegsam – sein und auf diese Weise funktionieren soll. Es kommt darauf an, daß „unseren tastenden Versuchen"[332] kein Hindernis im Wege steht, daß also eine Konstruktion von der „Widerständigkeit der Welt"[333] nicht negiert wird – höher oder anderswo hängt der Anspruch an Erkenntnis nicht. Das heißt mit anderen Worten, „daß die ‚wirkliche' Welt sich ausschließlich dort offenbart, wo unsere Konstruktionen scheitern"[334].

Es erscheint mir sinnvoll, unter den vielgestaltigen konstruktivistischen Ansätzen wenigstens zwei Varianten zu unterscheiden, nämlich eine *kon*struktive und eine *de*struktive, wobei zweitere in manchen soge-

[328] „Wir wissen ..., daß die Vielgestaltigkeit der A III, die von einer *einzigen* A I ausgeht, durch die Vielgestaltigkeit der A II verursacht wird." (Boff 1986, 153; Hervorhebung durch K.K.)

[329] Boff 1986, 62.

[330] Vgl. Peitz 1998, 183ff.

[331] von Glasersfeld 1993, 85 – 98, 95.

[332] Herzog 1995, 119, und Herzog 1995a, 22.

[333] Hans R. Fischer 1993, 22.

[334] von Glasersfeld 1990, 16 – 38, 37.

nannten radikal-konstruktivistischen Auffassungen gegeben ist. Denn diese schütten gleichsam das konstruktivistische Kind mit dem radikalen Bade aus, wenn sie aus Ermangelung eines direkten Zugangs zur Wirklichkeit der Frage nach Wahrheit jede Berechtigung absprechen[335]. Ein *konstruktiver* Konstruktivismus hingegen leugnet nicht eine wirkliche Welt, er bestreitet vielmehr lediglich ihre direkte Zugänglichkeit. Indem sich diese Welt aber menschlichen Konstruktionen widersetzt und diese gleichsam scheitern läßt, erweist sie sich als die je größere Wirklichkeit, die im Grund und „gründlich" unfaßbar bleibt und doch Erkenntnisprozesse vorantreibt und damit jeder Erkenntnis als Ermöglichungsbedingung vorausgeht.

Damit deutet sich eine Gemeinsamkeit von konstruktiv-konstruktivistischer Erkenntnistheorie und theologischer Erkenntnislehre an, die – etwa mit Paulus (1 Kor 13, 9a: „Denn Stückwerk ist unser Erkennen.") – im Vorgriff auf eine neue Existenz, von der die Begriffe fehlen (1 Kor 13, 10: „Wenn aber das Vollendete kommt, vergeht alles Stückwerk."), eine Hoffnung zum Tragen bringt, die ihrerseits auch das Scheitern menschlicher Konstrukte umgreift. Was sich konstruktivistisch im Scheitern als je größere Wirklichkeit zeigt, läßt sich theologisch als je größere Hoffnung auslegen. So unzureichend der korrespondenztheoretische Ansatz auch ist, so unverzichtbar ist er zugleich, denn es ist dieser Ansatz selbst, der angesichts der je größeren Wahrheit Gottes die Unangemessenheit jedes Zugriffs auf sie sowie jedes Vergleichs mit ihr drastisch vor Augen führt und folglich nach *anderen* Wahrheitskriterien als dem der Übereinstimmung mit der Wirklichkeit verlangt.

„Der theologische Wahrheitsbegriff, wie er ... einschließlich seiner korrespondenztheoretischen Grundlage begegnet, ist nicht als Gegenbild, sondern als *Qualifizierung* des konstruktivistischen Wahrheitsbegriffs konzipiert, insofern die verheißene Hoffnung als mögliche Antwort *des* Vorgriffs angeboten wird, von dem das Erkennen auch in konstruktivistischer Perspektive lebt"[336].

3.2.4.5. Mit Boff über Boff hinaus – eine Erweiterung

Vor diesem Hintergrund erweist sich Boffs Modell einer konstitutiven Beziehung in der von ihm vorgelegten Form als nicht haltbar. Nur eine naive Erkenntnistheorie könnte den sozialwissenschaftlichen Erkenntnisprozeß als Abbildung einer Wirklichkeit verstehen, die der Theologie den Blick für ihren eigenen Gegenstand schärft. Eine konstruktivistische Erkenntnistheorie jedoch, wie sie Boff[337] selbst vertritt, läßt dieses Vorge-

---

335 Vgl. Nüse, Groeben, Freitag & Schreier 1991, z.B. 201, und Kießling 1998, z.B. 234ff.
336 Peitz 1998, 279.
337 Vgl. Boff 1986, 62.

hen nicht zu. Am Übergang zwischen Sozialwissenschaften und Theologie ist mit Boff ein *„erkenntnistheoretischer Bruch"*[338] zu verzeichnen, was den Ruf nach einer Zwischeninstanz laut werden läßt, nach einer gemeinsamen Bezugsgröße bzw. Bezugswissenschaft, die zwischen Sozialwissenschaften und Theologie zu vermitteln vermag, so daß das Boffsche Modell in folgender Weise[339] zu erweitern wäre:

In dieser Form zeigt das Modell eine klare Unterscheidung und Zuordnung der daran beteiligten Diskurse. Es bedarf aber einiger Erweiterungen, die sich wie folgt skizzieren lassen.

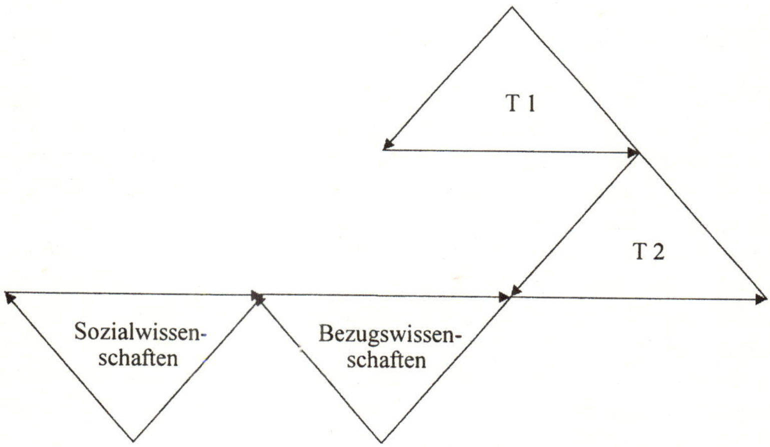

[338] Boff 1986, 77.

[339] Vgl. Peitz 1998, 285. Peitz (1998, 281ff) schlägt als gemeinsame Bezugsgröße für einen naturwissenschaftlich-theologischen Dialog Alltagswirklichkeit und Weltanschauung vor. Er bewegt sich auch hier in der Linie Rahners, der ja auch nicht „Christologie und Naturwissenschaft", sondern „Die Christologie innerhalb einer evolutiven *Weltanschauung*" (Karl Rahner 1962, 183 – 221; Hervorhebung durch K.K.) als dem Inhalt angemessenen Aufsatztitel formuliert. Weltanschauung meint eine „Metakognition" (Benesch 1988, 839 – 841, hier 839), die lebensstützend wirken kann. Sofern naturwissenschaftliche Konstrukte sich auf Alltagswirklichkeit und Weltanschauung (rück-) beziehen lassen, entsteht für den theologischen Diskurs eine Anknüpfungsmöglichkeit, wenn dieser sich seinerseits den Weltanschauungen zuordnen läßt, die „*jede* metaphysische, religiöse, ethische ... Gesamtbeurteilung umfassender Art ... der Gesamtwirklichkeit (einschließlich Gottes)" (Karl Rahner & Vorgrimler 1983, 443) einschließen: „So verstanden, wäre auch die Botschaft der Offenbarung und ihre Annahme im Glauben eine Weltanschauung." (Karl Rahner & Vorgrimler 1983, 443.) Welcher Bezugswissenschaft kommt die Aufgabe zu, den Alltagsbezug naturwissenschaftlicher Konstrukte (wieder-) herzustellen? Peitz schlägt dafür die Naturphilosophie vor.

Die Unterscheidung von T 1 und T 2, wie sie Boff trifft, darf nicht zu einer Einbahnstraße von T 1 nach T 2 führen, zumal Sinnermittlung (T 1) und Sinnvermittlung (T 2) ohnehin aufeinander verwiesen sind. T 1 wirkt gewiß auf T 2, aber es kommen auch Rückkoppelungen in Gang, die Boff selbst anspricht, wenn „die T 2 auf die T 1 reagiert und sie dazu bringt, sich innerlich neu zu strukturieren"[340]. Aber noch weitere Rückkoppelungsschleifen sind unerläßlich. T 2 ist im Modell so konzipiert, daß sie zunächst nur empfängt, was Sozialwissenschaften und vermittelnde Bezugswissenschaften erarbeitet haben; diesem doppelten Erkenntnisprozeß ist T 2 nachgeordnet. Diese rezeptive und konsekutive Einseitigkeit muß korrigiert werden, wenn ein interdisziplinärer Dialog in Gang kommen soll – und nicht nur ein Monolog. Wenn bei der Theologie 2 ihr neue Erkenntnisse eingehen, so transformiert sie diese, und dieser Vorgang führt schließlich seinerseits zu einer Transformation der Theologie 2. Das vorliegende Modell erscheint mir zwar insofern als aktuell zutreffend, als das Interesse der Theologie an human- und sozialwissenschaftlichen Kenntnissen derzeit größer ist als das Interesse von Human- und Sozialwissenschaften an theologischen Kenntnissen; aber wenn die modellhaft aufgezeichneten Prozesse gelingen, dann werden die Erkenntnisse einer T 2 auf Human- und Sozialwissenschaften in einer Weise zurückwirken können, daß aus dem theologischen *Nach*arbeiten ein *Vor*verständnis hervorgeht, das seinerseits auf human- und sozialwissenschaftliche Erkenntnisprozesse einwirkt.

Von den Resultaten einer T 2 wird auch jene Zwischeninstanz nicht unbehelligt bleiben, die interdisziplinär vermitteln soll; von ihr wiederum werden Veränderungen auch auf die nichttheologischen Wissenschaften ausgehen können.

Die so entstehenden Rückkoppelungsschleifen wandeln das Modell zu einer kreisförmigen Gestalt. Werden solche Prozesse wiederholt durchlaufen, kann daraus ein Dialog erwachsen, in welchem keine bloß rezeptiven und keine einbahnig-konsekutiven Prozesse mehr das Geschehen bestimmen.

---

[340] Boff 1986, 28.

Es resultiert zusammenfassend folgendes Bild:

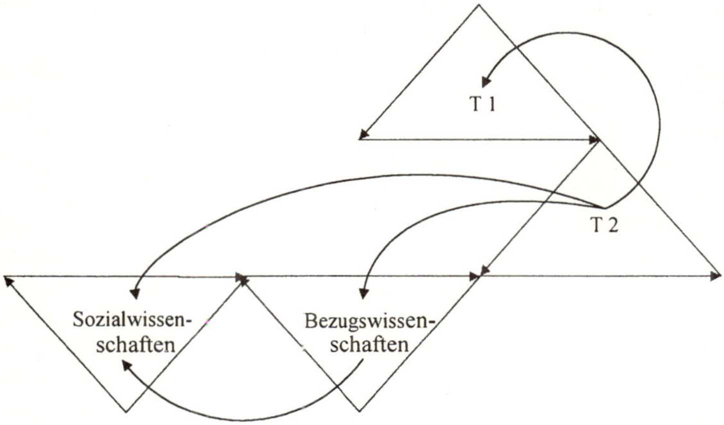

Abschließend möchte ich das Versprechen einlösen, zu einer potentiellen Spannung Stellung zu beziehen, die sich in Boffs Konzeption auftut[341]. Spannungsreich erscheint die Lektüre von Clodovis Boffs „Theologie und Praxis", wenn er einerseits den konstitutiven Charakter der Sozialwissenschaften für eine Theologie des Politischen herausstellt, andererseits aber dieselben Sozialwissenschaften zu Materiallieferantinnen einer Theologie zu degradieren scheint, die sich manchen Text quasi soufflieren läßt, ohne allerdings ihre Rolle als Sprecherin und Wortführerin mit anderen Disziplinen zu teilen oder gar an diese abzugeben.

Angesichts dieser Spannung erscheint es mir sinnvoll, den Begriff der Interdisziplinarität in folgender Weise auszudifferenzieren, nicht zuletzt in der Absicht, Clodovis Boff und seiner Zielsetzung gerecht zu werden. Es macht doch einen Unterschied, ob ich an einem interdisziplinären Forschungsprojekt mitwirke, an dem Vertreterinnen und Vertreter diverser Disziplinen beteiligt sind, oder ob ich in einem eigenen Forschungsvorhaben auf eine Theologie (eine T 2 im Sinne Boffs) ausgerichtet bin, die etwa als eine Theologie des Sozialen nach einer Konzeption trachtet, die nicht nur als theologisch, sondern auch als sozialwissenschaftlich verantwortet gelten kann.

Dies macht einen Unterschied, selbst wenn beide Varianten zusammenkommen und ich als Mitglied einer interdisziplinären Projektgruppe spezifisch theologische Absichten und Ziele verfolge, eben weil ich *als* Theologe daran mitwirke. Denn im ersten Fall werden sich die Vertreterinnen und Vertreter nichttheologischer Disziplinen mit Recht dagegen

[341] Vgl. Abschnitt 3.2.4.3 dieser Arbeit.

wehren, von mir auf die Lieferung von Material verpflichtet und reduziert zu werden; vielmehr handelt es sich bei einem interdisziplinären Forschungsprojekt, das diesen Namen verdient, um gleichberechtigte Partnerinnen und Partner, also um eine Gruppe, der – neben anderen Wissenschaftlerinnen und Wissenschaftlern – auch ein Theologe angehört. Diese Gruppe folgt einer interdisziplinären Zielsetzung. Im anderen Fall dagegen ist das Ziel des Forschungsganges letztlich kein interdisziplinäres, sondern ein theologisches. Diese zweite Variante scheint mir auch für Clodovis Boffs Unternehmung zuzutreffen, dem es um die Entwicklung erkenntnistheoretischer Grundlagen einer *Theologie* der Befreiung geht. Diese wissenschaftliche Arbeit ist gewiß auf sozialwissenschaftliche Erkenntnisse angewiesen und sucht diese mit ihrem eigenen – theologischen – Anliegen zu vernetzen. Aber das Ergebnis von Boffs Untersuchungen ist kein irgendwie interdisziplinäres, sondern ein theologisches. Wenn wissenschaftliche Praxis sich als eine Operation der Transformation beschreiben läßt, wie Boff es tut, so bildet eine theologische Wissenschaftspraxis theologische Transformations-gestalten dessen aus, was ihr von sozialwissenschaftlicher Seite inhaltlich angeboten wurde. Dies geschieht dann nicht etwa deshalb, weil ein solcher Wissenschaftler – etwa Clodovis Boff – die Eigenständigkeit nichttheologischer Disziplinen untergraben würde, sondern aus seiner legitimen *theologischen Zielsetzung* heraus, der ein *interdisziplinärer Prozeß* vorausgeht.

In einem interdisziplinären Projekt läuft dieser Prozeß wissenschaftlicher Praxis zwar ebenfalls ab – weil ein Wissenschaftler die Ergebnisse, die ihm aus ihm fremden Disziplinen zugegangen sind, allemal in dem ihm eigenen Horizont sieht, verarbeitet und auf diese Weise transformiert –, aber eben auch unter umgekehrtem Vorzeichen: Da ist nicht nur ein Theologe, der seine Arbeit im geschilderten Sinne vollzieht, sondern da ist beispielsweise auch eine Sozialwissenschaftlerin, die umgekehrt das von ihr angefragte und ihr zugeführte theologische Wissen zu einer sozialwissenschaftlichen Gestalt transformiert. Am Ende eines solchen interdisziplinären Prozesses steht also nicht nur ein theologisches (T 2), sondern auch ein sozialwissenschaftliches Konzept – und gewiß die Frage nach der Vereinbarkeit dieser beiden Resultate.

Boff jedoch geht es letztlich nicht um eine sozialwissenschaftliche oder im Ziel interdisziplinäre Untersuchung, sondern um eine – sozialwissenschaftlich verantwortete – *theologische* Studie. Dies festzuhalten erscheint mir wichtig, damit nicht der vorschnelle Eindruck Platz greift, Boff würde unter dem interdisziplinären Deckmantel konstitutiver Beziehungen zwischen Theologie und Sozialwissenschaften einer Konzeption Vorschub leisten, die die Theologie als solche zur Herrin erhebt und alle anderen Wissenschaften zu Knechten und Mägden degradiert. Auch wenn sein Ziel kein primär interdisziplinäres, sondern in erster Linie ein theologisches ist, so bleibt sein Entwurf für die Klärung der Frage nach Interdisziplinarität hilfreich – insbesondere dann, wenn im Sinne der oben skizzierten Erweiterung seines Ansatzes kreisförmige Prozesse angeregt werden, die in hermeneutischen Zirkeln nicht nur der Weiterentwicklung theologischer Konzepte zugute kommen, sondern auch der Fortführung sozialwissenschaftlicher Modellbildung dienen.

3.2.5. Vorläufige Kriterien eines Dialogs zwischen Theologie und profanen Wissenschaften

Stichwortartig fasse ich im folgenden Kriterien für einen interdisziplinären Dialog zusammen, wie sie sich aus den Entwicklungen ableiten lassen, die ich, vom Ersten Vatikanum ausgehend, für das Zweite Vatikanum und insbesondere den Konzilstheologen Karl Rahner sowie den daran anknüpfenden Befreiungstheologen Clodovis Boff nach- und darüber hinaus weitergezeichnet habe[342].

Dabei setze ich mit Forderungen ein, die Versuchungen entgegenwirken sollen, wie sie aufgrund der von Rahner diagnostizierten gnoseologischen Konkupiszenzsituation jeder wissenschaftlichen Disziplin innewohnen: Versuchungen, sich selbst totalitär zu verabsolutieren. Diese Postulate bündle ich als Kriterien zur Wahrung wissenschaftlicher Pluralität.

Kriterien zur Wahrung wissenschaftlicher Pluralität

- *Eigenständigkeit jeder wissenschaftlichen Disziplin*
  dank divergierender Formalobjekte (nicht: Materialobjekte)

- *Irreduzierbarkeit verschiedener Erkenntnisquellen*
  gegen die Versuchung, eine Wissenschaft unter Mißachtung ihrer legitimen Autonomie auf eine andere Disziplin und deren Erkenntnisse zu reduzieren

- *Revidierbarkeit profanwissenschaftlicher ebenso wie theologischer Sprachgestalten*
  etwa im Konfliktfall, wenn nicht zwingend irrende Vernunft gegen unfehlbare Offenbarung steht, sondern auch die folgende Alternative vorliegen kann: zutreffende wissenschaftliche Erkenntnis vs. bedingte, also überholbare theologische Deutung der Offenbarung (aufgrund der Nichtidentität von Wort Gottes und seinen Bezeugungsgestalten)

---

[342] Diese Kriterien gelten für beide Seiten eines interdisziplinären Dialogs gleichermaßen, auch wenn sie im einzelnen stärker dem Schutz profaner Wissenschaften (etwa „Akzeptanz eines methodologischen Atheismus") oder eher theologischen Interessen (etwa „mögliche Explikation einer impliziten Theologie profanwissenschaftlicher Disziplinen") dienen.

- *Möglichkeit intradisziplinärer Selbstbesinnung*
  beispielsweise im Rahmen der adressatengerechten Aktualisierung einer Theologie, welche von hermeneutisch vorgeschalteten Profanwissenschaften angestoßen werden könnte

- *Akzeptanz eines methodologischen Atheismus*
  bei profanen Wissenschaften, die legitimerweise nach ihren je eigenen Regeln arbeiten – auf ihren je eigenen Wegen, griechisch „Methoden", unter Umständen nach dem Grundsatz: „etsi Deus non daretur"

Eine weitere Gruppe von Kriterien bietet Markierungen auf dem Weg zu einer tragfähigen Einheit, motiviert insbesondere durch einen bei Rahner deutlich spürbaren „Glauben an die eine Wahrheit, aus der sich sämtliche Zugänge zur Wirklichkeit speisen"[343].

Kriterien für den Weg zu tragfähigen interdisziplinären Beziehungen

- *eschatologischer Vorbehalt gegenüber jeglicher Integration*
  wiederum aufgrund der Situation gnoseologischer Konkupiszenz

- *normativer Vorrang der Sinnermittlung bei hermeneutischem Vorrang der Sinnvermittlung*
  zugunsten der Entwicklung von Transformationsgestalten, wenn – etwa bei Boff – T 2 in Auseinandersetzung mit ihrem Materialobjekt im Licht von T 1 (Formalobjekt) generiert wird und – mit anderen Worten – Sinnermittlung (T 1) und profanwissenschaftliche Erkenntnisse aufnehmende Sinnvermittlung (T 2) in einem hermeneutischen Zirkel miteinander verwoben sind

- *Rezeptionsneutralität*
  zur Vermeidung selektiver Rezeption, beispielsweise einer einzelnen Schule aus einer Vielfalt von Denktraditionen und Schulrichtungen einer fremden Disziplin (dieses Kriterium resultiert konsequenterweise aus der legitimen Autonomie einer Wissenschaft als ganzer, aus der ich folglich nicht willkürlich herauslösen darf, was sich mit der vorgefaßten Position, die ich aus meiner eigenen Disziplin schon mitbringe, am besten verträgt; eigens thematisiert wird Rezeptionsneutralität jedoch erst in der praktisch-theologischen Diskussion)

[343] Peitz 1998, 123.

- *Brückenbildung durch Philosophie und Weltanschauung*
  angesichts erkenntnistheoretischer Brüche zwischen theologischen und nichttheologischen Disziplinen

- *Prinzip der Selbstüberbietung einer wissenschaftlichen Disziplin*
  als Verweis auf das gemeinsam Humane (Anthropologie), das in einer eigentümlichen Weise der Zugehörigkeit und der Nichtverwaltbarkeit zugleich zu jeder Wissenschaft als solcher gehört

- *mögliche Explikation einer impliziten Theologie profanwissenschaftlicher Disziplinen*
  unter der Prämisse, daß Theologie menschliche Existenz in ihrer Verwiesenheit auf das absolute Geheimnis versteht

Im Kontrast zu den Kriterien, die einerseits die Pluralität unterschiedlicher Wissenschaften wahren, andererseits Wege zu tragfähigen interdisziplinären Beziehungen aufweisen sollen, stehen Fehlformen eines Dialogs, die sich aufgrund der bisherigen Ausführungen wie folgt zusammenfassen lassen.

Fehlformen eines interdisziplinären Dialogs

- *endogener Expansionismus*
  beispielsweise Theologismus, wenn Subjekt des endogenen Expansionismus die Theologie ist

- *exogener Expansionismus*
  beispielsweise rationalistische Extrapolation von Theologie aus profanwissenschaftlichen Disziplinen (etwa Inkarnation als zwingende Verlängerung der Evolution, die auf diese Weise in die Theologie hinein expandiert)

- *extrinsezistische Separation*
  im Zusammenhang mit einem instruktionstheoretischen Offenbarungsverständnis

- *Rezeptionsverweigerung*
  beispielsweise Empirismus und methodologischer Purismus

- *semantische Vermischung*
  durch Vermengung zweier Sprachspiele

- *Bilinguismus*
  mit der Gefahr, daß dessen instabile Formen in einen der Expansionismen münden oder zu semantischer Vermischung führen

- *chalcedonensische Dialektik*
  durch Herstellung einer interdisziplinären Beziehung, die aber über die Feststellung ihrer Existenz nicht hinauskommt, daher bloß formal und inhaltsleer bleibt und sich zwischen Bilinguismus und tragfähiger Beziehung verorten läßt

Diese erste kriteriologische Zwischenbilanz orientiert sich an Dokumenten und Texten, die im Blick auf interdisziplinäre Beziehungen zwischen theologischen und nichttheologischen Wissenschaften Maßstäbe setzten und noch immer setzen. Diese sollen im folgenden eine Konkretisierung erfahren, sofern es auf der einen Seite spezifisch um Praktische Theologie und auf der anderen Seite nicht mehr nur summarisch um profane, sondern um Human- und Sozialwissenschaften[344] gehen soll. Dem biblisch-historischen und dem systematisch-theologischen Zugang zur Interdisziplinarität folgt nun ein praktisch-theologischer Zugang.

3.3. Theologie im Gespräch mit Human- und Sozialwissenschaften – ein praktisch-theologischer Zugang

Auch bei diesem Zugang setze ich chronologisch in der Zeit des Zweiten Vatikanischen Konzils ein, in welcher das Handbuch der Pastoraltheologie erschien. Ich versuche den Entwicklungsgang, der sich daran anschließt, in seinen zentralen Stationen nachzuzeichnen, bis in ganz aktuelle praktisch-theologische Diskussionen hinein fortzuführen und kritisch zu würdigen. Das Ziel liegt in der Vorlage einer vorläufigen Kriteriologie zum Dialog zwischen Praktischer Theologie und Human- und Sozialwissenschaften.

3.3.1. „Handbuch der Pastoraltheologie" (1964 – 1972)

Als Meilenstein in der Entwicklung der Praktischen Theologie kann gewiß das zwischen 1964 und 1972 in sechs Teilbänden erschienene Hand-

[344] Manche der nachfolgend zu Wort kommenden Autoren sprechen vorwiegend von „Humanwissenschaften" (z.B. Zerfaß 1974, 164 – 177, 164, Anmerkung 5), andere meist von „Sozialwissenschaften" (z.B. Mette & Steinkamp 1983, 164 – 176), wiederum dritte dagegen von „Human- und Sozialwissenschaften" (z.B. Knobloch 1995, 221 – 237), ohne beide Gruppen voneinander zu unterscheiden; gemeint sind meist zusammenfassend Psychologie, Pädagogik und Kommunikationswissenschaften, Soziologie und Politologie, manchmal auch Medizin und Biologie oder Wirtschaftswissenschaften.

buch der Pastoraltheologie gelten, an dem wiederum Karl Rahner maßgeblich mitwirkte, dessen besonderes Interesse pastoralen und pastoraltheologischen Fragen galt – neben Franz Xaver Arnold, Viktor Schurr und Leonhard M. Weber sowie den später hinzukommenden Mitherausgebern Ferdinand Klostermann und Hansjörg Schild[345]. Mit gewiß berechtigtem Stolz heißt es im Vorwort zu Band 4: „Die Herausgeber sind jedenfalls ... davon überzeugt, daß die Grundkonzeption wissenschaftstheoretischer Art, die sie bei diesem Handbuch von vornherein und ‚vorkonziliär' leitete, durch alle kirchlichen Wandlungen der letzten Jahre nicht überholt, sondern bestätigt worden ist"[346]. Das Handbuch erteilt einem Verständnis von Praktischer Theologie eine klare Absage, „diese Disziplin als reine Anleitungslehre oder gar als pastorale Technologie aufzufassen"[347]. Vielmehr verfolgen die Herausgeber die Absicht, kirchliche Praxis theologisch verantwortbar auszurichten – und dafür bedarf es einer Analyse der Gegenwartssituation, für deren Erstellung das traditionelle methodische Instrumentarium der Theologie nicht zureicht[348].

3.3.2. „Praktische Theologie heute" (1974)

Weitere Entwicklungen markiert „Praktische Theologie heute", ein von Ferdinand Klostermann und Rolf Zerfaß im Jahr 1974 herausgegebener Sammelband, der Praktische Theologie als „Pointe der Theologie"[349], als „Theorie der Praxis"[350] sowie als „kritische Theorie der kirchlichen Praxis in der Gesellschaft"[351] umreißt.

Rolf Zerfaß konzipiert Praktische Theologie in einem heuristischen Regelkreismodell als Handlungswissenschaft[352]. Er setzt bei „einer längst praktizierten Zusammenarbeit mit den modernen Handlungswissenschaf-

[345] Band 1: Franz X. Arnold, Karl Rahner, Schurr & Leonhard M. Weber 1964; Band 2/1: Franz X. Arnold, Karl Rahner, Schurr & Leonhard M. Weber 1966; Band 2/2: Franz X. Arnold, Karl Rahner, Schurr & Leonhard M. Weber 1966a; Band 3: Franz X. Arnold, Klostermann, Karl Rahner, Schurr & Leonhard M. Weber 1968; Band 4: Franz X. Arnold, Klostermann, Karl Rahner, Schurr & Leonhard M. Weber 1969; Band 5: Klostermann, Karl Rahner & Schild 1972.

[346] Franz X. Arnold, Klostermann, Karl Rahner, Schurr & Leonhard M. Weber 1969, 5.

[347] Mette 1984, 50 – 63, hier 54.

[348] Erneut greift Karl Rahner die im Handbuch der Pastoraltheologie geäußerten Gedanken auf in seinem Buch „Strukturwandel der Kirche als Aufgabe und Chance" (Karl Rahner 1973).

[349] Lehmann 1974, 81 – 102, hier 83 Diese Wendung geht auf Eberhard Jüngel (1972, 34 – 59, 56) zurück. Erneut aufgegriffen wird sie bei Martina Blasberg-Kuhnke 1999, 53 – 59, 57.

[350] Lehmann 1974, 83.

[351] Greinacher 1974, 103 – 118, 117; vgl. auch Greinacher 1988, 283 – 299, und Greinacher 1999, 46 – 52, insbesondere 51.

[352] Vgl. Zerfaß 1974, 164 – 177.

ten"[353] an. Zu diesen zählt er jene Humanwissenschaften, die ausdrücklich das menschliche Handeln thematisieren, näherhin Soziologie, Psychologie, Pädagogik, Politologie, Wirtschafts- und Kommunikationswissenschaften. Ausgangspunkt seines handlungswissenschaftlich orientierten Modells ist konkretes christliches und kirchliches Handeln (Praxis 1). Der daran anknüpfende Reflexionsgang setzt sich zum einen mit der Überlieferung und den damit verbundenen Ansprüchen (Soll-Stand) auseinander, zum anderen mit der aktuellen Situation sowie ihrer human- und sozialwissenschaftlichen Analyse (Ist-Stand). Praktisch-theologische Theoriebildung zielt darauf ab, das Spannungsfeld, das sich zwischen Ist- und Soll-Stand auftut, fruchtbar werden zu lassen zugunsten einer veränderten und verändernden Praxis (Praxis 2), die im Rahmen eines Regelkreises auf Überlieferung und Situation zurückwirkt und weitere Entwicklungen einer Praxistheorie anregt. Um den am Ist-Stand orientierten induktiv-empirischen Ansatz als Spezifikum praktisch-theologischer Theoriebildung herauszustellen – im Kontrast zu biblisch-historisch und systematisch orientierten theologischen Disziplinen –, charakterisiert Zerfaß Praktische Theologie als Handlungswissenschaft, als theologische Theorie kommunikativen Handelns[354].

„Wenn freilich diese wechselseitige Anfrage der Daten an die Überlieferung und der Überlieferung an das Datenmaterial nicht in abstraktem Räsonnement stecken bleiben soll, muß innerhalb des in dieser Weise bewußt gewordenen Spannungsfeldes zwischen Überlieferungsanspruch (Sollbestand) und Gegenwartsanalyse (Istbefund) nach Konvergenzen gefragt, muß ein gemeinsamer Boden ermittelt werden, von dem her sich die neuen Handlungsimpulse ... sowohl theologisch wie humanwissenschaftlich verantworten lassen."[355] Doch wie lassen sich diese Konvergenzen finden? Nach welchen Kriterien?

So deutlich die Anerkennung humanwissenschaftlicher Disziplinen in diesem und anderen[356] praktisch-theologischen Regelkreismodellen – und damit der Fortschritt in der praktisch-theologischen Theoriebildung – ausfällt, so sehr wird deren Einsatz und Kompetenz jedoch zugleich beschränkt auf die Erhebung eines Ist-Stands – unter Mißachtung normativer Prämissen, mit denen auch humanwissenschaftliche Forschung unabwendbar einhergeht. Ein wie auch immer gearteter Ist-Stand läßt sich nur erheben, wenn dafür qualitative Kriterien und daraus resultierende quantitative Bemessungsgrundlagen vorliegen, die die Einordnung dieses Ist-

[353] Zerfaß 1974, 164.

[354] Vgl. Peukert 1976 und dazu Keßler 1977, 231 – 234; vgl. ferner Bäumler, Birk, Kleemann, Schmaltz & Stoller 1976, insbesondere 239 – 255; Haslinger 1999a, 102 – 121; Blasberg-Kuhnke 1999a, 376 – 385, insbesondere 379 – 381.

[355] Zerfaß 1974, 168f.

[356] Christoph Bäumler (1976, 77 – 95) greift dieses Modell auf; Heinrich Pompey führt es auf dem Weg „Von der Pastoralmedizin zur Pastoralanthropologie" (1976, 159 – 197) weiter.

Stands in einen so oder so normierten Rahmen allererst erlauben. Offenbar fehlte und fehlt es nicht nur vielen humanwissenschaftlichen Fachgebieten an binnendisziplinärer Auseinandersetzung mit normativen Prämissen ihrer eigenen empirischen Forschung[357]; vielmehr akzeptierte und akzeptiert Praktische Theologie ihrerseits auf weite Strecken dankbar die Abstinenz, die Humanwissenschaften gegenüber Normfragen und möglichen Soll-Ständen übten und üben – dankbar darum, weil (Praktische) Theologie bei der Bestimmung des Soll-Stands dann weiterhin unangefochten ihre Ansprüche geltend machen kann. Ich plädiere nicht dafür, Fragen der Normativität künftig den Humanwissenschaften zu überlassen, aber um so deutlicher dafür, die Auseinandersetzung mit den normativen Prämissen nichttheologischer Wissenschaften zu führen, anstatt letztere zu bloßen Datenlieferantinnen bei der Erhebung eines Ist-Standes zu degradieren, zumal sich dieses Vorgehen für die Praktische Theologie spätestens dann rächt, wenn mit den empirischen Daten unbemerkt normative Prämissen in die Praktische Theologie eingegangen sind: deren Kenntnis ist notwendige Voraussetzung für einen angemessenen Umgang mit diesen Daten.

Bei der Erörterung eines handlungswissenschaftlichen Selbstverständnisses Praktischer Theologie darf ein Hinweis auf den Beitrag von Henning Schröer[358] zu „Praktische Theologie heute" nicht ausbleiben. Ihm kommt das Verdienst zu, daß er den Praxisbegriff der Praktischen Theologie in einen lebensweltlichen Zusammenhang einbettet – das Problem der Lebenswelt verdankt seine Erörterung zuerst dem Phänomenologen Edmund Husserl[359] – und daraus die Maxime ableitet, daß eine „*Wieder- und Neugewinnung der phänomenologischen Methode ... praktisch-theologisch notwendig*"[360] sei. Dieses Desiderat Praktischer Theologie harrt noch immer seiner Einlösung.

3.3.3. „Sozialwissenschaften und Praktische Theologie" (1983)

Rahner kommt in seiner Auseinandersetzung mit der Frage, was ein interdisziplinäres Gespräch ausmacht und welche Aufgaben den Menschen und Disziplinen zukommen, die sich an einem solchen Dialog beteiligen, immer wieder zu dem Schluß, daß dabei aufkommende Spannungen – zwischen Glauben und Vernunft, zwischen Glauben und Weltanschauung, zwischen Theologie (und Kirche) und profanen Wissenschaften – schlicht ausgehalten werden müssen. Es geht ihm zugleich darum, die Pluralität

---

[357] Vgl. dazu Kießling 1996, 4 – 30; eine Ausnahme bildet Wetzel 1980, 14 – 61.
[358] Vgl. Schröer 1974, 206 – 224.
[359] Vgl. Husserl 1992, insbesondere 220 – 292.
[360] Schröer 1974, 219. Diese Position greift Peter Biehl (1998, 15 – 46) in religionspädagogischer Absicht auf.

der Wissenschaften zu würdigen und zu verteidigen und angesichts der Situation der gnoseologischen Konkupiszenz alle Mühen um Integration verschiedener Erkenntnisansätze unter eschatologischen Vorbehalt gestellt zu sehen.

Rahners Anliegen, die genannten Spannungen nicht einseitig aufzulösen – sei es durch theologischen, sei es durch profanwissenschaftlichen Expansionismus –, trifft sich inhaltlich mit den Denkmodellen zum Verhältnis von Praktischer Theologie und Sozialwissenschaften sowie deren Einschätzung, die Norbert Mette und Hermann Steinkamp vorlegen[361]. Darum stelle ich diese Denkmodelle im folgenden vor – zumal sie vielfach diskutiert und rezipiert wurden und werden[362].

Das erste ist das sogenannte *ancilla-Modell*, dessen Bezeichnung aus der Bestimmung des traditionsreichen Verhältnisses von Theologie und Philosophie stammt. Es „wurde insbesondere auf die Beziehung zur scholastischen Philosophie hin formuliert: diese sei die Magd der Theologie“[363]. Dieses Modell kommt in zwei Varianten vor. In seiner *epistemologischen* Variante bestimmt das theologische „Vorverständnis (über die ‚Wahrheit‘ eines Sachverhalts)“[364] darüber, welche humanwissenschaftlichen Erkenntnisse der Theologie dienstbar gemacht werden können. In seiner *methodischen* Variante bedient sich insbesondere die Praktische Theologie selektiv jener „‚Methoden‘ aus den Humanwissenschaften“[365], von denen sie sich für Theologie und Kirche den größten Nutzen verspricht.-

Dieses Modell läßt sich im Sinne eines endogenen Expansionismus einer Theologie verstehen, die zur Monopolisierung tendiert, sich über ihre Dialogpartner erhebt, diese zu „ancillae“ degradiert und aus einem Steinbruch beispielsweise psychologischen Wissens scheinbar wertfreie – ohnehin eine Schimäre! – Brocken, die nicht allzu schwer wegzutragen sind, entfernt und praktisch-theologisch (oder nur pragmatisch) verdreht, verzweckt und vernutzt. Dennoch erscheint es Friedrich Schweitzer „realistisch, anzunehmen – und *anzuerkennen* –, daß die Sozialwissenschaften in der Theologie auch weiterhin eine mindestens zum Teil dienende Rolle spielen werden, so wie alle Wissenschaften zu anderen Forschungsfeldern Ideen und Methoden beitragen können, ohne dadurch jemals zu mehr als einer untergeordneten Quelle von Anregung oder Hilfestellung zu werden“[366]. Auch meiner Einschätzung nach muß es möglich sein, dieser Einsicht Ausdruck zu verleihen, ohne sofort in den Verdacht zu geraten,

---

361 Vgl. Mette & Steinkamp 1983, insbesondere 164 – 176.

362 Vgl. z.B. Isidor Baumgartner 1990, 60ff; Friedrich Schweitzer 1991, 170 – 184, insbesondere 175 – 177; Funke 1992, 219 – 228, insbesondere 223f; Henke 1994, 116 – 125; Heribert Wahl 1994, z.B. 83; Hänle 1997, insbesondere 133ff.

363 Mette & Steinkamp 1983, 166.

364 Mette & Steinkamp 1983, 167.

365 Mette & Steinkamp 1983, 167.

366 Friedrich Schweitzer 1991, 175.

ein theologischer Vertreter des ancilla-Modells zu sein! Zugleich gibt Schweitzer aber klar zu erkennen, daß das Modell als solches eindeutig unzureichend sei, da es „den Bezug zur Kultur der Gegenwart nicht eröffnet, sondern durch eine metatheoretisch vorweggenommene Unterordnung aller nicht-theologischen Sichtweisen unterläuft“[367].

In Abwandlung des Vorwurfs, den Piet C. Kuiper in seiner Depression an seine eigene Person richtete: „Ich hatte die Psychiatrie *nicht* dazu benutzt, die Menschen zu Gott zu führen.“[368], müßte sich eine Theologie, die das ancilla-Modell favorisiert, gerade umgekehrt eingestehen: „Ich hatte die Psychiatrie dazu benutzt, die Menschen zu Gott zu führen.“

Das zweite ist das sogenannte *Fremdprophetie-Modell*; es verhält sich „in gewisser Weise komplementär zum ancilla-Denkmodell: Die Theologie rezipiert fasziniert ein ganzes Theoriegebäude, eine Handlungsmethode, einen Wissensbestand aus einer anderen Wissenschaft samt der ihnen impliziten Werte, Grundannahmen, Menschenbilder“[369]. Der Begriff der Fremdprophetie zielt dabei darauf ab, daß Sozialwissenschaften Praktischer Theologie quasi einen Spiegel vorhalten – und bei ihr den Wunsch wecken, darin sich selbst wiederzuentdecken, sofern „fremdprophetische“ Anfragen dazu Anlaß geben, daß Praktische Theologie verschüttete Schätze ihrer eigenen Tradition zu heben sucht.

Über diese Beschreibung des Fremdprophetie-Modells gehen Norbert Mette und Hermann Steinkamp jedoch deutlich hinaus, wenn sie eine Theologie skizzieren, die in den fremden Propheten „auf Ideale stößt, die sie nicht nur als kompatibel mit ihren eigenen ansieht, sondern als Bereicherung, als ‚neue‘ Wahrheit, als ‚Offenbarung‘ betrachtet“[370]; eine Theologie, die therapeutisches Basiswissen „zu neuen Kardinaltugenden von Seelsorgern und kirchlichen Mitarbeitern“[371] erklärt; schließlich eine Theologie, die sich für neue „Heilslehren“[372] begeistert und darüber ihre eigene Identität aufs Spiel setzt.

Das Fremdprophetie-Modell bildet gleichsam das Gegenstück zum ancilla-Modell; insofern läßt es sich im Sinne eines exogenen Expansionismus einer Theologie verstehen, die sich fremdprophetisch überrollen läßt und dabei ihr eigenes kritisches Potential vergibt. Theologie degradiert sich quasi selbst zur bloßen Magd.

Der Tendenz nach wohnt diese Gefahr eines exogenen Expansionismus dem fremdprophetischen Modell gewiß inne. Die klare Warnung davor darf aber meiner Einschätzung nach nicht darüber hinwegtäuschen, daß fremde Propheten nicht zwangsläufig die je eigene Identität überrol-

---

367 Friedrich Schweitzer 1991, 175.
368 Kuiper 1995, 103 (Hervorhebung durch K.K.).
369 Mette & Steinkamp 1983, 168.
370 Mette & Steinkamp 1983, 168.
371 Mette & Steinkamp 1983, 169.
372 Mette & Steinkamp 1983, 169.

len, sondern Praktische Theologie an eigene Schätze und Potenzen erinnern können, die aus dem Selbstverständnis Praktischer Theologie gerade wegzubrechen drohen oder schon weggebrochen sind. Kurzum: Fremde Propheten sind nicht zwingend falsche Propheten.

Im Gegenzug dazu schlagen Mette und Steinkamp[373] ein drittes Modell vor, das sowohl gegen die Übermacht der Theologie im ancilla-Modell als auch gegen die Übermacht der Sozialwissenschaften im Fremdprophetie-Modell opponiert. Dieses Modell zielt auf eine Interaktion zwischen Sozialwissenschaften und Theologie und trägt dem Umstand Rechnung, daß jeder Erkenntnis- und Forschungsprozeß von spezifischen Interessen und Optionen geleitet ist und darum die Rede von *der* Theologie und *den* Sozialwissenschaften wenig Gewinn verspricht. Konsequenterweise haben sich Wissenschaftlerinnen und Wissenschaftler im interdisziplinären Dialog ihrer jeweiligen Interessen zu vergewissern – sich selbst und gegenseitig. Damit verbindet sich die Einsicht, daß „die Selektion des ‚fremden' Wissensbestandes auf der Basis gleicher, zumindest kompatibler (= konvergierender) Optionen erfolgt"[374]. Dieses *Modell der konvergierenden Optionen* leitet zu interdisziplinär gemeinsamen Suchbewegungen an. Auf Konvergenzen zielt auch das von Zerfaß konzipierte Regelkreismodell.

Allerdings könnten diese Optionen als Selektionskriterium einen Rückfall in das ancilla-Modell begünstigen, sofern die (auch) von theologischer Seite getroffene Auswahl dieser Optionen doch spezifischen einzelwissenschaftlichen Erkenntnissen den Vorrang vor anderen gibt. Vorausgesetzt ist – im Sinne der Rezeptionsneutralität – die möglichst umfassende Kenntnis „fremder" Wissensbestände sowie der Schulen, Denkrichtungen und Kontroversen, die damit verwoben sind und die Entwicklung einer Disziplin prägen[375]. Wer allerdings diesem Anspruch gerecht werden möchte, dem müssen jene „fremden" Wissensbestände sehr vertraut sein!

„Praktische Theologie als Sozialwissenschaft"[376] stellt einen vierten Typus der Beziehung zwischen Praktischer Theologie und Sozialwissenschaften dar, kann aber treffend als Variante des Modells der konvergierenden Optionen gelten, wie ich zu zeigen versuche. Es geht dabei nicht darum, Praktische Theologie als ganze so zu verstehen oder zu betreiben[377]. Die Wendung „Praktische Theologie als Sozialwissenschaft" gilt

---

373 Vgl. Mette & Steinkamp 1983, 170ff.

374 Mette & Steinkamp 1983, 170.

375 So problematisiert Friedrich Schweitzer eine „‚*Einlinigkeit*' im praktisch-theologischen Gebrauch sozialwissenschaftlicher Methoden und Ergebnisse ... Damit ist gemeint, daß nur *eine* Vorgehensweise oder nur *ein* Ansatz aus dem Bereich der Sozialwissenschaften herausgegriffen und für die Praktische Theologie nutzbar gemacht wird" (Schweitzer 1991, 178).

376 Mette & Steinkamp 1983, 172ff.

377 Vgl. Friedrich Schweitzer 1991, 176f.

vielmehr einzelnen Spezialdisziplinen, also verschiedenen Ausgestaltungen der Praktischen Theologie, etwa Pastoralpsychologie und Pastoralsoziologie. Die Auswahl von zunächst fachfremden Wissensbeständen, die innerhalb einer solchen praktisch-theologischen Spezialdisziplin er- und verarbeitet werden, erfolgt erneut über Optionen – insofern handelt es sich hier weniger um ein viertes Modell, sondern vielmehr um eine praktische Ausgestaltung des dritten Modells[378].

Mette und Steinkamp weisen in der Diskussion des Modells der konvergierenden Optionen auf die basisgemeindliche Praxis im Sinne der Theologie der Befreiung hin, welche „ihrerseits ein Modell für eine neuartige Verschränkung von theologischen und sozialwissenschaftlichen Wissensbeständen darstellt"[379]. Damit wird eine Brücke zu Clodovis Boff deutlich, der eine Unterscheidung von instrumentaler und konstitutiver Beziehung zwischen den genannten Disziplinen trifft[380]; darin steht er Mette und Steinkamp nahe: denn im ancilla- sowie im Fremdprophetie-Modell instrumentalisiert jeweils eine Disziplin die andere, und konvergierende Optionen kommen in einer konstitutiven interdisziplinären Beziehung zum Tragen.

3.3.4. „Theologie und Handeln" (1984)

Beiträge zur Fundierung der Praktischen Theologie als Handlungstheorie finden sich in dem 1984 von Ottmar Fuchs herausgegebenen Sammelband „Theologie und Handeln".

Paul M. Zulehner[381] greift darin eine Bestimmung Praktischer Theologie auf, wie sie Karl Rahner in Band 5 des Handbuchs, also im Lexikon der Pastoraltheologie, formuliert: Praktische Theologie ist ihm zufolge diejenige theologische Wissenschaft, welche „aus einer theologischen Reflexion und Deutung der je jetzt gegebenen Situation der Kirche heraus auf den je jetzt fälligen Selbstvollzug der Kirche (als gegebenen und seinsollenden) reflektiert"[382]. Aus dieser Umschreibung Praktischer Theologie entwickelt Zulehner den Bedarf einer Kriteriologie, die sich der Ziele aktueller Praxis vergewissert, ferner einer Kairologie, die „Situationsgerechtigkeit"[383] schafft, sowie einer Praxeologie, also einer „Theorie der

---

[378] Diese Ausgestaltung kann auf zweierlei Weisen erfolgen: zur Unterscheidung von *regionaler* Pastoralpsychologie, die als Teilgebiet der Pastoraltheologie fungiert, und *dimensionaler* Pastoralpsychologie, die sich als eine Grunddimension, als ein Grundmuster Praktischer Theologie versteht, vgl. Heribert Wahl 1990, 41 – 61; vgl. Zerfaß 1974, 177.

[379] Mette & Steinkamp 1983, 172.

[380] Vgl. Boff 1986, 74.

[381] Vgl. Zulehner 1984, 13 – 37, 16.

[382] Karl Rahner 1972d, 393 – 395, 394.

[383] Zulehner 1984, 23.

gedeihlichen Veränderung"[384] zur Optimierung dieser Praxis im Sinne von Evangelisierung[385].

In ihrer kairologischen Arbeitsweise ist Praktische Theologie auf den Dialog mit Human- und Sozialwissenschaften angewiesen: „Deren vielfältige Ergebnisse sind daher unentbehrliches ‚Material' für Praktische Theologie."[386] Zulehner unterscheidet nun zwei Reflexionen; deren erste gilt der gesellschaftlichen Situation und ihrer aktuellen Entwicklung, deren zweite verfolgt ausdrücklich theologische Ambitionen, sofern sie „als Heils- bzw. Unheilsgeschichte zu deuten" sucht, was in der ersten Reflexion „als menschliche Geschichte erscheint"[387].

Johannes A. van der Ven legt im selben Band einen Beitrag[388] vor, mit dem er – im Unterschied zu Paul M. Zulehner – keine Fortschreibung, sondern eine Abgrenzung zum Handbuch der Pastoraltheologie vornimmt. Van der Ven trachtet danach, einer empirischen Theologie den Weg zu bahnen. Dazu klassifiziert van der Ven drei Arten von Beziehungen zwischen Theologie und empirischen Sozialwissenschaften, die sich als Multi-, Inter- und Intradisziplinarität fassen und untersuchen lassen[389].

Für das *multidisziplinäre* Modell typisch erscheint van der Ven das Handbuch der Pastoraltheologie. Als Belege dienen ihm Beiträge von Heinz Schuster, Norbert Greinacher und Karl Rahner zu diesem Handbuch.

Heinz Schuster[390] etwa äußert sich in Band 1 des Handbuchs dahingehend, daß die Praktische Theologie den Gesamtvollzug der Kirche zu reflektieren und daher eine Analyse der Gegenwartssituation zu erstellen habe. Praktische Theologie könne sich daher nicht damit begnügen, dazu einfach auf Ergebnisse profaner Wissenschaften zurückzugreifen; vielmehr komme der Analyse und der Deutung der Gegenwartssituation *theo-*

---

384 Zulehner 1984, 17.
385 Vgl. Zulehner 1984, 36.
386 Zulehner 1984, 24.
387 Zulehner 1984, 24.
388 Vgl. van der Ven 1984, 102 – 128.
389 Vgl. van der Ven 1984, 105ff. Diese Klassifizierung ergänzt van der Ven später um das Modell der Monodisziplinarität – zunächst inhaltlich unter der Formel „angewandte Theologie", etwa in seinem Entwurf einer empirischen Theologie (vgl. van der Ven 1990, 104 – 107), schließlich ausdrücklich als „Monodisziplinarität", etwa in Band 1 der von ihm herausgegebenen Reihe „Empirical Studies in Theology" (van der Ven 1998, insbesondere 40ff) oder in Band 1 des Handbuchs Praktische Theologie (vgl. van der Ven 1999, 267 – 278, insbesondere 267 – 269). Dabei bedient sich Praktische Theologie der Methoden jener theologischen Disziplinen, „deren Anwendung sie zu erläutern hatte: der literarischen Methoden, insoweit sie exegetische Erkenntnisse anwendet, der historischen Methoden, insoweit sie historische Untersuchungsergebnisse nach ihrer Bedeutung für die Praxis erklärt, der systematischen Methoden, insoweit sie die Grundbegriffe der Dogmatik und der Moraltheologie nach ihrer Wirkungskraft für die pastorale und kirchliche Praxis analysiert und bewertet. Die Praktische Theologie verbleibt methodisch innerhalb der einen Gesamtdisziplin Theologie, ist also *monodisziplinär*." (van der Ven 1999, 268)
390 Vgl. Schuster 1964, 93 – 114, insbesondere 98 – 107.

logischer Charakter zu. Zudem geht es offenbar nicht nur um eine nachfolgende theologische Verarbeitung bloß vorbereitender profanwissenschaftlicher Forschungsergebnisse, sondern auch darum, daß die Kirche schon im vorhinein Vorgaben formuliert, die sie an die profanen Wissenschaften richtet: „Die soziologischen Fragestellungen werden hier diktiert von der Kirche selbst“[391].

Norbert Greinacher[392] schließlich trägt zum selben Band des Handbuchs „Soziologische Aspekte des Selbstvollzugs der Kirche“ bei. Aus seinen Ausführungen folgt theologischer und soziologischer Untersuchungsbedarf, wobei jedoch die Art der Beziehung zwischen beiden Bereichen nur in wenigen abschließenden Sätzen thematisiert wird und daher undeutlich bleibt[393].

In Band 2 stellt Karl Rahner[394] wissenschaftstheoretische Vorüberlegungen zur Gegenwart der Kirche an. Seiner Auffassung nach „kann sich die Kirche das Wissen um ihre heutige Situation ... nicht einfach nur von den profanen Wissenschaften, die sich mit dieser Gegenwartssituation beschäftigen, vorgeben lassen. Denn diese können zunächst nicht einmal die äußere, profane Situation der Kirche in der heutigen Welt unter den Gesichtspunkten und deutenden Maßstäben erfassen, die diese Situation *als* Situation gerade der Kirche erscheinen lassen. Diese profanen Wissenschaften der Gegenwartssituation sind ... *absolut unentbehrliche*, aber dennoch nur vorbereitende ‚Hilfs‘-Wissenschaften für die gesuchte, eigentlich theologische Wissenschaft, sie können diese selber aber nicht ersetzen.“[395]

Nach van der Ven fehlt es dem Handbuch an theoretischer Klärung der Beziehung zwischen Theologie und Human- bzw. Sozialwissenschaften, so daß letztere zu Hilfswissenschaften verkommen, die der theologischen Arbeit vorgelagert werden. Konsequenzen eines solchen Zweiphasenmodells, wie es auch Zulehner vertritt, liegen nach van der Ven darin, daß

(1) die Theologie „in hohem Maße von den Sozialwissenschaften abhängig wird“[396], sofern sie in der Deutung der gegenwärtigen Situation vollständig auf sozialwissenschaftliche Daten angewiesen sei, die zudem „an zahlreichen Stellen weiße Flecken aufweisen“[397],
(2) die theologische Reflexion sozialwissenschaftlicher Erkenntnisse willkürlich bleibe[398], da das Handbuch hierfür keine systematischen Vorschläge unterbreite, und

---

[391] Schuster 1964, 101.
[392] Vgl. Greinacher 1964, 413 – 448
[393] Vgl. Greinacher 1964, 448.
[394] Vgl. Karl Rahner 1966a, 181 – 188.
[395] Karl Rahner 1966a, 182.
[396] van der Ven 1984, 107.
[397] van der Ven 1984, 107.
[398] Vgl. van der Ven 1984, 109.

(3) die Gestaltung des Übergangs vom sozialwissenschaftlichen zum theologischen Sprachspiel ungeklärt sei[399].

In erster Linie jedoch kommen dem Handbuch der Pastoraltheologie nach meiner Einschätzung große Verdienste zu. Es thematisiert das lange Versäumnis der Beziehungsgestaltung zwischen Praktischer Theologie und Human- und Sozialwissenschaften; es formuliert die Aufgabe, daß Praktische Theologie die Analyse der Gegenwartssituation voranzutreiben habe; es räumt zudem selbst ein, daß das *Wie* dieser Analyse noch nicht geklärt sei[400]. Van der Ven gebe ich jedoch insofern Recht, als das Handbuch den von ihm formulierten Anspruch zwar angemeldet, aber eben noch nicht voll eingelöst hat.

Ferner lassen sich bei Karl Rahner mindestens drei Stationen orten, die er auf dem Weg zu einer Verhältnisbestimmung von profanen Wissenschaften und Theologie zurücklegt[401]: zunächst ein Einheitsdenken unter Vorrangstellung der Theologie, sodann die Zurücknahme dieses Anspruchs der Theologie zugunsten eines unversöhnten Pluralismus, schließlich ein unter eschatologischem Vorbehalt stehendes Einheitsdenken ohne theologische Vorrangstellung. Im Handbuch finden sich Positionen, die der ersten Station nahe sind; van der Ven spürt diese auf, stuft sie als multidisziplinär ein und führt sie daher der Kritik zu, die diesem Modell gebührt, zumindest aus heutiger Perspektive – freilich ohne damit all dem Rechnung zu tragen, was spätere Stationen auf Rahners Denkweg vorhalten.

Zu der ersten der Konsequenzen, die nach van der Ven aus einem multidisziplinären Modell folgen, merke ich an, daß seine Sorge, daß die Theologie „in hohem Maße von den Sozialwissenschaften abhängig *wird*“[402], insofern merkwürdig anmutet, als diese Abhängigkeit längst gegeben ist. Angesichts der Klage van der Vens, daß diese sozialwissenschaftlichen Daten zudem Lücken aufweisen, was das kirchliche Leben angehe, schließe ich mich der Einschätzung Stefan Knoblochs an: „Mich überrascht dieser Hinweis, da van der Ven damit auf ausgesprochen binnenkirchliche Fragen zielt, fast so, als würde in ihnen das Entscheidende des Glaubens und des Gemeindelebens erhoben. Ich halte es für verschmerzbar, wenn Datenerhebungen dieser Art, die den binnenkirchlichen Horizont einer Gemeinde eher nicht verlassen, unterblieben und statt dessen lebensweltlich relevante Fragen erhoben würden.“[403]

Im Unterschied zum multidisziplinären Modell basiert das *interdisziplinäre* auf Reziprozität in der Beziehung zwischen den daran beteiligten Wissenschaften. Dieser Dialog kann *intra*personal als „dialogue intérieur“

---

[399] Vgl. van der Ven 1984, 110.
[400] Vgl. Schuster 1964, 100.
[401] Vgl. Peitz 1998, 120.
[402] van der Ven 1984, 107 (Hervorhebung durch K.K.).
[403] Knobloch 1995, 208.

stattfinden, wenn eine Person Kompetenzen erworben hat, die beide Bereiche umfassen, oder *inter*personal zwischen verschiedenen Personen. Interdisziplinarität „bedeutet folgendes: Die Ergebnisse beider wissenschaftlicher Ansätze werden nicht unbesehen vom anderen übernommen, sondern auf ihre Validität und Zuverlässigkeit hin beurteilt.“[404] Der interdisziplinäre Dialog richtet sich auf erkenntnistheoretische und normative Voraussetzungen beider Disziplinen sowie auf Fragestellungen und Bezugsgrößen der einzelnen Wissenschaften, ihre Methoden und die dadurch gewonnenen Ergebnisse.

Doch auf welchen interpersonalen Wegen kann solche Interdisziplinarität erfolgen? Dialogische Modelle in allen Ehren – aber welcher Theologe bringt die dafür erforderlichen Kompetenzen mit? Und umgekehrt: welcher Sozialwissenschaftler ist daran interessiert oder gar theologisch sachkundig? Denn das wachsende Interesse, das Praktische Theologie verschiedenen Human- und Sozialwissenschaften entgegenbringt, stößt auf wenig Gegenliebe in dem Sinn, daß letzteren am interdisziplinären Dialog mit Praktischer Theologie gelegen wäre[405].

So ist etwa im jüngsten der regelmäßig erscheinenden Berichte „Zur Lage der Psychologie“[406] an prominenter Stelle von Interdisziplinarität in Forschung und Lehre die Rede. Diese Forderung bezieht sich aber auf Kooperationen psychologischer Disziplinen mit Biogenetik und Evolutionsbiologie[407] – und an keiner Stelle des Berichts auf eine interdisziplinäre Zusammenarbeit zwischen Psychologie und (Praktischer) Theologie.

Im Sinne der obengenannten Ansprüche dialogfähig wird Theologie durch Erweiterung ihres literatur- und geschichtswissenschaftlichen sowie philosophischen Methodenspektrums um empirisch-sozialwissenschaftliche Kenntnisse. Das *intradisziplinäre* Modell setzt darauf, daß die Theologie ihrerseits empirisch wird: „Darum wird im intradisziplinären Modell das getan, was die Theologie im Laufe ihrer Geschichte schon immer getan hat: Das kritische Aufnehmen und Verarbeiten neuer Methoden und Techniken, die in anderen Wissenschaftsgebieten entstehen, im Hinblick auf die theologische Betätigung durch den Theologen selber“[408].

Multidisziplinarität bedeutet eine serielle Schaltung von Monologen mit den genannten Nachteilen; Interdisziplinarität meint eine parallele Schaltung von Dialogen, zu denen die dazu Geladenen jedoch oft nicht bereit sind – sei es aus Desinteresse, sei es aus Mangel an Kompetenz.

---

404 Knobloch 1995, 112.

405 „Das Interesse von seiten der Sozialwissenschaftler an einer Zusammenarbeit mit (Pastoral-) Theologen hält sich in Grenzen. So bleibt meist nur die Möglichkeit eines interdisziplinären ‚Dialogs‘ in der Person des Pastoraltheologen selbst.“ (Henke 1993, 197 – 203, 199) Ausnahmen bilden jedoch beispielsweise Franz-Xaver Kaufmann (1982, 24 – 29) und Thomas Luckmann (1993).

406 Kluwe 2001, 1 – 10.

407 Vgl. Kluwe 2001, 4.

408 van der Ven 1990, 103f.

Alternativ dazu plädiert van der Ven für empirische Intradisziplinarität. Dieses Modell kann und will die inzwischen weit fortgeschrittene Methodologie nichttheologischer Wissenschaften jedoch nicht ignorieren und bleibt darum nach meiner Einschätzung auf die anderen Modelle verwiesen[409].

Zudem rückt die intrapersonale Variante des interdisziplinären Modells, das den Dialog zwischen Vertretern verschiedener Wissenschaften quasi in Personalunion führt, an das intradisziplinäre Modell so nahe heran, daß beide praktisch kaum unterscheidbar bleiben. Denn auch ein intradisziplinäres Modell, das sich auf die theologische Rezeption nichttheologischer *Methoden* und *Techniken* beschränkt, kann diesen „Werkzeugkasten", der seinerseits in der Auseinandersetzung mit konkreten *Inhalten* bestückt wurde, doch wiederum nur in einem Kontext spezifischer – nunmehr theologischer – Inhalte einsetzen. Das intradisziplinäre Modell bekommt diesen Werkzeugkasten also nicht „gratis" zu fassen, wenn sie nicht zu einer methodischen Variante des ancilla-Modells verkommen will, sondern nur um den Preis einer inhaltlichen Diskussion, die wiederum lediglich im Rahmen des *inter*disziplinären Modells, wie von van der Ven konzipiert, kompetent geführt werden kann.

3.3.5. Weitere Entwicklungen bis zum „Handbuch Praktische Theologie" (1999 und 2000) ...

Die Arbeiten von Johannes A. van der Ven gehen in das jüngst in zwei Bänden erschienene Handbuch Praktische Theologie ein[410]. Hier ergänzt er seine dreifache Klassifizierung um ein viertes Modell, nämlich um dasjenige der *Monodisziplinarität.* Hier versteht sich Praktische Theologie als „angewandte Theologie", die sich exegetischer, historischer und systematischer Methoden derjenigen theologischen Fächer bedient, deren „Anwendung" sie zu erläutern hat. Praktische Theologie verbleibt mit einem solchen Selbstverständnis methodisch innerhalb des von der einen Gesamtdisziplin Theologie vorgefertigten Rahmens und ist darum monodisziplinär, den anderen theologischen Disziplinen gleichsam „angehängt".

Im Handbuch aber beschreibt Dietrich Wiederkehr Praktische Theologie als „Lok am Ende des Zuges", die von einer bloß angehängten zu einer antreibenden theologischen Disziplin geworden sei: „Die Lok hat vom Ende des Zuges her die übrigen Wagen neu angestoßen und be-

---

409 Vgl. auch Klein 1994, 71f, und Klein 1999a, 248 – 259.

410 Vgl. van der Ven 1999, 267 – 278; vgl. zum Stichwort „Interdisziplinarität" auch Mette 1996, 557 – 558.

wegt"[411]. In seiner funktionalen Bestimmung knüpft dieses Handbuch am Handbuch der Pastoraltheologie an[412].

Zu seinen Mitherausgebern gehört Stefan Knobloch, der sich bereits im Vorfeld des Handbuchs mit dem Methodenproblem der Praktischen Theologie[413] und ihrem Verhältnis zu Human- und Sozialwissenschaften[414] auseinandersetzt. Praktische Theologie arbeitet Knobloch zufolge an der Schnittstelle von Tradition und Gegenwart: „Das macht ihren Kern aus."[415] Diese Schnittstelle findet sich analog in Clodovis Boffs Konzeption konstitutiver interdisziplinärer Beziehungen zwischen Theologie 1 und Theologie 2.

Für die Entwicklung der Praktischen Theologie hat der auf Joseph Cardijn zurückgehende und in der Christlichen Arbeiterjugend erprobte Dreischritt „Sehen – Urteilen – Handeln" an Gewicht gewonnen[416], zumal die Pastoralkonstitution dieses methodische Vorgehen mit eigenen Worten beschreibt: „Zur Erfüllung ... ihres Auftrags obliegt der Kirche allzeit die Pflicht, nach den Zeichen der Zeit zu forschen und sie im Licht des Evangeliums zu deuten. So kann sie dann in einer jeweils einer Generation angemessenen Weise auf die bleibenden Fragen der Menschen nach dem Sinn des gegenwärtigen und des zukünftigen Lebens und nach dem Verhältnis beider zueinander Antwort geben."[417]

Diese Sätze leiten die Einführung in die Gegenwartssituation der Welt und der Menschen in ihr ein. Diese Einführung umfaßt die Artikel 4 – 10. Darauf folgt der erste Hauptteil (mit den Artikeln 11 – 45), in welchem das Konzil seine Lehre vom Menschen, von der Welt, in die er eingefügt ist, und vom Verhältnis von Kirche und Welt entwickelt. Der zweite Hauptteil schließlich (mit den Artikeln 46 – 90) widmet sich Fragen und Problemen der gegenwärtigen Gesellschaft. Es scheint mir nicht abwegig zu sein, die Einführung als Schritt des Sehens, den ersten Hauptteil als Schritt des Urteilens im Licht des Evangeliums und den zweiten Hauptteil als Schritt des Handelns zu charakterisieren. Zum Ineinander der beiden Hauptteile äußert sich das Konzil in einer leider etwas versteckt angebrachten Anmerkung selbst: „Die Pastoralkonstitution über die Kirche in der Welt von heute besteht zwar aus zwei Teilen, bildet jedoch ein Ganzes. Sie wird ‚pastoral' genannt, weil sie, gestützt auf Prinzipien der Lehre, das Verhältnis der Kirche zur Welt und zu den Menschen von heute darzustellen beabsichtigt. So fehlt weder im ersten Teil die pastorale Zielsetzung noch im zweiten Teil die lehrhafte Zielsetzung."[418]

---

[411] Wiederkehr 1999, 37 – 45, hier 44.
[412] Vgl. Haslinger 1999, 15 – 17, 16.
[413] Vgl. Knobloch 1995, 195 – 219.
[414] Vgl. Knobloch 1995, 221 – 237.
[415] Knobloch 1995, 195.
[416] Vgl. beispielsweise Mette 1989, 23 – 29.
[417] GS 4 (= Karl Rahner & Vorgrimler 1985, 451f, hier 451).
[418] Karl Rahner & Vorgrimler 1985, 449, Anmerkung zu GS.

Auch die Bezeichnung „Pastoralkonstitution“ macht deutlich, daß einer dualistischen Abstufung von Lehre und Pastoral nicht stattgegeben wird. Einer Konstitution der Pastoral kommt der Rang eines Verfassungsdokuments zu; es handelt sich also nicht um bloß sekundäre pastorale Instruktionen und Ausführungsbestimmungen, die aus einer der Pastoral übergeordneten Lehre abgeleitet und dieser nachgeordnet wären[419].

Dabei halte ich es für wichtig zu sehen, daß auch der erste Schritt des Sehens kein ausschließlich induktiv-empirischer, kein christlich-theologisch gänzlich unbehelligter sein kann: „*Kritisch* wird das Sehen aus den Impulsen des Evangeliums, die den Blick für soziale Mißstände, Unterdrückungsmechanismen und Unrechtsverhältnisse freigeben. So gesehen ist bereits der erste sozialanalytische Blick schon affiziert und innerlich geprägt vom ‚Bazillus‘ des Evangeliums.“[420] Das Sehen selbst ist bereits in einen hermeneutischen Zirkel eingebunden. Auch empirisch arbeitende Human- und Sozialwissenschaften können diesen Zirkel nicht verlassen. Wie steht es vor diesem Hintergrund um die Vereinbarkeit von Human- und Sozialwissenschaften einerseits und Theologie andererseits?

Deren fragliche Kompatibilität ist auf der Basis hermeneutischer Erkenntnisprozesse auszuloten. Wie lassen sich theologische Erkenntnisprozesse – in Übereinstimmung mit oder im Unterschied zu anderen Erkenntnisprozessen – konstellieren? Die Dogmatische Konstitution über die göttliche Offenbarung „Dei verbum“ gibt darüber Aufschluß: Die „apostolische Überlieferung kennt in der Kirche unter dem Beistand des Heiligen Geistes einen *Fortschritt*: es *wächst* das Verständnis der überlieferten Dinge und Worte durch das Nachsinnen und Studium der Gläubigen, die sie in ihrem Herzen erwägen ..., durch innere Einsicht, die aus geistlicher Erfahrung stammt, durch die Verkündigung derer, die mit der Nachfolge im Bischofsamt das sichere Charisma der Wahrheit empfangen haben; denn die Kirche strebt im Gang der Jahrhunderte ständig der Fülle der göttlichen Wahrheit entgegen, bis an ihr sich Gottes Worte erfüllen.“[421] Die Erkenntnis des Wortes Gottes konstituiert sich also als Prozeß, den Gott ermöglicht; damit aber Offenbarung Offenbarung sein kann, braucht es Gott *und* Menschen, die sie empfangen. In diesem Zusammenhang schenkt Knobloch dem Glaubenssinn der Gläubigen als einem locus theologicus besondere Beachtung. Für ihn „treten Glaube und theologische Erkenntnis – die selbstverständlich und ungeleugnet vom Geiste Gottes getragen sind – als ein durch und durch menschliches Unterfangen in Erscheinung, das sich nicht radikal von anderen menschlichen Erkenntnisvorgängen unterscheidet, die beispielsweise im Bereich der Human- und Sozialwissenschaften methodisch praktiziert werden. Dann aber ist prinzipiell ... nicht mehr einzusehen, warum die Wissenschaften, die

---

[419] Vgl. Ottmar Fuchs 1990, 79ff, und Garhammer 1999, 304 – 317, insbesondere 309.
[420] Knobloch 1995, 213; vgl. auch Hochstaffl 1999, 318 – 332, insbesondere 328.
[421] DV 8 (= Karl Rahner & Vorgrimler 1985, 371f, hier 371; Hervorhebungen durch K.K.).

gewiß unterschiedliche Methoden ausgebildet haben und in ihren Methoden unterschiedlichen Paradigmen folgen, letztlich in der *Fähigkeit des Menschen zur Erkenntnis* keinen gemeinsamen Nenner haben sollen und diesen nicht dadurch bewußt in Anspruch nehmen, daß sie über alle unterscheidenden Methoden hinaus das erkenntnisleitende Interesse hier wie dort als die gemeinsame treibende Kraft ihrer Erkenntnisvorgänge wahrnehmen."[422]

Interdisziplinäre Konvergenzen, wie sie Zerfaß sowie Mette und Steinkamp anzielen, sind unter dieser Prämisse also zumindest menschenmöglich.

Nach Knobloch gewinnt der hier angezielte gemeinsame Nenner „für den Austausch der Theologie und der Praktischen Theologie mit den Human- und Sozialwissenschaften noch mehr Bedeutung, wenn diese die Haltung der positivistischen Reduktion überwunden und sich auch der hermeneutischen Erkenntnis geöffnet haben"[423]. Das Zutrauen in hermeneutische Prozesse teile ich, nicht aber die generelle Unterstellung an Human- und Sozialwissenschaften, sie verharrten in der Haltung einer positivistischen Reduktion. Daß hier weitere Differenzierungen am Platze sind, werde ich zu zeigen versuchen[424].

Im folgenden soll es um das Zusammenspiel von Praktischer Theologie und Human- sowie Sozialwissenschaften gehen, wie es die Autoren des Handbuchs umreißen. Ausdrücklich erarbeitet sind dazu das Verhältnis von Praktischer Theologie und Psychotherapie – durch Karl Heinz Ladenhauf – sowie das Verhältnis von Praktischer Theologie und Soziologie – durch Karl Gabriel.

Gabriel votiert für „das Konzept einer wechselseitigen kritischen Kooperation zwischen Soziologie und Theologie im Horizont des Bemühens, die vieldimensionalen Erfahrungen der Menschen in einer komplexen Welt zur reflexiven Ressource ihrer Orientierung stiftenden und Leid vermindernden Veränderung zu machen"[425].

Für das Verhältnis von Praktischer Theologie und Psychotherapie äußert sich Ladenhauf in ähnlicher Weise: „Weder kann die Theologie die Human- und Sozialwissenschaften zu bestenfalls selektiv rezipierten ‚Hilfswissenschaften' degradieren, ohne sich dabei selbst abzuwerten, noch kann es die Theologie akzeptieren, wenn dies umgekehrt mit theologischen Aussagen geschieht ... oder wenn religiös-spirituelle Praktiken ... zu psychologischen Techniken reduziert werden. Das Gemeinsame zwischen beiden Deutungs- und Praxissystemen kann nur wahr- und angenommen werden, wenn im kritischen Dialog, in empathischer Begegnung

---

[422] Knobloch 1995, 235 (Hervorhebung durch K.K.).
[423] Knobloch 1995, 236.
[424] Vgl. Abschnitt 3.4.3 dieser Arbeit.
[425] Gabriel 1999, 292 – 303, 302.

und Auseinandersetzung zwischen beiden Systemen deren jeweilige Identität und Integrität respektiert und gefördert wird."[426]

In diesem Zusammenhang verweist Ladenhauf auf Heribert Wahl, der sich im Handbuch für Pastoralpsychologie zu Grundstrukturen einer fundamental praktisch-theologischen Pastoralpsychologie wie folgt äußert: „Als Resümee ergibt sich ... die methodologische Forderung: *vor* der ‚gegenseitigen kritischen Funktion' zwischen Theologie und Psychologie muß die *wechselseitige Empathie* entwickelt werden. Denn kritisieren kann ich hermeneutisch gesehen nur, was ich zuvor verstanden, d.h. in seiner Verschiedenheit wahr- und ernstgenommen habe. Andernfalls läßt die unvermeidliche *Empathie-Störung* keinen wirklichen Dialog zu, sondern nur jene – auch im Raum der Kirche und Theologie nicht unbekannten – *Pseudo-Gespräche*, bei denen jeder Beteiligte *weiß*, daß es seinem ‚Partner' nicht um ein Verstehenwollen der Position und Meinung des Anderen geht."[427]

Einen solchen Dialog erleichtern kann auch die Einsicht, daß mit Psychologie und Theologie nicht (nur) zwei einander Fremde aufeinandertreffen; vielmehr geht die kurze Geschichte der Pastoralpsychologie in ihrer langen Vergangenheit „bis in die Ursprünge der missionarischen Praxis der frühen Christengemeinden zurück"[428]. In dieser Perspektive geht es – mit Nachdruck weise ich darauf hin – im theologisch-psychologischen Dialog auch darum, im Laufe der Geschichte von Theologie und Kirche sowie im Zuge der Ausdifferenzierung wissenschaftlicher Einzeldisziplinen Verlorengegangenes oder Auseinandergefallenes wieder zusammenzufügen, zumal es – wie aufgewiesen – schon dem biblischen Befund gänzlich widerspräche, etwa zwischen Heil und Heilung einen separatistischen Keil treiben zu wollen.

Darüber hinaus scheint mir ein weiterer Hinweis wichtig zu sein, und zwar im Blick auf die Konkretisierung dessen, was Dialog und Kooperation praktisch heißen kann. Psychologie und Theologie bilden jeweils ein ganz eigenes Bezugssystem aus, einen Rahmen, zu dem mehr oder minder ausdrücklich fundamentale Annahmen darüber gehören, was einen Menschen zum Menschen macht. Anthropologien sind „Hintergrund-Vorstellungen, die auch mit den einzelnen Methoden verbunden sind, und zwar meist um so weniger durchschaubar, je eher man der Meinung ist, solche Methoden von ihrem theoretischen Hintergrund und seiner Anthropologie isolieren und wahllos in allen möglichen Zusammenhängen verwenden zu können."[429] Auf diesem Weg kommt es ganz unbemerkt zum Import weltanschaulicher Implikate, die aus einem anderen wissenschaftlichen Bezugssystem stammen. Gerade der wechselseitig kritische

---

[426] Ladenhauf 1999, 279 – 291, 290.
[427] Heribert Wahl 1990, 57.
[428] Pompey 1990, 23 – 40, 23.
[429] Heribert Wahl 1990, 51.

Umgang damit kann vor solchen „trojanischen Pferden" schützen, die vielmehr denjenigen ängstigen sollten, der aus ihm fremden disziplinären Zusammenhängen willkürlich das heraustrennen zu können meint, was seiner vorgefaßten Position am nächsten kommt.

Mit dem Bezug zu weltanschaulichen Implikaten komme ich auf die Brücke zurück, die Karl Rahner für das interdisziplinäre Gespräch zwischen Theologie und profanen Wissenschaften vorschlägt. Hinweise auf konvergierende oder divergierende Menschen- und Weltbilder erscheinen vor dem Hintergrund der folgenden Einschätzung besonders wertvoll: „Es geht nicht um eine Weise der Zusammenarbeit von Theologie und Psychologie, die sich mit Begriffen wie Dialog, Integration oder Kooperation schmückt und doch gerade mit dieser Wortwahl die Grundlagen des interdisziplinären Miteinanders im unklaren beläßt."[430]

Mir kommt es darauf an, Kriterien eines interdisziplinären Dialogs, die oft recht feierlich tönen und kaum je im Alltag wissenschaftlicher Praxis ankommen, nicht bloß auf ihren terminologischen Reiz hin auszubilden und ansonsten unanfechtbar in der Schwebe zu halten; vielmehr reizt es mich, sie im Anschluß an den dritten Schritt im Gang dieser Arbeit zumindest exemplarisch zu erden und beim Erarbeiten einer Konzeption von Seelsorge bei Seelenfinsternis inhaltlich zuzuspitzen.

3.3.6. ... und darüber hinaus: „Wie funktioniert die Theologie in empirischen Untersuchungen?" (2000)

„Wie funktioniert die Theologie in empirischen Untersuchungen?" So überschreibt Ottmar Fuchs seinen jüngsten Beitrag zur Tübinger Theologischen Quartalschrift[431]. Darin stellt er die „Frage, ob das alte Ancilla-Paradigma, das ursprünglich auf die Humanwissenschaften als *Hilfs*wissenschaften der Theologie bezogen war, nunmehr gekippt sein könnte, insofern die Theologie *sich* den Humanwissenschaften allzu sehr dienstbar gemacht hat"[432]. Ich verstehe diese Frage als Ausdruck der Sorge, daß Theologie zu einer bloßen Prolongierung humanwissenschaftlicher Inhalte in theologische Formen hinein verkümmern und „zum religiösen Sprachspiellieferanten für humanwissenschaftlich Erkanntes"[433] verkommen könnte, ohne selbst Neues und Eigenes zu bieten. Dieser Sorge ver-

---

[430] Schlagheck 1998, 7 – 14, 10.
[431] Ottmar Fuchs 2000, 191 – 210.
[432] Ottmar Fuchs 2000, 195.
[433] Ottmar Fuchs 2000, 206; vgl. auch Ottmar Fuchs 2000, 203f: „Wofür die Theologie steht, nämlich die Frage nach Gott offen zu halten und das Vorletzte nicht zum Letzten zu machen, wird hier konterkariert, indem das Vorletzte mit theologischen Mitteln als Letztes ausgegeben wird."

leiht Ottmar Fuchs Ausdruck in seiner Auseinandersetzung mit empirischer Theologie im Sinne von Johannes A. van der Ven: „Gegenüber einer derartigen Kolonialisierung der Theologie für empirische und soziologische Plausibilitäten ist Einspruch zu erheben.“[434]

Auch wenn ich diese Sorge inhaltlich teile, scheint mir die (Praktische) Theologie nicht zur ancilla von Humanwissenschaften zu werden. Denn eine ancilla braucht einen Herrn oder eine Herrin, und ich sehe nicht, welche Humanwissenschaft sich zur domina einer theologischen ancilla aufspielen würde; welche Humanwissenschaft fragt nach den Diensten der Theologie? Eher sieht es mir danach aus, daß der Kolonialherr – um im Bild zu bleiben – in den eigenen (theologischen) Reihen sitzt: Da baut sich keine Humanwissenschaft auf, die sich gegen mögliche Demütigungen, die ihr zugefügt wurden, aufbäumt und zum rächenden Gegenschlag ausholt in dem Sinne, daß sie die Theologie zu ihrer Hilfswissenschaft erklärt – etwa im Sinne eines exogenen Expansionismus, der in die Theologie einbräche; vielmehr scheint mir – in Übereinstimmung mit Ottmar Fuchs[435] – im Prozeß der genannten Kolonialisierung der Theologie letztere nicht nur die kolonialisierte, sondern auch die kolonialisierende Größe zu sein – sei es, daß sie noch immer davon ausgeht, daß humanwissenschaftliche Daten „wertfrei“ in die Theologie eingehen können, ohne letztere in ihren normativen Grundlagen zu berühren, sei es, daß sie den humanwissenschaftlichen Möglichkeiten empirischer Forschung mehr zutraut als ihren eigenen theologischen Kompetenzen.

„Gibt es Anzeichen dafür“, so fragt Fuchs weiter, „daß bezüglich der *Forschung* psychologische, soziologische und darin näherhin empirische Erkenntnisse, die allesamt explizite und implizite Wertorientierungen enthalten, obgleich sie sich selbst nicht als normative Aussagen verstehen, im theologischen Kontext (vielleicht ‚unter der Hand‘) eine Normativität erlangen, die die normative Valenz theologischer Inhalte verdrängt, vielleicht stellenweise so sehr, daß die theologischen Sprachspiele zur Illustration der humanwissenschaftlichen Einsichten werden und demgegenüber keine eigene Kraft zu entwickeln vermögen?“[436] Dieser Eindruck drängt sich immer wieder auf, aber nicht allein deshalb, weil Psychologie und Soziologie den normativen Charakter ihrer Aussagen häufig nicht sehen[437], sondern weil es offenbar an *theologischen* Kriterien des Umgangs mit nichttheologischen Erkenntnissen fehlt und theologische Sprachspiele gegenüber humanwissenschaftlichen Einsichten, wie Fuchs formuliert, „keine eigene Kraft zu entwickeln vermögen“[438].

---

[434] Ottmar Fuchs 2000, 203.

[435] Diese Übereinstimmung zeigte sich mir in einem Gespräch mit Ottmar Fuchs am 23. Mai 2001 in Tübingen.

[436] Ottmar Fuchs 2000, 195f.

[437] Als Beleg dafür, daß Gegenbeispiele existieren, nenne ich Helmut Wetzel (1980, 14 – 61), der den normativen Charakter psychologischer Aussagen eigens thematisiert.

[438] Ottmar Fuchs 2000, 196.

In dieser Situation kommt es darauf an, daß sich nicht nur die empirisch zu untersuchende gegenwärtige Praxis als theologieträchtig, sondern auch umgekehrt die überkommene Theologie in ihrer für die Praxis generativen Kraft als gegenwarts- und zukunftsträchtig erweist. In dieser Absicht braucht (Praktische) Theologie nicht nur deduktive Operationalisierungen zentraler theologischer Inhalte vorzulegen; vielmehr läßt sich im Rahmen qualitativ orientierter Forschung auch das Denken derer, die sich selbst in der Praxis bewegen – konkret die diese Praxis Ausübenden und die Betroffenen –, untersuchen und auf je eigene – auch theologische – Motive und Ziele hin befragen[439].

Eine empirisch forschende Theologie dient der Wahrnehmung gegenwärtiger Praxis sowie der Erhebung der Motive und Ziele, die die darin Tätigen antreiben. Praktische Theologie ist empirische Theologie, sofern sie mit solcher Wahrnehmung ansetzt. Im Sinne des Dreischritts „Sehen – Urteilen – Handeln" erschöpft sie sich darin jedoch nicht. Mit anderen Worten: Praktische Theologie kann praktisch nur werden, wenn sie empirisch ansetzt; praktisch wird sie aber gerade dann, wenn sie nicht bei der Gewinnung empirischer Erkenntnisse stehen bleibt, sondern diese mit theologischen sowie human- und sozialwissenschaftlichen Konzepten vernetzt und so zu einer verändernden Praxis Anlaß gibt. Darum halte ich die Unterscheidung von empirischer und konzeptioneller Praktischer Theologie, wie sie Ottmar Fuchs trifft, für sinnvoll[440].

Dabei plädiere ich für einen weiten Empiriebegriff – und dies aus zwei Motiven heraus. Zum einen drückt das Attribut „empirisch" einen Erfahrungsbezug aus, der jede lebendige Theologie charakterisiert[441] – meiner Überzeugung nach sind auch zwischenzeitlich geronnene und heute erfahrungsfern anmutende theologische Inhalte einstmals auf solchem empirischem „Boden" gewachsen; zum anderen kommt es mir darauf an, empirische und quantifizierende Forschung nicht in eins fallen zu lassen, sondern empirische Forschung so zu fassen, daß der dafür charakteristische Erfahrungsbezug mit Hilfe quantitativer *und* qualitativer Methoden hergestellt wird. Die Suche nach geeigneten Forschungsmethoden nimmt, wenn sie gelingen soll, Kurs zwischen zwei Klippen: Einerseits soll sie dem Umstand Rechnung tragen, daß heute auch Vertreterinnen und Vertreter traditionell quantitativ arbeitender Disziplinen die

---

[439] Vgl. Klein 1999, 60 – 67, zum Alltag als theologiegenerativem Ort, und Ottmar Fuchs 2000, 206, Anmerkung 49. In dieser Richtung arbeitet etwa die Projektgruppe „Religiosität und Familie" im Rahmen der Forschungsförderung durch das Land Baden-Württemberg. Dieses Pilotprojekt ist an der Universität Tübingen angesiedelt – unter Beteiligung der religionspädagogischen Abteilungen der beiden Theologischen Fakultäten, des Instituts für Kriminologie der Juristischen Fakultät und der Abteilung für Psychiatrie und Psychotherapie im Kindes- und Jugendalter der Universitätsklinik Tübingen.

[440] Vgl. Ottmar Fuchs 2000, 209f, Anmerkung 58.

[441] In diesem Sinne erscheint „Erfahrung als Prinzip der Praktischen Theologie", vgl. Karrer 1999a, 199 – 219.

Gefahr der Ver-messenheit eines bloß messenden und rechnenden Denkens einräumen; andererseits bedeutet die Hinwendung zu qualitativen Perspektiven nicht, daß Quantifizierungen gänzlich obsolet wären. Sich in die Niederungen des Auszählens zu begeben, kann durchaus sinnvoll sein: Die Wahl einer Methode hängt vom jeweiligen Gegenstand und vom Interesse praktisch-theologischer Forschung ab. (Schein-) Gefechte zwischen qualitativer und quantitativer empirischer Forschung, wie sie in Human- und Sozialwissenschaften stattgefunden haben, brauchen in der Praktischen Theologie also nicht neu entfacht und wiederholt zu werden.

3.3.7. Vorläufige Kriterien eines Dialogs zwischen Praktischer Theologie und Human- und Sozialwissenschaften

Im folgenden greife ich die in Abschnitt 3.2.5 vorläufig zusammengestellten Kriterien für einen interdisziplinären Dialog auf. Denn nach dem soeben erfolgten Durchgang durch die Entwicklung der Diskussion um Interdisziplinarität innerhalb der Praktischen Theologie seit dem Zweiten Vatikanischen Konzil läßt sich die zuvor präsentierte Kriteriologie ergänzen und weiter präzisieren. Deren Dreiteilung in Kriterien zur Wahrung wissenschaftlicher Pluralität, in Kriterien für den Weg zu tragfähigen interdisziplinären Beziehungen und in Fehlformen eines interdisziplinären Dialogs behalte ich bei – auch wenn manche der Kriterien sich nicht eindeutig zuordnen lassen: Theologische Kriterien des Umgangs mit nichttheologischen Erkenntnissen beispielsweise dienen zwar der Wahrung wissenschaftlicher Pluralität, sofern sie die Gefahr bannen, daß Theologie von ihr fremden Disziplinen überrollt wird; sie dienen aber auch der Aufnahme tragfähiger interdisziplinärer Beziehungen, sofern sie zu bloßer Abschottung gegen nichttheologische Disziplinen möglicherweise fruchtbare Alternativen bieten. Eigenstand und Beziehung spielen allemal zusammen, auch im interdisziplinären Dialog.

Kriterien zur Wahrung wissenschaftlicher Pluralität

- *Eigenständigkeit jeder wissenschaftlichen Disziplin*
  dank divergierender Formalobjekte (nicht: Materialobjekte)

- *Irreduzierbarkeit verschiedener Erkenntnisquellen*
  gegen die Versuchung, eine Wissenschaft unter Mißachtung ihrer legitimen Autonomie auf eine andere Disziplin und deren Erkenntnisse zu reduzieren

- *Revidierbarkeit profanwissenschaftlicher ebenso wie theologischer Sprachgestalten*
  etwa im Konfliktfall, wenn nicht zwingend irrende Vernunft gegen unfehlbare Offenbarung steht, sondern auch die folgende Alternative vorliegen kann: zutreffende wissenschaftliche Erkenntnis vs. bedingte, also überholbare theologische Deutung der Offenbarung (aufgrund der Nichtidentität von Wort Gottes und seinen Bezeugungsgestalten)

- *Möglichkeit intradisziplinärer Selbstbesinnung*
  beispielsweise im Rahmen der adressatengerechten Aktualisierung einer Theologie, welche von hermeneutisch vorgeschalteten Profanwissenschaften angestoßen werden könnte

- *Akzeptanz eines methodologischen Atheismus*
  bei profanen Wissenschaften, die legitimerweise nach ihren je eigenen Regeln arbeiten – auf ihren je eigenen Wegen, griechisch „Methoden“, unter Umständen nach dem Grundsatz: „etsi Deus non daretur“

- *theologische Kriterien des Umgangs mit nichttheologischen Erkenntnissen*
  angesichts der doppelten Gefahr, sich aus Ermangelung eigener theologischer Kriterien des Umgangs mit anderen Disziplinen entweder von nichttheologischen Wissenschaften kolonialisieren zu lassen oder aber dagegen abzuschotten mit der Folge, fruchtbare Chancen der Interdisziplinarität gänzlich zu vergeben

- *Kriterien empirischer Forschung*
  etwa im Modell der Intradisziplinarität, das darauf setzt, daß Theologie ihrerseits empirisch wird, und in nichttheologischen Disziplinen, sofern deren eigener Wissenschaftscharakter an der von ihnen erbrachten empirischen Forschung hängt

Kriterien für den Weg zu tragfähigen interdisziplinären Beziehungen

- *eschatologischer Vorbehalt gegenüber jeglicher Integration*
  aufgrund der Situation gnoseologischer Konkupiszenz

- *normativer Vorrang der Sinnermittlung bei hermeneutischem Vorrang der Sinnvermittlung*
  zugunsten der Entwicklung von Transformationsgestalten, wenn – etwa bei Boff – T 2 in Auseinandersetzung mit ihrem Materialobjekt im Licht von T 1 (Formalobjekt) generiert wird und – mit anderen Worten – Sinnermittlung (T 1) und profanwissenschaftliche Erkenntnisse

aufnehmende Sinnvermittlung (T 2) in einem hermeneutischen Zirkel miteinander verwoben sind

- *Rezeptionsneutralität*
  zur Vermeidung selektiver Rezeption, beispielsweise einer einzelnen Schule aus einer Vielfalt von Denktraditionen und Schulrichtungen einer fremden Disziplin; so darf sich Praktische Theologie bei der Konsultation nichttheologischer Forschung nicht exklusiv auf die Rezeption derjenigen Resultate stützen, die eine vorgefaßte theologische Position stärken, sondern sie muß sich auch mit Forschungsergebnissen auseinandersetzen, die sich dem Versuch einer vereinnahmenden (praktisch-) theologischen Rezeption widersetzen oder zumindest sperrig entgegenstellen

- *Brückenbildung durch Philosophie und Weltanschauung*
  angesichts erkenntnistheoretischer Brüche zwischen theologischen und nichttheologischen Disziplinen

- *Prinzip der Selbstüberbietung einer wissenschaftlichen Disziplin*
  als Verweis auf das gemeinsam Humane (Anthropologie), das in einer eigentümlichen Weise der Zugehörigkeit und der Nichtverwaltbarkeit zugleich zu jeder Wissenschaft als solcher gehört

- *mögliche Explikation einer impliziten Theologie profanwissenschaftlicher Disziplinen*
  unter der Prämisse, daß Theologie menschliche Existenz in ihrer Verwiesenheit auf das absolute Geheimnis versteht

- *Modell der konvergierenden Optionen*
  bis hin zu Praktischer Theologie als Sozialwissenschaft – im Sinne einer spezifischen Ausgestaltung des Modells der konvergierenden Optionen

- *Interdisziplinarität in intrapersonaler und in interpersonaler Variante*
  im Sinne einer parallelen Schaltung von Dialogen

- *Intradisziplinarität*
  im Sinne empirischer Theologie, sofern sie nicht einer selbstverschuldeten Kolonialisierung der Theologie für empirische und soziologische Plausibilitäten Vorschub leistet

Fehlformen eines interdisziplinären Dialogs

- *endogener Expansionismus*
  beispielsweise Theologismus, wenn Subjekt des endogenen Expansionismus die Theologie ist; ferner das ancilla-Modell in seiner epistemologischen und in seiner methodischen Variante sowie das Modell der Multidisziplinarität im Sinne einer seriellen Schaltung von Monologen

- *exogener Expansionismus*
  beispielsweise rationalistische Extrapolation von Theologie aus profanwissenschaftlichen Disziplinen (etwa Inkarnation als zwingende Verlängerung der Evolution, die auf diese Weise in die Theologie hinein expandiert); ferner das fremdprophetische Modell, sofern Theologie sich selbst zur ancilla degradiert und unter Selbstverleugnung sowie Ausblendung ihrer Kritikfähigkeit quasi überrollen läßt (aber nochmals: fremde Propheten sind nicht zwingend falsche Propheten!)

- *extrinsezistische Separation*
  im Zusammenhang mit einem instruktionstheoretischen Offenbarungsverständnis

- *Rezeptionsverweigerung*
  beispielsweise Empirismus und methodologischer Purismus; ferner das Modell der Monodisziplinarität, sofern Praktische Theologie als „angewandte Theologie" methodisch innerhalb der Grenzen der einen Gesamtdisziplin Theologie verbleibt

- *semantische Vermischung*
  durch Vermengung zweier Sprachspiele

- *Bilinguismus*
  mit der Gefahr, daß dessen instabile Formen in einen der Expansionismen münden oder zu semantischer Vermischung führen

- *chalcedonensische Dialektik*
  durch Herstellung einer interdisziplinären Beziehung, die aber über die Feststellung ihrer Existenz nicht hinauskommt, daher bloß formal und inhaltsleer bleibt und sich zwischen Bilinguismus und tragfähiger Beziehung verorten läßt

Diese Kriteriologie sollte an die zuvor erstellte anknüpfen und diese weiterführen. Zudem kommt der damit vorliegenden Darstellung die Aufgabe zu, Orientierung zu schaffen bei der Entwicklung einer Konzeption von

„Seelsorge bei Seelenfinsternis", die sich theologisch, aber eben auch human- und sozialwissenschaftlich verantworten läßt.

3.4. Zuspitzung: Entwicklung von Kriterien eines Dialogs zwischen Psychotherapie und Seelsorge

Im Sinne einer Zuspitzung der bisher erarbeiteten Kriteriologie auf das genannte Vorhaben hin werde ich diejenigen Kriterien, die entweder der Wahrung wissenschaftlicher Pluralität oder aber der Aufnahme von tragfähigen interdisziplinären Beziehungen dienen sollen, inhaltlich zu füllen versuchen. Zu meiner Kriteriologie gehören also sowohl solche Kriterien, die den Erhalt der *Eigenständigkeit* wissenschaftlicher Disziplinen gewährleisten sollen, als auch solche Kriterien, die das *Zueinander* verschiedener Disziplinen fördern können. Ein interdisziplinärer Prozeß versteht daher die daran beteiligten Disziplinen als *zueinander eigenständig*. Ein solcher Prozeß verliert seinen Sinn auch dann nicht, wenn das Ziel dieses Prozesses nicht primär ein interdisziplinäres, sondern ein disziplinspezifisches ist. Mit vorliegender Arbeit etwa verfolge ich ein (praktisch-) theologisches Ziel – zugunsten einer Konzeption von Seelsorge bei Seelenfinsternis –, nicht etwa ein psychologisches. Einen *interdisziplinären Prozeß* strenge ich *in disziplinspezifischer Absicht* an, und zwar aus der Hoffnung heraus, daß dieser Prozeß gerade in seiner Interdisziplinarität dem primär theologischen Ziel zugute kommt und letzteres in seiner Qualität aus jenem Prozeß Gewinn zieht.- Im folgenden geht es also nicht nochmals um die Fehlformen eines Dialogs, sondern um eine präzisierende Hinführung zu den Kriterien, die zum Gelingen gerade des Dialogs beitragen, der sich zwischen Theologie und Psychologie entspinnt – zugunsten der Konturierung einer Seelsorge bei Seelenfinsternis.

3.4.1. Vorläufige Kriterien eines Dialogs zwischen Psychotherapie und Seelsorge

- *Eigenständigkeit jeder wissenschaftlichen Disziplin*
  Da diese nicht am Materialobjekt hängt, sondern aus dem disziplinspezifischen Formalobjekt resultiert, brauchen Theologie und Psychologie nicht darum zu streiten, welcher von beiden Disziplinen ein Vorrang in der Zuständigkeit für ein bestimmtes Materialobjekt einzuräumen ist; vielmehr kommt es darauf an, dieses im Lichte des jeweils disziplinspezifischen Formalobjekts wahrzunehmen[442]. Diese kon-

[442] Für Martina Plieth (1994, 259f) stehen Theologie und Seelsorge einerseits sowie Psychologie und Psychotherapie andererseits als selbständige Wissenschaften gleichrangig neben-

struktiv-konstruktivistisch orientierte Wahrnehmung aus divergierenden Perspektiven läßt das Materialobjekt einmal als psychologischen, einmal als theologischen Forschungsgegenstand erscheinen, konkret etwa als reaktiv-depressive Erkrankung auf der einen und als Anfechtung[443] des Glaubens – in prominenter Form bei Martin Luther – auf der anderen Seite.

- *Irreduzierbarkeit verschiedener Erkenntnisquellen*
  Dieses Kriterium soll vor der zweifachen Gefahr schützen, einen theologisch qualifizierten Sachverhalt zu psychologisieren oder umgekehrt einen psychologisch faßbaren Zusammenhang zu spiritualisieren und zu theologisieren. Beide Versuche der Reduzierung einer Erkenntnis auf die jeweils andere Disziplin gehen mit einer verunklarenden Entschärfung einher, wenn etwa eine theologisch klar erkannte Schuldproblematik gleichsam „wegpsychologisiert" werden soll oder umgekehrt ein psychologisch deutlich umrissenes Leiden einer theologischen Stilisierung zum Opfer fällt. Es geht hier lediglich um die Irreduzierbarkeit verschiedener Erkenntnisquellen, keinesfalls aber darum zu bestreiten, daß eine theologisch klar erkannte Schuldproblematik auch psychologischer Klärung und Aufarbeitung bedarf oder daß einem psychologisch deutlich umrissenen Leiden auch theologische Dignität zukommt.

- *Revidierbarkeit profanwissenschaftlicher ebenso wie theologischer Sprachgestalten*
  Im Konfliktfall kommt es nicht zur Konvergenz theologischer und psychologischer Erkenntnisse. Daraus folgt keinesfalls zwingend die theologisch motivierte Ablehnung psychologischer Erkenntnisse; vielmehr ist die Revidierbarkeit nicht nur der psychologischen, sondern auch der theologischen Sprachfigur zu erwägen und zu prüfen, da eine Bezeugungsgestalt des Wortes Gottes mit diesem nicht zusammenfällt und jene infolgedessen – um des Wortes Gottes willen – überholt werden kann und muß.

- *Möglichkeit intradisziplinärer Selbstbesinnung*
  Der Umstand, daß sich eine wissenschaftliche Disziplin intensiv eines Forschungsgegenstands annimmt, der möglicherweise auch der Perspektive einer anderen Disziplin zugänglich wäre, kann letztere zu in-

einander – im Sinne „prinzipiell voneinander unabhängiger, aber freiwillig aufeinander bezogener helfender Wissenschaften".

[443] Diese wird für Martin Luther zu einem Zentralbegriff seiner geistlichen Lehre (vgl. Grün 1993, 644). Dabei ist eine Anfechtung nicht nur theologischer Lehrbegriff, sondern Glaubenserfahrung (vgl. Ruhbach 1993, 644 – 645); vgl. die Abschnitte 1.3 und 4.4 dieser Arbeit.

tradisziplinärer Selbstbesinnung anregen. Konkret: Psychiatrie und insbesondere Psychologie konnten in der Depressionsforschung weit voranschreiten, ohne daß es in den Feldern Praktischer Theologie zu vergleichbar intensiven und fruchtbaren Anstrengungen zugunsten dieses Themas gekommen wäre. Wenn Praktische Theologie sich aber auf das Wahrnehmen von Notsituationen versteht, muß sie sich dieses stark verbreiteten Phänomens der Depression widmen, auch wenn sie es schließlich nicht oder nicht ausschließlich als Depression im psychiatrischen oder psychologischen Sinne, sondern im weiten Sinne als Seelenfinsternis oder als Anfechtung im Glauben faßt. Anlaß zu theologischer Selbstbesinnung gibt dieser Befund, daß psychologische Disziplinen beachtliche Fortschritte in der Depressionsforschung verzeichnen können, allemal.

- *Akzeptanz eines methodologischen Atheismus*
  Jede profane Wissenschaft entwickelt ihre je eigene Methodenlehre, mit deren Hilfe sie legitimerweise arbeitet, unter Umständen nach dem Grundsatz: „etsi Deus non daretur". Dieses Vorgehen – etwa in der Psychologie – darf theologisch nicht inkriminiert werden. Der Theologie kommt nicht das Recht zu einem methodologischen Übergriff zu, jedoch das Recht und sogar die Pflicht, die daraus resultierenden psychologischen Erkenntnisse auf ihre theologische Bedeutung hin kritisch zu prüfen.

- *theologische Kriterien des Umgangs mit nichttheologischen Erkenntnissen*
  Neben disziplinübergreifenden Kriterien, zu denen zugunsten der Wahrung wissenschaftlicher Pluralität etwa die Irreduzierbarkeit verschiedener Erkenntnisquellen und zugunsten der Entwicklung tragfähiger Beziehungen zwischen verschiedenen Disziplinen intra- und interpersonale Interdisziplinarität zählen, ergeben sich disziplinspezifische, also explizit theologische oder ausdrücklich psychologische Kriterien des Umgangs mit jeweils fachfremden Erkenntnissen. Gerade die Prämisse, daß wissenschaftliche Pluralität zu wahren ist und darum wissenschaftliche Disziplinen in ihrer jeweiligen Eigenständigkeit zu würdigen sind, wenn überhaupt ein tragfähiger interdisziplinärer Dialog in Gang kommen soll, wirft konsequenterweise die Frage nach solchen disziplinspezifischen Kriterien auf. Da die vorliegende Arbeit nicht ausschließlich und auch nicht letztlich auf ein interdisziplinäres Gespräch, sondern auf eine Konzeption von „Seelsorge bei Seelenfinsternis" zielt, rücken neben disziplinübergreifenden Kriterien interdisziplinären Arbeitens spezifisch theologische Kriterien des Umgangs mit psychologischen Erkenntnissen ins Zentrum. Solche Krite-

rien können Praktische Theologie vor der falschen Alternative bewahren, aus Hilflosigkeit im Umgang mit fachfremdem Wissen entweder sich ganz dagegen abzuschotten und sich dadurch wichtiger Erkenntnisse und Erfahrungen zu verschließen oder aber sich davon gleichsam überschwemmen zu lassen – um den Preis der Aushöhlung ihres eigenen, theologischen Charakters. Die Entwicklung dabei hilfreicher theologischer Kriterien steht noch aus; Ansätze dazu werden im weiteren Gang dieser Arbeit folgen[444].

- *Kriterien empirischer Forschung*
  Als Gegenstück zu spezifisch theologischen Kriterien lassen sich psychologische Kriterien interdisziplinären Arbeitens herausbilden. Da Psychologie in ihrem Selbstverständnis[445] eine empirische Wissenschaft ist, liegt es nahe, Kriterien empirischer Forschung zu entwikkeln. Analoges mag schließlich auch für das von van der Ven vorgeschlagene Modell der Intradisziplinarität gelten, welches darauf setzt, daß Theologie ihrerseits empirisch wird.- Kriterien empirischer Forschung haben nicht nur Psychologie und andere empirisch ausgerichtete Wissenschaften zu berücksichtigen, die Erkenntnisse aus ihnen fremden Wissenschaften rezipieren; Kriterien empirischer Forschung hat auch eine (Praktische) Theologie zu berücksichtigen, die Erkenntnisse einer Wissenschaft mit ausdrücklich empirischem Selbstverständnis rezipiert. Welche Konsequenzen daraus für den psychologisch-theologischen Dialog zum Thema dieser Arbeit erwachsen, werde ich aufzuweisen versuchen[446].

- *eschatologischer Vorbehalt gegenüber jeglicher Integration*
  Allen Bestrebungen, tragfähige Beziehungen zwischen Psychologie und Theologie zu entwickeln und zu festigen, bleibt dieser Stachel eines eschatologischen Vorbehalts erhalten, wie er sich bereits in den in dieser Arbeit aufgewiesenen biblischen Grundzügen von Heil und Heilung abzeichnete[447].

- *normativer Vorrang der Sinnermittlung bei hermeneutischem Vorrang der Sinnvermittlung*
  Dieses Kriterium dient der Entwicklung von Transformationsgestalten, wenn Sinnermittlung (T 1 bei Boff) und profanwissenschaftliche Erkenntnisse aufnehmende Sinnvermittlung (T 2) in einem hermeneutischen Zirkel miteinander verwoben sind: Die hermeneutische Vor-

[444] Vgl. Abschnitt 3.4.6 dieser Arbeit.
[445] Dieses Selbstverständnis liegt beispielsweise dem nach wie vor stark verbreiteten „Steckbrief der Psychologie“ einer Heidelberger Autorengruppe zugrunde; vgl. Rogge 1983.
[446] Vgl. Abschnitt 3.4.5 dieser Arbeit.
[447] Vgl. Abschnitt 3.1 dieser Arbeit.

schaltung psychiatrischer und insbesondere psychologischer Resultate der Depressionsforschung ergibt sich aus der Fülle des dazu inzwischen erarbeiteten Materials, das seine Wirkungen auf ein Konzept von Seelsorge bei Seelenfinsternis zeitigen wird. Damit verknüpft sich die Hoffnung auf das Zustandekommen eines hermeneutischen Zirkels, der seinerseits Rückwirkungen eines solchen Konzepts auf psychologische Einsichten zuläßt.

- *Rezeptionsneutralität*
  Diese wendet sich gegen die Gefahr einer selektiven Rezeption, die sich auf die Bezugnahme auf solche psychologischen Konzepte und Begriffe beschränkt, welche sich mit der zuvor gebildeten (theologischen) Position scheinbar am besten vertragen – scheinbar deswegen, weil etwa der Rückgriff auf denselben Terminus in unterschiedlichen Disziplinen durchaus verschiedene Inhalte zutage fördern kann, wie ich an folgendem Beispiel zeigen möchte: „Kontingenzen" zielen in Theologie und Philosophie auf mögliche, jedoch nicht notwendige Zusammenhänge ab[448], wohingegen psychologische „Kontingenzen" auf Berührungen zwischen zwei Sachverhalten anspielen, die gerade nicht bloß zufällig sind, denen vielmehr systematischer und vorhersagbarer Charakter im Sinne von „Wenn-Dann"-Beziehungen zukommt[449]. In beiden Disziplinen taucht also derselbe Begriff auf, in beiden Disziplinen kommt ihm einige Bedeutung zu, diese Bedeutung variiert jedoch nicht etwa nur in unterschiedlichen Nuancierungen, sondern nimmt geradezu gegensätzliche Züge an.- Je selektiver die Rezeption erfolgt, desto stärker geraten die Bedeutungszusammenhänge der rezipierten Begriffe, Inhalte und Konzepte sowie die Diskussionszusammenhänge, in denen sie in ihrer Wissenschaft stehen, aus dem Blick[450].- Ich werde auf die Frage zurückkommen, welche

[448] Vgl. Muck 1997, 329 – 330, in der Neuauflage des Lexikons für Theologie und Kirche.

[449] Vgl. Seitz 1987, 1134, im Lexikon für Psychologie, das sich nach wie vor einer weiten Verbreitung erfreut.

[450] Ähnliches läßt sich für den Begriff der *Multidisziplinarität* zeigen. Dieser läßt sich einerseits im oben eingeführten praktisch-theologischen Sinn als eine serielle Schaltung von Monologen charakterisieren, andererseits aber auch als die Aufgabe umschreiben, das Gespräch mit Disziplinen zu suchen, die dem je eigenen Fachbereich fremd sind, dabei das Risiko einzugehen, vielfältigen Mißverständnissen aufzusitzen, wenn identische Begriffe völlig Verschiedenes bezeichnen, und die Mühen nicht zu scheuen, diese – soweit überhaupt möglich – aus dem Weg zu räumen (vgl. Kießling 1998 sowie Kießling 1999d, 66 – 70). Im ersteren Fall steht *Multi*disziplinarität durch ihre wenig attraktiv klingende Kennzeichnung als monologisch im Kontrast zu – erstrebenswerter – dialogisch ausgerichteter *Inter*disziplinarität. Im zweiteren Fall dagegen setzt sich *Multi*disziplinarität unter genau umgekehrtem Vorzeichen gegen einen inflationär gebrauchten und daher abgegriffenen Begriff von *Inter*disziplinarität ab, der mitunter vorschnell nach Gemeinsamkeiten schielt, anstatt einzelne Disziplinen in ihrem Eigengewicht hinreichend zu würdigen.

Bedeutung dem Kriterium der Rezeptionsneutralität im Zusammenhang mit Seelsorge bei Seelenfinsternis zukommt[451].

- *Brückenbildung durch Philosophie und Weltanschauung*
  Erkenntnistheoretische Brüche zwischen theologischen und nichttheologischen Disziplinen lassen sich wiederum nur erkenntnistheoretisch aufarbeiten und so zumindest ansatzweise verwinden: Der Versuch einer Brückenbildung bedarf zunächst einer Klärung der Fragen, wie sich ein theologischer und ein psychologischer Ansatz, deren Vereinbarkeit auf dem Spiel steht, jeweils philosophisch verorten lassen und welche Weltanschauung jeweils damit einhergeht. So tun sich die Horizonte auf, innerhalb welcher erkenntnistheoretische Brüche möglicherweise überbrückt werden können. Solche Horizonte lassen sich nachfolgend zugunsten der Entwicklung einer Konzeption von Seelsorge bei Seelenfinsternis konturieren, sofern damit einhergehende erkenntnistheoretische Fragen aufgeworfen werden[452].- In diesem Zusammenhang sei nochmals auf Knoblochs Votum hingewiesen, es sei „nicht mehr einzusehen, warum die Wissenschaften, die gewiß unterschiedliche Methoden ausgebildet haben und in ihren Methoden unterschiedlichen Paradigmen folgen, letztlich in der *Fähigkeit des Menschen zur Erkenntnis* keinen gemeinsamen Nenner haben sollen“[453].

- *Prinzip der Selbstüberbietung einer wissenschaftlichen Disziplin*
  Dieses Prinzip verweist auf das gemeinsam Humane (Anthropologie), das in einer eigentümlichen Weise der Zugehörigkeit und der Nichtverwaltbarkeit zugleich zu jeder Wissenschaft als solcher gehört. Zu den obengenannten erkenntnistheoretischen kommen also anthropologische Fragen hinzu, allen voran diejenige nach der Kompatibilität der Menschenbilder, die mit einem theologischen und einem psychologischen Ansatz, deren Vereinbarkeit zur Diskussion steht, jeweils einhergehen[454]. Dabei sind Menschenbilder in psychologischen Konzepten häufig nicht expliziert und daher einer Auseinandersetzung gar nicht direkt zugänglich, sondern allenfalls implizit gegeben, so daß sie erst herausgearbeitet werden müssen[455]. Dazu werde ich nachfolgend beitragen[456].

---

451 Vgl. Abschnitt 3.4.2 dieser Arbeit.
452 Vgl. die Abschnitte 3.4.3 und 3.4.4 dieser Arbeit.
453 Knobloch 1995, 235 (Hervorhebung durch K.K.).
454 Vgl. Jochheim 1998, 261ff.
455 Vgl. Jaeggi 1997.
456 Vgl. die Abschnitte 3.4.3 und 3.4.4 dieser Arbeit.

- *mögliche Explikation einer impliziten Theologie profanwissenschaftlicher Disziplinen*
  Dieses Kriterium untersteht der Prämisse, daß Theologie menschliche Existenz in ihrer Verwiesenheit auf das absolute Geheimnis versteht. Eine Ausfaltung impliziter Theologie zielt weder auf die Entwertung profanwissenschaftlicher Erkenntnisse als solcher noch auf deren theologische Vereinnahmung; vielmehr kommt menschlicher Existenz und den mit ihr befaßten wissenschaftlichen Disziplinen eine theologische Dignität zu, die im Licht theologischer Hermeneutik aufscheint, ohne daß dieses Licht anderen Disziplinen aufgezwungen werden kann und soll. Vorschläge zum konkreten Vorgehen werden folgen[457].

- *Modell der konvergierenden Optionen*
  Die Frage nach der Vereinbarkeit psychologischer und theologischer Ansätze entscheidet sich daran, ob ihre jeweils vorrangigen Optionen und ihre jeweils zentralen Argumentationsstränge konvergieren, so daß es zu einer wechselseitigen Stärkung der an dieser Fragestellung beteiligten Ansätze aus Psychologie und Theologie, aus Psychotherapie und Seelsorge kommen kann – oder eher zu deren Infragestellung.

- *Interdisziplinarität in intrapersonaler und in interpersonaler Variante*
  Interdisziplinarität versteht sich hier im Sinne einer parallelen Schaltung von Dialogen zwischen Theologie und Psychologie: *Intra*personale Interdisziplinarität setzt voraus, daß Kompetenzen in beiden Disziplinen quasi in Personalunion gegeben sind; *inter*personale Interdisziplinarität wird allenfalls dann möglich, wenn zwei Experten einander begegnen, die beide nicht nur an ihrem eigenen, sondern zugleich an dem Fach, das ihr Gegenüber vertritt, interessiert und damit so vertraut sind, daß sie mit den Ergebnissen, die daraus hervorgehen, kritisch umzugehen vermögen. Dies läuft praktisch wohl auf die intrapersonale Variante hinaus – denn welcher Theologe kann psychologische Forschungsresultate ohne dafür einschlägige wissenschaftliche Kompetenz kritisch prüfen, und welcher theologisch nicht ausgebildete Psychologe bringt das Interesse und das Fachwissen mit, dessen er zur Auseinandersetzung mit theologischer Forschung bedarf?

- *Intradisziplinarität*
  Intradisziplinarität zielt hier auf eine empirische Theologie, die nicht einer Kolonialisierung der Theologie für empirische und soziologische Plausibilitäten Vorschub leistet: Intradisziplinarität im hier vorgeschlagenen Sinne gelingt dann, wenn sie zum einen empirisch arbeitet und zum anderen ihre theologische Qualität bewahrt. Um empirische

[457] Vgl. Abschnitt 3.4.7 dieser Arbeit.

Forschung kompetent betreiben zu können, bedarf es des Rückgriffs auf empirisch arbeitende Disziplinen (insbesondere auf die Psychologie und ihre Methodenlehre), die darin einen großen Wissens- und Erfahrungsvorsprung gegenüber der Theologie aufweisen können (umgekehrt kann es die Psychologie in ihrem sogenannten „mainstream“[458] mit der Theologie bei weitem nicht aufnehmen, wenn es etwa um Forschungsmethoden geisteswissenschaftlicher Provenienz geht). Wenn empirische Forschung zugleich theologisch verantwortet erfolgen soll, dann läuft das Modell der Intradisziplinarität, wenn ich recht sehe, auf intrapersonale Interdisziplinarität hinaus. Als Kriterium für interdisziplinäres Arbeiten kann Intradisziplinarität also insofern gelten, als sie für *empirische* Forschung im Rahmen einer Praktischen Theologie eintritt, die ihr *theologisches* Selbstverständnis für Wandlungen offenhält, ohne es aufzugeben.

Die hier zusammengestellten Kriterien sind in der Mehrzahl solche, die für Psychologie und Theologie gleichermaßen gelten – etwa dasjenige der *Rezeptionsneutralität* – und, sofern sie auf Brücken zwischen beiden Wissenschaften zielen, zu deren Errichtung dritte Disziplinen ins Spiel bringen, etwa *Erkenntnistheorie* und *Anthropologie*.

Neben solchen disziplinübergreifenden Kriterien finden sich aber auch disziplinspezifische – in dem bereits angedeuteten Sinne, daß sie entweder aus primär psychologischen Zusammenhängen herrühren, worauf etwa *Kriterien empirischer Forschung* schließen lassen, oder aber aus in erster Linie theologischem Kontext stammen, wenn es um die Erarbeitung spezifisch *theologischer Kriterien* des Umgangs mit psychologischen Erkenntnissen und um mögliche *Explikationen impliziter Theologie* geht. Gerade letzteren muß in dieser Arbeit ein spezifisches Gewicht zukommen, da diese auf interdisziplinären Pfaden zu einem vorrangig theologischen Ziel unterwegs ist, nämlich zu einer Konzeption von Seelsorge bei Seelenfinsternis.

Zugunsten des Gesprächs von zueinander eigenständigen Disziplinen zeichnen sich also drei Kriterienbündel ab, die sich zum ersten als disziplinübergreifend, zum zweiten als spezifisch psychologisch und zum dritten als spezifisch theologisch bezeichnen lassen. Sie verdienen im weiteren Forschungsprozeß allesamt Beachtung; darum werde ich meine Kriteriologie in jeder dieser drei Richtungen vorantreiben. Der bisher erfolgte Forschungsgang weist auf, daß insbesondere diese Kriterien weiterer Ausarbeitung bedürfen: die disziplinübergreifenden Kriterien der Rezeptionsneutralität (3.4.2), der Erkenntnistheorie (‚Brückenbildung durch Philosophie und Weltanschauung‘) und der Anthropologie (‚Prinzip der Selbstüberbietung als Verweis auf das gemeinsam Humane‘; 3.4.3),

[458] Andere oder zumindest über den gegenwärtigen psychologischen „mainstream“ hinausgehende Wege deutet Wolfgang Tschacher (1997) an.

woraus sich ein zusätzliches Kriterium ergibt (‚Metaphorik und Analogiebildung'; 3.4.4), sowie die disziplinspezifischen Kriterien, also die psychologischen Kriterien empirischer Forschung (3.4.5), die theologischen Kriterien des Umgangs mit psychologischen Erkenntnissen (3.4.6) und einer möglichen Explikation impliziter Theologie profanwissenschaftlicher Disziplinen (3.4.7). Diese Ausarbeitung werde ich in der genannten Reihenfolge vornehmen und mit dem Aufweis von Kriterien eines Dialogs zwischen Psychotherapie und Seelsorge zum Abschluß bringen (3.4.8).

3.4.2. Kriterium der Rezeptionsneutralität

Wie läßt sich das Kriterium der Rezeptionsneutralität noch deutlicher als bisher auf die Entwicklung einer Konzeption von Seelsorge bei Seelenfinsternis zuspitzen? Zunächst dient dieses Kriterium dem Ziel, der Gefahr vorzubeugen, daß ich mich darauf beschränke, aus mir fremden Wissenschaftszweigen gerade diejenigen Stücke herauszubrechen, die zumindest augenscheinlich zu meiner vorgefaßten Position passen und diese wenn nicht stärken, so doch jedenfalls nicht in Frage stellen. Dieses Vorgehen läßt sich als eine selektive Rezeption beschreiben, die all das ignoriert, was mir fremde Wissenschaftszweige darüber hinaus zu bieten haben und was meiner bisher vertretenen Position möglicherweise zuwiderläuft. Bereits deutlich gemacht werden konnte, daß das Auffinden identischer Begriffe in zweierlei Wissenschaftsbereichen nicht zwingend auf deren inhaltliche Verwandtschaft schließen läßt. Rezeptionsneutralität verlangt in diesem Zusammenhang nach einer Begriffsklärung in beiden Disziplinen, da eine selektive Rezeption, die sich auf einen bloß terminologischen Gleichklang stützt, nicht nur ein sehr schmalspuriges Vorgehen ist, sondern mitunter schlicht in die Irre läuft.

Rezeptionsneutralität steht aber nicht nur für die Forderung nach Klärung des Bedeutungsfeldes eines Begriffs in verschiedenen Disziplinen. Denn auch wenn es im Rahmen interdisziplinären Arbeitens nicht nur um einzelne Termini geht, sondern um ganze Konzepte, um Denk- und Schulrichtungen, spielt Rezeptionsneutralität eine wichtige Rolle. So lassen sich etwa in Theorie und Praxis der Psychotherapie vielfältige Schulen ausmachen, die ganz unterschiedliche Konzepte hervorgebracht haben und miteinander konkurrieren. Exemplarisch deutlich wurde dies anhand der verschiedenen Depressionskonzepte im ersten Schritt und anhand der mit dem jeweiligen Krankheitsverständnis einhergehenden therapeutischen Ansätze im zweiten Schritt des Gangs dieser Arbeit. Wenn es um die Rezeption psychologischer Erkenntnisse zugunsten der Entwicklung einer Konzeption von Seelsorge bei Seelenfinsternis geht, so verlangt das Kriterium der Rezeptionsneutralität, daß dabei nicht nur diejenigen Stücke, Erkenntnisse, Denk- und Schulrichtungen, Depressionskonzepte und Therapieansätze aus psychologischen Wissenschaftszweigen herausgebrochen werden, die mit einer bereits vorweg bezogenen theologischen Position besonders gut zu harmonieren scheinen oder einem vorab ausgearbeiteten Seelsorgekonzept trefflich zu entsprechen und zuzuarbeiten scheinen. Diese Formen selektiver Rezeption kommen einer Indienstnahme psychologischer Mittel für theologische Zwecke gleich. Das Kriterium der Rezeptionsneutralität bringt dagegen die Forderung mit sich, auch diejenigen innerhalb der Psychologie etablierten Denk- und Schulrichtungen zur Kenntnis zu nehmen, die möglicherweise mit den zunächst ausgewählten Konzepten in Spannung oder gar Widerspruch stehen. Nur so kann die Chance entstehen, daß die mir zunächst fremde Wissenschaft nicht zur Lieferantin fremdprophetischer Bestätigungen meiner eigenen Position verkommt, sondern ihr Eigengewicht behält und durch ihren vielleicht sperrigen Charakter Anlaß gibt zur Selbstbesinnung und zur Revision meiner eigenen Position.

In diesem Horizont fiel die Entscheidung, die Darstellung psychologischer Depressionskonzepte und damit einhergehender Therapieansätze möglichst breit anzulegen. Darum wurden bereits im Rahmen der Pathogenese und danach erneut in Rahmen der Salutogenese tiefenpsychologische, verhaltens- und kognitionspsychologische, humanistisch-psychologische sowie systemisch-familienpsychologische Depressionskonzepte unterschieden. Auf diese Weise läßt sich die Gefahr selektiver Rezeption weitgehend ausschließen; die auch spannungsreiche Vielfalt des psychologischen Spektrums, das sich in der Depressionsforschung spiegelt, kann aufscheinen, so daß diese in ihrem Eigenwert eine hinreichende Würdigung erfährt; und Praktischer Theologie erwächst daraus die Chance, die großen Fortschritte, die in der Depressionsforschung in ihrer ganzen Breite erzielt werden konnten, nachzuvollziehen und sich dadurch sowohl zur interdisziplinären Auseinandersetzung als auch zur Entwicklung eines eigenen Entwurfs, nämlich einer Konzeption von Seelsorge bei Seelenfinsternis, herausfordern zu lassen.

3.4.3. Kriterien aus Erkenntnistheorie und Anthropologie

Bei der Frage, wie verschiedene Wissenschaften interdisziplinär zusammenwirken können, kommt es, wie bereits bei Clodovis Boff deutlich werden konnte, zu erkenntnistheoretischen sowie zu anthropologischen Brüchen, die keine bequemen Übergänge von der einen in die andere Disziplin erwarten lassen. Daß an dieser Stelle zugleich erkenntnistheoretische und anthropologische Brüche thematisch werden, findet seine Begründung in der noch aufzuweisenden Zusammengehörigkeit erkenntnistheoretischer und anthropologischer Fragen. Aufarbeiten lassen sich solche Brüche wiederum allenfalls erkenntnistheoretisch und anthropologisch (je nach ihrer Eigenart) – durch den Bau von Brücken zwischen den an solcher Interdisziplinarität beteiligten Disziplinen.

Wie kann nun eine erkenntnistheoretische, wie kann eine anthropologische Brücke aussehen, die Psychologie und Theologie miteinander verbindet, und dies angesichts des Umstands, daß weder die eine noch die andere Disziplin allein ein einheitliches erkenntnistheoretisches oder ein einheitliches anthropologisches Bild abgibt? Mit anderen Worten: Welche erkenntnistheoretische, welche anthropologische Mindestforderung läßt sich erheben, die als Kriterium für einen Dialog fungieren könnte? Da diese interdisziplinäre Arbeit schlußendlich auf ein Seelsorgekonzept ausgerichtet ist und zum Umgang mit depressiv erkrankten Menschen umfangreiche und differenzierte Resultate aus der psychologischen Forschung vorliegen, geht es bei der Frage nach einem Übergang, der beide Disziplinen miteinander verbindet, in erster Linie um die theologische Rezeption psychologischer Forschung – und nicht, zumindest nicht zunächst und nicht primär, um die psychologische Rezeption theologischer Forschung. Die Frage nach einer solchen Mindestforderung als Kriterium interdisziplinären Arbeitens läßt sich vor diesem Hintergrund weiter präzisieren: Woran macht sich eine erkenntnistheoretische, woran eine anthropologische Mindestforderung fest, an der psychologische Erkenntnisse sich messen lassen müssen, bevor sie ihrer möglichen theologischen Rezeption zugeführt werden können?

Um auf begründbaren Wegen ein dazu geeignetes Maß zu finden, bedarf es zunächst einer Klärung des erkenntnistheoretischen und des anthropologischen Status quo in gewiß nicht allen, aber doch zentralen psychologischen Disziplinen.

Bevor ich damit einsetze, bedarf es noch der Erläuterung einer eben aufgestellten Behauptung. Diese geht dahin, daß weder Psychologie noch Theologie ein erkenntnistheoretisch oder ein anthropologisch einheitliches Bild abgeben. Aus den oben angeführten Gründen geht es im folgenden darum, zumindest ansatzweise zu klären, welche erkenntnistheoretischen und anthropologischen Züge sich in den thematisch relevanten *psychologischen* Konzepten überhaupt ausmachen lassen. Daraus wird eine Vielfalt auch divergierender Charakteristika aufscheinen. Daß aber auch die *Theologie* weder in erkenntnistheoretischer noch in anthropologischer Hinsicht ein einheitliches Bild abgibt – wiewohl erkenntnistheoretische und anthropologische Fragen sich in der Theologie im Kontrast zur Psychologie großer Lebendigkeit erfreuen –, erhellt schon aus einigen wenigen Sätzen, die hier vorweggenommen werden und an späterer Stelle zur Ausfaltung kommen sollen[459].

---

[459] Vgl. insbesondere Abschnitt 4.2 dieser Arbeit.

Für die erkenntnistheoretische Seite dieser Behauptung führt Otto Hermann Pesch vielfältige Formen des Erkennens an, zu denen Erfahrung, Gefühl, Intuition zählen – insbesondere „dann, wenn dabei die leibgeistige Einheit des Erkennens unter neuen Aspekten herausgestellt wird"[460]. Diese Pluralität des Erkennens steht zudem auf starker biblischer Grundlage. Dafür spricht der schillernde Begriff *jada*, der im Alten Testament das Wahrnehmen von Sachverhalten und das Besitzen praktischer Erfahrung ebenso umfaßt wie emotional bestimmtes und liebendes Erkennen sowie vertrauendes Verbundensein mit Gott[461]; dafür spricht auch der neutestamentliche Befund zum Erkenntnisbegriff: „Die Bedeutung reicht vom alltäglichen Wissen aufgrund der Erfahrung ... bis zur Erkenntnis Gottes durch Offenbarung ... von der körperlichen Regung ... bis zur sexuellen Beziehung"[462].

Für die anthropologische Seite dieser Behauptung möge an dieser Stelle der Hinweis genügen, daß gerade eine theologische Anthropologie sich dadurch auszeichnet, daß sie jedes Menschenbild menschlicher Verfügbarkeit entzieht und dadurch seiner definitiven Fixierung zuvorkommt[463].

Und daß die eine Seite nicht ohne die andere vorkommt, zeigt sich von beiden Seiten her: von der erkenntnistheoretischen Seite her schon dadurch, daß Pesch eine *leibgeistige* Einheit des Erkennens anspricht, und von der anthropologischen Seite her dadurch, daß ganze Anthropologien in der *Erkenntnisfähigkeit* ihr Spezifikum finden; dies trifft nicht nur in ganz eigener, nachfolgend zu thematisierender Weise auf René Descartes zu, sondern auch auf theologische Anthropologien: „Erkenntnisfähigkeit als Befähigung zu reflektierender und kontrollierender Erkenntnis beinhaltet als Wahrheitsfähigkeit schöpfungsursprünglich die spezifische Würde des Menschen."[464]

Erkenntnistheoretische und anthropologische Vielfalt deutet sich also in Psychologie und Theologie gleichermaßen an. Erkenntnistheoretischen und anthropologischen Nachholbedarf lassen aber weniger theologische, sondern vor allem psychologische Disziplinen erkennen. Damit setze ich nun ein, indem ich zunächst erkenntnistheoretische und anthropologische Positionen umreiße, wie sie dem psychologischen „mainstream" entsprechen, und danach die bereits in den ersten beiden Schritten des Gangs dieser Arbeit präsentierten psychotherapeutischen Konzepte auf ihre erkenntnistheoretischen und anthropologischen Zusammenhänge hin untersuche.

---

[460] Pesch 1995, 777 – 778, 778.
[461] Vgl. Otto Wahl 1995, 775 – 776.
[462] Vgl. Lona 1995, 776 – 777.
[463] Weitere Ausführungen dazu folgen in Abschnitt 4.2 dieser Arbeit.
[464] Pesch 1995, 777.

3.4.3.1. Erkenntnistheorie und Anthropologie in der Psychologie

Zur Ermittlung des erkenntnistheoretischen und des anthropologischen Status quo im Rahmen psychologischer Disziplinen leistet Ludwig J. Pongratz, Nestor der deutschsprachigen Klinischen Psychologie, einen orientierenden Beitrag. Pongratz nämlich bezeichnet René Descartes „geradezu als den Begründer der wissenschaftlichen Psychologie“[465]. Bevor ich auf die Folgen cartesianischer Philosophie für weite Teile der Psychologie eingehe, soll cartesianische Philosophie in ihren Grundzügen zur Präsentation gelangen[466].

Rückblickend auf die letzten Zeilen füge ich an dieser Stelle folgende Bemerkung ein. Dort war von Philosophie, von Erkenntnistheorie und von Anthropologie die Rede. Da diese Größen im folgenden gehäuft auftauchen werden, möchte ich diese Begriffe – auch angesichts ihrer wechselseitigen inhaltlichen Bedingtheit – einander so zuordnen[467], daß Philosophie einen Fachbereich umfaßt, der sich in mehrere Einzeldisziplinen ausfalten läßt, zu denen Erkenntnistheorie und Anthropologie gehören.

3.4.3.1.1. Cartesianische Philosophie in ihren Grundzügen

René Descartes wurde 1596 in Frankreich geboren und verstarb 1650 in Schweden, wohin er sich auf Einladung von Königin Christine im Jahr zuvor begeben hatte. Er hatte ein großes Ziel vor Augen – dasjenige nämlich, „mit dem Denken ganz von vorne anzufangen“[468]. Dabei prägte er – oder treffender – prägte *ihn* – die Wendung des „cogito ergo sum“, des „Ich denke, also bin ich“: Dieses „Licht einer wunderbaren Entdekkung“[469] ging ihm am 10. November 1619 in Neuburg an der Donau auf. In seinem „Discours de la Méthode“ heißt es: „Endlich erwog ich, daß uns genau die gleichen Vorstellungen, die wir im Wachen haben, auch im Schlafe kommen können, ohne daß in diesem Falle eine davon wahr wäre, und entschloß mich daher zu der Fiktion, daß nichts, was mir jemals in den Kopf gekommen, wahrer wäre als die Trugbilder meiner Träume. Alsbald fiel mir auf, daß, während ich auf diese Weise zu denken versuchte, alles sei falsch, doch notwendig ich, der es dachte, etwas sei. Und indem ich erkannte, daß diese Wahrheit: ‚ich denke, also bin ich‘ so fest und sicher ist, daß die ausgefallensten Unterstellungen der Skeptiker sie nicht zu erschüttern vermöchten, so entschied ich, daß ich sie ohne Be-

---

[465] Pongratz 1984, 32.
[466] Vgl. dazu Kießling 1998, 23ff.
[467] Diese Zuordnung erfolgt in Anlehnung an Lotz 1990, 294 – 296.
[468] Pongratz 1984, 30.
[469] Pongratz 1984, 30.

denken als ersten Grundsatz der Philosophie, die ich suchte, ansetzen könne."[470]

Damit komme ich zu einigen Grundzügen der Philosophie Descartes', die ich im folgenden nachzeichne, sofern sie mir psychologisch relevant vorkommen[471]. Zentral ist dabei die *anthropologische Trennung von Körper und Geist* in zwei verschiedene Welten. Deren eine ist die physische Welt, die physikalischen Gesetzen unterliegt und reine Ausdehnung (extensio) ist. Dieser Welt zugehörige Substanzen heißen darum „res extensae". Die andere Welt ist diejenige des Denkens und des Bewußtseins, des Geistes und der Seele (cogitatio). So bezeichnet Descartes den Geist als „res cogitans". Diese „res" ist weltlos, nimmt also genaugenommen gar keinen irdischen Bereich ein. Diese dualistische Anthropologie begründet er folgendermaßen: „Sodann untersuchte ich aufmerksam, was ich denn bin, und beobachtete, daß ich mir einbilden könnte, ich hätte keinen Körper und es gäbe keine Welt noch einen Ort, an dem ich mich befinde, daß ich mir aber darum nicht einbilden könnte, daß ich selbst nicht wäre; ganz im Gegenteil sah ich, daß gerade aus meinem Bewußtsein, an der Wahrheit der anderen Dinge zu zweifeln, ganz augenscheinlich und gewiß folgte, daß ich bin, sobald ich dagegen nur aufgehört hätte zu denken, selbst wenn alles übrige, das ich mir jemals vorgestellt habe, wahr gewesen wäre, ich doch keinen Grund mehr zu der Überzeugung hätte, ich sei gewesen. Daraus erkannte ich, daß ich eine Substanz bin, deren ganzes Wesen oder deren Natur nur darin besteht, zu denken und die zum Sein keines Ortes bedarf, noch von irgendeinem materiellen Dinge abhängt, so daß dieses Ich, d.h. die Seele, durch die ich das bin, was ich bin, völlig verschieden ist vom Körper, ja daß sie sogar leichter zu erkennen ist als er, und daß sie, selbst wenn er nicht wäre, doch nicht aufhörte, alles das zu sein, was sie ist."[472]

Das Denken braucht Descartes zufolge weder einen Ort noch einen Bezug zur materiellen Welt der res extensae. Das Denken ist davon unabhängig, in den Augen Descartes' eine selbständige Substanz.

Erkennen erfolgt via räumlicher Anschauung; die Zuverlässigkeit dieses Erkennens gewährt die Wissenschaft vom Raum, die Geometrie. Darum kann Descartes in seinen Regeln zur Ausrichtung der Erkenntniskraft formulieren, „daß, wer den richtigen Weg zur Wahrheit sucht, mit keinem Gegenstand umgehen darf, über den er nicht eine den arithmetischen oder geometrischen Beweisen gleiche Gewißheit gewinnen kann"[473]. Ein Subjekt erkennt ein Objekt hinsichtlich seiner „extensio" – die Wissenschaft der Geometrie hat es also mit dem Vermessen ihrer Gegenstände zu tun. Regel 4 zur Ausrichtung der Erkenntniskraft lautet:

---

[470] Descartes 1960, 53.
[471] Vgl. dazu Herzog 1991, 47 – 64.
[472] Descartes 1960, 53 – 55.
[473] Descartes 1972, 8.

„*Zur wissenschaftlichen Forschung ist Methode notwendig.*"[474] Die Methode der Geometrie ist eine quantifizierende, so daß sie etwa menschliche, tierische und pflanzliche Lebewesen nicht in ihrer unterschiedlichen Qualität, sondern nur hinsichtlich ihrer Ausmaße erfassen kann. Descartes erkennt nach eigenem Bekunden nichts als wirklich an, „was nicht aus jenen Gemeinbegriffen, an deren Wahrheit man nicht zweifeln kann, so klar abgeleitet wird, daß es als mathematisch bewiesen gelten kann. Da nun auf diese Weise alle Naturerscheinungen erklärt werden können ..., so halte ich andere Prinzipien der Naturwissenschaft weder für zulässig noch für wünschenswert."[475]

Dabei ist danach zu fragen, „*was wir in klarer und evidenter Intuition sehen oder zuverlässig deduzieren können*"[476]. Denn Intuition und Deduktion sind die beiden einzigen Handlungen, „durch die wir ohne jede Furcht, uns zu täuschen, zur Erkenntnis der Dinge kommen können"[477]. Intuition ist für Descartes „nicht das schwankende Zeugnis der sinnlichen Wahrnehmung oder das trügerische Urteil der verkehrt verbindenden Einbildungskraft, sondern ein so müheloses und deutlich bestimmtes Begreifen des reinen und aufmerksamen Geistes, daß über das, was wir erkennen, gar kein Zweifel zurückbleibt, oder, was dasselbe ist: eines reinen und aufmerksamen Geistes unbezweifelbares Begreifen, welches allein dem Lichte der Vernunft entspringt"[478]. So umschreibt Descartes' „cogito ergo sum" eine solche intuitive Einsicht, die ja nicht deduktiv „aus etwas anderem sicher Erkanntem mit Notwendigkeit erschlossen wird"[479]. Deduktive Schlüsse erfolgen „aus wahren und erkannten Prinzipien durch eine zusammenhängende und nirgendwo unterbrochene Tätigkeit des Denkens ... nicht anders als wenn wir das letzte Glied einer langen Kette mit dem ersten zusammenhängend erkennen, obgleich unsere Augen nicht mit einem und demselben Blick auf alle Zwischenglieder, von denen jener Zusammenhang herrührt, achten"[480]. In beiden Handlungsweisen dominiert auffälligerweise das Auge die Erkenntnis.

Mit dem anthropologischen Spalt zwischen Körper und Geist bzw. zwischen Leib und Seele verknüpft ist die *erkenntnistheoretische Trennung von Subjekt und Objekt*. Diese Verbindung von Anthropologie und Erkenntnistheorie resultiert daraus, daß Descartes' Subjekt exklusiv als Geistwesen erkennt. Denn die einzige Gewißheit dieses Subjektes ist seine Geistigkeit, sein Denken, nicht aber seine Körperlichkeit – für eine cartesianische Erkenntnistheorie ist der Körper eine Störgröße[481]. Wie

---

[474] Descartes 1972, 13.
[475] Descartes 1955, 63.
[476] Descartes 1972, 9.
[477] Descartes 1972, 10.
[478] Descartes 1972, 10.
[479] Descartes 1972, 11.
[480] Descartes 1972, 11f.
[481] Vgl. Herzog 1979, 181 – 231, 203.

sonst könnte Descartes formulieren, daß es für ihn zum Sein keines Ortes bedürfe?

Damit ist der enge Zusammenhang erkenntnistheoretischer und anthropologischer Fragestellungen offenbar und im Blick auf die Philosophie Descartes‘ begründet. Im folgenden versuche ich die Darstellung seiner Position weiter zu schärfen.

„Ich nehme also an, alles, was ich sehe, sei falsch; ich glaube, daß nichts von alledem jemals existiert habe, was mir mein trügerisches Gedächtnis vorführt. Ich habe überhaupt keine Sinne; Körper, Gestalt, Ausdehnung, Bewegung und Ort sind Chimären.“[482]

Erhellend dazu erscheint mir die folgende Passage aus Descartes‘ zweiter Meditation über die Erste Philosophie: „Und das Denken? Hier finde ich es: das Denken (= Bewußtsein) ist es; es allein kann von mir nicht abgetrennt werden; Ich bin, Ich existiere, das ist gewiß. Wie lange aber? Offenbar solange ich denke, denn es könnte ja auch der Fall sein, daß ich, wenn ich überhaupt nicht mehr denken würde, sogleich aufhörte zu sein.“[483]

Das Erkenntnissubjekt schrumpft gleichsam zu einem Punkt zusammen: „Nur einen Punkt, der fest und unbeweglich sei, verlangte Archimedes, um die ganze Erde von ihrer Stelle zu bewegen“[484]. Dieser archimedische Punkt ist nach einem Mechaniker und Mathematiker des dritten vorchristlichen Jahrhunderts benannt. Er meint einen Standpunkt, das dem Subjekt erlaubt, sich der Welt gegenüberzustellen und sich als davon unabhängiges Gegenüber zu verstehen, das die Welt eigenständig und eigenmächtig zu bewegen und zu objektivieren vermag. Als „res cogitans“ ohne Ausdehnung gehört das Subjekt nicht zur Welt der res extensae, die sich bei Descartes „nach Art einer Maschine beschrieben“[485] findet.

Das Subjekt erhebt sich über das Objekt – so weit, daß es einen Überblick gewinnt – im wörtlichen Sinn: als Dar*über*, das der Welt „Herr“ wird, aus einer Distanz, die dazu verhilft, daß das Subjekt die ganze Welt gleichsam auf einen Blick sieht oder in einem voyeuristischen Blick einfängt. Descartes hält es für möglich, eine praktische Philosophie zu entwickeln, „die uns die Kraft und Wirkungsweise des Feuers, des Wassers, der Luft, der Sterne, der Himmelsmaterie und aller anderen Körper, die uns umgeben, ebenso genau kennen lehrt, wie wir die verschiedenen Techniken unserer Handwerker kennen, so daß wir sie auf ebendieselbe Weise zu allen Zwecken, für die sie geeignet sind, verwenden und uns so zu Herren und Eigentümern der Natur machen könnten“[486].

[482] Descartes 1971, 44.
[483] Descartes 1971, 47.
[484] Descartes 1971, 44.
[485] Descartes 1955, 236.
[486] Descartes 1960, 101.

Walter Herzog macht deutlich, daß das Auge als „Distanzsinn par excellence“[487] ein auf den Raum bezogenes Organ ist – im Unterschied zum der Zeitlichkeit zuzuordnenden Ohr. Hörendes Erkennen in der Zeit spielt keine Rolle, wenn das Auge alles gleichzeitig überblickt und dabei über-sieht, daß Wahrnehmen und Bewegen zusammenhängen[488]. Descartes begegnet der Vermittlung von Erkenntnis – etwa durch „mein trügerisches Gedächtnis“[489] – mit großer Skepsis. Solche Vermittlung kann er zurückweisen, gerade weil er sehend erkennt: „Das Auge vergißt sich notgedrungen, wenn es sieht.“[490] Wenn das Subjekt von einem außerirdischen archimedischen Standpunkt aus Erkenntnisse zu gewinnen sucht, rückt Descartes dieses Subjekt in eine quasi göttliche Position[491]. An der Stelle Gottes ist das Subjekt „unendlich, ewig, unveränderlich, allwissend, allmächtig“ und im Besitz der „Vollkommenheiten ..., von denen ich einsehen konnte, daß sie in Gott sind“[492].

Diese Formulierungen Descartes‘ erinnern an Geburt und Krise des Glaubens an die Allmacht des Menschen, wie sie der Psychoanalytiker Horst-Eberhard Richter in seinem Buch „Der Gotteskomplex“[493] zur Sprache bringt. Er beschreibt darin einen Umschlag des Prozesses der Ablösung aus Unmündigkeit und Passivität in die menschliche Neigung zur Identifizierung mit göttlicher Allwissenheit und Allmacht; die Radikalität dieses Umschlags werde durch rationalisierende Theorien lediglich verschleiert[494].- Durch Richter ist ein Zusammenhang der cartesianischen Philosophie mit der Psychologie bereits angedeutet. Darum soll es im folgenden gehen.

3.4.3.1.2. Cartesianische Philosophie in ihren Folgen für die Psychologie

Der schon genannte anthropologische Dualismus bedeutet eine Sonderung des menschlichen Geistes bzw. des Bewußtseins von physischer Wirklichkeit. Die klassische *Bewußtseinspsychologie* macht Descartes‘ res cogitans zum Gegenstand der Psychologie. Dabei ist die „Isolierung des Bewußtseins oder der Seele ... wissenschaftsgeschichtlich nicht nur als Fehlansatz zu werten. Sie war notwendig, um die Eigenart und Eigenge-

---

[487] Herzog 1991, 55.
[488] Vgl. von Weizsäcker 1986.
[489] Descartes 1971, 44.
[490] Plessner 1981, 406; diesen Hinweis verdanke ich Herzog 1991, 56.
[491] Auf die Problematik dieser unzulänglich bleibenden Redeweise von einer göttlichen Position verweist Herzog, 1991a, 236f, Anmerkung 8.
[492] Descartes 1960, 57.
[493] Richter 1986.
[494] Vgl. Richter 1986, 23.

setzlichkeit des Innerpsychischen erst zu entdecken, das als die eigentliche Domäne der Psychologie ... bis in die jüngste Zeit gegolten hat."[495]

Zugleich kann Descartes auch als grundlegend für die *physiologistische und behavioristische Psychologie* gelten, für diejenigen Bewegungen also, die anders als die Bewußtseinspsychologie nicht die res cogitans, sondern allein die res extensa zum Gegenstand der Psychologie erklären. Sie kommen darin überein, psychische Phänomene zu reduzieren (auf physiologische Prozesse bzw. auf Verhalten), und entsprechen auf diese Weise dem Anspruch klassisch-naturwissenschaftlicher Objektivität. Psychische Wirklichkeit erfährt eine Reduktion auf Physisches bzw. Verhalten, und Psychisches verkommt zum Epiphänomen, so daß „der *Mensch* als Gegenstand der Psychologie verschwindet"[496].

In „Les Passions de l' Âme"[497] erklärt Descartes es für einen Irrtum anzunehmen, daß die Seele (res cogitans) dem Körper (res extensa) Bewegung und Wärme mitteile: „Der Irrtum besteht darin, daß man sah, daß alle toten Körper der Wärme und in Folge davon der Bewegung entbehren, und sich eingebildet hat, es wäre die Abwesenheit der Seele, welche die Bewegungen und die Wärme aufhören ließe. Und so hat man ohne Grund geglaubt, daß die natürliche Wärme und alle Bewegungen unserer Körper von der Seele abhingen, anstatt daß man im Gegenteil denken sollte, daß die Seele nur entflieht, wenn man stirbt, weil diese Wärme entschwindet und die Organe, die dem Körper zur Bewegung dienen, zugrunde gehen."[498]

Descartes bringt damit zum Ausdruck, daß der Tod eines Menschen nicht dadurch eintrete, daß die Seele als res cogitans diesem Körper entweiche, „sondern allein, weil einige der wichtigsten Teile des Körpers zugrunde gehen"[499]. Zur Erläuterung des Unterschieds zwischen einem lebenden und einem toten Körper zieht er als Vergleich eine Uhr bzw. einen Automaten heran, „das heißt, eine andere *Maschine*", die läuft, „wenn sie aufgezogen ist", und damit endet, „wenn sie zerbrochen ist"[500]. Diesen Ausführungen zufolge braucht der Körper nicht etwa die Seele als Motor zum Leben; vielmehr führt er ein Eigenleben, bis die Körpermaschine zerstört ist.

Vor diesem Hintergrund erscheint es konsequent, nicht Wechselwirkungen von res cogitans und res externa zu fokussieren, sondern allein körperliche Prozesse zu ermessen, wie es physiologistische und behavioristische Psychologie tun oder jedenfalls taten.

---

495 Pongratz 1984, 32.
496 Herzog 1991b, 9 – 23, 12.
497 Descartes 1984.
498 Descartes 1984, 9.
499 Descartes 1984, 9.
500 Descartes 1984, 11 (Hervorhebung durch K.K.).

Mit dem Dualismus von cogitatio und extensio ist ein anthropologisches Doppelmodell gegeben; es hat sich gleichsam „eine empirisch-transzendentale Dublette herausgebildet ..., die man den *Menschen* nannte"[501]. Physiologismus und Behaviorismus auf der einen sowie Bewußtseinspsychologie auf der anderen Seite sind aus dieser Dublette hervorgegangene Entwicklungen. Sie haben im Rahmen psychologischer Forschung inzwischen an Bedeutung eingebüßt und Weiterentwicklungen erfahren. Aber schwingt nicht im Verhältnis von Forscher und Forschungsgegenstand, von Versuchsleiter und Versuchsperson diese Spaltung mit, die den Versuchsleiter auf der Seite der unabhängig überlegenen cogitatio und die Versuchsperson auf der Seite der abhängig manipulierbaren extensio sieht?

Die Maschinenmetapher, die bei Descartes – wie angedeutet – die Welt der res extensae erschließt, findet ihre aktuelle Version im Computer: „Die Maschine, die bei Descartes und im Behaviorismus zur Erschließung der *Körperwelt* diente, wird von den Kognitivisten zur Analyse des menschlichen *Geistes* verwendet."[502]

Ein starker Einfluß Descartes' auf die Psychologie geht von seiner Methodenlehre aus, was die obengenannte Regel 4 zur Ausrichtung der Erkenntniskraft andeutet. Im 17. Jahrhundert entstehen Wissenschaften, die auf dem Gedanken der Methode und des methodischen Sicherns des Erkenntnisfortschritts basieren[503]. Solche Erkenntnis bezieht sich auf diejenigen Bereiche, die sich durch methodische Isolierung als res extensae thematisieren und in ihrer extensio be-greifen lassen.

So unerläßlich die Frage nach wissenschaftlichen Methoden, nach – im griechischen Wortsinn – Wegen der Forschung ist, so sehr lauert die Gefahr, daß dabei der Gegenstand psychologischer Forschung ins Hintertreffen gerät – zumal Methoden eines Erkenntnissubjekts, das sich an einem archimedischen Punkt wähnt, den zu erkennenden Gegenstand nicht in seiner Qualität erscheinen lassen, sondern diesen psycho-metrisch fixieren, ihn mit ausschließlich geometrischen Methoden vermessen und „vermessen" in den Griff nehmen.-

Der Einwand, viel einflußreicher als René Descartes sei Karl R. Popper für die Psychologie[504], entschärft die Problematik nach meiner Einschätzung nicht; vielmehr wird sie durch den Hinweis auf Popper weiter ausgefaltet. So steht Popper Descartes durchaus nahe, wenn er zwei verschiedene Bedeutungen von Erkenntnis postuliert. Popper kennt ein *subjektives* Erkennen, näherhin einen „Geistes- oder Bewußtseinszustand"[505], und ein *objektives* Erkennen, dessen Beschreibung für sich spricht: „Die

---

501 Foucault 1974, 385.

502 Herzog 1991, 58.

503 Vgl. Gadamer 1986, 186.

504 Vgl. Lindner 1991, 75 – 77, 76, Anmerkung 1.

505 Popper 1974, 126.

Erkenntnis in diesem objektiven Sinne ist völlig unabhängig von irgend jemandes Erkenntnisanspruch, ebenso von jeglichem Glauben oder jeglicher Disposition, zuzustimmen, zu behaupten oder zu handeln. Erkenntnis im objektiven Sinne ist *Erkenntnis ohne einen Erkennenden*: es ist *Erkenntnis ohne erkennendes Subjekt*."[506]

Schrumpft das Erkenntnissubjekt nicht auch hier auf einen archimedischen Punkt zusammen, sofern es um objektive Erkenntnis geht? Wenn dieser Standpunkt ein quasi göttlicher ist, dann schließt er auch jede Intersubjektivität und Sozialität aus, wenn nicht gerade ein *Poly*theismus postuliert werden soll. Descartes' Philosophie sind nicht nur ein anthropologischer Dualismus und eine erkenntnistheoretische Kluft eigen, sondern auch die *Ausblendung der Sozialität*. Sonst hätte Descartes schließlich formulieren können: „cogitamus, ergo sumus". Doch Descartes verankert die Erkenntnisfähigkeit im einsamen Subjekt[507]. Auch die Ausblendung der Sozialität wirkt noch immer in die Psychologie hinein, wenn der Berner Sozialpsychologe Mario von Cranach über seine eigene Disziplin das selbstkritische Verdikt verhängt, sie sei „überwiegend individualistisch orientiert"[508]. Der „Homo clausus"[509] als Menschenmodell der Sozialpsychologie?- Eine Bezugnahme auf Popper jedenfalls löst cartesianisch bedingte Probleme nicht, sondern bringt sie erneut zum Vorschein.-

An dieser Stelle greife ich die in Abschnitt 1.4.4 dieser Arbeit formulierte Bemerkung auf, daß die jahrzehntelang intensiv forschende Sozialepidemiologie Einflüsse gesellschaftlicher Lebensbedingungen auf Häufigkeit und Form seelischen Leids durchaus hat belegen können[510]. Dennoch gelingt es psychologischen Konzepten allenfalls ansatzweise, seelisches Leid als Antwort auf spezifische Lebensbedingungen kenntlich zu machen. Nach meiner Einschätzung hängt dieser Befund mit der cartesianischen Rahmung herkömmlicher Psychologie zusammen, die in ihren Konzepten wenig sozial und gesellschaftsbezogen daherkommt und daher auch den in Abschnitt 2.2.4 vorgebrachten sozialpsychologischen und sozialphilosophischen Perspektiven keinen Raum gewährt[511].-

In der Auseinandersetzung mit den Zusammenhängen zwischen der Philosophie Descartes' und der Psychologie begegnet mir eine auffällige Diskrepanz. So widmet sich einerseits Ludwig J. Pongratz in seiner Problemgeschichte der Psychologie dem Denken Descartes'; er spricht ihm – wie angedeutet – eine führende Rolle bei der Begründung und Entwicklung der Psychologie zu. Andererseits liegt ein von Gerd Jüttemann herausgegebener Sammelband mit dem Titel „Wegbereiter der Historischen

[506] Popper 1974, 126.
[507] Vgl. Herzog 1984, 191.
[508] von Cranach 1991, 4 – 24, 18.
[509] Herzog 1984, 234 – 235.
[510] Vgl. Keupp 1988, 81ff.
[511] Vgl. Adorno 1979, 42 – 85.

Psychologie“[512] vor. Dieser bietet Beiträge zu über 50 Wegbereitern, *ohne* daß Descartes darunter explizit aufgeführt würde[513]!

Zeigt sich hier eine Verdrängung Descartes‘ aus der Psychologiegeschichte? Oder deutet diese Diskrepanz darauf hin, daß Descartes weniger als Wegbereiter der Psychologie gelten kann, sondern als einer, der ihr Steine in den Weg legt? Aber auch und gerade dann wäre es doch eine vordringliche Aufgabe, diesen Steinen auf die Spur zu kommen, ihren möglichen Nutzen zu entdecken und, wenn ein solcher heute nicht mehr erkennbar ist, sie gezielt aus dem Weg zu räumen. Bloße Verdrängung kann jedenfalls keine fruchtbare Strategie sein. Wer sollte dies besser wissen und eher beherzigen als Vertreterinnen und Vertreter der Psychologie?

Führen diese cartesianischen Spuren, die die Geschichte der Psychologie aufweist, wie angedeutet bis in die Gegenwart – oder verlieren sie sich bei der Erörterung von Begriff und Selbstverständnis gegenwärtiger Psychologie vielleicht doch?

Ein Blick in das weitverbreitete „Lexikon der Psychologie“[514] genügt, um deutlich werden zu lassen, daß es den Begriff „Psychologie“ nicht eigens thematisiert. Band 3 dieses Lexikons führt diesen Terminus lediglich als Verweisstichwort: „Psychologie ↑Geschichte der Psychologie“[515]. Die Geschichte der Psychologie findet eine ausführliche Darstellung[516], und selbst das Stichwort „Psychologie ohne Seele“[517] findet im Lexikon Platz. Hinsichtlich des Gegenstands der Psychologie bleibe ich jedoch verwiesen auf die gängige[518] Wendung, Psychologie befasse sich mit *Erleben und Verhalten des Menschen.*

Der „Steckbrief der Psychologie“ einer Heidelberger Autorengruppe lehrt mich dazu folgendes: „Da allgemeine Definitionen wie ‚Erleben‘ und ‚Verhalten‘ von Menschen nur wenig sagen und auch Gegenstand anderer Wissenschaften sind, verweisen wir den Leser zunächst auf seine Vorverständnisse.“[519] Aber auch damit bleibe ich ratlos zurück, weil dieser Aussage weder eine Psychologie der Vorverständnisse noch ein Hinweis auf eine Hermeneutik folgt, die solche Vorverständnisse eigens

---

[512] Vorbemerkungen des Herausgebers zu einer „Historischen Psychologie“ finden sich in Jüttemann 1988, 1 – 20.

[513] Unter den Autorinnen und Autoren widmet sich niemand Descartes. Descartes wird in lediglich sechs dieser Beiträge namentlich genannt, meist nur beiläufig und einmalig; vgl. Hubig 1988, 70 – 83, 80; Gerhards 1988, 97 – 103, 97; Klotter 1988, 162 – 168, 165; Angehrn 1988, 202 – 209, 208; Graumann 1988, 310 – 315, 311; Treusch-Dieter 1988, 491 – 503, 492.

[514] Wilhelm Arnold, Eysenck & Meili 1987.

[515] Wilhelm Arnold, Eysenck & Meili 1987, 1740.

[516] Die Geschichte der Psychologie erörtern dort Wesley 1987, 734 – 749, und Wehner 1987, 749 – 751.

[517] Philippe Müller 1987, 1759 – 1760.

[518] Vgl. z.B. Pongratz 1984, 245.

[519] Rogge 1983, 16.

thematisiert. Vielmehr zeigt mir der Steckbrief, daß sich an die Einleitung zunächst ein ausführliches Kapitel mit der Überschrift „Methoden“ anschließt[520], bevor die Inhalte dieses Fachs erörtert werden. Gehören zu einem Steckbrief der Psychologie in erster Linie ihre Methoden – sensu Descartes – und erst in zweiter Linie ihr Gegenstand?

„Erleben und Verhalten des Menschen“ – in der Tat eine wenig aussagekräftige Wendung, aber vielleicht doch eine sprechende, jedenfalls in meinen Ohren: *Erleben* läßt eine *subjektive* Seite, *Verhalten* eine *objektive* oder doch objektivierbare Seite des psychologischen Gegenstands anklingen. Das erkenntnistheoretische Subjekt-Objekt-Dilemma taucht also erneut auf. Zudem geht es um Erleben und Verhalten *des Menschen*, was die individualistische Ausrichtung einer so umschriebenen Psychologie und der mit ihr einhergehenden Anthropologie dokumentiert. In den erkenntnistheoretischen und anthropologischen Problemen der Psychologie sowie in der Vorrangigkeit der (Meß-) Methodik lassen sich die Spuren des Cartesius deutlich finden.

3.4.3.1.3. Cartesius und Cartesianismus

Im Anschluß an die Skizzierung cartesianischer Philosophie in ihren Folgen für die Psychologie komme ich nochmals auf René Descartes bzw. – mit lateinischem Namen – Cartesius selbst zurück, und zwar mit gutem Grund, wie sich zeigen wird.

In einem Brief an Prinzessin Elisabeth vom 28. Juni 1643 formuliert Descartes: „Indem man nur vom Leben und der alltäglichen Rede Gebrauch macht und davon absieht, nachzudenken und die Dinge zu studieren, die die Einbildungskraft beschäftigen, lernt man die Verbindung von Seele und Körper begreifen.“[521]

In „Les Passions de l‘ Âme“[522] sieht Descartes den menschlichen Körper als eine Maschine; sein Maschinenmodell ist bereits eingeführt, nicht aber die in diesem Brief aufscheinende Verbindung von Seele und Körper. In Artikel 30 von „Les Passions de l‘ Âme“ bringt Descartes darüber hinaus zum Ausdruck, „daß die Seele tatsächlich mit dem ganzen Körper verbunden ist“[523]. Der Hauptsitz der Seele („le principal siège de l‘ âme“[524]) ist für Descartes die Zirbeldrüse: Der Umstand, daß „eine gewisse sehr kleine Drüse“ in der Hirnsubstanz einmalig ist und „alle anderen Teile unseres Gehirns doppelt vorhanden sind“[525], läßt ihn an-

[520] Vgl. Rogge 1983, 15 – 57.
[521] Zitiert nach Bernhard Waldenfels 1980, 29 – 54, 30; dort ohne Quellenangabe.
[522] Descartes 1984.
[523] Descartes 1984, 51.
[524] Descartes 1984, 52.
[525] Descartes 1984, 53 – 55.

nehmen, daß dort der Sitz der Seele sei. Zu den Leidenschaften der Seele zählt er die Verwunderung, die Liebe und den Haß, die Begierde, die Freude und die Trauer[526]. Descartes hält am Maschinenmodell des Körpers fest; zugleich aber spricht er in seinem Brief an Prinzessin Elisabeth mit der Zirbeldrüse die Notwendigkeit einer Verbindung von Körper und Seele an, deren Leidenschaften er entfaltet.

Mit diesen Ausführungen will ich die oben entworfene Skizze des cartesianischen Denkens nicht nachträglich als unzutreffend deklarieren. Meiner Einschätzung nach ist aber zwischen Cartesius und Cartesianern zu unterscheiden in dem Sinne, daß Descartes selbst weniger cartesianisch orientiert war als seine Epigonen. Diese Differenzierung dient dazu, Descartes selbst gerecht zu werden; die Wirkungsgeschichte jedoch – und auf sie kommt es letztlich an – basiert auf dem oben in seinen Grundzügen umrissenen Cartesianismus. Dieser knüpft zwar nahtlos an Descartes an, rezipiert ihn aber recht einseitig: Descartes' Denken war den hier angeführten Quellen zufolge jedenfalls nicht ausschließlich cartesianisch. Eine mögliche *postcartesianische* Psychologie zeichnet sich also nicht in erster Linie durch ihre Abkehr von *Descartes* aus, sondern dadurch, daß sie dem *Cartesianismus* entgegenwirkt.

Mit der Skizzierung cartesianischer Philosophie in ihren Grundzügen und in ihrer Wirkungsgeschichte in der Psychologie ließ sich zugleich aufweisen, wie eng die erkenntnistheoretische Trennung von Subjekt und Objekt in der cartesianischen Philosophie mit dem anthropologischen Spalt zwischen Körper und Geist einhergeht.

Daß die cartesianische Wirkungsgeschichte bis in die Psychologie der Gegenwart hinein präsent ist, bedeutet jedoch nicht, daß darin keine anderen erkenntnistheoretischen und anthropologischen Strömungen aufkommen würden. Exemplarisch genannt seien nochmals der Pädagogische Psychologe Walter Herzog, insbesondere sein Beitrag[527] in „Ethik und Sozialwissenschaften", der ausdrücklich einer postcartesianischen Psychologie gilt, der Sozialpsychologe Mario von Cranach[528], der der cartesianischen Ausblendung des Sozialcharakters der Psychologie entgegentritt, und der systemisch orientierte Klinische Psychologe Wolfgang Tschacher[529]. Der psychologische „mainstream" trägt cartesianische Züge, aber dieser bestimmt nicht das gesamte Bild.

---

[526] Vgl. Descartes 1984, 94ff.
[527] Herzog 1991, 47 – 64.
[528] Vgl. von Cranach 1991, 4 – 24; von Cranach 1996, 253 – 283; von Cranach 1996a, 329 – 346.
[529] Vgl. Tschacher 1990 und Tschacher 1997.

3.4.3.2. Erkenntnistheorie und Anthropologie in psychotherapeutischen Konzepten – ein bildhafter Zugang

Die nachfolgenden Ausführungen sind auf die bereits vorgestellten Konzepte psychologischer Psychotherapie konzentriert. Welches Bild ergibt sich, wenn sie auf ihre erkenntnistheoretischen und anthropologischen Grundzüge hin befragt werden? Ein solches Vorhaben wird dadurch erschwert, daß Psychologie, wie ich sie kennengelernt habe, gewiß wichtige emanzipatorische Schritte aus philosophischer Umklammerung vollzogen hat, die ihr zu einem eigenen Gesicht verholfen haben, aber – in dieser Richtung weiterhin händeringend unterwegs – Gefahr läuft, sich dabei ihrer eigenen Wurzeln zu berauben, also saft- und kraftlos zu werden[530]. Angesichts solcher emanzipatorischer Schritte hält sich das Interesse des „mainstream" der wissenschaftlichen Psychologie an der Klärung ihrer eigenen philosophischen Grundlagen, ihrer Erkenntnistheorie und ihrer Anthropologie in engen Grenzen[531]. So bleibe ich auch angesichts der in der Depressionsforschung relevanten Konzepte psychologischer Psychotherapie stark auf meine eigenen Recherchen und Einschätzungen[532] angewiesen.

Dabei werde ich metaphorisch vorgehen und die einzelnen Konzepte bzw. Modelle mit Bildern versehen: „Wenn wir ... Modelle als *Verkörperungen von Metaphern* verstehen, dann wird offensichtlich, daß Modelle Wirklichkeit erschließen lassen, nämlich dadurch, daß sie den Gegenstand einer Disziplin konstituieren, ‚als ob' er einer bereits bekannten Wirklichkeit entspreche."[533] Wenn Bilder erschließend wirken können, kommt ihnen in wenig erschlossenen Wissenschaftsgebieten – Erkenntnistheorie und Anthropologie in psychotherapeutischen Konzepten gehören fraglos dazu – eine besondere Bedeutung zu, zumindest eine wichtige heuristische Funktion. Erkenntnistheorie und Anthropologie vollziehen sich zunächst also in Erkenntnis- und Menschenbildern.

Ich rufe zunächst Grundzüge des jeweiligen Konzepts in Erinnerung[534], zeichne im Anschluß daran das nach meiner Einschätzung konzeptspezifische Bild eines hilfsbedürftigen Menschen und frage sodann

---

[530] Vgl. Kießling 2000b, 99 – 131.

[531] Wichtige Ausnahmen sind Helmut Quitmann (1985), Sigbert Gebert (1995) und Eva Jaeggi (1997).

[532] Diese konnte ich allerdings bereits mehrfach zur Diskussion stellen, so daß die nachfolgenden Ausführungen stärker gestützt sind als etwa nur durch meine eigene Einschätzung.

[533] Herzog 1987, 134 – 164, 158, und ähnlich bereits Herzog 1984, 88; ein Plädoyer für Metaphern bietet Herzog 1983, 299 – 332.

[534] Vgl. die Abschnitte 1.5.2 und 2.2 dieser Arbeit.

nach dem Bild dessen, der dem Anspruch dieser Hilfsbedürftigkeit zu entsprechen vermag[535].

Tiefenpsychologische Konzepte

Tiefenpsychologische Konzepte basieren in ihren Grundannahmen weitgehend auf Sigmund Freud und seiner psychoanalytischen „Wissenschaft von den unbewußten seelischen Vorgängen"[536]. Psychische Störungen lassen sich hierbei auf innerpsychische Konflikte zurückführen, die gleichsam „hinter" den manifesten Störungen liegen und deren Dynamik es nun durchzuarbeiten gilt. Auf diese Weise sollen Patientinnen und Patienten Einsicht gewinnen in den Zusammenhang zwischen dem aktuellen Problem und einem infantilen Konflikt. Dieser braucht dann nicht mehr wiederholt und immer neu erlitten zu werden, sondern kann bewußt wieder-geholt, erinnert und bewältigt werden.

Ein tiefenpsychologisches Bild zeichnet einen hilfsbedürftigen Menschen, der an einem inneren Konflikt leidet, der aus früheren Zeiten herrührt und in seinen unbewußten Schichten abgelagert, vielleicht versteinert ist. Dieses Bild verlangt nach einem Analytiker, der gleichsam als *Archäologe* arbeitet, der dem in der Vergangenheit liegenden Konflikt auf die Spur kommt und ihn ausgräbt.

Verhaltens- und kognitionspsychologische Konzepte

Verhaltens- und kognitionspsychologische Konzepte entstammen der Lernpsychologie. Psychische Störungen resultieren ihr zufolge aus der individuellen Lerngeschichte und aktuellen Lebensbedingungen, die diese Probleme aufrechterhalten. Therapeutisch angestrebt ist eine direkte Veränderung von sicht- und meßbaren Verhaltensweisen, beispielsweise durch Programme zur Reduktion von Angst, wie sie im Rahmen einer depressiven Erkrankung auftreten kann. Seit der sogenannten „kognitiven Wende"[537] entfernen sich verhaltenstherapeutische Konzepte von einem – zu simplen – Reiz-Reaktions-Modell: Auch kognitive Prozesse, wie sie zwischen einem Reiz und einer Reaktion ablaufen, tragen maßgeblich zur

[535] Vertreterinnen und Vertreter der einzelnen Konzepte mögen mir verzeihen, wenn meine Darstellung passagenweise karikierend wirkt; es kommt mir darauf an, die damit einhergehenden Erkenntnis- und Menschenbilder, die zu Unrecht meist im dunkeln bleiben, ans Licht zu bringen; vgl. Brunner 1989, 68 – 78; Brunner 1990, 63 – 85; Schlagheck 1997, 7 – 19.

[536] Hoffmann 1980, 43 – 88, 43; zum Menschenbild vgl. Heigl-Evers, Böhle & Ott 1997, 46 – 66.

[537] Vgl. Bandura 1979; Deutsche Gesellschaft für Verhaltenstherapie 1986, 6ff; Reinecker 1986, 43 – 63, insbesondere 47 – 49.

Entstehung, zur Aufrechterhaltung und zur Therapie psychischer Störungen bei.

Ein verhaltensorientiertes Bild zeichnet zunächst einen hilfsbedürftigen Menschen, dem ein Programm fehlt, um mit seiner Umwelt zurechtzukommen. Dieses Bild[538] verlangt nach einem Therapeuten, der gleichsam als *Programmierer* arbeitet und den Computer – eine „black box", deren Innenleben unbekannt bleibt – zum Laufen bringt. Statt eines Programmierers braucht es manchmal aber auch einen *Erzieher*, der den an seine Umwelt unangepaßten – unerzogenen oder ungezogenen – Zögling in die Zukunft „zieht".

Humanistisch-psychologische Konzepte

Humanistisch-psychologische Konzepte zeigen oft ein existentialphilosophisches Gepräge[539]. Sie betonen die Bedeutung des Beziehungsangebotes, das an die leidende Person ergeht und ihr Erleben hier und jetzt aktivieren soll. Auf diese Weise läßt sich die Störung der Person – in ihrer Beziehung zu sich selbst – abbauen und das Wachstum der Persönlichkeit fördern.

Ein humanistisch-psychologisches Bild zeichnet einen hilfsbedürftigen Menschen, der mit sich selbst, mit seinem guten Kern nicht hinreichend vertraut und darum in seinem Wachstum gehemmt ist. Dieses Bild verlangt nach einem Therapeuten, der sich als *Gärtner* versteht, der dieses Pflänzchen gegenwärtig hegt und pflegt, so daß es wachsen und gedeihen, sich entfalten kann.

Systemisch-familienpsychologische Konzepte

Systemisch-familienpsychologische Konzepte untersuchen Interaktionsprozesse innerhalb des Systems Familie. Zentrale psychische Störungen sind Kommunikationsmuster, die insbesondere zu Lasten immer desselben Familienmitglieds gehen, das den „Sündenbock" spielen muß. Der therapeutische Prozeß strebt an, Struktur und Dynamik des jeweiligen Systems zu verstehen und zu verändern.

Ein systemisch-familienpsychologisches Bild zeichnet einen hilfsbedürftigen Menschen, der in ein kränkendes Beziehungssystem verstrickt

---

538 Vgl. dazu auch Eva Jaeggi 1987, 39 – 56, und Florian Huber 1988. Ulrike Willutzki dagegen beschreibt die Rolle verhaltens- und kognitionspsychologisch orientierter Psychotherapeutinnen und Psychotherapeuten heute als „die eines Begleiters und / oder Anregers" (Willutzki 1997, 67 – 101, 81) – im Kontrast zu einem traditionell technologisch geprägten Rollenverständnis.

539 Vgl. Quitmann 1985.

ist. Dieses Bild verlangt nach einem Therapeuten, der sich als *Systemmanager* oder – wohl treffender – als *Systemstörer* versteht und die gegebenen Kommunikationsmuster aufsprengt.

Zusammenfassung

In jedes der genannten Konzepte zeichnen sich also Bilder ein, die die therapeutische Arbeit jeweils spezifisch prägen: Es macht einen Unterschied, ob ich von unbewußten Ablagerungen und Gesteinsschichten ausgehe und es einen Archäologen braucht; ob ich an einen Computer ohne passendes Programm oder an einen unangepaßten Zögling denke und es einen Programmierer oder einen Erzieher braucht; ob ich eine Pflanze vor Augen habe, die zu ihrem Wachstum besonderer Pflege bedarf, und es einen Gärtner braucht; ob ich mir einen Menschen vorstelle, der in ein Beziehungssystem verstrickt und verfangen ist, und es einen Systemmanager oder einen Systemstörer braucht.

Solche Bilder von hilfsbedürftigen und – deren Anspruch entsprechend – hilfsbereiten Menschen sind zugleich Erkenntnisbilder: Ein Archäologe erkennt anders und anderes als ein Programmierer oder ein Erzieher, und ein Gärtner nochmals anders und anderes als ein Systemstörer.

Diese Menschen- und Erkenntnisbilder lassen sich schließlich – um im Bild zu bleiben – auf ihre philosophische Rückwand hin befragen, die auf den ersten Blick eben noch nicht zum Vorschein kommt.

3.4.3.3. Erkenntnistheorie und Anthropologie in psychotherapeutischen Konzepten – ein philosophischer Zugang

Bei dem nun folgenden philosophischen Zugang kommen die vier psychotherapeutisch zentralen Konzepte nochmals zum Tragen.

Tiefenpsychologische Konzepte

Die philosophischen Wurzeln tiefenpsychologischer Konzepte reichen offenbar weit zurück – bis zu *Platon*[540] (427 – 347). Doch näherliegend

---

[540] Für ihn ist es die menschliche Psyche, die die Welt der Ideen und die Welt der Erfahrungen überbrückt. Und schon Platon schlägt eine *Dreiteilung* dieser Psyche vor, eine Dreiteilung in einen *denkenden* Teil, der ihm am wichtigsten erscheint und im Kopf seinen Sitz hat, einen *mutartigen* Teil in der Brust- und Herzgegend sowie einen *begehrlichen* Teil, den Platon unter dem Zwerchfell lokalisiert und mit dem geringsten Wert versieht. Letzterer

als Platon sind andere Gewährsmänner, deren Einfluß auf Freud und die von ihm ausgehende Bewegung deutlich ist.

Zunächst ist *Arthur Schopenhauer* (1788 – 1860) zu nennen, der mit der Tradition einer Philosophie der Vernunft brach und an deren Stelle den Willen setzte[541] Im Kontrast zur sehenden, aber lahmen „Vorstellung" ist der „Wille' blind, aber mächtig; er ist der dem Bewußtsein nur bedingt zugängliche dumpfe Lebensdrang eines irrationalen Wesens, das von ihm unbekannten inneren Kräften determiniert ist. Mit der Triebanalyse Schopenhauers ist der Weg zu Freud schon gebahnt, wenn letzterer den Menschen als Hausknecht seiner Triebe versteht und ihn auf diese Weise erneut kränkt – denn nach der kopernikanischen Dezentrierung der Erde aus der Mitte des Weltalls und nach Darwins Verweis des Menschen auf die Abstammung aus dem Tierreich folgt eine weitere Kränkung, die Freud selbst den Menschen zufügt: „Die dritte und empfindlichste Kränkung aber soll die menschliche Größensucht durch die heutige psychologische Forschung erfahren, welche dem Ich nachweisen will, daß es nicht einmal Herr ist im eigenen Hause, sondern auf kärgliche Nachrichten angewiesen bleibt von dem, was unbewußt in seinem Seelenleben vorgeht."[542]

Weitere Gewährsmänner sind *Friedrich Wilhelm Joseph von Schelling* (1775 – 1854) mit seiner romantischen Naturphilosophie und schließlich *Gustav Theodor Fechner* (1801 – 1887), der als Vollender der romantischen Naturphilosophie gelten kann[543]. Fechner ist Philosoph und als Sinnesphysiologe sowie Experimentalpsychologe zugleich Begründer der Psychophysik; er steht für den Versuch einer Synthese von romantischer Naturphilosophie und einer naturwissenschaftlich ausgerichteten Psycho-

---

steht für die Leidenschaftlichkeit der Seele, welche unter Anleitung des Kopfes durch den Mut gezügelt werden soll.- Eine Dreiteilung findet sich auch in der Psychodynamik des 20. Jahrhunderts, also in der Struktur der Persönlichkeit, wie sie Sigmund Freud konzipierte. Sie setzt sich zusammen aus einem *Es*, das gleichsam die Persönlichkeit des Neugeborenen ausmache, aus einem *Ich*, welches sich aus jenem Es entwickele, und einem daraus hervorgehenden *Über-Ich*. Das Es ist die Energiequelle eines Menschen und arbeitet nach dem *Lustprinzip*. Das Ich erkennt, daß Wünsche angesichts einer äußeren Realität nicht immer sofort befriedigt werden können, arbeitet also nach dem *Realitätsprinzip*. Das Ich vermittelt zwischen der Instanz des ungeduldigen Es und der äußeren Realität sowie zwischen Es und urteilendem Über-Ich. Letzterem wohnen elterliche und gesellschaftliche Werte inne. Das Über-Ich setzt sich aus zwei Subsystemen zusammen: aus einem *Ich-Ideal*, welches belohnend wirkt, wenn es eine „reale" Entsprechung findet, und dem *Gewissen*, welches bestrafend wirkt bei Zuwiderhandlungen gegen Werte, welche das Über-Ich vertritt; vgl. Alan O. Ross 1987, 47 – 107, und Abschnitt 1.5.2.1 dieser Arbeit.

[541] Zur Einführung vgl. Stegmaier 2000, 215 – 216. Freud nennt Schopenhauer ausdrücklich (vgl. z.B. Freud 1994, 540).

[542] Freud 1994, 284.

[543] Zu Schelling vgl. Hans M. Baumgartner & Korten 2000, 124 – 127; zu Fechner vgl. Korten 1995, 1202 – 1203. Freud bezieht sich sowohl auf Schelling (vgl. z.B. Freud 1994e, 241 – 274, 248ff) als auch auf Fechner (vgl. z.B. Freud 1994c, 213 – 272, 218ff) ausdrücklich.

logie, die sich ihrerseits im Strom der cartesianischen Wirkungsgeschichte versteht. In dieser Spannung zwischen naturphilosophischem Erbe und cartesianisch-naturwissenschaftlichem Denken findet sich schließlich Sigmund Freud selbst, dessen Position sich von den ebenfalls tiefenpsychologischen Annahmen Carl G. Jungs insbesondere in ihrem religionskritischen Impetus unterscheidet[544].

Verhaltens- und kognitionspsychologische Konzepte

Die philosophischen Wurzeln verhaltens- und kognitionspsychologischer Konzepte führen zu René Descartes zurück[545]: „In der Kognitiven Therapietheorie finden wir offensichtlich einen – wenngleich recht blassen und schmächtigen – Ur-urenkel jener Philosophien des Rationalismus."[546]

Die Maschinenmetapher, die bei Descartes die Welt der res extensae erschließt, findet ihre aktuelle Version im Computer. In diesen Zusammenhang füge ich eine der vielen bedenkenswerten Äußerungen von Ronald D. Laing ein: „Ein Mensch, der sagt, daß Menschen Maschinen sind, kann ein großer Wissenschaftler sein. Ein Mensch, der sagt, daß er eine Maschine *ist*, ist ‚depersonalisiert' im psychiatrischen Jargon."[547]

Dabei geht es mir nicht darum, verhaltens- und kognitionspsychologische Konzepte auf ihre cartesianischen Wurzeln zurückzuschneiden; markante Weiterentwicklungen haben stattgefunden, insbesondere im noch immer wachsenden Bereich der Depressionsforschung. Allerdings fällt die Auseinandersetzung mit Philosophie, mit Anthropologie und Erkenntnistheorie im Rahmen dieser Konzepte auffallend kläglich aus. Auch die historische Perspektive[548], die Aaron T. Beck in seinem Klassiker zur Kognitiven Therapie der Depression zu eröffnen versucht, schafft in dieser Hinsicht keine Klarheit; sie bietet eher einen illuster besetzten Pool, in dem alle möglichen Gewährsmänner kognitiver Therapie schwimmen (oder besser: in den diese geworfen wurden, einige davon vermutlich gegen ihren Willen) – erstaunlicherweise mit Ausnahme des offenbar ungeliebten Descartes.

Ein philosophisches Schwergewicht, das als ernstzunehmende Alternative zu Descartes auftreten könnte, rückt im Horizont verhaltens- und kognitionspsychologischer Konzepte also leider noch nicht in Sichtweite.

---

[544] Vgl. auch Fromm 1981, 17ff; Zepf 1996, 45 – 61; Heribert Wahl 1999, 716 – 718.
[545] Vgl. Brunner 1989, 75, und Brunner 1990, 66.
[546] Jaeggi 1987, 43.
[547] Laing 1991, 9.
[548] Vgl. Beck, Rush, Shaw & Emery 1986, 38 – 41.

Humanistischer Psychologie ist ein stark existentialphilosophisches Gepräge eigen. Insbesondere schöpft sie aus Quellen, die Sören Kierkegaard, Martin Buber und Martin Heidegger bereitstellen[549]. Im Jahr 1957 waren Carl Rogers und Martin Buber – ein 55jähriger Psychotherapeut aus pietistischem Elternhaus[550] und ein 79jähriger jüdischer Religionsphilosoph – miteinander im Gespräch[551]. Aber auch Martin Heidegger kommt mit seinem Ansatz zu einer hermeneutischen Phänomenologie hier nicht zufällig ins Spiel, denn er nimmt in der philosophischen Kritik an Descartes' Denken und an seiner bis heute fortdauernden Wirkungsgeschichte die Rolle eines Protagonisten ein[552].

In dieser Gegenüberstellung zweier Denker – Descartes und Heidegger – spiegelt sich möglicherweise die unterschiedliche Zielrichtung verhaltens- und kognitionspsychologischer Konzepte einerseits und humanistisch-psychologischer Konzepte andererseits[553] (wobei in beiden Fällen weder der Denker auf das ihm zugeordnete Konzept noch dieses auf jenen reduziert werden darf). Zumindest anzudeuten versuche ich, worin phänomenologisches sich als postcartesianisches Denken zeigt.

„Phänomenologie" möchte ich deutlich abgrenzen gegen einen inflationären Sprachgebrauch, der etwa unter einer „Phänomenologie der Depression" wenig mehr als die Auflistung häufiger Symptome von Schwermut versteht; hier verkommt „Phänomenologie" zu einer naiven Beschreibung isolierter Fakten, ohne nach deren Bedeutungsgehalt in der Welt eines bestimmten – hier besser: verstimmten – Menschen zu fragen. Erst letzteres hätte für mich mit phänomenologischer Arbeit zu tun. Ich beziehe mich hier auf die von Edmund Husserl (1859 – 1938) und Martin Heidegger geprägte Freiburger phänomenologische Bewegung; im Blick auf postcartesianische Perspektiven ist Heidegger im Vergleich zu seinem Lehrer Husserl gewiß der größere Hoffnungsträger, insofern erst Heidegger daseinsanalytisch einzulösen vermag, was Husserls Lebenswelt verspricht[554]. Für Heidegger ist Welt „je schon immer die, die ich mit den Anderen teile"[555]. Menschliches In-der-Welt-sein unterläuft die im Gefol-

---

[549] Vgl. Quitmann 1985.

[550] Vgl. Thorne 1992, 1ff.

[551] Vgl. Pfeiffer 1992, 184 – 201.

[552] Vgl. Kießling 1998, 33f.

[553] Dabei versuche ich vorschnellen Identifizierungen vorzubeugen, indem ich nochmals auf Heideggers Brief über den „Humanismus" und die Diskussionen verweise, die sich daran entzündeten (vgl. Heidegger 1978, 311 – 360); vgl. Abschnitt 1.5.2.3 dieser Arbeit.

[554] Vgl. Herzog 1991c, 288 – 312, 293ff. Husserl übt zwar mitunter heftige Kritik an Descartes, fällt aber streckenweise gewissermaßen hinter ihn zurück, insofern er in seinen Cartesianischen Meditationen die Rettung der *„substantia cogitans"* an „ein kleines Endchen der Welt" (Husserl 1950, 63), also deren Verortung im Horizont von Welt (und gerade nicht an einem archimedischen Punkt), als quasi vorcartesianisch ablehnt.

[555] Heidegger 1986, 118.

ge von René Descartes stehende und wirkungsgeschichtlich mächtige neuzeitliche Trennung von Subjekt und Objekt[556] und verweist auf deren ursprüngliche Zusammengehörigkeit. So spricht etwa Richard Rorty[557] von Anticartesianismus, um damit die Unvermeidlichkeit des In-der-Welt-seins zu bezeichnen.

Systemisch-familienpsychologische Konzepte

Systemisch-familienpsychologische Konzepte fallen schon allein dadurch auf, daß einige ihrer Vertreterinnen und Vertreter[558] offenbar gern philosophische Weihen entgegennehmen und deren Erteilung mit wildem Engagement selbst betreiben, indem sie ungeniert die Schaufenster aktueller Philosopheme plündern und mit den so erbeuteten Gedanken ihr eigenes Konzept philosophisch unterfüttern oder wenigstens eklektizistisch postmodern garnieren – ohne damit allerdings einzelnen „Beutetieren", einzelnen Denkern der Postmoderne gerecht werden zu können. Vor diesem Beutezug haben sie weniger in philosophischen, sondern primär in naturwissenschaftlichen Gefilden gewildert, schließlich auch in der Soziologie Niklas Luhmanns.

Neben solchem Wildwuchs fanden und finden aber auch ernstzunehmende Auseinandersetzungen mit verschiedenen Naturwissenschaften[559] und mit der soziologischen Systemtheorie Niklas Luhmanns[560] statt. Diese tragen dazu bei, das cartesianische Subjekt aus seiner Einsamkeit herauszuführen und der individualistischen Engführung herkömmlicher Psychologie entgegenzuwirken.

Familienpsychologisch-systemische Konzepte sind in ihren philosophischen Horizonten, soweit diese überhaupt sichtbar werden, konstruktivistisch geprägt. Wirklichkeit meint in systemischen Zusammenhängen keine objektivierbare Größe, sondern Wirklichkeit in bezug auf eine Person, die erst durch den Akt ihres Wahrnehmens ihrerseits diese Wirklichkeit konstituiert[561]: „Haben Sie gewußt, daß die Kapazität unseres Wahr-

---

[556] Vgl. dazu das Schema von Blankenburg 1991, 263 – 287, 271f, in welchem er objektivierende und phänomenologische Forschung synoptisch gegenüberstellt.
[557] Vgl. Rorty 1994, 95, Anmerkung 24.
[558] Vgl. dazu selbstkritisch Hans R. Fischer & Jochen Schweitzer 1992, 78 – 86.
[559] Vgl. z.B. Kriz 1998 und die Besprechung von Schrödter 1998, 123 – 124. Ein Versuch zur Dokumentation dieser Auseinandersetzung und weiterführende (Literatur-) Hinweise liegen vor in Kießling 1998, 41ff.
[560] Vgl. z.B. Luhmann 1988, 10 – 18; Luhmann 1988a, 47 – 53; Krüll, Deissler & Ludewig 1988, 95 – 107; Krüll, Deissler & Ludewig 1988a, 124 – 138. Ein Versuch zur Dokumentation dieser Auseinandersetzung und weiterführende (Literatur-) Hinweise liegen vor in Kießling 1998, 289ff.
[561] Vgl. von Schlippe 1988, 81 – 89, 82f. Daß diese konstruktivistische Position mit systemischem Denken Hand in Hand geht, macht Hammers (1993, 234 – 257) auf sehr lebendige Weise deutlich.

nehmungsapparates für die interne Verarbeitung hunderttausend Mal größer ist als für die Aufnahme von sensorischen Außenreizen? Das Gehirn ‚unterhält' sich beim Finden der Bedeutung von dem, was wir erfahren, in der Tat hauptsächlich mit sich selbst!"[562]

Konstruktivistische Ansätze stellen, wie hier angedeutet, mit klarer wahrnehmungspsychologischer Begründung den Handlungscharakter des Wahr*nehmens* heraus. Ich rufe allerdings die in der Diskussion um Clodovis Boff getroffene Unterscheidung von konstruktiven und destruktiven Varianten konstruktivistischer Ansätze in Erinnerung[563]; zu den destruktiven Varianten zähle ich einen sogenannten radikalen[564] Konstruktivismus, der seinerseits alles als Handlung auffaßt. Doch gegen solche Totalität führe ich folgendes an: „Wenn *alles* Handlung ist, dann *widerfährt* uns nichts mehr ... Eine aktionale Sprache ist nur sinnvoll im Rahmen eines *organismischen* Verständnisses des Menschen, das Handlungen und Widerfahrnisse zu integrieren vermag."[565]

Wenn alles Handlung ist, so winkt die Gefahr eines radikalen und insofern destruktiven Konstruktivismus, als er einen neuzeitlichen Subjektivismus neu aufrollt und dadurch konstruktiv-konstruktivistische Anliegen in Mißkredit bringt. Letzteren ist zumindest dadurch ein postcartesianischer Zug eigen, daß sie naiven Abbildtheorien entgegentreten, welche einen archimedischen Standpunkt voraussetzen.

3.4.3.4. Erkenntnistheorie und Anthropologie – Zusammenfassung

Die Entwicklung erkenntnistheoretischer und anthropologischer Kriterien interdisziplinären Arbeitens erweist sich angesichts erkenntnistheoretischer und anthropologischer Brüche, die sich zwischen den an einem Dialog beteiligten oder jedenfalls interessierten Disziplinen auftun, gewiß als unerläßlich, gleichwohl aber als hindernisreich. Dazu tragen nicht nur die erkenntnistheoretische und die anthropologische Pluralität bei, die beiden Disziplinen eigen ist, sondern insbesondere der Umstand, daß erkenntnistheoretische und anthropologische Fragen in einer Psychologie, die mit ihrer philosophischen Herkunft hadert, allenfalls ein Schattendasein führen.

Darum bedurfte es zunächst einer Skizzierung des psychologischen Status quo der Diskussion solcher Fragen, bevor diese an die einzelnen psychotherapeutischen Konzepte gerichtet werden konnten. Diese Zusammenführung von Erkenntnistheorie und Anthropologie einerseits und Psychologie und Psychotherapie andererseits geschah auf metaphori-

---

562 Hammers 1993, 238.

563 Vgl. Abschnitt 3.2.4.4 dieser Arbeit.

564 Vgl. Nüse, Groeben, Freitag & Schreier 1991.

565 Herzog 1991a, 253.

schem Weg – in der Hoffnung auf die erschließende Kraft von Bildern. Daran anschließend konnte sich der philosophische Horizont andeuten, in welchem die einzelnen psychotherapeutischen Konzepte lokalisiert werden können.

Dabei zeigt sich für die tiefenpsychologischen Konzepte ein spannungsreicher Hintergrund, der sowohl ein naturphilosophisches Erbe als auch cartesianisch-naturwissenschaftliches Gedankengut erkennen läßt.

Verhaltens- und kognitionspsychologische Konzepte gehen deutlicher als die anderen Ansätze auf René Descartes zurück, ohne daß sie insgesamt als cartesianisch abgetan werden dürfen.

Stark anti- oder postcartesianisch ausgerichtet sind die Konzepte Humanistischer Psychologie – in engem Verbund mit existentialphilosophischem Gedankengut.

Auf andere Weise anti- oder postcartesianisch orientiert sind familienpsychologisch-systemische Konzepte, die sich in konstruktiv-konstruktivistischem Horizont entwickelt haben; sofern dieser Horizont allerdings radikal-konstruktivistische Züge trägt, kommt er wiederum cartesianischem Denken nahe.

Spuren einer cartesianischen Wirkungsgeschichte finden sich in den verschiedenen psychotherapeutischen Konzepten also in unterschiedlicher Färbung und Dichte. Cartesianismus steht nicht nur für erkenntnistheoretische Spaltungen und anthropologische Kluften, sondern auch für die methodische Sicherung des neuzeitlichen Erkenntnisfortschritts. Daraus ging und geht empirische Forschung hervor, deren Freiheit im Sinne des Kriteriums des methodologischen Atheismus unangefochten bleiben soll.

Indes lassen sich cartesianisch-neuzeitliche Methodologie einerseits und cartesianische Erkenntnistheorie sowie Anthropologie andererseits aufgrund ihrer gemeinsamen Herkunft nicht messerscharf auseinanderhalten. Sofern menschliches Erkennen von einem archimedischen Standpunkt aus zu erfolgen hat und sich das nicht nur einsame, sondern auch körperlose cartesianisch erkennende Subjekt durch Allwissenheit, Allmacht und Vollkommenheiten auszeichnet, von denen Descartes „einsehen konnte, daß sie in Gott sind“[566], fügt sich dem cartesianischen Denken und seiner Wirkungsgeschichte an zentraler Stelle ein Motiv ein, das das menschliche Subjekt quasi an die Stelle Gottes rückt. Damit erhebt sich die Frage nicht nur nach der methodologischen Freiheit, sondern auch nach der erkenntnistheoretischen, anthropologischen oder philosophischen Vereinbarkeit dieses Ansatzes mit anderen (theologischen) Denkweisen. Ich erinnere an Karl Rahners Votum dafür, „daß der Mensch den Pluralismus seiner Welt und also auch seiner Erkenntnis aushält und nicht meint, an dem Punkt zu stehen, an dem alle Wirklichkeit und deren Erkenntnis eins ist. Denn an diesem Punkt steht nur Gott selbst.“[567] Ein

---

[566] Descartes 1960, 57.
[567] Karl Rahner 1972b, 112; vgl. Abschnitt 3.2.3.5 dieser Arbeit.

cartesianisch geprägter erkenntnistheoretischer Ansatz, ein in der cartesianischen Wirkungsgeschichte lokalisierbares anthropologisches Konzept, ein in cartesianischem Denken wurzelnder philosophischer Horizont wird, wenn er von psychologischer Seite in einen interdisziplinären Dialog eingebracht wird, theologisch also nicht auf Gegenliebe stoßen; dies machen schon die knappen Ausführungen[568] zur theologischen Pluralität des Erkennens und der Menschenbilder plausibel; diese werden im vierten Schritt des Gangs dieser Arbeit zur weiteren Ausfaltung kommen[569].

Über einem erkenntnistheoretischen Bruch zwischen Psychologie und Theologie brückenbildend kann allenfalls eine postcartesianische Erkenntnistheorie wirken[570]. Eine cartesianische erkenntnistheoretische Brücke findet auf theologischer Seite keine Abstützung; umgekehrt kann aber eine postcartesianische erkenntnistheoretische Brücke nicht nur auf theologischer, sondern auch auf psychologischer Seite durchaus Stützpunkte finden. Analoges gilt für Anthropologie und Philosophie. Wenn es um erkenntnistheoretische und anthropologische Brücken oder um einen gemeinsamen philosophischen Horizont im Dialog von Theologie und Psychologie geht, so lassen sich diese als postcartesianisch spezifizieren, wenn ihr Bau gelingen soll.

*Post*cartesianisch ist binnenpsychologisch ein sinnvolles Attribut, sofern es den Motor der Weiterentwicklung einer noch immer cartesianisch ausgerichteten Psychologie bezeichnet; diese kann ihrerseits ohnehin nicht hinter ihren Begründer Descartes zurückgehen, vermag Alternativen zum Cartesianismus also nur in postcartesianischen Zeiten und Ansätzen zu finden. Aber auch theologisch sowie im psychologisch-theologischen Dialog kann von postcartesianischer Erkenntnistheorie, Anthropologie und Philosophie sinnvoll die Rede sein – etwa anhand des bei Karl Rahner ausformulierten Befunds, „daß die *epochale Situation von heute* eine ... transzendental-anthropologische Fragestellung und Methode erfordert. Platon, Aristoteles, Thomas werden immer lebendige Philosophen bleiben, von denen wir zu lernen haben. Das aber ändert nichts an der Tatsache ..., daß eine heutige Philosophie und somit auch die Theologie hinter die transzendental-anthropologische Wende der neuzeitlichen Philosophie seit Descartes, Kant, über den deutschen Idealismus (einschließlich seiner Gegenschläge) bis zur heutigen Phänomenologie, Existenzphilosophie und Fundamentalontologie *nicht* zurück kann und nicht zurück darf“[571].

Das Attribut „postcartesianisch“ setzt sich freilich dem Einwand aus, daß es lediglich negativ ausschließend wirke; er verliert aber sein Ge-

---

[568] Vgl. die Einführung zu Abschnitt 3.4.3 dieser Arbeit.
[569] Vgl. Abschnitt 4.2 dieser Arbeit.
[570] Vgl. dazu Stadlmeier 1989, 41 – 47, und Ammermann 1994.
[571] Karl Rahner 1967, 43 – 65, 56, zur transzendental-anthropologischen Wende vgl. Abschnitt 3.4.7.1 dieser Arbeit.

wicht, wenn ich diese Wendung, die ohnehin nur eine Mindestforderung zum Ausdruck bringt, streng rückbinde an ihren Entstehungsort und ihren Bedeutungszusammenhang, nämlich an den psychologisch-theologischen Dialog, sofern es darin (auch) um die theologische Rezipierbarkeit psychologischer Depressionsforschung geht. Im Kontext psychologischer Forschung kommt cartesianischem Denken eine, wie ich hoffe, hinreichend belegte Bedeutung zu, so daß eine Fokussierung auf postcartesianische Brückenbildung zwischen Psychologie und Theologie kein bloß negativ ausschließender Akt ist, sondern ein klar begründeter Schritt, der eine inhaltliche Konzentration zuläßt, die sich positiv füllen läßt – stichwortartig etwa mit den Namen der schon genannten postcartesianischen Denker. Unter diesen lassen sich Koalitionen bilden: Phänomenologische Bewegung und konstruktivistischer Diskurs treffen sich in der Abkehr von cartesianischem Denken, auch wenn sie in ihrer postcartesianischen Ausrichtung nicht nur gemeinsame Ziele verfolgen, sondern auch divergierende Gewichtungen vornehmen[572].

Dieses Kriterium postcartesianischer Brückenbildung bei erkenntnistheoretischen und anthropologischen Brüchen und beim Fehlen eines gemeinsamen philosophischen Horizonts verlangt einen differenzierten Umgang. So mag der Umstand, daß die ansonsten stark verbreiteten verhaltens- und kognitionspsychologischen Konzepte in Caritas und Pastoral auffällig unterrepräsentiert sind, implizit mit ihren cartesianischen Wurzeln zusammenhängen. Aus der Entdeckung cartesianischer Grundzüge in

---

[572] Einen wichtigen und nach meiner Einschätzung hoffnungsvollen Schritt auf dem Weg der Diskussion um das Zueinander von phänomenologischer Bewegung und konstruktivistischem Diskurs geht Bernhard Waldenfels. Er unterscheidet verschiedene Welten, in denen Menschen leben. Bei dieser Differenz geht es ihm „nicht bloß um verschiedene Erfahrungstatsachen, sondern um verschiedene *Organisationsweisen* der Erfahrung. Es ist von Anfang an nicht nur anderes gegeben, sondern was gegeben ist, ist jeweils in anderer Deutung gegeben ... ‚Schlicht gegeben' sind die Dinge nur innerhalb vertrauter Welten, die bereits Bekanntheitsstrukturen aufweisen, wodurch unsere Erfahrungen vorgeprägt und mit dem Index des Selbstverständlichen versehen sind. Der Zusammenstoß fremder Welten, sei es im Verhältnis zwischen Kindern und Erwachsenen, sei es zwischen ethnischen Gruppen und sozialen Milieus, sei es zwischen sogenannten Normalen und Anormalen, zeigt dies zur Genüge." (Bernhard Waldenfels 1994, 15 – 33, 23f) Verschiedene Organisationsweisen des Sehens, Fühlens, Sprechens, Tastens und Handelns fügen sich zu verschiedenen Lebenswelten. Bernhard Waldenfels (1994a, 34 – 55, 35 und 53) geht es um eine Radikalisierung der Phänomenologie, die zwar weiterhin auf dem beharrt, was sich zeigt und erscheint, aber sich zugleich verstärkt den Bedingungen zuwendet, unter denen etwas erscheint: „Das Phänomen ist selbst schon mehr als Phänomen, da es in Sehfelder, Handlungsstrukturen, sprachliche Regelungen und soziale Institutionen eingebettet ist. Wenn dies zutrifft, so können wir dem Augenschein des Alltäglichen nicht mehr dadurch entfliehen, daß wir uns einem unumschränkten *Überblick* annähern, und wir können Konflikten nicht entgehen, indem wir uns einer unumschränkten *Überverständigung* nähern. Es bleibt nur der *schräge Blick* und die *schräge Rede*, die in ihrer verfremdenden Wirkung eine andere Welt anzielen, aber keine höhere." (Bernhard Waldenfels 1994a, 53) In diesen Ausführungen glaube ich eine phänomenologische Perspektive zu entdecken, die konstruktivistische Anliegen in konstruktiver Weise aufzunehmen vermag.

diesen Konzepten ist aber nicht deren komplette Ablehnung zu folgern; diese Konzepte sind in ihrer methodologischen Eigenständigkeit zu schützen und in möglichen postcartesianischen Weiterentwicklungen zu würdigen, jedoch auf ihre anthropologische und erkenntnistheoretische Vereinbarkeit mit theologischer Anthropologie und Erkenntnistheorie kritisch zu prüfen. Auch aufkommende Inkompatibilitäten provozieren gegebenenfalls noch keine (voreilige) theologische Ablehnung psychologischer Konzepte, sondern – hoffentlich – die selbstkritische Frage an beide Disziplinen nach Revidierbarkeit ihrer jeweiligen Positionen. Sollte eine Annäherung im Sinne interdisziplinärer Vereinbarkeit dann noch immer nicht erreicht werden können, stellt sich die Frage nach dem normativen Vorrang[573]. Dabei kann es zu bleibend divergierenden Optionen von Psychologie und Theologie kommen, wenn es etwa um die Frage der theologisch-anthropologischen Vertretbarkeit psychologischer Konzepte geht. Wenn die auf diese Frage folgende Antwort aus einem Glauben kommt, der eine eigene Gestalt und nicht nur harmonisierende Funktion hat, dann ist klar, daß solcher Glauben gar nicht jedes psychologische Konzept gutheißen *kann*.

3.4.4. Kriterien der Metaphorik und der Analogiebildung

Bei der Entwicklung postcartesianischer Kriterien philosophischer, anthropologischer und erkenntnistheoretischer Brückenbildung kam ein *metaphorisches Vorgehen* zum Einsatz, konkret Bilder, denen in anthropologischer und erkenntnistheoretischer Hinsicht heuristische Bedeutung zukam. Denn diese Bilder können dabei hilfreich sein, die den einzelnen psychotherapeutischen Konzepten zugehörenden Anthropologien und Erkenntnistheorien zu erschließen und den philosophischen Horizont dieser Konzepte zu erhellen. Mit ihrer Wirklichkeit erschließenden Kraft leisten Bilder einen heuristisch wertvollen Beitrag zum Gelingen eines interdisziplinären Dialogs.

Eine mit der Metaphorik verwandte Weise, Zusammenhänge zu erschließen, ist die *Analogiebildung*[574]. Analogien zeigen Ähnlichkeiten zwischen verschiedenen wissenschaftlichen Modellen auf; Analogien schließen Gemeinsamkeiten *und* Unterschiede zwischen verschiedenen Disziplinen ein. Metaphern dagegen stiften solche Ähnlichkeiten allererst.

[573] Spannungsvoll bleibt auch bei Peitz die Diskussion um den normativen Vorrang von Theologie I, die nach Boff in Theologie II eingebracht werden soll, so daß letztere nicht zur bloßen Verlängerung profanwissenschaftlicher Erkenntnisse verkommt (vgl. Peitz 1998, 437). So sehr mir dieses Anliegen einleuchtet, so sehr bewegt mich aber weiterhin die Frage, wie weit dieser Vorrang reicht – und wann er im Konfliktfall in theologischen Expansionismus kippt, zumal nach Peitz gerade ein solcher „normativer Vorrang" der Theologie diese „Fehlform" des Dialogs kennzeichnet (vgl. Peitz 1998, 441).

[574] Vgl. Karl Rahner & Vorgrimler 1983, 19f, sowie Tiemann 1993.

Während also Analogien gemeinsame Strukturen zum Ausdruck bringen, die auch ohne Verwendung von Analogien einsehbar sind, schaffen Metaphern solche Gemeinsamkeiten; ihnen kommt konstitutive Bedeutung zu.

Metaphorik und die Bildung interdisziplinärer (Struktur-) Analogien können wissenschaftliche Entwicklungen beflügeln und heuristisch vorantreiben; darum nehme ich sie in die Kriteriologie auf, die zur Entwicklung eines tragfähigen Dialogs zwischen Psychologie und Theologie, zwischen Psychotherapie und Seelsorge beitragen soll.

Es folgen, wie angekündigt, die Ausarbeitungen der disziplinspezifischen Kriterien zu einem Dialog zwischen Psychotherapie und Seelsorge.

3.4.5. Kriterien empirischer Forschung

Welche psychologischen Konzepte erweisen sich in der Depressionsforschung als wirksam? Diese Frage ist dann kein binnenpsychologisches Problem mehr, wenn es um den Einsatz solcher Konzepte in kirchlicher Diakonie geht. Dieser obliegt die Pflicht, etwa nach dem – wenn auch verborgenen – Menschenbild zu fahnden, das mit einem spezifischen Konzept einhergeht; aber sie hat auch darüber Rechenschaft abzulegen, ob ein solches Konzept als wirksam gelten kann. Denn wem soll ein Arbeitskonzept in der Diakonie zugute kommen, das zwar möglicherweise theologisch-anthropologisch vertretbar ist, für dessen Wirksamkeit aber kein Nachweis vorliegt oder dessen Wirksamkeit durch die erbrachten Befunde eher erschüttert als gesichert wird?

Kriterien empirischer Forschung versuche ich auf zweierlei Wegen zu ermitteln. Zum einen soll geklärt werden, welche Konzepte insbesondere in der Arbeit mit depressiv leidenden Menschen als empirisch gesichert gelten können; dabei beziehe ich mich auf den aktuellen Stand der Psycho- und Pharmakotherapieforschung. Zum anderen gehe ich der Frage nach, ob sich – gleichsam quer zu den einzelnen Verfahren – Wirkfaktoren ausmachen und wechselseitig abgrenzen lassen, auf die es in den einzelnen Verfahren letztlich ankommt, damit ein therapeutischer Prozeß glückt, auch wenn diese Wirkfaktoren in den einzelnen Verfahren in unterschiedlicher Intensität und Gewichtung vorkommen (was wiederum zur Erklärung ihrer unterschiedlichen Effektivität beitragen mag).

3.4.5.1. Psycho- und Pharmakotherapieforschung

Angesichts der Breite des Spektrums von therapeutischen Möglichkeiten im Umgang mit depressivem Leiden stellen sich Fragen nach der Wirksamkeit der einzelnen Verfahren sowie nach möglicher Optimierung dieser Wirksamkeit durch Kombination verschiedener Maßnahmen, konkret durch ein Verfahren, das eine Psychotherapie mit medikamentöser Behandlung verknüpft. Welche Ergebnisse können bereits als wissenschaftlich gesichert gelten?

3.4.5.1.1. Psychotherapieforschung in Geschichte und Gegenwart

Als Pioniere auf dem Weg zur empirischen Erforschung der Wirksamkeit psychotherapeutischer Prozesse in den vierziger und fünfziger Jahren gelten zum einen Carl Rogers[575] – und in seinem Gefolge im deutschsprachigen Raum Reinhard Tausch mit seinen Untersuchungen zur Gesprächspsychotherapie seit Beginn der siebziger Jahre[576] – und zum anderen Hans Jürgen Eysenck. Die Diskussion um seinen im Jahr 1952 publizierten Beitrag[577] hält bis heute an, auch wenn seine Daten und deren Interpretation stark umstritten sind. Eysenck behauptete, daß psychoanalytische Therapie nicht wirksamer sei als überhaupt keine Behandlung; die Spontanremissionsrate von Neurosen – d.h. deren Ausheilen innerhalb eines bestimmten Zeitraums *ohne* therapeutisches Zutun – betrage nach fünf Jahren (seit der Entstehung der Störung) bereits 90%. Ein therapeutisches Verfahren, das als wirksam gelten wolle, müsse diese Spontanheilungsrate also übertreffen.

Selbst in den achtziger Jahren jedoch dauerte es im Durchschnitt (!) noch sieben (!) Jahre, bis ein neurotisch oder psychosomatisch erkrankter Mensch Kontakt zu psychotherapeutischen Fachleuten bekam[578], denen dann fast ausschließlich die Behandlung besonders hartnäckiger Erkrankungen blieb, die eben nicht schon zuvor spontan ausgeheilt waren. Folglich wäre bei dieser Personengruppe, die schließlich zu einer Behandlung gelangte und „bei der keine spontanen Remissionen mehr zu erwarten sind, ... jede Besserungsrate über Null als Erfolg anzusehen“[579]. Allerdings ist die Zahl der Spontanheilungen bei den behandlungsbedürftigen psychischen Störungen weit geringer, als Eysenck angenommen hatte. Zudem nimmt bei vielen psychisch Leidenden das Ausmaß ihrer Störung verständlicherweise noch zu, solange eine psychotherapeutische Hilfe ausbleibt.

Eysenck forderte dazu auf, die Effektivität psychotherapeutischer Verfahren im Vergleich zu nicht oder anders behandelten Personengruppen empirisch zu überprüfen. Eine Vielzahl von seitdem durchgeführten

---

[575] Vgl. Linster 1980, 172.
[576] Vgl. Grawe 1992, 132 – 162, insbesondere 133.
[577] Es handelt sich um Eysenck 1952, 319 – 324.
[578] Vgl. Grawe 1992, 134.
[579] Grawe 1992, 134.

Untersuchungen und deren Metaanalysen[580] erwiesen klar und zuverlässig die größere Wirksamkeit von Psychotherapie im Vergleich zu Nichtbehandlung. Eysencks grundsätzliche Zweifel an der Effektivität von Psychotherapie überhaupt gelten heute mit Fug und Recht als widerlegt.

Den Schluß allerdings, daß ein Effektivitätsnachweis für *jede* therapeutische Methode gesichert sei und sich zwischen verschiedenen Verfahren *keine* Unterschiede im Ausmaß ihrer Wirksamkeit ausmachen ließen, hat die Psychotherapieforschung in ihrer Geschichte zwar selbst oft nahegelegt; dieser Schluß kann aber insbesondere aus methodischen Gründen heute nicht mehr aufrechterhalten werden[581].

Die Arbeitsgruppe um den Berner Psychotherapieforscher Klaus Grawe[582] widmet sich der Bestandsaufnahme aller Wirksamkeitsstudien zu Therapien, die an Personen mit klinisch relevanten Störungen durchgeführt wurden – mit dem Ziel einer Bewertung der einzelnen Therapieverfahren. Nachweisbare Effektivität attestiert die Berner Studie drei Ansätzen, nämlich der (kognitiven) Verhaltenstherapie, der Gesprächspsychotherapie[583] und der psychoanalytischen Therapie (dabei jedoch nicht der klassischen Langzeitanalyse[584]), auch wenn Klaus Franke und Hans Halter in ihrem Bericht[585], der auf mangelhafter Recherche beruht und zudem Falschinformationen kolportiert, anderes behaupten. Neben anderen Verfahren, für die keine, nur sehr wenige oder zumindest nicht überzeugende Wirksamkeitsnachweise vorliegen, existieren Therapieansätze, die sich im Zuge weiterer Forschung bewähren können, darunter in erster Linie die systemische Familientherapie.-

Wie sieht die Forschungslage im Blick auf Psycho- und Pharmakotherapie bei Depression aus?

---

580 Vgl. Grawe 1992, 132 – 162, und Grawe, Donati & Bernauer 1994. Metaanalysen dienen dem Ziel, „die Ergebnisse ... möglichst vieler verschiedener Studien zu einer Globalaussage zusammenzufassen. Dies setzt die Einhaltung bestimmter methodischer Vorgehensweisen voraus.“ (Wottawa & Thierau 1990, 133)

581 Vgl. Grawe 1992, 142ff.

582 Vgl. zum folgenden Grawe, Donati & Bernauer 1994.

583 Allerdings ist der bisher einer Prüfung unterzogene Wirkungsbereich dieses Verfahrens weniger stark ausdifferenziert als bei der Verhaltenstherapie und ihrem Behandlungsspektrum.

584 Als nachweislich wirksames Verfahren läßt sich die psychoanalytische Therapie nur hinsichtlich ihrer kurzzeitigen (bis 30 Stunden) und mittellangen (bis 100 Stunden) Versionen anführen. Für die Langzeitanalyse von mitunter mehreren hundert Sitzungen existieren jedoch keine Wirksamkeitsuntersuchungen; vgl. lediglich die Menninger-Studie (vgl. Wallerstein 1989, 195 – 205), bei der sich die zur Begründung von Langzeitanalysen herangezogenen Annahmen jedoch nicht bestätigten.

585 Franke & Halter 2000, 110 – 117.

3.4.5.1.2. Psychotherapieforschung zu depressiven Krankheitsbildern

Am besten untersucht sind die verhaltens- und kognitionstheoretisch basierten Konzepte zur Depressionstherapie. Insbesondere für die „Kognitive Therapie" nach Aaron T. Beck[586] sowie für die lerntheoretisch orientierte Depressionstherapie nach Peter M. Lewinsohn[587] liegen empirisch eindeutige Wirksamkeitsnachweise vor; beide Ansätze lassen sich zudem ohne theoretischen Bruch praktisch kombinieren[588].

Auch für die gesprächspsychotherapeutische Arbeit mit depressiv erkrankten Menschen[589] liegen klare Wirksamkeitsnachweise vor[590].

Unklar erscheint die Befundlage angesichts psychoanalytischer Konzepte. „Obwohl psychoanalytische beziehungsweise psychodynamische Therapien häufig angewendet werden, wurde ihre Wirksamkeit zur Behandlung von Depressionen bisher kaum untersucht. Für psychoanalytische Langzeittherapien fehlt jeglicher Effektivitätsnachweis durch kontrollierte Studien."[591] Über die Wirksamkeit von Kurzzeittherapien hingegen liegen zwar einige Studien vor, deren Wirksamkeit kann allerdings nicht als schlüssig belegt gelten[592].

Klare Wirksamkeitsnachweise liegen hingegen für die familienpsychologisch-systemisch orientierte Arbeit mit depressiv erkrankten Patientinnen und Patienten vor; diese resultieren aus Katamnesegesprächen, die mit den betroffenen Familien geführt wurden, nachdem durchschnittlich drei Jahre seit der letzten Therapiesitzung vergangen waren[593].

---

[586] Vgl. Grawe, Donati & Bernauer 1994, 451 – 466.

[587] Vgl. Grawe, Donati & Bernauer 1994, 466 – 478.

[588] Aus dem (kognitiv-) verhaltenstherapeutischen Spektrum liegen ferner Untersuchungen zur „Systematischen Desensibilisierung" vor, die einen schrittweise erfolgenden Abbau von Ängsten anzielt; sie eignet sich im Rahmen einer Depressionstherapie jedoch allenfalls als flankierende Maßnahme (vgl. Grawe, Donati & Bernauer 1994, 274). Darüber hinaus zeigt sich, daß reizkonfrontative Verfahren, bei denen Patientinnen und Patienten den von ihnen gefürchteten und daher gemiedenen Situationen direkt ausgesetzt werden, in der Depressionstherapie nicht einzusetzen sind (vgl. Grawe, Donati & Bernauer 1994, 342). Die ebenfalls dem (kognitiv-) verhaltenstherapeutischen Spektrum zuzurechnende „Rational-emotive Therapie" erweist sich „als ein potentiell sehr wirksames Therapieverfahren bei einer ganzen Reihe von Störungen", etwa bei „neurotischen Depressionen" (Grawe, Donati & Bernauer 1994, 414).

[589] Vgl. Swildens 1990, 183 – 198.

[590] Vgl. Greenberg, Elliott & Lietaer 1994, 509 – 539, insbesondere 510 – 517, und Trouw 1998, 6.

[591] Schramm 1998, 69.

[592] Vgl. Schramm 1998, 69; vgl. Henry, Strupp, Schacht & Gaston 1994, 467 – 508.

[593] Vgl. Retzer, Simon, Gunthard Weber, Stierlin & Schmidt 1989, 214 – 235, insbesondere 232f, und Stierlin & Retzer 1993, 83 – 98, insbesondere 84.- „Beim Vergleich mit anderen Therapieformen zeigten sich folgende Ergebnisse: Bei Depressiven bewirkte eine medikamentöse Behandlung mit Antidepressiva eine schnellere und zum Teil auch stärkere Verbesserung der depressiven Symptomatik und des allgemeinen klinischen Zustandsbildes. Die systemorientierte Therapie bewirkte dagegen stärkere Verbesserungen in den ehelichen und

Der „Erfolgsausweis“[594] für die noch junge Interpersonelle Therapie bei Depressionen liegt ebenfalls vor.

3.4.5.1.3. Psycho- und Pharmakotherapieforschung zu depressiven Krankheitsbildern

Es folgen die Resultate der Wirksamkeitsuntersuchungen zur medikamentösen Behandlung sowie zur Kombination von Pharmako- und Psychotherapie.

Elisabeth Schramm gibt zu bedenken, „daß in unserer Gesellschaft Medikamente oftmals eine Erkrankung bestätigen und / oder legitimieren. Auf eine psychotherapeutische Behandlung trifft dies jedoch nicht zu. Der medikamentös behandelte Patient hat sozusagen für sich selbst, aber auch insbesondere für sein soziales Bezugssystem wie die Familie oder den Arbeitgeber einen ‚ärztlichen Beweis‘, daß er wirklich krank ist und daß er ‚nichts da*für* kann‘.“[595] Nahe liegt die Schlußfolgerung, daß er auch nichts da*zu* kann, daß er also aus eigener Initiative an seiner Situation nichts zu ändern vermag. Vor diesem Hintergrund stellt sich die Frage, ob eine Kombination von Pharmako- und Psychotherapie überhaupt sinnvoll sein kann: Führt eine medikamentös vergleichsweise rasch erzielte Symptomlinderung möglicherweise zum Abbruch der Psychotherapie?

Die Befunde[596] lassen die Schlußfolgerung zu, daß im Falle leichter und mittelschwerer Depressionen – soweit sich ihr „Gewicht“ abschätzen läßt – Psychotherapie angezeigt ist. Lediglich bei schweren Depressionen – etwa bei psychotischen Schüben, manisch-depressiven Verläufen, starker somatischer (beispielsweise stuporöser[597]) Symptomatik und akuter Suizidalität – ist die ärztliche Gabe von Psychopharmaka indiziert. Bei schweren Depressionen empfiehlt sich eine Kombination von Psycho- und Pharmakotherapie; sie führt offensichtlich nicht zu den zur Diskussion stehenden Problemen, sondern häufig sogar zu einer Effektivität, die die Wirkung bloß medikamentöser oder ausschließlich psychologischer Therapie übersteigt. Gerade im Blick auf langfristige Wirkungen und die Gefahr von Rückfällen erweist sich die psychotherapeutische Arbeit als

---

familiären Beziehungen. Gegenüber einer unspezifischen Behandlung, die aus Einzelgesprächen mit einem Arzt oder Sozialarbeiter bestand, war die Systemtherapie sowohl in bezug auf die depressive Symptomatik als auch hinsichtlich der Verbesserung der ehelichen und familiären Beziehungen überlegen“ (Grawe, Donati & Bernauer 1994, 563).

[594] Grawe, Donati & Bernauer 1994, 525; vgl. Schramm 1998, 95 – 111.

[595] Schramm 1998, 75 (Hervorhebung durch K.K.).

[596] Vgl. Hautzinger 1995, 373 – 380, und Schramm 1998, 44 – 52.

[597] Der „Stupor“ bezeichnet eine psychische und physische Erstarrung, also völlige Regungslosigkeit; vgl. Pschyrembel 1990, 1614.

stabilisierend, während die Gabe von Medikamenten den Beginn einer Psychotherapie mitunter erst ermöglicht[598].

3.4.5.1.4. Kritische Diskussion zur Psychotherapieforschung

Die Diskussion zur Psychotherapieforschung, die sich an den hier skizzierten Ergebnissen entzündete[599], gibt mit Recht zu bedenken, daß die von Grawe vertretenen Untersuchungsstandards weitgehend der klassisch-naturwissenschaftlichen Empirie entstammen: Die Verhaltenstherapie, die sich selbst unter Beachtung solcher Standards entwickelte, wird durch die Anwendung dieser naturwissenschaftlich-verhaltensorientierten Standards bei der Einschätzung ihrer therapeutischen Effektivität begünstigt; unter diesen Bedingungen hat sie die besseren Chancen, sich als effektiv zu erweisen, als andere Verfahren, die aus anderen wissenschaftlichen Traditionen erwuchsen. Dieser gewichtige methodische Einwand darf allerdings nicht dazu dienen, sich der Konfrontation mit einem negativen Abschneiden der eigenen Therapierichtung zu entziehen. Vielmehr sollten sich gerade die Vertreterinnen und Vertreter derjenigen Verfahren, die durch Grawe keine Konsolidierung erfahren haben, um *eigene* Untersuchungspläne mühen, also um eine Prozeß- und Erfolgsforschung, die *ihrem* Verfahren gerecht wird. Effektivitätsforschung fördert die Transparenz der einzelnen Verfahren und der Personen, die sie praktizieren; auf solche Durchsichtigkeit haben Klientinnen und Klienten sowie auch der jeweilige Arbeitgeber, beispielsweise die Kirchen, einen berechtigten Anspruch.

3.4.5.2. Wirkfaktoren psychotherapeutischer Prozesse

Mit Dieter Tscheulin[600] unterscheide ich differentielle Psychotherapie und Grundlagen zwischenmenschlicher Prozesse. Differentielle Psychotherapie widmet sich den einzelnen Konzepten in ihrer Unterschiedlichkeit und in ihrer je spezifischen Einsatzmöglichkeit im Umgang mit verschiedenen Krankheitsbildern. Die Resultate empirischer Forschung zur differentiellen Psychotherapie bei Depression habe ich soeben vorgelegt. Grundlagen zwischenmenschlicher Prozesse hingegen meinen den gemeinsamen Boden, auf dem Gespräche wachsen können und auf dem differentielle Psy-

---

598 Vgl. Swildens 1991, 84.

599 Vgl. die Stellungnahmen von Hoffmann 1992, 163 – 167, Hellhammer 1992, 168 – 170, und Bastine 1992, 171 – 173, die Erwiderung von Grawe 1992a, 174 – 178, die Kommentare von Diepgen 1993, 176 – 177, und Eysenck 1993, 177 – 180, sowie die erneute Erwiderung von Grawe 1993, 181 – 186.

600 Vgl. Tscheulin 1981, 115 – 127, sowie insbesondere Tscheulin 1992, 35ff.

chotherapie erst entsteht: „Psychotherapie ist Therapeutisches Basisverhalten und Differentielle Psychotherapie im Sinne einer Verschränkung von Einheits- und differentiellem Modell. Jede Art von Psychotherapie, wenn sie diesen Namen haben soll und verdient, ist differentielle Psychotherapie, aber sie ist auch nur möglich aufgrund der Verwirklichung eines Therapeutischen Basisverhaltens.“[601]

Tscheulin konnte bei der Untersuchung dieses Basisverhaltens drei Wirkfaktoren identifizieren. Sie geben, wenn auch in unterschiedlicher Sprache, einen inhaltlich gemeinsamen Boden ab – für Psychoanalyse, Verhaltenstherapie und Gesprächspsychotherapie. Tscheulin bezieht sich also auf drei inzwischen klassische Verfahren, die jeweils zentrale Repräsentanten sind für tiefenpsychologische, verhaltens- und kognitionspsychologische sowie humanistisch-psychologische Konzepte. Familienpsychologisch-systemische Konzepte lassen sich insofern getrost hinzufügen, als letztere nach eigenem Bekunden[602] gerade darauf abzielen, jenes Wissen um Beziehungsstrukturen und -prozesse fruchtbar zu machen, das in bewährten psychotherapeutischen Konzepten tradiert wird, und es in einem systemischen Rahmen zu integrieren. Die im folgenden vorzustellenden Wirkfaktoren beanspruchen in ihrem Geltungsbereich also durchaus alle vier Konzepte. Bezeichnet werden diese gemeinsamen Wirkfaktoren als Realitätsoffenheit, Personenbezogenheit und Akzeptationsbreite. „Die hier vertretene These ist, daß diese drei Merkmale die *Dimensionen eines therapeutischen Raumes* aufspannen, der in den verschiedenen Schulrichtungen gleichermaßen die Basis darstellt.“[603]

Realitätsoffenheit zeigt sich im „Ausmaß an Offenheit für die persönliche Wirklichkeit und reale Situation der Interaktionspartner“[604], in der Offenheit für ihre konkrete Hilflosigkeit, ihren Leidensdruck, ihre – zumindest für sie selbst – reale Problematik.

Personenbezogenheit zeigt sich im „Ausmaß des korrekten Verstehens der persönlichen Eigenart der Interaktionspartner (des Gegenübers und der eigenen Person)“[605], in der Stärkung ihrer Introspektions- bzw. Einsichtsfähigkeit.

Akzeptationsbreite zeigt sich im „Ausmaß an Achtung vor der individuellen Eigenart der Interaktionspartner (also wiederum vor sich selbst und vor dem anderen)“[606], in einer wärmenden, nicht aber besitzergreifenden Haltung.

Diese Merkmale – Realitätsoffenheit, Personenbezogenheit und Akzeptationsbreite – sind „*beim Klienten in unterschiedlich geringem Maße*

---

[601] Tscheulin 1992, 38.
[602] Vgl. Reiter 1988, 77 – 96, insbesondere 93f; Reiter 1993, 99 – 124, insbesondere 115 – 117; Reiter 1995, 358 – 366, insbesondere 365; Kriz 1998, 129ff.
[603] Tscheulin 1992, 60.
[604] Tscheulin 1992, 39.
[605] Tscheulin 1992, 40.
[606] Tscheulin 1992, 40.

und beim Therapeuten idealiter in hohem Ausmaß vorhanden. Sie sind damit gleichzeitig generelle Therapieziele."[607]

Diesen von Tscheulin ermittelten Wirkfaktoren kommt ein hohes Maß an Plausibilität zu, und dies aus zwei Gründen.

Den ersten Grund nennt Tscheulin[608] selbst, wenn er darauf hinweist, daß den Wirkfaktoren leicht die personzentrierten Grundhaltungen, in die ich im Rahmen humanistisch-psychologischer Konzepte eingeführt habe, zugeordnet werden können:

- der Realitätsoffenheit die *Echtheit*, die mich nicht hinter einer (professionellen) Fassade verschwinden läßt, sondern als reale Person faßbar, greifbar und angreifbar macht;
- der Personenbezogenheit die *Empathie*, die mir erlaubt, die Welt meines Gegenübers möglichst treffend zu verstehen, auch wenn sie mir fremd ist und eigenartig vorkommt;
- der Akzeptationsbreite die *Wertschätzung*, in der Menschen einander und sich selbst begegnen, wenn sie respektvoll und nicht besitzergreifend miteinander umgehen.

In diesem Horizont erweist sich das personzentrierte als integratives Konzept. Tscheulin weist nach, daß diese Wirkfaktoren inhaltlich auch in den anderen (psychoanalytischen und verhaltenstherapeutischen) Konzepten vorkommen.

Über die bei ihm untersuchten Konzepte hinaus spricht etwa auch Aaron T. Beck[609] von wünschenswerten Therapeutenmerkmalen – und nennt wörtlich „Wärme, Empathie und Aufrichtigkeit"[610], also exakt dieselben Inhalte in lediglich umgekehrter Reihenfolge. Auf diesem gemeinsamen Boden steht also auch Becks differentielles Depressionstherapiekonzept.

Den zweiten Grund, der diesen Befund in seiner Plausibilität untermauert, liefert – gewollt oder ungewollt – Klaus Grawe mit seinem Modell einer „Allgemeinen Psychotherapie"[611]. Auch sie zeichnet sich dadurch aus, daß sie zentrale Wirkfaktoren psychotherapeutischer Prozesse zu drei Perspektiven bündelt, welche als Dimensionen den Raum des therapeutischen Geschehens aufspannen, nämlich eine Problembewältigungsperspektive, eine Klärungsperspektive und eine Beziehungsperspektive. Auch hier zeichnen sich nach meinem Dafürhalten deutliche Analogien mit den bereits vorliegenden Befunden ab:

- zwischen einer *Problembewältigungsperspektive*, die auf supportive Wirkfaktoren verweist, die aktive Unterstützung bieten im Umgang

607 Tscheulin 1992, 72.
608 Vgl. Tscheulin 1992, 60.
609 Vgl. Beck, Rush, Shaw & Emery 1986, 79ff.
610 Beck, Rush, Shaw & Emery 1986, 79.
611 Vgl. Grawe, Donati & Bernauer 1994, 749 – 787.

mit der realen Situation und damit verknüpften konkreten Schwierigkeiten, einerseits und der Realitätsoffenheit andererseits;

- zwischen einer *Klärungsperspektive*, die Faktoren umfaßt, die insbesondere hinsichtlich eigener Motivationen erhellend wirken und zum Verstehen der eigenen Person beitragen, einerseits und der Personenbezogenheit andererseits;
- zwischen einer *Beziehungsperspektive*, also dem auf der therapeutischen Beziehung basierenden und empirisch am besten gesicherten Wirkfaktor, einerseits und der Akzeptationsbreite, die Basis jeder Beziehung ist, andererseits.

Diese Zusammenhänge stärken das Modell gemeinsamer Wirkfaktoren.

Damit liegen nun sowohl differentielle als auch konzeptübergreifende, d.h. integrative Kriterien empirischer Psychotherapieforschung vor. Deren Bedeutung für die Frage nach dem Einsatz psychologischer Konzepte in kirchlicher Diakonie unterstreiche ich – freilich im Vertrauen darauf, daß Diakonie und Seelsorge in ihrer Eigenart über den Rahmen empirisch kontrollierbarer Wirkungen hinausweisen.

Dieser Abschluß macht den Blick frei für genuin theologische Kriterien von Interdisziplinarität.

3.4.6. Trinitätstheologisches Kriterium zur Grundierung des Verhältnisses von Psychotherapie und Seelsorge im Sinne schöpfungstheologischer, christologischer und pneumatologischer Hermeneutik

Das Kriterium der Rezeptionsneutralität verlangt eine theologische Rezeption psychologischer Erkenntnisse, die letztere in ihrem Zusammenhang würdigt und auch mit dem, was daran theologisch sperrig erscheinen mag, ernst nimmt. Angesichts dieses Kriteriums kann eine theologische Rezeption sich nicht darauf beschränken, psychologische Erkenntnisse als einen Steinbruch zu betrachten, aus dem sie das, was ihr attraktiv und leicht vorkommt, wegtragen kann, während sie alles andere, was ihr schwer zu sein scheint oder auch andere als Transportprobleme verursachen könnte, dort zurückläßt. Dabei zielt dieser Dialog, wie er sich zwischen Theologie und Psychologie entspinnt und zur Verhältnisbestimmung von Seelsorge und Psychotherapie beitragen soll, letztlich auf eine Konzeption von *Seelsorge* bei Seelenfinsternis, also auf die Frage, wie sich psychologisch faßbare Eigengesetzlichkeiten im Rahmen einer theologischen Hermeneutik rekonstruieren lassen.

„Durch das seelsorgerliche Gespräch als einem im größtmöglichen Sinn-Horizont, d.h. in der Kraft des Heiligen Geistes, stattfindenden Deutegeschehen auf die je größere menschliche Freiheit hin kann ... umfassendes Heil erfahren werden, weil und indem situative, geschichtlich-konkrete Befreiung ermöglicht wird."[612] Einerseits geht es um die Daseinsberechtigung und den Schutz der Autonomie psychologischer Erkenntnisse und Gesetzlichkeiten, andererseits aber um die Frage, ob und wie sich diese als Erfahrung von Heil verstehen lassen. Zum Kriterium der Rezeptionsneutralität muß also ein genuin theologisches Kriterium hinzukommen, das insbesondere dem biblischen Befund[613] zu Heil und Heilung, wie sie Jesus Christus gewirkt hat, gerecht wird. Eine theologische Grundierung des Verhältnisses von Psychotherapie und Seelsorge hat – zusammenfassend – die Autonomie psychologischer und anderer „profaner" Erkenntnisse schöpfungstheologisch zu würdigen, zugleich dem biblischen Befund zu Heil und Heilung christologisch Rechnung zu tragen und schließlich dem Anspruch zu entsprechen, daß Seelsorge sich als ein im größtmöglichen Sinnhorizont stattfindendes Geschehen – und damit pneumatologisch – versteht. Mit anderen Worten: es bedarf einer trinitätstheologischen Untermauerung des Verhältnisses von Psychotherapie und Seelsorge im Sinne schöpfungstheologischer, christologischer und pneumatologischer Hermeneutik. Ein solches trinitätstheologisches Kriterium sorgt dafür, daß die Verhältnisbestimmung von Psychotherapie und Seelsorge eine Grundierung aus der beziehungsreichen (weil trinitarisch strukturierten) Mitte des Glaubens heraus erfährt – eine Grundierung, die die Autonomie psychotherapeutischer Erkenntnisse und Gesetzmäßigkeiten theologisch nicht erschüttert, sondern eigens theologisch untermauert und zugleich der Seelsorge in ihrem Selbstverständnis eine eigene Gestalt zu verleihen vermag.

Im folgenden versuche ich die drei genannten theologischen Stränge in ihrer Bedeutung für den hier gegebenen Zusammenhang auszulegen.

3.4.6.1. Schöpfungstheologie

„Die Rede von Gottes schöpferischem Wirken meint sein Ursprung und Dauer verleihendes Tätigsein, sein Handeln sowohl zur Ermöglichung des Übergangs vom Nichtsein zum Dasein als auch zur Erhaltung des geschöpflichen Seins."[614] Gott ist also fortwährend schöpferisch tätig und verleiht der geschaffenen Wirklichkeit auf diese Weise Bestand. Diese creatio continua erfolgt derart, daß sie kreatürliche Eigentätigkeit zuläßt und Konkreativität[615] ermöglicht. Ein schöpfungstheologischer Zugang zur vorliegenden Thematik kann an dieser Einsicht anknüpfen, daß jede kreatürliche Eigentätigkeit und jeder menschliche Prozeß – bis hin zum

---

612 Windisch 1989, 36; vgl. zum folgenden Hänle 1997, 137ff.
613 Vgl. die Abschnitt 3.1.1 und 3.1.2 dieser Arbeit.
614 Sattler & Theodor Schneider 1995, 120 – 238, 213f.
615 Vgl. Rombach 1994 und Ganoczy 1998, 59ff.

Hervorgang der Humanwissenschaften und ihrer weiteren Entwicklung – vom Wirken des Schöpfers umfangen ist.

Freilich stellt sich in diesem Zusammenhang die Frage, wie Gottes Wirken und kreatürliches Eigenwirken sich einander zuordnen lassen. „Als unzureichend abzulehnen ist ... ein denkerisches Modell, wonach Gott lediglich ‚am Anfang' ein noch unbestimmtes Etwas ins Dasein gesetzt hätte, das sich dann aus eigenen Kräften fortentwickelte. Eine solche Vorstellung widerspricht zudem in fundamentaler Weise der theologisch-philosophischen Erkenntnis der bleibenden Kontingenz des Nichtgöttlichen, dessen Dasein begründet ist in der von Gott in jedem Augenblick zu erneuernden Zusage, mit dem Nichtgöttlichen in Beziehung zu bleiben, es an Gottes nichtkontingentem Sein teilhaben zu lassen. Auch die Vorstellung, Gott könnte in die Anfänge, in die ‚Keimgründe' (rationes seminales), bereits einen Plan gelegt haben, der sich im (als rein geschöpfliches Wirken verstandenen) Evolutionsgeschehen bloß erfüllte, bleibt gefangen in den Fesseln des Denkens, das Gottes erschaffendes Tätigsein auf ein zeitlich gedachtes Anfangsgeschehen reduziert, damit aber die im Begriff der Schöpfung ausgesagte daseinstiftende, freie Zustimmung Gottes zu dem konkret Werdenden nicht adäquat zum Ausdruck bringen kann."[616] Folglich bedarf es einer schöpfungstheologischen Hermeneutik, die beide Wirkkräfte – die geschöpflichen ebenso wie diejenigen des Schöpfers – das je Eigene wirken läßt. Dieses Anliegen verfolgt Karl Rahner[617], wenn er den Begriff einer *aktiven Selbsttranszendenz* des Geschaffenen einführt und das Wirken des Geschaffenen als ein von Gott ermöglichtes Eigenwirken versteht. Im Verständnis einer creatio continua stützt und schützt Gott die Entwicklung menschlicher und wissenschaftlicher Erkenntnis in ihrer Eigenständigkeit. Gott verleiht allem Geschaffenen die Fähigkeit, sich zu entwickeln und sich zu wandeln, wobei das Geschaffene das Ergebnis seiner Wandlung quasi aus eigenen Stücken nicht hätte schaffen können, weil alles Geschaffene in seinem Sein und Wandel jederzeit „vom Fall in das Nichtsein bedroht"[618] bleibt. Im Sinne der creatio continua befähigt Gott das ins Dasein gehaltene Seiende zu aktiver Selbsttranszendenz.

In Analogie zu der Notwendigkeit, das unablässige Wirken des Schöpfers zum geschöpflichen Wirken in Beziehung zu setzen, stellt sich angesichts des (lenkenden) Welthandelns Gottes die Frage, warum Gott seiner Schöpfung die Möglichkeit gegeben hat, sich von ihm abzuwenden und die ihr gewährte Freiheit ins Unheil zu wenden. In ihrer zentralen Auskunft verweist die theologische Tradition auf Gottes Liebe, die um eine freie Antwort wirbt und um den Menschen freit, anstatt deterministisch Heil zu erwirken: „Die sich selbst zurücknehmende Güte Gottes

---

[616] Sattler & Theodor Schneider 1995, 215.
[617] Vgl. Karl Rahner 1976, 185ff.
[618] Sattler & Theodor Schneider 1995, 216.

schafft Raum für geschöpfliches Eigenwirken, macht sich von diesem aber im Blick auf die Erfüllung des Heilswillens Gottes nicht abhängig."[619] Gottes Heil scheint in menschlich gewirkten Heilungen auf, ohne daß ersteres auf letztere reduziert werden könnte. Eine solche Einschränkung käme einer Geringschätzung sowohl der Möglichkeiten Gottes als auch unheilbarem Leiden gegenüber gleich.

Diese schöpfungstheologischen Zusammenhänge lassen sich gnadentheologisch wenden: „Gnade ist göttliches Handeln an der menschlichen Natur, die zum Empfang der Gnade disponiert werden muß, darin aber nicht nur geheilt, sondern als geschaffene Natur auch vollendet wird. Gnadenhandeln Gottes setzt also die Natur, d.h. den geschaffenen Menschen, voraus, freilich nicht als absolut autonome, in sich stehende Natur, sondern als geschenkte Freiheit, als Eigenständigkeit aus Abhängigkeit."[620] Hierin klingt die scholastische These an: „*Gratia praesupponit sibi naturam*"; und für die Wirkungen der Gnade gilt folglich: „*Non destruit illam, sed perficit*"[621].

Aus dieser schöpfungs- und gnadentheologisch erarbeiteten relativen Eigenständigkeit und geschenkten Freiheit[622] kreatürlicher Prozesse läßt sich schließen, daß menschliche und wissenschaftliche Entwicklungen Zeichen des Heils werden, aber auch Unheil wirken können, auch wenn Gott letztlich immer die Wende zum Guten intendiert und sich der Möglichkeit, seiner Schöpfung Heil zu wirken, niemals ganz begibt. Den Geschöpfen ist die Möglichkeit aktiver Selbsttranszendenz eingestiftet, die Natur trägt die Chance zum Empfang der sie vollendenden Gnade in sich. Darum kann Gott profane Prozesse in ihrer Natur belassen und letztlich eben darin vollenden; „naturbelassen" dürfen also auch profanwissenschaftliche Erkenntnisse bleiben, denen als solchen ein Eigenwert und zugleich theologische Dignität zukommt.

Im Sinne einer schöpfungstheologischen Hermeneutik ist die Psychologie in ihrem Verhältnis zur Theologie und analog die Psychotherapie in ihrem Verhältnis zur Seelsorge in ihrer Eigenständigkeit zu würdigen – und weder als „christliche Psychologie" zu vereinnahmen noch als bloß profane Psychologie in Mißkredit zu bringen[623] – und zugleich theologisch als von Gott geschützte und gestützte Wirklichkeit zu verstehen, die allerdings unter eschatologischem Vorbehalt steht und allein von Gott zur Vollendung geführt werden kann.

---

619 Sattler & Theodor Schneider 1995, 218.
620 Hilberath 1995a, 3 – 46, 22.
621 Hilberath 1995a, 22.
622 Vgl. Greshake 1986.
623 Vgl. Herbst 1999, 4 – 11, 5.

3.4.6.2. Christologie

In Leben, Sterben und Auferstehung Jesu hat Gott endgültig den Abgrund überbrückt, der Menschen von Gott trennt. Jesus ist in seinem Leben, in seinem Sterben und in seinem neuen Leben der Ort Gottes, Gottes heilende Gegenwart unter den Menschen. Dabei teilt Jesus nicht nur etwas von Gott mit, er ist vielmehr Gottes Selbstoffenbarung und Selbstmitteilung[624]: „*Jesus ist Gott ganz mit uns (der Immanu-El): damit ist christologisch alles Entscheidende gesagt.*“[625]

In Jesus ist die Selbstmitteilung Gottes von einem Menschen angenommen worden. Mit anderen Worten: die beiden Bewegungen der Selbstmitteilung Gottes an die Menschen und der menschlichen Selbsttranszendenz auf Gott hin haben zusammengefunden. Jesus wird zum Urbild wahren Menschseins, und Gott setzt sich in diesem Menschen zu allen Menschen in Beziehung: „Das erste ist nicht die Bewegung des Menschen von unten herauf zum Absoluten hin, sondern die Bewegung von oben herab: Jesus ist die Initiative Gottes, das Herabsteigen und Kommen Gottes zu uns Menschen.“[626]

Die menschliche Geschichte Jesu ist transparent auf die in ihr verborgene Gegenwart des inkarnierten Gottessohnes. Der Gottessohn ist in Jesus Christus Mensch geworden, um Menschen aus der Verfallenheit an Angst und Todesmächte zu befreien und in die Freiheit des Lebens mit Gott und miteinander hineinzuführen: „*Die Menschwerdung des Gottessohnes ist der Beginn der Menschwerdung des Menschen: Gott wird der Mensch, der uns menschlicher macht.*“[627] Wenn Gottes Sohn in die letzten Abgründe des Menschseins eintaucht, dann ist der Mensch auch dort nicht mehr allein. Er ist von Gott angenommen – auch in erlittenem Unrecht, in dem Mitmenschen ihn nicht mehr annehmen; auch in Schuld, in der er sich selbst nicht mehr annehmbar ist; auch im Tod, wenn ihn nichts sonst mehr hält. Zugleich darf und soll er in die inkarnatorische Bewegung der Liebe Gottes einschwingen und sich für das volle Leben der Menschen und der Schöpfung stark machen.

Der Menschgewordene ist in seiner sich entäußernden Liebe nach christlicher Überzeugung „endgültig modellhaft und maßgeblich: eine kenotisch-diakonische Einzigartigkeit, die nicht zur Selbstbehauptung gegen andere benutzt werden darf. Er offenbart die (unterschiedlich gestufte) göttliche Gegenwart in jeder Kreatur und läßt die Spuren göttlichen Wirkens in jeder Kultur und Religion entdecken. Er stellt das ver-

[624] Vgl. Karl Rahner 1976, 122ff, und Hilberath 1990, 63ff.
[625] Kessler 1995, 434.
[626] Kessler 1995, 435.
[627] Kessler 1995, 439.

borgene Zentrum dar, auf das hin und in dem alles Geschaffene seinem tiefsten Verlangen nach konvergieren will."[628]

Zur christologischen Grundierung des Verhältnisses von Theologie und „profanen" Wissenschaften, insbesondere Psychologie, rufe ich die Formulierungen des Konzils von Chalcedon (451) in Erinnerung: „Folgend also den heiligen Vätern, lehren wir alle einstimmig, daß der Sohn, unser Herr Jesus Christus, ein und derselbe sei. Der eine und selbe ist vollkommen der Gottheit und vollkommen der Menschheit nach, wahrer Gott und wahrer Mensch, bestehend aus einer vernünftigen Seele und dem Leibe. Der eine und selbe ist wesensgleich dem Vater der Gottheit nach und wesensgleich auch uns seiner Menschheit nach, ‚er ist uns in allem ähnlich geworden, die Sünde ausgenommen' (Hebr 4, 15). Vor aller Zeit wurde er aus dem Vater gezeugt seiner Gottheit nach, in den letzten Tagen aber wurde derselbe für uns und um unseres Heiles willen aus Maria, der Jungfrau, der Gottesgebärerin, der Menschheit nach geboren: Wir bekennen einen und denselben Christus, den Sohn, den Herrn, den Einziggeborenen, der in zwei Naturen unvermischt, unverwandelt, ungetrennt und ungesondert besteht. Niemals wird der Unterschied der Naturen wegen der Einigung aufgehoben, es wird vielmehr die Eigentümlichkeit einer jeden Natur bewahrt, indem beide in eine Person und Hypostase zusammenkommen. Wir bekennen nicht einen in zwei Personen getrennten und zerrissenen, sondern *einen* und denselben einziggeborenen Sohn, das göttliche Wort, den Herrn Jesus Christus ..."[629]

Mit dem Attribut „unvermischt" setzt sich das Konzil gegen monophysitische Tendenzen zur Wehr, denen zufolge Menschheit und Gottheit in Christus nur *eine* Natur bilden, was faktisch auf die exklusive Würdigung seiner göttlichen Natur unter Mißachtung der menschlichen Natur hinausliefe – entsprechend dem Bild: „In Christus geht die Menschheit in der Gottheit auf, wie ein Tropfen Süßwasser im salzigen Weltmeer aufgeht."[630]. Das Attribut „ungetrennt" steht gegen die nestorianische Neigung zur Trennung oder Spaltung Christi in zwei Wesen[631].

Für die Zuordnung von „profanen" Wissenschaften und Theologie ergibt sich dadurch eine doppelte Analogie. Im Sinne des Konzils von Chalcedon ist eine monophysitische Verhältnisbestimmung unzulässig, die Vermischungen Vorschub leistet, welche letztlich alle Profanwissenschaft in die Theologie münden und darin auf- und untergehen läßt; zugleich lehnt das Konzil eine Trennung von Heil und Heilung, eine Auf-

628 Kessler 1995, 440.

629 NR 178 (= Neuner & Roos 1986, 129f).

630 Brox 1983, 192.

631 Nestorius selbst hat jedoch keine nestorianische Christologie vertreten (vgl. Brox 1983, 188); offenbar muß nicht nur zwischen Descartes und Cartesianern, sondern auch zwischen Nestorius und Nestorianern unterschieden werden.

spaltung in zwei miteinander gänzlich unverbundene Disziplinen und einen Abbruch von Interdisziplinarität als nestorianisch ab.

3.4.6.3. Pneumatologie

Eine pneumatologische Grundierung des Verhältnisses von Theologie und (Human-) Wissenschaften vermag auf zweierlei Weise anzusetzen.

Zunächst ist der Geist als die *ruach* Jahwes die schöpferische Kraft Gottes, die Leben schenkt und erhält – eine Kraft, „welche im Kosmos wirkt, in die Geschichte rettend eingreift und neues, endgültiges Leben für den einzelnen in der Gemeinschaft verheißt“[632].

Schließlich erfährt der Heilige Geist eine christologische Gestalt: „*Die Jüngerinnen und Jünger Jesu sind ... beseelt von der Erfahrung, daß die beiden großen Hoffnungen, die sich seit dem Exil in den Schriften artikulieren und in verschiedenen Strömungen des frühen Judentums lebendig gehalten wurden, in Erfüllung gehen: Jesus ist der vom Geist gesalbte Messias, wir sind das mit seinem Heiligen Geist beschenkte Volk.*“[633] Die Synoptiker und die Apostelgeschichte zeigen sich vorrangig an Jesus als dem Träger des Geistes sowie an seinem aktuellen Wirken interessiert: Jesus von Nazareth ist für sie „*der* Charismatiker, der Träger des Geistes, welcher in der Taufe am Jordan auf ihn herabkam“[634]. Paulus und Johannes hingegen erinnern ihre Gemeinden in einer theologisch weiterentwikkelten Pneumatologie an die im Geist geschenkte Neuschöpfung[635].

Besonders hervorzuheben ist die paulinische Charismenlehre. Ihr zufolge sind Geistesgaben nicht allein außergewöhnliche Phänomene, sondern „*christliche Grundhaltungen (Glaube, Hoffnung, Liebe; Caritas / Diakonie) und das alltägliche Sichbemühen um das Christsein*“[636]. Zu den Geistesgaben zählen auch amtliche Funktionen, die im Dienst am geistlichen Leben der Gemeinden stehen[637].

Auch wenn *pneuma* unpersönlich klingen und mit *sophia* oder *dynamis* austauschbar sein mag, so ist der Geist bei Paulus keine anonyme, sondern die totenerweckende Kraft Gottes. Der Geist erscheint als Subjekt im Prozeß der Befreiung, des (neuen) Lebendigwerdens und der Heiligung[638]; er schenkt die Charismen[639], fungiert als Zeuge, Fürsprecher, Offenbarer, Inspirator der Verkündiger und Führer. Der Heilige Geist läßt sich allein von dem her bestimmen, was er tut: Im Geist erfahren die

---

632 Hilberath 1995, 445 – 552, 463.
633 Hilberath 1995, 464.
634 Hilberath 1988, 99.
635 Vgl. Hilberath 1995, 463 – 489.
636 Hilberath 1995, 472.
637 Vgl. Wiedenhofer 1995, 47 – 154, insbesondere 102ff.
638 Vgl. Zmijewski 1995, 1331 – 1332.
639 Vgl. Bornkamm 1983, 187ff, und Klauck 1987, 85ff.

Glaubenden die Zuwendung Gottes in Jesus Christus – eine Zuwendung, die neues Leben in Freiheit und Beziehungsfähigkeit in Liebe schenkt. Der auferweckte Gekreuzigte verbindet durch den Geist als endzeitliche Gabe seine Schwestern und Brüder mit sich und untereinander.

Der Heilige Geist führt das Wirken Jesu Christi weiter in das Leben der Kirche hinein, womit die ekklesiologische Seite der Fragestellung aufscheint. Exemplarisch erinnere ich an Paulus: „Wißt ihr nicht, daß ihr Gottes Tempel seid und der Geist Gottes in euch wohnt?“ (1 Kor 3, 16) Als Tempel des Heiligen Geistes ist die Kirche *„die durch Offenheit, Freiheitlichkeit und vielfältige Gaben geprägte endzeitliche Heilsgemeinde, die inmitten dieser Geschichte bereits das schöpferische Wirken des Geistes Gottes bezeugt und bezeichnet“*[640].

Zusammenfassend zeigt sich, daß Gott in seinem Geist neue Lebensmöglichkeiten und Beziehungsfähigkeit schenkt, daß dieser Geist ein Geist der Freiheit und der Liebe ist und bei allem Engagement im Leben aus dem Geist die Vollendung allein von Gott erwartet werden kann. Pneumatologisch findet sowohl die Freiheit der Schöpfung als auch die Einstiftung des Geistes in die Schöpfung, ohne daß er die Eigenständigkeit kreatürlichen Lebens gefährden würde, ihren Platz und ihre Berechtigung. Die Begabung der Geschöpfe zur aktiven Selbsttranszendenz ist ein Geschenk des Geistes, der eine Bewegung initiiert, die wiederum ihrerseits auf Vollendung christlicher Existenz[641] durch den Geist hinzielt: Der Heilige Geist ist auf das Heil der Menschen ausgerichtet; der Heilige Geist ist heilender Geist[642].

„Wenn im Blick auf den Evolutionsprozeß vom Geist als der Innenseite der Materie die Rede ist, darf dies nicht dahingehend mißverstanden werden, als ob der Geist des Lebens die eigenmächtige Selbstbewegung der Schöpfung wäre. Hier ist also auf die Unterscheidung zwischen menschlichem und göttlichem Geist zu achten. Auf der anderen Seite meint der theologische Begriff der Selbsttranszendenz nicht, daß geschaffenes Leben und endlicher Geist sich allmählich selbst erheben und hineinsteigern in den Geist Gottes. Vielmehr ist dieser immer schon in ihnen wirksam, ohne sie unfrei zu machen und ohne aufzuhören, der unverfügbare Geist Gottes zu bleiben: Die (relative, weil geschenkte) Eigenständigkeit der Schöpfung nimmt nicht ab, sondern intensiviert sich in der Nähe des Gottesgeistes.“[643]

Für menschliche Erkenntnisse läßt sich aus diesen pneumatologischen Zusammenhängen schließen, daß sie in ihrer Eigengesetzlichkeit Geltung

---

640 Wiedenhofer 1995, 96.

641 Dazu schreibt Hilberath 1988, 87: „Der Heilige Geist begründet und vollendet christliche Existenz, zu der uns der Vater in der Nachfolge des Sohnes berufen hat. Das ist christliche Pneumatologie!“

642 Vgl. Hilberath 1988, 14.

643 Hilberath 1995, 546.

haben und durch den Heiligen Geist sowohl als solche angenommen als auch radikalisiert werden können auf ihr letztes Ziel und ihre Vollendung hin.

3.4.6.4. Trinitätstheologie – Zusammenfassung

Wie ich zu zeigen versuchte, läßt sich ein trinitätstheologisches Kriterium zur Grundierung des Verhältnisses von Psychotherapie und Seelsorge im Sinne schöpfungstheologischer, christologischer und pneumatologischer Hermeneutik entwickeln – aus der beziehungsreichen Mitte des Glaubens heraus. Denn die Lehre vom dreieinen Gott bringt das entscheidend und unterscheidend Christliche zur Geltung[644]. Der in sich unendlich beziehungsfähige Gott will sich – zumal Beziehung auf Teilung aus ist – gerade so auf sich beziehen, daß Gott seine Geschöpfe als Kommunikationspartnerinnen und -partner in diese Beziehung aufnimmt; die von der grenzenlosen Beziehungswilligkeit Gottes Ergriffenen öffnen sich der Gottesbeziehung, den Beziehungen zu ihren Mitmenschen, zur Schöpfung, zu sich selbst – und werden ihrerseits Mensch.

Diese Wirklichkeit der Selbstmitteilung Gottes in Person läßt sich als „*Selbstand in Relation*"[645] zur Sprache bringen, wenn Personsein bedeutet, im anderen Geschöpf bei sich selbst zu sein. So läßt sich vom Heiligen Geist sein Bei-sich-selbst-sein, aber auch sein In-den-anderen-bei-sich-selbst-sein aussagen: Der Geist ist so er selbst und bei sich selbst, daß er ganz und gar in Vater und Sohn ist und so Vater und Sohn jeweils im anderen bei sich selbst sein läßt. „Gott ist die ewige Wirklichkeit liebender Selbstmitteilung: die Beziehungswirklichkeit, in der jede der drei Personen sie selbst ist, da sie die anderen sie selbst sein läßt, und in der Gott *Gott* ist, da dieses Füreinandersein zugleich die sich selbst ausspendende Liebe sein kann. Der Hervorgang des Heiligen Geistes ist das ewige Füreinanderwerden der in Liebe einander sich Schenkenden als das Für-andere-und-auf-andere-hin-wirklich-werden-Können (das Für-andere-Geschenk-werden-Können) ihrer Liebe, der Liebe, deren ewige Realität die drei göttlichen Personen sind. So ist mit dieser theologischen Beschreibung des Hervorgangs des Heiligen Geistes zugleich die Per-

---

[644] Vgl. zum folgenden Werbick 1995, 481 – 576; vgl. Greshake 1998, 15: „Im Herzen des christlichen Glaubens steht das Bekenntnis zum dreieinen Gott und dessen dreifaltigem Wirken."

[645] Werbick 1995, 564; vgl. Ratzinger 1973, 211: „Die drei Personen, die es *in* Gott gibt, sind ihrem Wesen nach – so Augustin und die spätpatristische Theologie – Relationen, Beziehungen. Sie sind also nicht Substanzen, die nebeneinander stehen, sondern sie sind wirkliche, reale Beziehungen, nichts anderes als das. Ich glaube, dieser Gedanke der späten Theologie der Väterzeit ist sehr wichtig. Person heißt in Gott Relation. Die Relation, das Bezogensein, ist nicht etwas zur Person Hinzukommendes, sondern sie *ist* die Person selbst, die Person besteht ihrem Wesen nach hier überhaupt nur *als* Beziehung."

spektive vorgezeichnet, in der von den heilsgeschichtlichen Sendungen die Rede sein kann."[646]

Der göttliche Selbstvollzug ist immer schon „Zeugung" des Sohnes und „Hervorgang"[647] des Heiligen Geistes; Selbstbezug und Selbstlosigkeit sind immer schon aufeinander bezogen und bei Gott kein Widerspruch! Die immanente Trinitätslehre läßt also die grenzenlose Beziehungsfähigkeit und -willigkeit Gottes als das Geheimnis der Heilsökonomie hervortreten. Die heilsgeschichtlichen Sendungen lassen sich folglich als Beziehungsgeschehen verstehen; sie stiften eine Geschichte, in der sich der innergöttliche Beziehungsreichtum auf die Menschen und die Schöpfung hin öffnet. Diese Öffnung vollzieht sich mit der Inkarnation Gottes in die Solidarität mit den Menschen. Die sich selbst mitteilende Liebe nimmt die Gestalt der Selbstentäußerung an: Im Menschen Jesus liefert der Gottessohn sich der Macht der Sünde und des Todes aus; aber in dieser Selbstentäußerung offenbart die Liebe ihre totenerweckende und die Sünde überwindende Kraft. Der Vater, der den Sohn im Heiligen Geist auferweckt, überwindet die Beziehungsfeindlichkeit der Sünde und den Beziehungsabbruch im Tod: Der auferweckte Gekreuzigte ist das irreversible Beziehungsangebot Gottes an die Menschen in Person.

Die Öffnung des innertrinitarischen Beziehungsreichtums auf die Menschen hin geschieht schließlich im Heiligen Geist, um ihnen für die Selbstmitteilung Gottes in Jesus Christus die Augen zu öffnen, sie in der Gemeinschaft der Glaubenden zu heiligen und schließlich als neue Schöpfung zu vollenden, indem der Heilige Geist sie in das göttliche Beziehungsgeschehen einbezieht und sie gerade so zu sich selbst kommen läßt.

Mit dem trinitätstheologischen Kriterium für interdisziplinäres Arbeiten erfährt die Autonomie psychotherapeutischer Erkenntnisse und Gesetzmäßigkeiten also keine theologisch motivierte Bedrohung, sondern vielmehr eine eigene theologische Bestätigung; zugleich stellt dieses Kriterium im Sinne eines Zusammenspiels von schöpfungstheologischer, christologischer und pneumatologischer Hermeneutik eine beziehungsreiche Grundierung des Verhältnisses von Psychotherapie und Seelsorge bereit, die auf eine spezifisch (trinitäts-) theologisch geprägte Gestalt von Seelsorge hoffen läßt.

[646] Werbick 1995, 564.
[647] Hilberath 1990, 88.

3.4.7. Kriterium einer möglichen Explikation impliziter Theologie profanwissenschaftlicher Disziplinen

Ein weiteres Kriterium, das seiner Ausarbeitung harrt, ist die mögliche Explikation einer impliziten Theologie profanwissenschaftlicher Disziplinen unter der Prämisse, daß Theologie menschliche Existenz in ihrer Verwiesenheit auf das absolute Geheimnis versteht. Worum es dabei geht, läßt sich mit Hilfe Rahnerscher Theologie erschließen, zumal bereits in der Formulierung dieses Kriteriums einige Schlüsselbegriffe seines Denkens durchschimmern, in Stichworten: die transzendental-anthropologische Wende, die mit der obengenannten Prämisse anklingt, und die umstrittene These von den anonymen Christen, an die die Formel von der impliziten Theologie erinnert. Deren Erörterung mündet schließlich in die Frage nach einer Verhältnisbestimmung von Psychotherapie und Seelsorge: Mehr-Wert der Seelsorge?

3.4.7.1. Transzendental-anthropologische Wende

„Was hat der christliche Glaube überhaupt mit meinem Leben zu tun?“[648] In dieser Schlichtheit formuliert Bernd Jochen Hilberath die Leitfrage des Rahnerschen Denkens. Damit klingt zugleich die durch und durch pastorale Orientierung der anthropologisch gewendeten Theologie Rahners an. Diese anthropologische Wende macht nicht den Menschen zum Maß aller Dinge, sondern zielt darauf ab, daß alles Denken von menschlichen Erfahrungen auszugehen habe und auch das, was menschlichem Zugriff entzogen bleibt, in seiner Bedeutung für menschliche Selbsterfahrung aufgewiesen werden müsse.

Solchermaßen ansetzend entlehnt Rahner bei Heidegger[649] den Begriff des *Existenzials*. Existenzialien sind Seinscharaktere des Daseins[650], also konstitutive Merkmale des Menschseins. Rahner greift diesen Begriff in theologischer Absicht auf. *Das* Existenzial, dem seine Aufmerksamkeit gilt, ist das Charakteristikum des Menschen, immer schon möglicher Empfänger der Selbstmitteilung Gottes und darum immer schon von Gott begnadet zu sein. Zur Sicherstellung der freien Ungeschuldetheit der Zuwendung Gottes zu jedem einzelnen[651] Menschen spricht Rahner von

---

648 Hilberath 1995b, 26.

649 Vgl. Heidegger 1986, 44.

650 Diese „sind scharf zu trennen von den Seinsbestimmungen des nicht daseinsmäßigen Seienden, die wir *Kategorien* nennen“ (Heidegger 1986, 44).

651 „Ist ... diese Liebe Gottes zu den einzelnen Menschen eine solche von je göttlicher Einmaligkeit, schenkt sich Gott nicht so im allgemeinen als für jedermann gleiche und gleichmäßig zugängliche und an alle vergebene Wirklichkeit her, ist vielmehr der Akt der Selbstmitteilung Gottes an den einzelnen Menschen das je neue unableitbare und immer wieder einmalige Wunder einer allerpersönlichsten Liebe von göttlicher Radikalität und Einmalig-

einem *übernatürlichen* Existenzial[652]; „übernatürlich steht hier für: geschenkt, unverfügt, freie Zuwendung Gottes zum Menschen. Diese kann der Mensch aber gleichwohl empfangen, da er schon in seinem natürlichen Vollzug, d.h. in seinem faktischen Dasein immer über sich hinausgreift“[653].

Rahner verbindet und differenziert zugleich Selbstmitteilung Gottes und Offenheit des Menschen für die Offenbarung des absoluten Geheimnisses, indem er transzendentale und kategoriale Offenbarung unterscheidet. *Kategorial* ist die ausgesagte, begrifflich gefaßte und so greifbare Offenbarung. *Transzendental* ist Offenbarung in der menschlichen Erfahrung selbst – als Möglichkeitsbedingung dafür, daß die in kategorialen Zeugnissen begegnende Offenbarung als Selbstmitteilung Gottes erkannt werden kann. Transzendental meint hier eine Bedingung der Möglichkeit[654] – mit anderen Worten: die Offenbarung Gottes im menschlichen Herzen ist Bedingung der Möglichkeit dafür, daß der Mensch die kategorialen Zeugnisse als Offenbarungen Gottes wahrzunehmen vermag.

Aber nicht nur die Bedingungen dieser Möglichkeit nennt Rahner transzendental, sondern mehr noch die *Erfahrung* dieser Bedingungen, also die Erfahrung des Angewiesenseins auf das absolute Geheimnis selbst. Rahner spricht von transzendentaler Erfahrung[655]. Theologie ist für Rahner letztlich Einführung in die Gotteserfahrung[656], also *Mystagogie*[657].

Diese bisher eher formal ausgerichtete Annäherung an Rahners transzendental-anthropologisch gewendete Theologie[658] hat zugleich ihrem inhaltlichen Zentrum Rechnung zu tragen, von dem aus er im Jahr 1937 seine Vorlesungstätigkeit begann – mit dem Traktat „De gratia Christi“[659].

---

keit, dann ist der Geliebte selber durch diese Liebe in aller Wahrheit ein absolut Einmaliger. Es ist wirklich wahr, daß Gott jeden bei seinem Namen gerufen hat.“ (Karl Rahner 1959, 99f)

652 Vgl. z.B. Karl Rahner 1965b, 545 – 554, 549; vgl. dazu die Antrittsvorlesung von Hansjürgen Verweyen an der Albert-Ludwigs-Universität Freiburg i.Br. vom 4. Juni 1985 zur Frage „Wie wird ein Existential übernatürlich?“ (Verweyen 1986, 115 – 131) sowie die darauf Bezug nehmenden Arbeiten von Albert Raffelt 1996, 127 – 138, und Tobias Licht 1996, 139 – 147.

653 Hilberath 1995b, 36.

654 „Eine *transzendentale Fragestellung* fragt in der Weise nach etwas, daß nach den notwendigen Bedingungen der Möglichkeit von Erkenntnis oder Tun im Subjekt selbst gefragt wird.“ (Karl Rahner 1967, 44)

655 „Das subjekthafte, unthematische und in jedwedem geistigen Erkenntnisakt mitgegebene, notwendige und unaufgebbare Mitbewußtsein des erkennenden Subjekts und seine Entschränktheit auf die unbegrenzte Weite aller möglichen Wirklichkeit nennen wir die *transzendentale Erfahrung*.“ (Karl Rahner 1976, 31)

656 Vgl. Karl Rahner 1970, 161 – 176.

657 Vgl. Hilberath 1995b, 85.

658 „Die ganze Theologie bedarf dieser transzendental-anthropologischen Wende“ (Karl Rahner 1967, 54).

659 Vgl. Hilberath 1995b, 88ff.

Gnade[660] ist als Schlüsselbegriff Rahnerscher Theologie der sich mitteilende Gott selbst. Mit dem Begriff der Selbstmitteilung rückt auch seine biblische These vom universalen Heilswillen Gottes ins Blickfeld, denn die „Selbstmitteilung Gottes ist nicht nur das transzendentale Moment der kirchlichen Kategorialisierung der Offenbarung Gottes, sie ist vielmehr das transzendentale Moment der die ganze Menschheitsgeschichte einschließenden Geschichte des Selbstmitteilungswillens Gottes“[661]. Da alle Menschen als Geschöpfe mit dem übernatürlichen Existenzial begnadet sind, gilt ihnen allen das Angebot des Heilswillens Gottes. Darin liegt zugleich die gnadentheologische Basis der umstrittenen These vom anonymen Christen.

3.4.7.2. Anonyme Christen

Auch die Wendung vom anonymen Christen bedarf der Erläuterung. Rahner spricht von anonymen Christen, nicht aber von einem anonymen Christentum[662]. Er fragt hier also nicht primär danach, ob und wie nichtchristliche Religionen legitime Heilswege sind; vielmehr ringt er mit der Frage, wie Menschen, die nicht explizit zum Christentum gehören, ins Heil gelangen können. Bei diesem Ringen wiederum wendet er sich nicht in erster Linie an diese Menschen – etwa im Sinne einer mehr oder minder offensichtlichen Proselytenmacherei –, sondern mit pastoralen Motiven an Christinnen und Christen, die in Sorge um ihre nichtchristlichen Mitmenschen und um deren „Seele“ – und insofern in „Seel-Sorge“ – sind, wie Karl Rahner in seinem Aufsatz „Weihe des Laien zur Seelsorge“[663] zum Ausdruck bringt. In diesem Text führt er weiter aus: „Gott ist nicht ein andrer ‚neben‘ dem Menschen. Er ist der Innerste, die Wesensmitte des geliebten Menschen, er ist noch zuinnerst der innersten Unbezüglichkeit, der letzten Geschlossenheit des Menschen in sich.“[664] So wird verständlich, warum nur, wer Gott liebt, seinen Bruder und seine Schwester lieben, ihnen Seelsorger sein kann: „... weil eine unmittelbare Liebe zum Menschen gar nicht schöpferisch wirksam vordringen kann bis zu dem Punkt, wo der Bruder eigentlich ‚er selber‘ ist. Jede unmittelbare Liebe geht noch gar nicht auf seine eigenste Selbigkeit, auf seine ‚Seele‘

[660] Vgl. Karl Rahner 1956, 105 – 109. „Die Gnade ist die freie, ungeschuldete Selbstmitteilung des dreieinigen Gottes in Jesus Christus durch den Heiligen Geist, welche die Selbstwerdung des Menschen als Person und Gemeinschaft, trotz Entfremdung und Sünde, durch geschichtliche Transzendenz ermöglicht, trägt und vollendet.“ (Ganoczy 1989, 352; vgl. auch Ganoczy 1993, 91.)

[661] Hilberath 1995b, 150.

[662] Vgl. Hilberath 1995b, 43.

[663] Karl Rahner 1956a, 313 – 328.

[664] Karl Rahner 1956a, 321.

im Sinne des eigensten Sichentscheidenkönnens zum Heil."[665] Weihe zur Seelsorge geschieht grundlegend in der Taufe, in der Ausgießung der Liebe zu Gott: „Jeder Getaufte ist ein geweihter Seelsorger."[666]

Dabei sind die Begriffe „Seelsorge" und „Pastoral" nach Josef Müller[667] praktisch miteinander austauschbar, sofern beide sich zumindest in ihrem katholischen Verständnis auf alle Felder kirchlichen Handelns beziehen. Dennoch tun sich unterschiedliche Gewichtungen auf: Pastoral und pastorale Vollzüge stehen mit dem Grundauftrag von Kirche und Gemeinde in enger Verbindung, Heilszeichen für die Welt zu sein[668]. Seel[669]-Sorge[670] dagegen meint – insbesondere in evangelisch-theologischen Zusammenhängen[671] – vorrangig „die im Bund Gottes gründenden helfenden und heilenden Beziehungen"[672], und zwar sowohl zu einzelnen Menschen als auch zu Gruppen. „In der Nachfolge Jesu Seelsorge wagen heißt den Mut aufbringen, sich dem anzuvertrauen, zu

---

665 Karl Rahner 1956a, 322f.

666 Karl Rahner 1956a, 323.

667 Vgl. Josef Müller 1998, 1434.

668 Vgl. LG 1 (= Rahner & Vorgrimler 1985, 123).

669 „Seele" bezeichnet ursprünglich das lebenspendende Prinzip eines Organismus: bei Platon mythologisch unterlegte denkende, mutartige und begehrende Funktionen; bei Aristoteles die „erste Entelechie" (vgl. Picht 1992) als psychosomatischen Zusammenhang; bei Augustinus den per Introspektion empirisch erschließbaren menschlichen Innenraum; bei Thomas von Aquin die Einheit mit dem Leib im Übergang zum Personbegriff; bei René Descartes die „res cogitans" als Gegenstand der Bewußtseinspsychologie – nach der Lösung der Psychologie aus der Philosophie und der Preisgabe der Seele wird jedoch die „res extensa" zum Gegenstand der aufkommenden naturwissenschaftlichen Psychologie. Gottfried W. Leibniz gibt als Entdecker des Unbewußten die Gleichsetzung von Seele und Bewußtsein auf. Immanuel Kant wandelt die aristotelische „Substanz" in das „Postulat" von der Seele als Einheit der Vielfalt von Organen in einem Organismus.- „Psychologie ohne Seele" resultiert aus der cartesianischen Wirkungsgeschichte, die nahtlos, aber einseitig an Descartes anknüpfte, und liegt faktisch bereits bei Francis Bacon vor, obwohl erst der neukantianisch orientierte Pädagoge Friedrich A. Lange 1866 diese paradoxe Wendung für eine physiologisch basierte Psychologie prägt. Heute lassen viele psychologische Lexika das (zu spekulative) Stichwort „Seele" aus; dennoch leben klassische „Seele"-Konzepte in psychologischen Wissenschaften neu auf – unter den Begriffen „Ich", „Selbst", „Subjekt" und „Identität", als (neurophysiologische) Steuerungsfunktion und dank William L. Stern insbesondere als „Person": Gegenüber der „Seele" als Unterscheidungsbegriff zum Leib begreift die „Person" den Leib- und Weltbezug psychischen Lebens mit ein. Darum richtet sich Seelsorge in ihrer Sorge auf Personen. vgl. Pongratz 1984; Gebert 1995; Gadamer 1996, 176 – 188; Kießling 2000c, 369 – 370; Rolinck 2000, 379 – 380.

670 Vgl. die bei Henning Luther (1986, 2 – 17) in Anlehnung an Martin Heidegger getroffene und von Rolf Schieder (1994, 26 – 43) kritisch aufgenommene Differenzierung von Alltagssorge und Seelsorge.

671 Vgl. Philipp Müller 2000, 383 – 384.

672 Josef Müller 1993, 16.

dem wir gesandt sind, von dem zu lernen, den wir zu lehren haben."[673]- Trägerin der Seelsorge ist die Gemeinde[674].

Rahner geht zudem davon aus, daß „Menschen außerhalb des Christentums, die ihrem Gewissen folgen und danach handeln, so leben können und für Christen oft in beschämender Weise so leben, wie Christen bzw. was Christen leben sollten. Sie sind deshalb in ihrem faktischen Vollzug Christen, ohne es nominell zu sein."[675] Der allgemeine Heilswille Gottes umfaßt nach biblischer Überzeugung (1 Tim 2, 4) diese Menschen und ihren – anonymen – Glauben.

Nimmt ein Mensch im Sinne des übernatürlichen Existenzials die Selbstmitteilung Gottes an, so setzt er den Akt des Glaubens. „Er nimmt aber diese Offenbarung auch schon an, wenn er sich selbst wirklich *ganz* annimmt, denn sie spricht schon *in* ihm. Vor der Ausdrücklichkeit des amtlichen kirchlichen Glaubens kann diese Annahme schon in jener Unausdrücklichkeit erfolgen, da einer in der schweigenden Redlichkeit der Geduld die Pflicht seines Alltags übernimmt und lebt, im Dienst an seiner sachlichen Aufgabe und an den Forderungen, die die ihm anvertrauten Menschen an ihn stellen. Was er dann übernimmt, ist somit nicht nur seine grundsätzliche Bezogenheit auf das schweigende Geheimnis des Schöpfergottes ... Er übernimmt vielmehr in diesem Ja zu sich selbst die Gnade des uns radikal nahegekommenen Geheimnisses ... Und den, der sich von dieser Gnade hat ergreifen lassen, können wir mit vollem Recht als ‚anonymen Christen' bezeichnen."[676]

Rahner geht es nicht um eine unfreiwillige Heimholung Abtrünniger in gönnerhafter Manier, sondern um eine theologische Weitung, die sich an Adressatinnen und Adressaten im Binnenbereich von Theologie und Kirche richtet und ihrer Selbstvergewisserung dient. Es geht Rahner hier also nicht um eine Vereinnahmungsstrategie nach außen, sondern um seelsorglich motivierte Verständigung nach innen. Und ein starkes biblisches Fundament tut sich mit der Weltgerichtsrede (Mt 25, 31 – 46) auf – in eindringlicher Sprache.

In diesem Horizont leuchtet Rahners These ein, daß „überall, wo eine echte Liebe zum Menschen ihr eigentliches Wesen und ihre sittliche Absolutheit und Tiefe erreicht, sie in der wirklichen Ordnung des Heiles auch immer so von Gottes Heilsgnade unterfangen und überhöht sei, daß

---

[673] Zerfaß 1988, 96. Knobloch (2000, 35 – 46, 35) versteht Seelsorge als „Sorge um das Menschsein in seiner Ganzheit".

[674] „Die pastorale Energie ist eine: das Haupt samt dem Leib. Zuvorderst ist die ganze Gemeinschaft der Kirche das aktuose Subjekt der Seelsorge. Es besteht eine Sozialisierung der Tätigkeiten, die, wie bei jedem Organismus, in ihrer Mannigfaltigkeit zu respektieren sind." (Schurr 1964, 579 – 583, 581)

[675] Hilberath 1995b, 43.

[676] Karl Rahner 1965b, 549f.

sie auch caritas auf Gott hin ist, ob sie als solche caritas ausdrücklich vom Subjekt thematisiert wird oder nicht“[677].

Diese Passage entnehme ich Rahners Aufsatz „Über die Einheit von Nächsten- und Gottesliebe“[678]. Die Frage, ob die Nächstenliebe als caritas nur ein sekundärer Akt sei, also primär Gott zum Motiv habe und den Nächsten gar nicht um seiner selbst willen liebe, oder ob eine radikale Einheit von Gottes- und Nächstenliebe aufscheine, in der die Gottesliebe immer auch schon Nächstenliebe sei, die wirklich dem Nächsten gelte, beantwortet er dahingehend, daß die Nächstenliebe primärer Akt der Gottesliebe sei: „Es ist radikal, d.h. in einer onto-logischen, nicht bloß ‚moralischen‘ oder psychologischen Notwendigkeit, wahr, daß, wer den Bruder, den er ‚sieht‘, nicht liebt, auch Gott, den er nicht sieht, nicht lieben kann und einer Gott, den er nicht sieht, nur lieben kann, *indem* er liebend den sichtbaren Bruder liebt.“[679]

Im Gespräch mit Slavko Kessler geht Karl Rahner auf die gesellschaftspolitische Dimension christlicher Nächstenliebe ein: „Der Mensch muß nicht nur, wenn er den Nächsten wahrhaft lieben will, ihm gewissermaßen die Intimität seines Herzens, wenigstens bis zu einem gewissen Grad, entgegenbringen. Er ist verpflichtet, aus dieser Nächstenliebe heraus alles zu tun, was er tun kann, damit die gesellschaftspolitischen Strukturen seiner Gesellschaft so sind, daß sie der Freiheit und der Entfaltung des Nächsten dienen, daß sie ihn nicht versklaven, nicht ausnützen, ihm gegenüber nicht zu Ungerechtigkeiten führen. Wenn wir also sagen, die Nächstenliebe sei Voraussetzung und Folge der Gottesliebe, dann ist diese Nächstenliebe auch mit ihrem gesellschaftspolitischen Auftrag gemeint.“[680]

An dieser Stelle füge ich eine terminologische Bemerkung zu (anonymer) „Caritas“ und „Diakonie“ ein. Bemerkenswerterweise sind sowohl die lateinische Caritas als auch die griechische Diakonie in einer Trias verankert.

Die *caritas* ist mit *fides* und *spes* verwoben: „Für jetzt bleiben Glauben, Hoffnung, Liebe, diese drei; doch am größten unter ihnen ist die Liebe.“ (1 Kor 13, 13) Glaube, Hoffnung und Liebe gelten in der Frömmigkeitsgeschichte[681] als Töchter der *Weisheit*. Und auch bei der Wahl

---

677 Karl Rahner 1965a, 277 – 298, 283; an anderer Stelle spricht er von anonymer „caritas“, vgl. Karl Rahner 1967b, 667 – 688, 679.

678 Karl Rahner 1965a, 277 – 298.

679 Karl Rahner 1965a, 295. Dem sichtbaren Bruder stelle ich die (unsichtbare?) Schwester zur Seite.

680 Rahner 1983, 41 – 47, 46.

681 Darauf verweist eine Darstellung der Mutter Weisheit und ihrer drei Töchter im französischen Eschau (Elsaß); vgl. Kießling 1999e, 184 – 206, insbesondere 190f.

der Diakone in Apg 6, 1 – 7 sollen sieben Männer voll Geist und *Weisheit* ausgesucht werden (Apg 6, 3)[682].

Mit der *diakonia* als Nächstendienst spielen der Verkündigungsdienst (*martyria*) und der Gottesdienst (*leitourgia*) zusammen[683]. Sie bilden gleichursprüngliche Grundvollzüge kirchlichen Lebens, die einander wechselseitig zugehören. Analog der Caritas ist auch die Diakonie in ihrer institutionellen Ausformung konfessionell besetzt.

Vielfach finden beide Begriffe heute synonyme Verwendung; dabei kommt dem Begriff der Diakonie ein gewisser Vorrang zu, und zwar in zweifacher Hinsicht. Zum einen gilt, daß ein gesellschaftskritisches und auf politisch-strukturelle Veränderungen zielendes Sozialengagement der Kirchen den eher privat anmutenden Begriff der Caritas zurückdrängt; vollends das Attribut „caritativ" läßt an eine Hilfe von Mensch zu Mensch denken, deren Bedeutung nicht geschmälert werden soll, die aber der politischen Dimension von Diakonie bisweilen entbehrt[684]. Zum anderen steht Diakonie – als der Bereich des kirchlichen Lebens, den Jesus von Nazareth als das Gebot der Nächstenliebe dem Gebot der Gottesliebe gleichgestellt hat (Mt 22, 34 – 40) – oft nicht nur für einen von mehreren Grundvollzügen kirchlichen Lebens, sondern zusammenfassend „für die gesamtkirchliche Tätigkeit ... also für Verkündigung, Liturgie und Caritas"[685]. Darum werde ich bevorzugt von Diakonie sprechen.

Mit den Worten Karl Rahners ist die Kirche „nicht nur die gesellschaftlich-geschichtlich verfaßte Empfängerin und die der Welt zugewandte Zeugin der Wahrheit im Glauben und der Zukunft in Hoffnung (unter beiden Aspekten: das Grundsakrament), sondern auch das Grundsakrament der Einheit in der *Diakonie der Liebe*"[686].-

Diese Skizze zu einigen Grundzügen Rahnerschen Denkens ist damit in die unmittelbare Nähe praktisch-theologischer Themen gerückt. Dies nimmt nicht wunder, schließlich war Rahner zeitlebens von diesen Themen bewegt und hat auf systematisch-theologischer Ebene mit ihnen gerungen. Ich versuche seinen Ansatz im folgenden zuzuspitzen auf die

---

[682] Die Nähe von Geist und Weisheit findet sich beispielsweise auch schon in Salomos Gebet um Weisheit in Weish 9, 17: „Wer hat je deinen Plan erkannt, wenn du ihm nicht Weisheit gegeben und deinen heiligen Geist aus der Höhe gesandt hast?" Nach Helmut Engel ist Weisheit „,heiliger', d.h. Gottes Geist ..., der Kenntnis und Verstehen des Willens Gottes von innen her erschließt" (Engel 1998, 158).

[683] Heinz Lorenz führt diese Dreierformel auf die evangelische Michaelsbruderschaft zurück, die diese in den dreißiger Jahren in Deutschland entwickelt hatte und später unter Einbindung der Gemeinschaft (*koinonia*) zu einem „kirchlichen Kräfteviereck" erweiterte; vgl. Lorenz 1994, 331 – 341, 338. Die Gemeinschaft zähle ich hier nicht zu den Grunddiensten; sie ist jedoch als „Grundzug aller Seelsorge" (Karrer 1996, 92 – 117, 109; vgl. auch Karrer 2000a, 379 – 395) sowohl Grundlage und Ort dieser Dienste als auch deren Wirkung, insofern sie aus Verkündigungs-, Gottes- und Nächstendienst gespeist und gestärkt wird.

[684] Vgl. Lehner 1997, 300.

[685] Nordhues 1986, 23 – 24, 23.

[686] Karl Rahner 1967b, 676 (Hervorhebung durch K.K.).

Frage nach einer Verhältnisbestimmung von Psychotherapie und Seelsorge, denn einer solchen soll das Kriterium einer möglichen Explikation impliziter Theologie schließlich zugute kommen.

3.4.7.3. Mehr-Wert der Seelsorge? Der radikale Ansatz Karl Rahners

Die Frage nach einem möglichen Mehr-Wert[687] der Seelsorge halte ich für eine Irreführung. Mehr-Wert der Seelsorge wertet Psychotherapie ab, und vor allem: Wenn Mehr-Wert der Seelsorge bedeutet, daß Seelsorge alles vollbringen muß, was Psychotherapie vermag, und darüber hinaus noch mehr, dann überfordert dies Seelsorgerinnen und Seelsorger. Mehr-Wert klingt in meinen Ohren so, als käme zu profanen Erfordernissen *additiv* noch etwas hinzu.

Karl Rahner hat sich der theologischen Dimension der Frage nach dem Menschen gewidmet und in diesem Zusammenhang das Verhältnis von profaner Anthropologie und theologischer Anthropologie erörtert. Seine transzendental-anthropologische These geht dahin, daß „die theologische Anthropologie nicht eigentlich zusätzlich Neues (wenn auch von höchster Wichtigkeit) zu den Sätzen profaner Anthropologien hinzufügt, sondern diese nur, aber radikal aufsprengt und so einen ersten und letzten Zugang zu dem einen Geheimnis ermöglicht, das wir ‚Gott' nennen"[688]. Dabei setzt er voraus, daß der Mensch als das Wesen der absoluten Transzendenz auf Gott hin zu verstehen sei – unter dieser Prämisse stehen eine anthropozentrische und eine theozentrische Theologie nicht mehr unvereinbar nebeneinander[689]. Die theologische Dimension der Frage nach dem Menschen fällt in eins mit all ihren profan-anthropologischen Dimensionen, sofern letztere in ihrer Radikalität wahrgenommen, ernst genommen und thematisiert werden. Diese Radikalität ist die Eröffnetheit des Menschen in das unbegreifliche Geheimnis:

„Was könnte eine christliche Offenbarungstheologie vom Menschen anderes aussagen, ohne durch die profanen Anthropologien überflüssig gemacht zu werden, als das freie Verhältnis Gottes zum Menschen, das nicht in einer von Gott verschiedenen endlichen und darum durch den Menschen selbst erforschbaren Wirklichkeit bestehen kann, sondern mit Gott selber identisch sein muß, soll es überhaupt als erstes und letztes und unüberholbares Objekt göttlicher Offenbarung gedacht werden können?

---

[687] Vgl. z.B. Hänle 1997, 144, und Weiher 1999, z.B. 7f, mit der „Erkenntnis, daß sich Seelsorge noch auf anderes besinnen muß, als nur auf ihre diakonische Funktion: Seelsorge ist ‚mehr als Begleiten'!"

[688] Karl Rahner 1975, 387 – 406, 392.

[689] Vgl. Karl Rahner 1967, 43.

Wie aber wäre Gott wirklich als Gott verstanden, würde er nicht als das unumgreifbare Geheimnis verstanden, das nicht in die Koordinatensysteme unseres durchschauenden und beherrschenden Verstehens als eine Einzelwirklichkeit eingetragen werden kann, sondern als der unumgreifbare Grund alles umgreifenden Verstehens immer und überall schon anwesend, tragend und eröffnend, gegeben ist, wo der Mensch beginnt, die Koordinatensysteme seines Verstehens zu errichten, in Wissenschaften auszusagen und in einem steten Prozeß immer mehr zu vervollkommnen oder in Frage zu stellen?

Wenn aber der Mensch theologisch nur in seiner Verwiesenheit auf Gott verstanden ist und über dieses Verhältnis hinaus (natürlich mit all seinen Voraussetzungen, Implikationen, Konsequenzen) vom Menschen theologisch gar nichts zu sagen ist und wenn dabei Gott wirklich als Gott ernstgenommen, d.h. als das ewig unumgreifbare Geheimnis angenommen wird, dann ist das eben angedeutete Verständnis einer theologischen Anthropologie eigentlich selbstverständlich."[690]

Rahner kommt zu dem Schluß, „daß eine theologische Anthropologie sich nicht zusätzlich zur profanen Anthropologie verstehen darf, sondern als deren innerste Mitte, die zu sich selbst gekommen ist und in dieser reflexen Bewußtheit dem Menschen nochmals eine eigene Aufgabe, nämlich die einer expliziten Religion, stellt"[691]. Analog dazu spricht Karl Rahner an anderer Stelle[692] von anonymer „caritas", zugleich aber davon, „daß soziale Konflikte auch aus einem gestörten Gottesverhältnis hervorgehen können und hervorgehen. Darum hat das Christentum und die Kirche eine *eigene* Aufgabe sozialer Arbeit, die niemand der Kirche abnehmen kann"[693].-

Ich komme an dieser Stelle auf den Rahnerschen Schlüsselbegriff der Gnade zurück. Gnade[694] als Radikalisierung des Wesens des Menschen meint „kein neues, zusätzliches Stockwerk, das auf einen an sich in sich geschlossenen Unterbau, Natur des Menschen genannt, aufgesetzt würde"[695]. Das hier Gesuchte ist gerade kein zusätzliches Stockwerk, kein additiver Mehr-Wert, „ist nicht eine Wirklichkeit *neben* den menschlichen Wirklichkeiten, mit denen sich die profanen Humanwissenschaften beschäftigen, sondern deren Radikalität selbst"[696]. Und weiter Rahner: „Könnten wir ... Sätze einer theologischen Anthropologie im einzelnen

[690] Karl Rahner 1975, 396f.

[691] Karl Rahner 1975, 402.

[692] Vgl. Karl Rahner 1967b, 679.

[693] Karl Rahner 1967b, 684.

[694] „Gnade ist bei Rahner als eine Radikalisierung menschlicher Geistexistenz auf Gott hin zu verstehen. Von daher kann die *Gnadentheologie* reflektiert werden als eine radikalisierende Vertiefung der Fundamentalanthropologie im Hinblick auf den *Gottbezug*" (Sandler 1996, 39).

[695] Karl Rahner 1975, 401f.

[696] Karl Rahner 1975, 395.

genauer in ihrem Sinn analysieren, würde sich zeigen, daß sie wirklich nur die Radikalisierung profaner anthropologischer Aussagen sind. Und das gleiche wäre natürlich auch in umgekehrter Richtung möglich: Die scheinbar bloß profanen anthropologischen Aussagen erweisen sich als insgeheim theologische Sätze, wenn sie nur in der in ihnen angelegten Radikalität ernstgenommen werden."[697]

Profane Aussagen lassen sich also aufbrechen in ihre eigene Unbegreiflichkeit hinein, in der die Unbegreiflichkeit Gottes zur Erfahrung kommt – zumal „christlich orthodoxe Unterweisung unbefangen beim Menschen, bei seiner Selbsterfahrung, bei seiner Existenz anfangen und, richtig verstanden, auch bei ihm enden darf"[698].

Damit huldigt Rahner keinem flachen Humanismus[699], denn mit seiner These geht er von der christlichen Überzeugung aus, „daß das von außen Gepredigte schon längst vor unserer Predigt als Wirklichkeit in jedem Menschen mindestens im Modus des Angebotes an seine Freiheit gegeben ist und da Heiliger Geist genannt wird, und daß die geschichtlichen Inhalte unserer Botschaft nichts anderes beinhalten, als daß in Jesus geschichtlich fest und offenbar geworden ist, daß diese innere Geistbegnadung der Existenz des Menschen endgültig und siegreich die innerste Entelechie der Geschichte der Menschheit ist und bleibt"[700].

Radikal ist Rahners theologische Anthropologie, indem sie nach der *radix*, nach der Wurzel menschlichen Daseins fragt. Er spricht nicht von einem zusätzlichen Stockwerk, nicht von einem additiven Mehr-Wert theologischer Anthropologie, der allemal nur zu Lasten profaner Anthropologie gehen kann, der damit Minderwertigkeit attestiert würde; vielmehr spricht er von einer Radikalität, die solche profane Anthropologie ernst nimmt, sogar radikal ernst nimmt und theologisch verwurzelt. In diesem Sinne „ist das unterscheidend Christliche in seiner unverletzten Tiefe das entscheidend Menschliche"[701]. Analog dazu ergibt sich für eine

---

[697] Karl Rahner 1975, 399.

[698] Karl Rahner 1975, 402; vgl. auch Karl Rahner 1972c, 133 – 144.

[699] „Man darf gewiß nicht voraussetzen, daß der Mensch in all seinen Dimensionen der Existenz nicht tiefer sei, als es auch im flachsten Kopf und im oberflächlichsten Herzen zum Bewußtsein kommt." (Karl Rahner 1975, 403)

[700] Karl Rahner 1975, 403; vgl. Karl Rahner 1967a, 239 – 259, 248f: „Das Christentum als das volle Leben einzelner Christen und ihrer Gemeinschaft bringt also einen *konkreten* Humanismus mit, eben die geschichtlich vorgegebene und von den Christen gelebte konkrete Menschlichkeit. Insofern wirbt es einerseits für diesen seinen konkreten Humanismus und ist es anderseits im geschichtlichen praktischen Dialog immer bereit, sich in diesem seinem konkreten Humanismus radikal verändern zu lassen. Denn – und das ist das Entscheidende – das Christentum als solches ist die in die Unbegreiflichkeit Gottes hinein aufhebende Infragestellung jedes konkreten Humanismus', weil sein Concretissimum, das es allein zu vertreten hat, Jesus Christus ist, der als der den *Tod* annehmend Erleidende *für uns* die Unmittelbarkeit zu Gott ist, so und nicht anders, und die Kirche als die Erwartung des ausstehenden Reiches Gottes, das *nicht* identisch ist mit jenem Humanismus, den wir selbst hergestellt haben oder nächstens herstellen werden."

[701] Karrer 2000, 233 – 242, 239.

Verhältnisbestimmung von Psychotherapie sowie damit einhergehender profaner Anthropologie einerseits und Seelsorge sowie damit einhergehender theologischer Anthropologie andererseits, daß nicht nach einem Mehrwert von Seelsorge und einer Minderwertigkeit von Psychotherapie zu fahnden ist, sondern Psychotherapie in ihrer Radikalität gefragt ist und auf diese Radikalität hin aufgebrochen werden kann – zugunsten eines ersten und letzten Zugangs zu dem einen Geheimnis, das Gott heißt. Seelsorge bricht auf in die zur Erfahrung kommenden Unbegreiflichkeit Gottes hinein. Sie läßt angesichts der ihr eigenen Radikalität, angesichts ihres erfahrbar unbegreiflichen „Eigen-Werts" kleinkariert wirkende Mehrwertdebatten verstummen[702] – und dies nicht aus Ermangelung an Zutrauen zur Seelsorge, sondern aus der zur praktischen Gewißheit gewordenen Erfahrung heraus, daß Seelsorge ihr theologisch radikales Eigenleben nicht unter Geringschätzung psychotherapeutischer Erkenntnisse fristen muß, sondern in – auch theologisch motivierter – Hochschätzung psychotherapeutischer Erkenntnisse führen kann und darf. Unter solchen Bedingungen rückt die Explikation impliziter Theologie, sofern eine solche quasi anonym in profanwissenschaftlichen Disziplinen und Konzepten lebt, in den Bereich des Möglichen, wenn diese profanwissenschaftlichen Disziplinen und Konzepte in ihrer Radikalität und auf diese hin untersucht, wahr- und ernst genommen werden.

3.4.8. Kriterien eines Dialogs zwischen Psychotherapie und Seelsorge

Im folgenden stelle ich die Kriterien, die zum Gelingen eines interdisziplinären Dialogs zwischen Theologie und Psychologie sowie zwischen Seelsorge und Psychotherapie beitragen können, in Stichworten zusammen. Diese Disziplinen verhalten sich zueinander eigenständig. Ich setze ein mit den Kriterien, die der Wahrung wissenschaftlicher Pluralität dienen; es schließen sich die Kriterien für den Weg zu tragfähigen interdisziplinären Beziehungen an; dabei sind die beiden Kriteriengruppen allerdings nicht immer trennscharf, da die Wahrung von Pluralität und die Bildung tragfähiger Beziehungen einander bedingen. Ergänzend füge ich – ebenfalls stichwortartig – Fehlformen eines interdisziplinären Dialogs an. Unter den Kriterien finden sich sowohl solche eindeutig psychologischer und solche eindeutig theologischer Provenienz als auch disziplinübergreifende Kriterien.

---

[702] „Was der Christ für andere tut, das tut er eben. Er würde die Qualität seines Handelns nicht verbessern, sondern verderben, wenn er ihm einen religiösen Mehrwert an Bedeutung zuerkennt." (Jüngel 1987, 6 – 25, 22; diesen Hinweis entnehme ich Ulrich Bachs Plädoyer für eine Diakonie ohne religiösen Mehrwert, vgl. Bach 1998, 159 – 165, 164f.)

Kriterien zur Wahrung wissenschaftlicher Pluralität

- Eigenständigkeit jeder wissenschaftlichen Disziplin
- Irreduzierbarkeit verschiedener Erkenntnisquellen
- Revidierbarkeit profanwissenschaftlicher ebenso wie theologischer Sprachgestalten
- Möglichkeit intradisziplinärer Selbstbesinnung
- Akzeptanz eines methodologischen Atheismus
- trinitätstheologische Grundierung des Verhältnisses von Psychotherapie und Seelsorge im Sinne schöpfungstheologischer, christologischer und pneumatologischer Hermeneutik
- psychologische Maßstäbe empirischer Forschung

Kriterien für den Weg zu tragfähigen interdisziplinären Beziehungen

- eschatologischer Vorbehalt gegenüber jeglicher Integration
- normativer Vorrang der Sinnermittlung bei hermeneutischem Vorrang der Sinnvermittlung
- Rezeptionsneutralität
- Brückenbildung durch Philosophie und Weltanschauung
- Brückenbildung durch postcartesianische Erkenntnistheorie
- anthropologische Brückenbildung: Prinzip der Selbstüberbietung einer wissenschaftlichen Disziplin als Verweis auf das gemeinsam Humane
- Metaphorik und Bildung von (Struktur-) Analogien
- mögliche Explikation einer impliziten Theologie profanwissenschaftlicher Disziplinen
- Modell der konvergierenden Optionen
- Modell der Interdisziplinarität in intrapersonaler (und in interpersonaler) Variante
- Modell der Intradisziplinarität (dem Modell intrapersonaler Interdisziplinarität praktisch sehr ähnlich)

Fehlformen eines interdisziplinären Dialogs

- endogener Expansionismus
- exogener Expansionismus
- extrinsezistische Separation
- Rezeptionsverweigerung
- semantische Vermischung
- Bilinguismus
- chalcedonensische Dialektik

Auf alle diese Kriterien werde ich im folgenden zurückgreifen – sowohl bei der Einschätzung der bereits vorliegenden Monographien zum Thema als auch bei der Entwicklung eines eigenen Konzepts von Seelsorge bei Seelenfinsternis.

4. „Was kann Kyrie eleison anderes bedeuten als: Laß den Damm nicht brechen?“ – Seelsorge bei Seelenfinsternis: Depressive Anfechtung als Provokation diakonischer Mystagogie

„Wenn jemand eine Krebsgeschwulst im Magen hat ..., dann verursacht das unerträgliche Schmerzen. Normalerweise würde man sagen, daß die Schmerzen von der Geschwulst kommen. Ich sah das jedoch anders. All diese Schmerzen sind in unserem Körper schon vorhanden, alle Angst in unserer Seele. Im normalen Leben – normal? –, ich sage lieber: wenn man einigermaßen gesund ist, verfügt man über Techniken, um die Angst und den Schmerz zu unterdrücken. Wenn die Sperre nachgibt, dann manifestieren sie sich. Ob das Wasser hinter dem Staudamm zu einer nicht aufzuhaltenden Flutwelle wird, hängt davon ab, wie stabil der Damm gebaut ist. In die Hölle braucht der Mensch nicht erst zu kommen, er trägt sie in sich von dem Augenblick an, da die erste Zelle entsteht, und mit jeder Zellteilung breitet sich das potentielle Feuermeer von Angst und Schmerz weiter aus. Man braucht nichts Besonderes zu tun, um den Damm zu unterhöhlen; das tut die Zeit. Der Organismus altert, wie Steine zerbröckeln. Sind Gott und Schicksal nicht eine Einheit? Die Katastrophe, die sich vollzieht, ist zugleich Naturnotwendigkeit und Strafe. ‚Woher ein jedes kommt, dahin vergeht es auch, büßend für getanes Unrecht nach dem Gesetz der Zeit.‘ Und das ‚dahin vergeht es auch‘ ist ein Prozeß, der mit schrecklicher Angst und unerträglichem Schmerz verbunden ist. Was kann Kyrie eleison anderes bedeuten als: Laß den Damm nicht brechen?“[1]

Damit komme ich zur Seelenfinsternis zurück – und zugleich zur Seelsorge bei Seelenfinsternis.

Zunächst werde ich die bereits vorliegenden Arbeiten zum Thema vorstellen und sie mit Hilfe der im dritten Schritt des Gangs meiner Arbeit entwickelten Kriteriologie würdigen (4.1). Wenn ich im Anschluß daran mein Konzept von Seelsorge bei Seelenfinsternis entfalte, werde ich an der bereits thematisierten anthropologischen Wende theologischen Denkens bei Karl Rahner anknüpfen und „Federstriche“ zu einer theologischen Anthropologie vorlegen, die praktische Konsequenzen zeitigt, indem sie Rechenschaft darüber ablegt, wodurch sie zur Menschwerdung leidender Menschen beiträgt (4.2). Daraus wird ein Konzept diakonischer Mystagogie hervorgehen (4.3), das den Rahmen abgibt für Seelsorge bei Seelenfinsternis, mit anderen Worten für den Umgang mit depressiver Anfechtung als Provokation diakonischer Mystagogie (4.4). Der diakonisch-mystagogische Weg in das Geheimnis Gottes hinein läßt sich schließlich unter Einbringung der im bisherigen Gang dieser Arbeit ge-

[1] Kuiper 1995, 167.

wonnenen Einsichten und Kriterien von seinem beziehungsreichen Herzstück her trinitarisch ausfalten: schöpfungstheologisch, pneumatologisch und christologisch. Dieser diakonisch-mystagogische Weg entsteht unter kulturellen und gesellschaftlichen Rahmenbedingungen, die in ihren kränkenden und heilenden Wirkungen diskutiert werden. Dabei läßt sich dieser Weg anhand ganz praktischer Fragen inhaltlich zuspitzen und in einem abschließenden Gang, dem Emmausgang, bündeln (4.5).

4.1. Bereits vorliegende Arbeiten zum Thema

Nach meinem Überblick liegen fünf deutschsprachige Monographien zur Seelsorge bei Seelenfinsternis vor[2]. In chronologischer Reihenfolge handelt es sich um den Titel „Depressionen. Hilfen aus biblischer und psychotherapeutischer Sicht“[3] von Michael Dieterich, die beiden Bände „Depression – Herausforderung an die Seelsorge“[4] und „Das schwere Leben leben lassen. Wege aus der Depression“[5] von Rolf Steinhilper, Roy W. Fairchilds „Seelsorge mit depressiven Menschen“[6] und schließlich das pastoralgerontologische Werk von Klaus Depping mit dem Titel „Depressive alte Menschen seelsorgerlich begleiten. Auswege aus Schwermut und Verzweiflung“[7]. Bemerkenswerterweise handelt es sich bei allen Autoren um evangelische Christen. Von katholischer Seite liegt keine Monographie zum Thema vor.

4.1.1. Michael Dieterich: „Depressionen. Hilfen aus biblischer und psychotherapeutischer Sicht“ (1989)

Michael Dieterich leitet das Institut für Psychologie und Seelsorge in Freudenstadt im Schwarzwald – nicht als Theologe, aber als pädagogisch, psychologisch und psychotherapeutisch ausgewiesener sowie praktisch erfahrener Hochschullehrer. Im Rahmen der von ihm konzipierten „Biblisch-therapeutischen Seelsorge“, die nicht zu verwechseln ist mit „Bibliotherapie“[8], bildet er im Auftrag der Ludwig-Hofacker-Vereinigung Seelsorgerinnen und Seelsorger aus. Ludwig Hofacker (1798 – 1828) war

[2] Vgl. dazu Jochheim 1997, 91 und 438.
[3] Dieterich 1989.
[4] Steinhilper 1990.
[5] Steinhilper 1995; die erste Auflage erschien bereits 1992.
[6] Fairchild 1991; das amerikanische Original erschien bereits 1980.
[7] Depping 2000.
[8] Diesen Namen trägt ein Kursprogramm des Diakoniewissenschaftlers Horst Seibert; vgl. Seibert 2000.

der wohl bedeutendste Prediger der Erweckungsbewegung des 19. Jahrhunderts in Württemberg[9].

Angesichts der Breite des psychotherapeutischen Spektrums zielt „Biblisch-therapeutische Seelsorge" auf Methodenintegration[10]. Daß bei Dieterichs Präsentation psychotherapeutischer Schulen[11] systemische Ansätze fehlen, mag auf das frühe Erscheinungsdatum seiner Monographie zu Depressionen zurückgeführt werden. Dabei läßt die biblisch-therapeutische Seelsorge angesichts ihrer begrifflichen Fassung zunächst vermuten, daß sie konzeptionell auf eine Kombination von biblischen und psychotherapeutischen Perspektiven zielt, wie dies auch der Untertitel des Buches ankündigt, das depressiven Erkrankungen gewidmet ist: „Hilfen aus biblischer und psychotherapeutischer Sicht"[12]. Dieterich beabsichtigt jedoch, „die in der säkularen Psychotherapie bekannten Vorgehensweisen" von ihrem „ideologischen Überbau" zu lösen und sie als „Handwerkszeug"[13] der biblischen Wahrheit nutzbar zu machen. Im Unterschied zum Buchtitel, der auf eine konzeptionelle Verknüpfung biblischer und psychotherapeutischer Perspektiven schließen läßt, zeigt sich damit, daß es ihm um eine Indienstnahme therapeutischen Wissens zugunsten „biblischer Lehre"[14] geht.

Mit seiner Wortwahl erinnert Michael Dieterich an die Konzeption Gerhard Besiers, der mit seinem im Jahr 1980 erschienenen Buch „Seelsorge und Klinische Psychologie"[15] für Aufsehen sorgte[16]; diesen leitet die Absicht, daß „psychologische Werkzeuge entwickelt und die Pfarrer für ihren Gebrauch kompetent ausgebildet würden"[17]. Diese Werkzeuge findet Besier, der unter Pastoralpsychologie die „sachgemäße Anwendung nomothetischer ‚Sozialtechniken' im pastoralen Handlungsfeld"[18] versteht, in der Verhaltenstherapie, da diese auf anthropologisch bedingte Wertungen verzichte und ihr Interesse auf „begrenzte Verhaltensweisen"[19] richte. Damit geht Besier – und auf seine Weise auch Dieterich – von Prämissen aus, die ich nicht teile; wie sonst könnte ich eine anthropologische und – damit einhergehend – eine erkenntnistheoretische Positio-

---

[9] Vgl. Benrath 1995, 846 – 847, und Brecht 1996, 195 – 196.
[10] Vgl. Veeser 1996, 294 – 296.
[11] Vgl. Dieterich 1989, 32ff.
[12] Dieterich 1989; vgl. Nauer 1999, 150ff.
[13] Dieterich 1989, 8. „Das Zusammenklammern von Norm und Methode, also biblischer Lehre und therapeutischem ‚Handwerkszeug', unter der Leitung des Heiligen Geistes ist ... das grundlegende Konzept der biblisch-therapeutischen Seelsorge." (Dieterich 1989, 43)
[14] Dieterich 1989, 43.
[15] Besier 1980.
[16] Vgl. Pompey 1981, 247 – 252.
[17] Besier 1980, 21f.
[18] Besier 1980, 21.
[19] Besier 1982, 385 – 391, 389.

nierung verhaltenspsychologischer Konzepte[20] auch nur in Umrissen vornehmen?

Seinen Werkzeugkasten bestückt auch Dieterich vorwiegend mit lern- und kognitionspsychologischen Materialien[21], daneben auch mit gesprächspsychotherapeutischen Elementen[22]. Bei der Ausgestaltung seines Konzepts finden sich implizit inhaltliche Parallelen zum nordamerikanischen Seelsorgeverständnis von Jay E. Adams[23] sowie explizit formulierte Verweise darauf[24]. Zur Klärung des Verhältnisses der Ansätze von Adams und Dieterich zueinander schalte ich einen Exkurs zu Adams' Position einer nuthetischen Seelsorge ein.

4.1.1.1. Exkurs: Jay E. Adams' Konzept einer nuthetischen Seelsorge

Während Eduard Thurneysen[25] und Helmut Tacke[26] medizinische Hilfe und Seelsorge als jeweils notwendige und einander ergänzende Angebote auf dem Weg durch eine depressive Erkrankung beschreiben, schlägt Jay E. Adams mit dem folgenden Leitsatz seines Buches mit dem Titel „Befreiende Seelsorge"[27] eine andere Richtung ein: „Qualifizierte Seelsorger mit einer hinreichenden biblischen Ausbildung sind kompetente Berater – kompetenter als Psychiater oder sonst irgend jemand."[28]

Die Konzepte von Sigmund Freud und Carl R. Rogers, die ich in ihrer Eigenart und Unterschiedlichkeit vorgestellt habe, lehnt Jay E. Adams beide in einem einzigen Satz ab, indem er ersteres als „Ethik der Unverantwortlichkeit" etikettiert und zweiteres mit philosophischen „Irrtümern"[29] behaftet sieht. Überhaupt kann Adams kein Fachgebiet ausmachen, „auf das die Psychiatrie ein exklusives Recht hätte"[30]. „Diener am Evangelium und andere christliche Mitarbeiter, die von Gott berufen sind, seinem Volk in der Not zu helfen, sollen ermutigt werden, Menschen nicht an den Psychiater zu überweisen, sondern ihre Rechte und Pflichten wieder wahrzunehmen. Nur in Ausnahmefällen sollen sie schwierige Fälle an den Fachmann überweisen, und auch dann nur an einen kompe-

---

[20] Vgl. Abschnitt 3.4.3 meiner Arbeit.
[21] Vgl. Dieterich 1989, 48ff.
[22] Vgl. Dieterich 1996, 66 – 68; Giesekus 1996, 115 – 117; Stoll 1996, 142 – 144.
[23] Vgl. z.B. Dieterich 1994, 219 und 236ff.
[24] Vgl. Dieterich 1994, 239ff.
[25] Vgl. Thurneysen 1968, 95; vgl. auch Thurneysen 1988, 100 – 113.
[26] Vgl. Tacke 1993, 121.
[27] Adams 1977.
[28] Adams 1977, 17.
[29] Adams 1977, 89.
[30] Adams 1977, 33.

tenteren Christen. Ihre Aufgabe ist nicht überweisen, sondern unterweisen."[31]

Die Unterweisung, näherhin die „nuthetische Zurechtweisung" mit Bezug auf Kol 3, 16a („Das Wort Christi wohne mit seinem ganzen Reichtum bei euch. Belehrt und *ermahnt* einander in aller Weisheit!"), ist der Schlüssel zu Adams' Konzept, das er dreifach unterteilt:

(1) Diese *nuthesia* – als griechisches Pendant zum deutschen Begriff der Zurechtweisung – „hat ihren Platz dort, wo der Ratsuchende sich in einem Zustand befindet, den Gott geändert haben will. Es gilt, Änderungen im Charakter und Verhalten herbeizuführen."[32]

(2) In polemischer Abgrenzung gegen die „üblichen psychologischen Beratungsmethoden"[33], die lange Streifzüge in die Verwicklungen des Warum und Weshalb unternehmen würden, profiliert Adams nuthetische Beratung mit dem Was – mit dem, was nicht in Ordnung sei und was dagegen getan werden könne. Diese Arbeit reichert Adams mit Elementen der Lernpsychologie an; nichtsdestotrotz polemisiert er durchgängig gegen Psychologie und Psychotherapie[34].

(3) Hauptmotive nuthetischer Seelsorge sind Liebe und tiefe Besorgnis. „Der Gedanke der Strafe (auch der Strafe als Erziehungsmittel) ist dem Begriff der nuthetischen Zurechtweisung fremd."[35]

In der Auseinandersetzung mit Seelsorge bei Depression verweist Adams auf Ps 32, 4: „Denn deine Hand lag schwer auf mir bei Tag und bei Nacht; meine Lebenskraft war verdorrt wie durch die Glut des Sommers." Adams diagnostiziert eine Depression, die aus diesem Weisheitslied Davids spreche. David „wußte, daß diese Depression von Gott kam", er „betrachtete sie als eine gnädige Strafe Gottes, als eine Warnung, die zur Umkehr führen sollte"[36]. Es bedarf schon einiger Anstrengung, darin keinen Widerspruch sehen zu müssen zu Adams' Beteuerung, der Gedanke der Strafe sei nuthetischer Zurechtweisung fremd.

In seinem „Handbuch für Seelsorge"[37] widmet Adams Depressionen ein eigenes Kapitel[38]. Depressionen resultieren ihm zufolge aus der falschen Handhabung eines Problems: „Wenn der Ratsuchende das Problem nicht löst, wird es immer größer, wirkt wie ein Wirbel, dessen Sog nach unten zieht, bis der Ratsuchende schließlich in der Verzweiflung ertrinkt. Dieser Sog beginnt beim Problem und der falschen, sündhaften Reaktion

---

[31] Adams 1977, 17.

[32] Adams 1977, 40. *Nuthetische* Seelsorge ist also *zurechtweisende* und zu solchen Änderungen *ermahnende* Seelsorge.

[33] Adams 1977, 42.

[34] Vgl. Nauer 1999, 133ff. und Herbst 1999, 4.

[35] Adams 1977, 44.

[36] Adams 1977, 100.

[37] Adams 1988.

[38] Vgl. Adams 1988, 271 – 278.

auf dieses Problem."[39] Damit es nun zu einem Sog nach oben kommt, bekämpft der nuthetische Seelsorger die Depression mit einem zu entwikkelnden Plan, der sich aus konkreten Aufgaben zusammensetzt: Konzentration bei der Arbeit, Vermeidung von Tagträumen und Selbstmitleid, Kontaktaufnahme zu anderen Menschen und Fragen nach Gottes Willen[40].

Gefühl- und Leblosigkeit, Erstarrung, Angst und quälende Schuldgefühle, die mit Schuld nicht gleichzusetzen, aber für depressive Erkrankungen typisch sind, lassen Adams offenbar unbeeindruckt. Sein Rückgriff auf biblische Texte bezieht sich vorrangig auf paränetische Aussagen. Er fokussiert Gebote und Verbote und müht sich nicht um Annahme seines Gegenübers – sein Vorgehen läßt sich als nuthetische Variante der instruktionstheoretischen Verkürzung eines selektiv paränetisch fixierten Offenbarungsverständnisses beschreiben; dieses geht im Sinne der Kriteriologie für interdisziplinäres Arbeiten mit *extrinsezistischer Separation* einher. Doch gerade ein depressiv leidender Mensch ist derart in ein Überforderungsgefüge eingezwängt, daß er seinen eigenen Ansprüchen niemals genügen kann und seine Unvollkommenheiten für unverzeihlich halten muß, anstatt sie zunächst anzuerkennen und schließlich zu lernen, mit ihnen konstruktiv umzugehen. Meiner Einschätzung nach provoziert Adams' Konzept eine Verschärfung der Leidenssituation, indem er gerade stark macht, was den leidenden Menschen ohnehin schon maßlos quält. Es bleibt zu fragen, ob hier nicht ein lernpsychologisches Konzept, das bei Adams allerdings in seinen inzwischen anachronistischen behavioristischen Anfängen verharrt, unter Bezugnahme auf einseitig ausgewählte paränetische Bibeltexte zu einem Seelsorgekonzept umgeschrieben wurde und Menschen, die sich selbst unendlich viel abverlangen, mit zusätzlichen Forderungen konfrontiert, anstatt sie in ihrer Selbstannahme zu stützen.

4.1.1.2. Jay E. Adams in seiner Bedeutung für Michael Dieterich

Michael Dieterich greift Jay E. Adams' Konzept würdigend auf, läßt aber auch eine Distanz zu Adams' Polemik gegen Psychologie und Psychotherapie durchblicken[41]. Allerdings gehört zu den Hauptzügen einer „Biblisch-Therapeutischen Seelsorge" ihr zurechtweisender Charakter[42]; eine weitere Gemeinsamkeit von Adams und Dieterich liegt in ihrer zumindest implizit gegebenen lernpsychologisch-verhaltenstherapeutischen Orientierung, die mit einem Mangel an theologischer Fundierung einhergeht,

---

[39] Adams 1988, 271.
[40] Vgl. Adams 1988, 272 – 274.
[41] Vgl. Dieterich 1994, 239.
[42] Vgl. Dieterich 1994, 219 und 236ff.

sofern diese psychologische Vorentscheidung die Auswahl biblischer Texte massiv bestimmt sowie zu damit einhergehenden exegetischen und theologischen Engführungen Anlaß gibt[43]. Der nuthetische Charakter von Seelsorge tritt deutlich stärker in den Vordergrund als ihr annehmender Charakter – ein Phänomen, das sich gerade in der Arbeit mit depressiv erkrankten Menschen zu einem schweren Manko auswachsen kann, wie ich zu zeigen versuchte.

Der Umgang mit psychologischen Erkenntnissen erfolgt bei Dieterich deutlich wohlwollender als bei Adams, aber auf eine bestenfalls pragmatische Weise, die profanes Wissen auf bloßes Handwerkszeug reduziert, das von seinem ideologischen Überbau befreit wurde. Ein solches Vorgehen setzt aber voraus, daß sich „Überbau" und „Handwerkszeug" schadlos voneinander trennen lassen. Dieses Unterfangen erscheint mir als wenig praktikabel, da etwa humanistisch-psychologische Haltungen ihren Sinn doch gerade aus einer für Humanistische Psychologie charakteristischen Anthropologie und Erkenntnistheorie beziehen; dieser anthropologischen und erkenntnistheoretischen Orientierungen entledigt verkommen diese Haltungen jedoch zu leeren Hülsen – eben weil sich der sogenannte „Überbau" nicht als überflüssig erweist und nicht einfach derart abtragen läßt, daß das davon befreite „Handwerkszeug" der „Biblisch-Therapeutischen Seelsorge" zugeführt werden und ihr dienen kann.

Bei Adams' Konzept läßt sich – angesichts der Kriterien eines interdisziplinären Dialogs – die Fehlform der *Rezeptionsverweigerung* ausmachen. Auch wenn einige Grundzüge von Adams' Konzept auf Dieterichs „Biblisch-Therapeutische Seelsorge" durchschlagen, läßt sich sein Ansatz als vergleichsweise offen charakterisieren – offen für die Vielfalt des psychologischen Spektrums, das in der Ausbildung in Freudenstadt auch praktisch zum Tragen kommt.

Allerdings tut sich bei Dieterich zugleich ein doppelter Expansionismus auf: aus theologischer Perspektive sieht es einerseits nach einem *endogenen Expansionismus* im Sinne einer biblischen Vorrangstellung aus, die psychologisches Wissen zu bloßem Handwerkszeug degradiert, dem nicht mehr als eine ancilla-Funktion zukommt und das der biblischen Wahrheit zum Durchbruch verhelfen soll; andererseits sieht es nach einem *exogenen Expansionismus* aus, wenn eine Vorentscheidung zugunsten lern- und kognitionspsychologischer Ansätze die Konturierung von biblischer Theologie und „Biblisch-Therapeutischer Seelsorge" so stark bestimmt, daß deren Eigenständigkeit in ernste Gefahr gerät.

[43] Vgl. Nauer 1999, 153.

4.1.2. Rolf Steinhilper: „Depression – Herausforderung an die Seelsorge“ (1990) und „Das schwere Leben leben lassen. Wege aus der Depression“ (1995)

Rolf Steinhilper lebt ebenfalls in Süddeutschland – als psychologisch und theologisch ausgewiesener Rundfunkpfarrer in Stuttgart, der auf eine breite und langjährige Erfahrung als Seelsorger zurückschauen kann. Von ihm liegen zwei Monographien vor, zum einen seine grundlegende Arbeit mit dem Titel „Depression – Herausforderung an die Seelsorge“, zum anderen daran anschließend „Das schwere Leben leben lassen. Wege aus der Depression“. Der zweite Band ist inhaltlich stark am erstgenannten orientiert, weicht aber in seiner Hauptzielgruppe davon ab; während der erste Band Seelsorgerinnen und Seelsorgern einen Überblick zur Thematik bietet, richtet Steinhilper sich mit dem zweiten Band schwerpunktmäßig an die von depressiven Erkrankungen Betroffenen selbst sowie an Menschen, die mit ihnen leben.

Psychotherapie und Seelsorge finden in der Konzeption seiner Grundlagenarbeit jeweils ihr eigenes Gewicht. Steinhilpers psychotherapeutische Konzeption ist breit angelegt; schwerpunktmäßig läßt sie sich – angesichts häufiger Bezugnahmen auf Sigmund Freud[44] und Carl Gustav Jung[45] – als tiefenpsychologisch charakterisieren. Theologisch bewegt er sich in evangelisch-lutherischen Zusammenhängen; die von Eduard Thurneysen, Helmut Tacke und Jay E. Adams geprägten Traditionen von Seelsorge bei Depression thematisiert er kritisch[46] – interessanterweise greift er Dieterichs Arbeiten nicht auf –, bevor er sein eigenes Konzept entfaltet. Dieses setzt auf die Vollzüge des Glaubens, Liebens und Hoffens[47] und bietet eine Fülle praktischer Hinweise.

Gerade der Umstand aber, daß Steinhilper sowohl der Psychologie als auch der Theologie ein je eigenes Gewicht verleiht, wirft die Frage nach dem Zueinander beider Disziplinen auf, näherhin nach dem Zueinander von Psychotherapie und Seelsorge. Diese findet bei Steinhilper jedoch keine ausdrückliche Erörterung.

4.1.3. Roy W. Fairchild: „Seelsorge mit depressiven Menschen“ (1991)

„Seelsorge mit depressiven Menschen“ ist der treffende Titel der Arbeit von Roy W. Fairchild, dem evangelischen Seelsorger und emeritierten Pädagogen und Sozialpsychologen, der am San Francisco Theological

---

[44] Vgl. Steinhilper 1990, 66ff.
[45] Vgl. Steinhilper 1990, 79ff.
[46] Vgl. Steinhilper 1990, 22ff.
[47] Vgl. Steinhilper 1990, 214ff, und Steinhilper 1995, 87ff.

Seminary lehrte. Treffend ist der Titel insbesondere darum, weil es dem Autor um Seelsorge und nicht um Psychotherapie geht. Er thematisiert zwar ausdrücklich die Zusammenarbeit mit medizinischen und psychologischen Fachkräften[48] und bindet psychologische Erfahrungen in seine Arbeit ein, aber nicht auf eine systematische Weise.

So schreibt er etwa zur Beziehung zwischen Hilfesuchendem und Seelsorger: „Zu einem gesunden Verhältnis trägt am stärksten die Aufmerksamkeit bei, die der Seelsorger der ganzen Person schenkt. Dies schließt verbale und nichtverbale Sprache mit ein. Die Fähigkeit des Seelsorgers, gut zuzuhören, und sein empathisches Verstehen für das, was ihm anvertraut wurde, stellen einen entscheidenden ersten Schritt dar. Seine Wärme und Echtheit sind unabdinglich, um Vertrauen auszubauen. Fast jeder Seelsorger, der in den letzten zwanzig Jahren in den USA in theologischen Seminaren ausgebildet wurde, hat die ‚Kunst des aktiven Zuhörens' nach Carl Rogers erlernt. Dies stellte in den USA das vorherrschende Modell des seelsorgerlichen Beratungsgesprächs bis Mitte der sechziger Jahre dar. Meine eigene Erfahrung mit dieser Form des ‚aktiven Zuhörens' hat mich von seinem Nutzen überzeugt."[49]

Fairchilds psychologische Ausrichtung ist primär humanistisch; theologisch hebt er durchgängig auf die Bedeutung von Hoffnung in der Seelsorge mit depressiv erkrankten Menschen ab. Der Originaltitel seines Werks legt davon Zeugnis ab: „Finding Hope Again"[50]. Fairchild knüpft dabei an einer Erfahrung an, die Carl Gustav Jung im Jahr 1932 wie folgt beschreibt: „Seit 30 Jahren habe ich eine Klientel aus allen Kulturländern der Erde. Viele Hunderte von Patienten sind durch meine Hände gegangen; es waren in der Großzahl Protestanten, in der Minderzahl Juden und nicht mehr als fünf bis sechs praktizierende Katholiken. Unter allen meinen Patienten jenseits der Lebensmitte, das heißt jenseits 35, ist nicht ein Einziger, dessen endgültiges Problem nicht das der religiösen Einstellung wäre. Ja, jeder krankt in letzter Linie daran, daß er das verloren hat, was lebendige Religionen ihren Gläubigen zu allen Zeiten gegeben haben, und keiner ist wirklich geheilt, der seine religiöse Einstellung nicht wieder erreicht"[51]. Religion dient dazu, „Hoffnung zu aktivieren, die über egoistische Wünsche und Ziele hinausgeht"[52]; solche Hoffnung wächst im Kontakt zu einem Gegenüber – und dabei über die einzelne Beziehung hinaus, wenn Fairchild in seinem das Buch abschließenden Kapitel[53] für die Pflege der Hoffnung in der Kirche plädiert.

---

[48] Vgl. Fairchild 1991, 79ff.

[49] Fairchild 1991, 67f.

[50] Diese Angabe entnehme ich Fairchild 1991, 4.

[51] Jung 1973, 355 – 376, 362; vgl. Fairchild 1991, 38. Im Anschluß an Jung und die von ihm geschilderte Erfahrung entstehen einige Studien, z.B. „Jesus als Psychotherapeut" (Wolff 1983) und „Psychotherapeuten denken religiös" (Jordahl 1990).

[52] Fairchild 1991, 38.

[53] Vgl. Fairchild 1991, 107ff.

Sein Werk richtet sich an Seelsorgerinnen und Seelsorger, die mit depressiv erkrankten Menschen arbeiten. Konzepte zur Psychotherapie bei Depression präsentiert er darin ebenso wenig wie verschiedene theologische Konzepte, etwa das ebenfalls aus den USA stammende, aber inhaltlich völlig anders gelagerte Konzept von Jay E. Adams. Solche Darstellungen und Auseinandersetzungen damit liegen offenbar nicht in Fairchilds Absicht; diese besteht wohl vorwiegend darin, praktische Hilfen zu erarbeiten und anzubieten, die psychologisch verantwortbar sind und sich im Zuge einer Theologie der Hoffnung als Einsatz gegen Mutlosigkeit und andere „Losigkeiten" verstehen lassen. Allerdings bleibt damit die Frage nach dem Zueinander von Psychotherapie und Seelsorge offen.

4.1.4. Klaus Depping: „Depressive alte Menschen seelsorgerlich begleiten. Auswege aus Schwermut und Verzweiflung" (2000)

Von dem evangelischen Pastor Klaus Depping, der auf reichhaltige Erfahrungen im Umgang mit alten Menschen verweisen kann, liegt eine Monographie zur Begleitung depressiv erkrankter alter Menschen in der Seelsorge vor. Im Unterschied zu den schon genannten Titeln fokussiert Depping eine spezifische Gruppe Betroffener, eben die große Zahl alter Menschen, die depressiv erkrankt sind. Er präsentiert drei Ansätze zum Verständnis seelsorglichen Handelns.

Ein erster Ansatz schlägt den „Weg zu einem neuen Denken"[54] ein und versteht Seelsorge in Anlehnung an kognitionspsychologische Konzepte als Beitrag zur kognitiven Umstrukturierung – mit dem Ziel, das „Dasein mit Gott neu bedenken"[55] zu lernen.

Ein zweiter Ansatz geht den „Weg zu einem neuen Erleben"[56] und versteht Seelsorge in Anlehnung an humanistisch-psychologische Konzepte als Gefühlsarbeit – mit dem Ziel, das „Dasein mit Gott neu erleben"[57] zu lernen.

Schließlich folgt ein dritter Ansatz dem „Weg zu einer neuen Lebensgeschichte"[58]; er versteht Seelsorge als Biographiearbeit – mit dem Ziel, das „Dasein mit Gott neu erzählen"[59] zu lernen. Dieser dritte Ansatz ist nicht einer spezifischen psychotherapeutischen Tradition zuzuordnen, sondern trägt dem Umstand Rechnung, daß Biographieforschung in Human- und Sozialwissenschaften an Bedeutung gewonnen hat[60] und gerade

[54] Depping 2000, 56.
[55] Depping 2000, 79.
[56] Depping 2000, 94.
[57] Depping 2000, 116.
[58] Depping 2000, 132.
[59] Depping 2000, 150.
[60] Vgl. z.B. Werner Fuchs 1984 und Straub 1989.

in der Arbeit mit Menschen, die auf ein langes Leben zurückblicken können, eine tragende Rolle spielt.

Über diese drei Konzepte von Einzelseelsorge hinaus öffnet Depping sein Verständnis von Seelsorge – insbesondere auf die „lichtvolle“[61] Gestaltung des Milieus von Seelsorge, auf Seelsorge in Gruppen[62] sowie auf die Pflege der Pflegenden, also auf Arbeit mit Angehörigen und professionellen Kräften[63], die mit depressiv erkrankten, also mit „sich und Andere niederschlagenden“[64] Menschen umgehen.

Klaus Depping wendet sich mit seinem Buch an Pastorinnen und Pastoren, an Diakoninnen und Diakone, an Pflegekräfte, an Sozialarbeiterinnen und Sozialarbeiter sowie an ehrenamtlich in der Seelsorge Tätige; er will seine Leserinnen und Leser ermutigen, „zusammen mit den Betroffenen nach Auswegen aus Schwermut und Verzweiflung zu suchen“[65]. Dabei rekurriert der Autor auf zentrale kognitionspsychologische („Weg zu einem neuen Denken“), humanistisch-psychologische („Weg zu einem neuen Erleben“) und biographisch orientierte („Weg zu einer neuen Lebensgeschichte“) Konzepte; andere depressionspsychologisch relevante Konzepte aus Tiefen- und Familienpsychologie streift er lediglich[66]. Seelsorgspraktisch geht es ihm darum, daß Menschen Auswege aus Schwermut und Verzweiflung finden und lernen, ihr menschliches Dasein mit Gott neu zu bedenken, neu zu erleben und neu zu erzählen – nicht aber darum, Psychotherapie und Seelsorge als solche je eigens zu würdigen und ihr Verhältnis zu bestimmen.

4.1.5. Zusammenfassung zu den vorliegenden Arbeiten zum Thema

Zusammenfassend ergibt sich folgendes Bild. Sämtliche Monographien zum Thema stammen, wie bereits erwähnt, von evangelischen Autoren. Die drei erstgenannten Autoren – Michael Dieterich, Rolf Steinhilper und Roy W. Fairchild – vertreten schwerpunktmäßig jeweils einen der drei klassischen psychotherapeutischen Ansätze: Dieterich einen verhaltenstherapeutischen, Steinhilper einen tiefenpsychologischen und Fairchild einen humanistisch-psychologischen. Klaus Depping schließlich bietet eine psychologisch vergleichsweise breit angelegte Konzeption, konzentriert sich aber auf die Begleitung *alter* Menschen. Ferner fällt auf, daß die vierte der psychologischen Schulrichtungen, die systemisch-familienpsychologische Ansätze bündelt, kaum Eingang in die genannte Literatur

---

[61] Depping 2000, 162.
[62] Vgl. Depping 2000, 164ff.
[63] Vgl. Depping 2000, 170ff.
[64] Dörner & Plog 1989, 193.
[65] Depping 2000, 11.
[66] Vgl. z.B. Depping 2000, 136.

findet. Das mag für die älteren Publikationen noch nachvollziehbar erscheinen, sofern die Rezeptionsgeschichte dieser Ansätze zugunsten einer systemisch ausgerichteten Seelsorge erst angelaufen ist[67], erweist sich aber für die jüngste Publikation – diejenige von Depping – als ein Manko, zumal diese Ansätze in der von Depping umrissenen biographisch orientierten Seelsorge einen guten Platz hätten finden können.

Theologisch schöpfen die vorliegenden Studien schwerpunktmäßig aus evangelisch-lutherischen Traditionen, Michael Dieterich in kritischer Fortführung des Seelsorgekonzepts von Jay E. Adams, Rolf Steinhilper im Kontrast dazu zugunsten einer theologischen Orientierung an den Vollzügen des Glaubens, Liebens und Hoffens, Roy W. Fairchild als Vertreter einer Theologie der Hoffnung und Klaus Depping in seelsorgspraktischer Absicht, ohne theologische Konzeptionen als solche zu präsentieren.

Ein interdisziplinärer Dialog zwischen Theologie und Seelsorge einerseits sowie Psychologie und Psychotherapie andererseits bedarf etlicher Kriterien, die zum einen die *Eigenständigkeit* der jeweiligen Disziplinen gewährleisten und zum anderen den *Bau von Brücken auf philosophischen Stützpfeilern* zwischen diesen Disziplinen begünstigen. In Dieterichs Konzeption lassen sich, wie ich gezeigt habe, expansionistische Tendenzen ausmachen, und zwar sowohl von (lern-) psychologischer als auch von (biblisch-) theologischer Seite her, wenn Psychologie zum bloßen Handwerkszeug zu verkommen droht. *Erkenntnistheoretische und anthropologische Brücken* können gar nicht entstehen, wenn Dieterich psychologische Konzepte ihres „ideologischen Überbaus" zu entledigen sucht, um sie dann quasi widerstandslos in sein biblisch-therapeutisches Konzept einzubinden.

Das Kriterium der *Rezeptionsneutralität* in dem Sinne, daß das ganze Spektrum psychologischer Depressionsforschung zu würdigen wäre, wenn ein auch psychologisch verantwortetes Konzept von „Seelsorge bei Seelenfinsternis" entstehen soll, ist allerdings auch in den anderen Monographien nicht erfüllt. Sie beziehen sich jeweils auf einzelne Psychotherapietraditionen, allerdings unter mehr oder minder starker Vernachlässigung alternativer Traditionsstränge, insbesondere aus Familienpsychologie und Systemtheorie.

Michael Dieterich sieht die Notwendigkeit einer Verhältnisbestimmung von Psychotherapie und Seelsorge, auch wenn er sie nach meiner Einschätzung auf rabulistische und daher unbefriedigende Weise vornimmt; die anderen Monographien hingegen thematisieren diesen Bedarf nicht einmal, zumindest nicht explizit. Offensichtlich liegt eine solche

---

[67] Vgl. Karle 1996, insbesondere 206ff, und die Rezension von Hauschildt 2000, 119 – 122; Held 1998 und die Rezension von Emlein 1999, 313 – 314; Morgenthaler 1999; Götzelmann 2000, 209 – 227; Emlein 2001, 158 – 178, und Emlein 2001a, 3 – 19; Pohl-Patalong 2001, 139 – 146.

Verhältnisbestimmung nicht in ihrer Absicht. Daran ist mir aber dringend gelegen, denn das Risiko, einer der vielfältigen Fehlformen von Interdisziplinarität zu erliegen, liegt auf der Hand: So besteht die Gefahr eines *Bilinguismus*, der in einen der Expansionismen münden oder in *semantische Vermischung zweier Sprachspiele* kippen kann; ferner besteht die *Gefahr chalcedonensischer Dialektik*, die beim bloßen „Daß" von Beziehungen stehen bleiben muß, ohne das „Wie" dieser Beziehungen inhaltlich ausgestalten zu können. Diese Gefahren lassen sich allenfalls dann bannen, wenn Interdisziplinarität – und damit das Verhältnis von Psychologie und Theologie, von Seelsorge und Psychotherapie – thematisch wird, auch zugunsten *erkenntnistheoretischer und anthropologischer Brücken* zwischen diesen Disziplinen.

4.2. Versuch zu einer theologischen Anthropologie

Zur Konturierung des von mir angezielten Konzepts einer Seelsorge bei Seelenfinsternis knüpfe ich an der anthropologischen Wende theologischen Denkens bei Karl Rahner an. Er vertritt die These, daß die theologische Dimension der Frage nach dem Menschen letztlich „nichts anderes als die radikale Tiefe aller anderen, scheinbar bloß profanen Dimensionen einer Anthropologie"[68] sei. Zu zeigen wäre nun freilich, wie die einzelnen Dimensionen menschlicher Existenz „den Menschen in die Unbegreiflichkeit Gottes hineinreißen und diesen unumgreifbaren Gott des unsagbaren Geheimnisses als das sich selbst gebende Ziel und den Inhalt der menschlichen Existenz von innen her anbieten, und wie alle Dimensionen in die Geschichte des Menschen und der Menschheit verweisen, in der der unwiderrufliche Sieg dieser Verheißung in Jesus, dem Gekreuzigten und Auferstandenen, zur Erscheinung kommt"[69]. Ausdrücklich ruft Rahner „die Dimensionen des Menschen als des Wesens einer absoluten Wahrheit (wenigstens in Gestalt der unbegrenzten kritischen Frage) und der radikalen Verantwortung von Freiheit, die Dimension der Zwischenmenschlichkeit privater und politischer Art, die Dimension der Herkünftigkeit des Menschen und der Zukünftigkeit"[70] in Erinnerung. Allein schon in der Dimension der Zwischenmenschlichkeit unterscheidet sich Rahners Verständnis deutlich von der Einsamkeit des cartesianischen Subjekts[71].

Vor diesem Rahnerschen Hintergrund versuche ich ein Menschenbild zu skizzieren, das Orientierung schaffen kann und einen offenen Sinnge-

---

[68] Karl Rahner 1975, 404.
[69] Karl Rahner 1975, 405.
[70] Karl Rahner 1975, 405.
[71] Vgl. Abschnitt 3.4.3 dieser Arbeit.

halt[72] vorzeichnet. Als offener Sinngehalt unternimmt ein Menschenbild keine endgültige, definitive Beschreibung „des" Menschen, sondern es entfaltet sich in Begegnungen mit Menschen. Aussagen zu einer christlichen Anthropologie wollen nicht empirisch beschreiben, nicht festschreiben, nicht vorschreiben. Solche Aussagen sind Zusagen, die das Menschenmögliche betreffen und treffen können.

Zu dieser Skizze (4.2.1) sollen fünf zentrale „Federstriche" gehören[73], die einen Menschen weder zum Tier absinken lassen noch zum selbsternannten Gott erheben; denn beides würde den Verlust seines Menschseins bedeuten[74].

Im Anschluß daran frage ich nach den praktischen Konsequenzen eines solchen anthropologischen Entwurfs (4.2.2): Wonach verlangen und wen brauchen Menschen zu ihrer Menschwerdung?

4.2.1. „Federstriche" ...

4.2.1.1. Aus-sein auf Sinn: Frauen und Männer als Verweise auf das Geheimnis des Lebens

Der erste Federstrich liegt bereits im ersten Kapitel der Bibel begründet. Dort heißt es: „Dann sprach Gott: Laßt uns Menschen machen als unser Abbild, uns ähnlich ... Gott schuf also den Menschen als sein Abbild; als Abbild Gottes schuf er ihn. Als Mann und Frau schuf er sie." (Gen 1, 26f) Und im Buch der Weisheit heißt es: „Gott hat den Menschen ... zum Bild seines eigenen Wesens gemacht." (Weish 2, 23) Gott schafft Menschen also nach seinem Bild – und zugleich dürfen Menschen sich kein Bildnis von Gott machen[75]. Dabei bringt das „Abbild Gottes" bzw. die „Statue Gottes" als altorientalischer Königstitel Gottes Repräsentanz in der Welt zum Ausdruck. Der biblische Text greift diese Formel vom „Abbild Gottes" auf, führt sie aus ihrem monarchischen Kontext heraus und demokratisiert sie gewissermaßen, indem „Abbild Gottes" zu einem anthropologischen Titel wird, der jedem Menschen, jeder Frau und jedem Mann die Funktion zuerkennt, als Bild Gottes tätig zu sein[76], und ihnen so eine

[72] Vgl. Mieth 1983, 1 – 15.

[73] Diese verstehen sich im Anschluß an Karl Rahner 1966, 20 – 38. Günter Biemer leitet seinen daran anknüpfenden Entwurf zu einer theologischen Anthropologie des Jugendalters ein mit den Worten: „Sinn, Freiheit, Liebe, Hoffnung sind elementare theologische Begriffe, die das Wesentliche über den Menschen im Licht der Offenbarung erfassen." (Biemer 1985, 74)

[74] Vgl. Konrad Baumgartner 1989, 11 – 14.

[75] Im hebräischen Text kommen zweierlei Begriffe zum Zuge, die den Menschen als *Bild* Gottes (*zäläm*) und das verbotene Gottes*bild* (*päsäl*) bezeichnen.

[76] Vgl. Walter Groß 1995, 871 – 873; vgl. Duquoc 1991, 337 – 348, und Dohmen 1993, 152 – 164.

unverlierbare Würde verleiht. Die Unverlierbarkeit der menschlichen Würde unterstreicht der Fortgang des Buches Genesis dadurch, daß der Mensch auch nach dem „Sündenfall“ als Abbild Gottes bezeichnet wird (Gen 9, 6). Gott schafft den Menschen als Mann und Frau. Während sie gemäß ihrer Würde einander gleich sind, unterscheiden sie sich leibhaftig. Menschen erfahren sich selbst sowie einander nie nur als Mensch, sondern immer als Mann oder als Frau[77].

Der Begriff „Abbild“ bringt die Verschiedenheit von Schöpfer und Geschöpf zum Ausdruck, aber auch deren Verbundenheit[78]. Diese Verbundenheit verweist anthropologisch auf eine menschliche Offenheit für Bereiche, die die Grenzen des Gewohnten überschreiten, letztlich auf das Geheimnis menschlichen Lebens, das sich nicht festhalten läßt, das sich zeigt und wieder entzieht, das insbesondere in Grenzsituationen aufblitzt und wieder verschwindet. Ich erinnere an die Erfahrung der beiden Jünger auf ihrem Weg nach Emmaus: Als sie in ihrem Begleiter den Auferstandenen erkennen, entzieht er sich ihnen: „Da gingen ihnen die Augen auf, und sie erkannten ihn; dann sahen sie ihn nicht mehr.“ (Lk 24, 31)

Unterwegs aber waren sie in ihrer Verzweiflung „wie mit Blindheit geschlagen, so daß sie ihn nicht erkannten“ (Lk 24, 16). Auch Menschen heute sind in Lebenskrisen oft wie mit Blindheit geschlagen, in Situationen, deren Sinn sich allenfalls im nachhinein erschließen läßt (wenn überhaupt). Gott läßt sich quasi nur hinterhersehen und macht sich rückblickend an den Spuren unserer Wege ersichtlich. So spricht der Herr zu Mose: „Wenn meine Herrlichkeit vorüberzieht, stelle ich dich in den Felsspalt und halte meine Hand über dich, bis ich vorüber bin. Dann ziehe ich meine Hand zurück, und du wirst meinen Rücken sehen. Mein Angesicht aber kann niemand sehen.“ (Ex 33, 22f)[79] Nur wenn Menschen zurücksehen, erschließt sich im zunächst Zufälligen Sinn. Menschen sind – eingedenk ihrer Grenzen – offen für das Geheimnis ihres Lebens. Als Frauen und Männer haben sie zwar das „Nachsehen“; zugleich sind sie jedoch leibhaftige Verweise auf das Geheimnis Gottes[80].

4.2.1.2. Aus-sein auf Freiheit: Menschen als freigelassene Geschöpfe

Schöpferisches Handeln, Gebären leiblicher und geistiger Kinder setzt Freiheit voraus, Freiräume, Spielräume, die Menschen ein Spiel ermögli-

---

[77] Vgl. Heimbach-Steins 1993, 165 – 189.

[78] Vgl. Pannenberg 1985, 5 – 13.

[79] Vgl. Vergauwen 1993, 295 – 304, und Martin 2000, 221 – 236.

[80] Vgl. Karl Rahner 1966, 26ff. „Der Mensch muß *so* als das Wesen des Geheimnisses bestimmt werden, daß dieses Geheimnis das Verhältnis zwischen Gott und dem Menschen konstituiert und darum auch die Vollendung des menschlichen Wesens die Vollendung seiner Hingeordnetheit auf das bleibende Geheimnis ist.“ (Karl Rahner 1960, 51 – 99, 68)

chen, das sie verantwortlich und gewissenhaft (mit dem je eigenen Gewissen vereinbar) gestalten können. Angst kann entstehen, wenn diese Spielräume eingeengt zu werden drohen – „Enge“ ist die deutsche Übersetzung des ursprünglich lateinischen Begriffs „Angst“[81]. Zur Menschwerdung von Menschen gehört dann der Versuch, Spielräume erneut zu weiten. Aber nicht nur massive und plötzliche Einengungen, auch fast unbegrenzte Erweiterungen menschlicher Freiheitsräume können menschlich überfordern. Menschen suchen nach Halt, auch nach Grenzen, die Einhalt gebieten; wenn sie solche nicht spüren, werden sie orientierungslos, können sie sich nicht mehr der Maßstäbe vergewissern, die den Halt und die Orientierung vermitteln, die Menschen offensichtlich brauchen.

Schon mancher Aufbruch in die Freiheit kam ins Stocken, weil Menschen sich auf dem Weg in ihr „Gelobtes Land“ zurücksehnten zu den sprichwörtlichen „Fleischtöpfen Ägyptens“. Diese stammen aus dem Buch Exodus (Ex 16, 3), das den mühsamen Weg Israels aus seiner Notlage hin zu seiner Befreiung mit all seinen Höhen und Tiefen schildert[82]. Und doch sind Menschen „Freiheitswesen“[83], freie Geschöpfe, freigelassen zur Gestaltung ihrer Freiräume.

Im Neuen Testament schließlich fragt Jesus – sein Name läßt sich übersetzen mit „Jahwe ist Hilfe“[84] – den Gelähmten in Joh 5, 6: „Willst du gesund werden?“ Eine Lösung aus der Lähmung, ein Weg zu Heil und Heilung kann offenbar nicht erzwungen werden – weder in der Psychotherapie noch in der Seelsorge –, ein solcher Weg setzt die freie Bereitschaft zu einer Veränderung voraus: Jesus „verordnet“ die Heilung nicht.

4.2.1.3. Aus-sein auf Liebe: Menschen als Mitmenschen

So vielfältig die Psychotherapieforschung in ihren Resultaten auch sein mag, der am klarsten nachgewiesene Wirkfaktor ist die Qualität der Beziehung zwischen Therapeutin und Klientin, zwischen Therapeut und Klient[85]. Diese kann entstehen im Respekt vor der Würde meines Gegenübers, durch die Wertschätzung, die ich ihm entgegenbringe und die Carl Rogers beschreibt als „eine Art Liebe zu dem Klienten, so wie er ist; vorausgesetzt, daß wir das Wort Liebe entsprechend dem theologischen Begriff Agape verstehen und nicht in seiner romantischen und besitzergreifenden Bedeutung“[86].

---

[81] Vgl. Grimm & Grimm 1999, 358 – 359.
[82] Vgl. Hörnemann 1995.
[83] Karl Rahner 1966, 28.
[84] Haag 1982, 833.
[85] Vgl. Grawe, Donati & Bernauer 1994, 775ff.
[86] Rogers 1990, 218.

Biblisch meint Liebe zu den Nächsten wirklich die Nächsten selbst. In der Weltgerichtsrede (Mt 25, 31 – 46) bindet Jesus Christus seine Präsenz in der Geschichte an die Armen: „Was ihr für einen meiner geringsten Brüder getan habt, das habt ihr mir getan." (Mt 25, 40) Jesus Christus identifiziert sich mit den Hungrigen, Durstigen, Fremden und Obdachlosen, mit den Nackten, Kranken und Gefangenen. Adressaten der Nächstenliebe sind tatsächlich die Nächsten: Ein Patient, dessen Pflegerin ihm zu verstehen gibt, sie tue ihre Arbeit allein um Jesu Christi willen, wird mißbraucht als Mittel zum religiösen Zweck; der Patient spürt, daß seine Pflegerin nicht für ihn da ist, nicht ihn meint und nicht für ihn Zeit hat. Auch Tuomo Mannermaa sieht das Liebesgebot – in der Auslegung Martin Luthers – als Aufforderung, „den Mitmenschen um seiner selbst und nicht um des von ihm zu erwartenden Guten und Nutzens willen zu lieben"[87].

Nach biblischem Zeugnis ist Gott selbst Liebe (1 Joh 4, 8). Gott selbst ist Beziehung – als Vater, Sohn und Geist –, so beziehungsreich, daß Gott in seiner Menschwerdung sich selbst mitteilt, Beziehung schenkt, so daß zwischenmenschliche Begegnungen zum Ort der Berührung Gottes werden können. Menschen brauchen die Liebe ihrer Mitmenschen, sie leben in und aus Beziehungen[88].

4.2.1.4. Aus-sein auf Hoffnung: Menschen als Zukunftssuchende

„Denn wir sind gerettet, doch in der Hoffnung. Hoffnung aber, die man schon erfüllt sieht, ist keine Hoffnung. Wie kann man auf etwas hoffen, das man sieht? Hoffen wir aber auf das, was wir nicht sehen, dann harren wir aus in Geduld." (Röm 8, 24f)

Diese Zusage aus dem Brief an die Römer greift ein Lebenselixier des Menschseins auf, die Hoffnung. Ich denke an die Redewendung „Hoffnung läßt leben". Diese Zusage: „Wir sind gerettet, doch in der Hoffnung" weist Menschen als „Wesen der Zukünftigkeit"[89] aus.

Viele neutestamentliche Bilder sind Hoffnungsbilder, die uns bei Gott eine Zukunft verheißen, etwa die Seligpreisungen: „Selig, die arm sind vor Gott; denn ihnen gehört das Himmelreich. Selig die Trauernden; denn sie werden getröstet werden. Selig, die keine Gewalt anwenden; denn sie

---

[87] Mannermaa 1989, 107 – 181, 167. In diesen Zusammenhang gehört nach meiner Wahrnehmung auch der Autoaufkleber mit der Aufschrift „Jesus liebt dich". Er mag aus religiöser Überzeugung gesprochen sein, wirkt auf mich aber eher abstoßend als einladend. Wer ihn ausspricht, bringt damit in meinen Ohren keine Zuwendung zum Ausdruck, sondern entzieht sich unter Verweis auf den, der mich wirklich liebt. Es erhebt sich die Frage, ob bei „Jesus liebt dich" nicht zugleich folgendes mitschwingt: „Aber *ich* will nichts mit dir zu tun haben."

[88] Karl Rahner spricht vom „Wesen der Interkommunikation" (1966, 31).

[89] Karl Rahner 1966, 33.

werden das Land erben ..." (Mt 5, 3ff) Dazu gehören auch die Gleichnisse Jesu zum Reich Gottes (beispielsweise vom Schatz und von der Perle in Mt 13, 44 – 46), das Hochzeitsmahl in Kana (Joh 2, 1 – 12) und die Szene vom Senfkorn Hoffnung, in der Jesus fragt: „Wem ist das Reich Gottes ähnlich, womit soll ich es vergleichen? Es ist wie ein Senfkorn, das ein Mann in seinem Garten in die Erde steckte; es wuchs und wurde zu einem Baum, und die Vögel des Himmels nisteten in seinen Zweigen." (Lk 13, 18f)

Wenige Verse später heißt es: „Dann werden manche von den Letzten die Ersten sein und manche von den Ersten die Letzten." (Lk 13, 30) Diese mehrfach[90] überlieferte Aussage des Evangeliums stellt geltende Ordnungen in Frage, wirkt bedrohlich, löst Angst aus: bei denen, die nicht recht wissen, wozu sie sich zählen sollen, zu den Ersten oder zu den Letzten; bei denen, die sich als Letzte, die sich ohnmächtig fühlen, denn nur *manche* von den Letzten werden Erste sein; bei denen, die gern anderen den Vortritt lassen, um nicht selbst Verantwortung übernehmen zu müssen; und bei denen, die sich für die Ersten halten und nun zu Letzten werden könnten.

Diese Aussage zielt auf die Revolution einer Ordnung, die nichts auf den Kopf, sondern alles vom Kopf auf die Füße stellt, aufgrund eines Denkens und Handelns, das herkömmliche Strukturen durchkreuzt und mit dem Reich Gottes kommt. Solches Denken und Handeln kann und will nicht politisch neutral sein, sondern parteiisch und solidarisch mit den Letzten: Die Gäste werden „von Osten und Westen und von Norden und Süden kommen und im Reich Gottes zu Tisch sitzen. Dann werden manche von den Letzten die Ersten sein und manche von den Ersten die Letzten." (Lk 13, 29f)

Dieses Wort mag in den Ohren mancher vermeintlich Erster bedrohlich klingen. Dieses Wort will ein Hoffnungsbild sein denen, die sich als Letzte, die sich ohnmächtig fühlen, denen die Flügel gebrochen und gestutzt wurden oder denen noch gar keine Flügel wachsen konnten.

4.2.1.5. Menschliches Scheitern

Zunächst fasse ich zusammen: Da ist der Mensch als Geheimnis, das sich nicht fixieren läßt; da ist der Mensch als freies Geschöpf, dem Spielräume zur Gestaltung aufgegeben sind; da ist der Mensch als Beziehung, die in der Liebe lebt; da ist der Mensch als zukünftiger, der von Hoffnung getragen ist, aber auch schwere Enttäuschungen erlebt.

Mit den Enttäuschungen deutet sich der fünfte Federstrich an: Menschen sind vom Scheitern bedroht[91]. Vielleicht bildet menschliches Schei-

[90] Vgl. die Parallelen in Mt 19, 30 und Mk 10,31; vgl. Mt 20, 16.
[91] So schreibt Karl Rahner 1966, 34: „Der Mensch ist das scheiternde Wesen."

tern jedoch keinen fünften Federstrich neben den anderen vieren, sondern eher einen Strich durch das Bild des Menschen, der nur mit den anderen vieren rechnen mag. Denn scheitern können Menschen in jeder der genannten Dimensionen: in der Hoffnung, wenn sie Enttäuschungen und der Angst vor der Zukunft weicht; in der Liebe, wenn es zu Kommunikationsstörungen, zu Beziehungsbrüchen, zum Verrat kommt; in der Freiheit, wenn sie entweder sklavisch niedergehalten wird oder zu bloßer Willkür verkommt; in der Dimension des Sinns, wenn menschliches Verwiesensein auf ein Geheimnis verdeckt ist und in seinem Anspruch an Menschen ungehört bleibt oder hilflos abgewehrt wird.

Das Scheitern ist gleichsam der Strich durch die Rechnung der anderen vier Striche. Für Karl Rahner ist das Christentum „das Ereignis, das dieses Scheitern wahr-nimmt und erlösend annimmt“[92]. Damit wirft er die Frage nach den praktischen Konsequenzen dieses theologisch-anthropologischen Entwurfs auf.

4.2.2. ... mit Konsequenzen

Wonach verlangen und wen brauchen Menschen zu ihrer Menschwerdung?

Den zentralen psychotherapeutischen Konzepten habe ich Bilder zugeordnet[93] – zum einen Bilder, die das Leiden Hilfsbedürftiger im Verständnis des jeweiligen Konzepts in groben Zügen ausmalen können, und zum anderen Bilder, die dem Anspruch Hilfsbedürftiger und ihrer Leiden entsprechen können. Analog dazu stellt sich angesichts der oben skizzierten theologischen Anthropologie die Frage, wonach denn diejenigen, die in ihrer Ausrichtung auf Sinn, auf Freiheit, auf Liebe und auf Hoffnung von menschlichem Scheitern bedroht sind, verlangen und wen sie zu ihrer Menschwerdung brauchen. Diese Frage werde ich im folgenden umkreisen und einer Klärung zuführen, indem ich die genannten Dimensionen des Menschseins erneut aufgreife und mit dieser Frage konfrontiere.

4.2.2.1. Aus-sein auf Sinn: Frauen und Männer als Verweise auf das Geheimnis des Lebens brauchen zu ihrer Menschwerdung Mystagogen und Inspiratoren

Der erste Federstrich zu einem christlichen Menschenbild zeichnet Menschen als Verweise auf das Geheimnis ihres Lebens aus. Ein solches Menschenbild zeitigt Konsequenzen. Damit Menschen Mensch werden

[92] Karl Rahner 1966, 35.
[93] Vgl. Abschnitt 3.4.3.2 dieser Arbeit.

können, brauchen sie Menschen, die ihnen würdevoll begegnen, etwa in der Art einer Hebamme. Eine Hebamme hilft dabei, daß alles, was nicht oder nur indirekt sichtbar ist und zur Geburt drängt, ans Licht der Welt kommen kann. Diese Hebammenkunst üben sogenannte „Mystagogen" aus, Menschen, die schon in vorchristlicher Zeit diejenigen, die in eine Kultgemeinschaft aufgenommen werden wollten, in die Geheimnisse, die Mysterien ihres Kultes einführten[94]. Mystagogen heute sind Menschen, die Mitmenschen begleiten und inspirieren, wenn sie dem Geheimnis, dem Sinn ihres Lebens auf der Spur sind, „Hunger nach Sinn"[95] verspüren. Mystagogen trichtern ihnen ihre Weisheit nicht ein, sie sorgen vielmehr dafür, daß ihre Mitmenschen quasi selber auf den Trichter kommen, ähnlich vielleicht der Heilung einer kranken Frau, zu der Jesus nicht etwa sagt: „*Ich* habe dich geheilt", sondern: „*Dein* Glaube hat dir geholfen." (Mk 5, 34 par Mt 9, 22 par Lk 8, 48) Glauben zeigt sich so als heilendes, als schöpferisches Handeln.

4.2.2.2. Aus-sein auf Freiheit: Menschen als freigelassene Geschöpfe brauchen zu ihrer Menschwerdung Freisetzer und Mahner

Auch dieser Federstrich zu einem Menschenbild hat Konsequenzen. Wer zur Menschwerdung eines Menschen beitragen will, arbeitet als Freisetzer – vergleichbar vielleicht der Figur des Mose als Typus eines Begleiters und prophetischen[96] Mahners auf dem Weg in die Freiheit. Und wie Mose nicht selbst in das Land hinüberzieht (Dtn 34, 4), müssen auch Begleiter heute damit rechnen, daß eine Begleitung an ihr Ende kommt, ohne daß der Begleiter erfährt, ob die Notleidenden in ihr „Gelobtes Land" einziehen werden oder nicht.

Der Abschluß der fünf Bücher des Mose (Dtn 34, 10 – 12) kennzeichnet ihn als einen einzigartigen Propheten. Er ist Prophet nicht als *Voraus*sager, sondern als *Aus*sager – und gerade in diesem Sinn als *Wahr*sager: Er warnt vor Wegen, die in den Untergang führen, und protestiert gegen das Einschlagen solcher Abwege; er geleitet Menschen, die vor Alternativen stehen, zur Entscheidung und setzt sie wahrlich frei.

---

[94] Vgl. Haslinger 1991, 15 – 75, und Haslinger 2000, 164 – 184.
[95] So lautet der Titel des Buches von Wirtz & Zöbeli 1995.
[96] Vgl. Hörnemann 1995, 169.

4.2.2.3. Aus-sein auf Liebe: Menschen als Mitmenschen brauchen zu ihrer Menschwerdung Stellvertreter und Anwälte

Auch dieser Federstrich zur Skizze eines Menschenbildes führt zu Konsequenzen. Im Buch Jesaja geht es im Rahmen des vierten Liedes vom Gottesknecht (Jes 52, 13 – 53, 12) um einen Vorgriff auf das Dasein Jesu Christi als Mittler des Heils für uns Menschen in Stellvertretung: „Doch er wurde durchbohrt wegen unserer Verbrechen, wegen unserer Sünden zermalmt. Zu unserem Heil lag die Strafe auf ihm, durch seine Wunden sind wir geheilt." (Jes 53, 5)

Mitmenschliche Stellvertretung hat vorläufigen Charakter; zur Menschwerdung notleidender Menschen tragen diejenigen bei, die sie vertreten, bis sie selbst wieder in die für sie offengehaltenen Aufgaben eintreten können. Bis dahin braucht es Anwälte als Sprachrohre für diejenigen, die sich nicht selbst zu Wort melden können, und Stellvertreter, die die Vertretenen nicht von ihrem Platz verdrängen, sondern ihnen diesen Platz offenhalten.

Diese Stellvertretung hat einer meiner Klienten einmal als seinen eigenen Wunsch formuliert – mit folgenden Worten: „Ich möchte keine Krücken, die meine Beine schwächen und schließlich zum Rollstuhl führen; ich möchte höchstens solche Krücken, die ich eines Tages wegwerfe, weil ich ohne sie gehen kann." Treffender läßt sich wohl kaum zusammenfassen, was Stellvertretung im Umgang mit gekränkten Menschen meint.

4.2.2.4. Aus-sein auf Hoffnung: Menschen als Zukunftssuchende brauchen zu ihrer Menschwerdung Wegbegleiter

Auch dieser Federstrich zu einem Menschenbild zeitigt Konsequenzen. Sie sind bereits angeklungen Was Menschen brauchen zu ihrer Menschwerdung, was sie brauchen auf ihrem Weg in die Zukunft, sind Wegbegleiterinnen und Wegbegleiter, die ihnen zum Leben helfen: Hoffnung läßt leben[97] – stellvertretende Hoffnung kann zum Leben helfen. Ein Wegbegleiter kann streckenweise zum stellvertretenden Hoffnungsträger werden für den, der selbst keine Hoffnung mehr tragen oder ertragen kann und sich nicht mehr von Hoffnung getragen weiß. Wichtig ist in schier hoffnungslosen Zeiten, daß der Wegbegleiter jedes Fünkchen Hoffnung, das in einem verzweifelten Menschen entsteht, vorsichtig brennend hält. Ein Wegbegleiter muß nicht alles geben, aber was er gibt von seinem

---

[97] Ingrid Weber-Gast erzählt aus ihrer eigenen Erfahrung, wie sie mit Unterstützung ihres Mannes ihre Depression durchlebte: „Auf den kleinsten Lichtschimmer am Horizont haben wir unsere Hoffnung gesetzt, ihn nicht aus den Augen gelassen, weil wir meinten, ohne Hoffnung auf die Zukunft die Gegenwart nicht ertragen zu können." (Weber-Gast 1978, 14)

Glauben, seiner Liebe, seiner Hoffnung, soll authentisch sein. Darum kann er nicht neutral bleiben, er ist parteiisch und solidarisch mit dem Verzweifelten, dem Notleidenden, dem Letzten.

4.2.2.5. Nochmals: Menschliches Scheitern

Das Scheitern droht der Hoffnung, wenn keiner da ist, der für mich Hoffnung hat; der Liebe, wenn keiner mehr da ist, der mir Anwalt ist; der Freiheit, wenn keiner da ist, der mich aus Verstrickungen und Schuldzusammenhängen[98] herauslöst, freisetzt und mahnt; der Dimension des Sinns, wenn menschliches Verwiesensein auf ein Geheimnis in seinem Anspruch ohne Entsprechung bleibt und das Hören auf diesen Anspruch vereitelt wird, weil keiner da ist, der mir meine verwickelte Lebensgeschichte auswickelt, mein Menschsein im Dialog mit dem Geheimnis des Lebens erschließen hilft.

Das Scheitern streicht die anderen Dimensionen nicht einfach aus, sondern unter-streicht die Dringlichkeit der Konsequenzen, die aus diesen theologischen Skizzen zu einem Menschenbild resultieren: wie sehr Menschen Wegbegleiter brauchen und als Wegbegleiter gebraucht werden, die zuhören können und solidarisch sind mit Gekränkten; wie sehr Menschen Anwälte brauchen und als Anwälte gebraucht werden, die ihre Stimme erheben für die, die verstummt sind und nicht zu Wort kommen; wie sehr Menschen Freisetzer und Mahner brauchen und als Freisetzer und Mahner gebraucht werden, die zu Hilfe eilen den Unterdrückten und Eingeengten ebenso wie denen, die an ihrer Freiheit zu verzweifeln drohen; wie sehr Menschen Mystagogen und Inspiratoren brauchen und als Mystagogen und Inspiratoren gebraucht werden, damit die, die im dunkeln tappen, dem Geheimnis, dem Sinn ihres Lebens auf die Spur und ans Licht kommen können.

Mit diesen Ausführungen ziele ich auf das Konzept einer diakonischen Mystagogie.

4.3. Diakonische Mystagogie

Mystagogie war, wie bereits erwähnt, die Einführung in die Geheimnisse der Mysterienkulte. Da waren die Mysten, die in eine Kultgemeinschaft aufgenommen werden wollten, und da waren die Mystagogen, die als Führer oder Begleiter der Mysten diese mit dem jeweiligen Kult vertraut machten.

---

[98] Vgl. Karl Rahner 1976, 97 – 121.

Mystagogische Traditionen lebten in altchristlicher Zeit fort. Aufgrund der frühchristlichen Arkandisziplin, die Lehre und Bräuche der Gemeinschaft vor Außenstehenden geheimhielt, wurden die Neugetauften erst nach dem sakramentalen Vollzug ihrer Initiation in der Osternacht über die Bedeutung von Taufe, Firmung und Eucharistie unterrichtet. Diese Einweisung in die christlichen Geheimnisse und ihre Symbolik hieß „Mystagogie". Mystagogische Texte liegen aus dem vierten Jahrhundert von Cyrill von Jerusalem vor[99]. Neben Katechesen, die der Vorbereitung der Katechumenen dienten, sind dort solche überliefert, die ausdrücklich als mystagogische Katechesen ausgewiesen sind und nachträglich – nach dem Vollzug der Initiation – das Geschehen erläuterten.

Aetheria, eine fromme adlige Dame[100], erwähnt in ihrem Bericht von einer Reise als Pilgerin in das Heilige Land mystagogische Katechesen: „Während der Bischof alles einzeln erläutert und erzählt, erheben sich so starke Stimmen der Beifallspender, daß man ihre Stimmen sogar weit außerhalb der Kirche hört. Wahrlich, er erklärt alle Mysterien so, daß es keinen gibt, der nicht erschüttert würde über das, was er so erklärt hört"[101]. Die Hinführung zu den christlichen Mysterien muß in bewegender Weise erfolgt sein, und das Erleben der Initiationsriten war den mystagogisch-katechetischen Erläuterungen vorgeschaltet. Chronologisch und hermeneutisch genoß das Erleben, das Sammeln von Eindrücken Vorrang vor der Wissensvermittlung. Anliegen der Mystagogie war es, die Katechumenen darin zu unterstützen, daß sie zu den sakramentalen Vollzügen zunächst eine persönliche Beziehung entwickeln und diese danach reflektierend erschließen konnten – nicht umgekehrt!

Mystagogische Traditionen greift insbesondere Karl Rahner auf. In einer Veröffentlichung aus dem Jahr 1959 deutet er inhaltlich an, welche Bedeutung dem Begriff der Mystagogie in seinen späteren Arbeiten zukommen wird. Er spricht von der Hebammenkunst, der „Maieutik eines individuellen Christentums von innen her"[102]. Daran knüpft er an, wenn er in „Einübung priesterlicher Existenz"[103] schreibt:

„Wir müssen zugeben, daß wir Theologen und wir katholische Christen von heute trotz allen Redens von Gott eigentlich wenig Hermeneutik und Mäeutik für diese ursprünglichere, in der Wurzel des Daseins gegebene Gotteserfahrung haben und praktizieren ...

Halten Sie einmal still! Suchen Sie nicht möglichst Vielerlei und möglichst Kompliziertes zu denken. Lassen Sie einmal diese ursprünglicheren Wirklichkeiten des Geistes emporkommen: das Schweigen, die Angst, das unsagbare Verlangen nach Wahrheit, nach Liebe, nach Gemeinsam-

---

[99] Vgl. Cyrill 1922, 361 - 391.
[100] Vgl. Aetheria 1958, 5.
[101] Aetheria 1958, 255.
[102] Karl Rahner 1959, 122.
[103] Karl Rahner 1970a.

keit, nach Gott. Stellen Sie sich der Einsamkeit, der Angst, der Nähe zum Tod! Lassen Sie solche letzten Grunderfahrungen des Menschen vorkommen, beschwätzen Sie sie nicht, machen Sie darüber keine Theorien, sondern halten Sie diese Grunderfahrungen aus. Dann kann doch so etwas von einem ursprünglichen Wissen um Gott hervortreten ...

Wenn wir nicht in dieser Weise langsam, mehr und mehr lernen, mit Gott umzugehen ..., dann reden wir über Gott, als ob wir ihm gleichsam schon auf die Schulter geklopft hätten, dann fühlen wir uns den Menschen gegenüber als die Landräte des lieben Gottes, die ungefähr dasselbe sind wie er ...

Daß diese Dinge so platt für uns bleiben, daß diese ursprünglichere, namenlose und unthematische Erfahrung durch unseren Alltagsbetrieb, durch all das, was wir sonst mit Menschen und Dingen zu tun haben, scheinbar ganz verdrängt und verschüttet ist, daß dieses ursprünglichere religiöse Gottesverhältnis sogar durch unser theologisches, aszetisches und frommes Geschwätz und Gerede noch einmal verschüttet werden kann, das beweist zwar, wie sehr wir in einem echteren, religiöseren Leben immer wieder dieses ursprüngliche Verhältnis zu Gott freikämpfen müssen, gleichsam immer wieder ausgraben müssen, aber es beweist gerade, wie ursprünglich ein Verhältnis des Menschen zu Gott ist"[104].

Aus diesen Wahrnehmungen um die Gotteserfahrung zieht Rahner Konsequenzen: „In diesem Massenzeitalter, dessen Signatur gar nicht das Christentum als solches in seiner amtlichen Öffentlichkeit, heilsgeschichtlich gesehen, sein kann, muß dann der Priester viel mehr als früher der *Mystagoge* einer personalen Frömmigkeit sein."[105]

Rahner betont die „Notwendigkeit einer neuen *Mystagogie*"[106] – zugunsten einer „Erfahrung, in der der Mensch es immer schon mit dem absoluten Geheimnis, Gott genannt, zu tun hat, bevor er in reflexer Weise diese Gotteserfahrung in den sogenannten Gottesbeweisen abstrakt thematisiert"[107].

Diese Notwendigkeit einer neuen Mystagogie malt Rahner weiter aus: „Wenn einer es heute fertig bringt, mit diesem unbegreiflichen, schweigenden Gott zu leben, den Mut immer neu findet, ihn anzureden, in seine Finsternis glaubend, vertrauend und gelassen hineinzureden, obwohl scheinbar keine Antwort kommt als das hohle Echo der eigenen Stimme, wenn einer immer wieder den Ausgang seines Daseins freiräumt in die Unbegreiflichkeit Gottes hinein, obwohl er immer wieder zugeschüttet zu werden scheint durch die unmittelbar erfahrbare Wirklichkeit der Welt, ihrer aktiv von uns selbst zu meisternden Aufgabe und Not und von ihrer immer noch sich weitenden Schönheit und Herrlichkeit, wenn er dies

---

[104] Karl Rahner 1970a, 18 – 21.
[105] Karl Rahner 1970a, 166 (Hervorhebung durch K.K.).
[106] Karl Rahner 1966b, 256 – 276, 269 (Hervorhebung durch K.K.).
[107] Karl Rahner 1966b, 269; vgl. auch Karl Rahner 1968, 528 – 534.

fertig bringt ohne die Stütze der ‚öffentlichen Meinung' und Sitte, wenn er diese Aufgabe als Verantwortung seines Lebens in immer erneuter Tat annimmt und nicht nur als gelegentliche religiöse Anwandlung, *dann* ist er *heute* ein Frommer, ein Christ ...

Um ... den Mut eines unmittelbaren Verhältnisses zum unsagbaren Gott zu haben und auch den Mut, dessen schweigende Selbstmitteilung als das wahre Geheimnis des eigenen Daseins anzunehmen, dazu bedarf es freilich mehr als einer rationalen Stellungnahme zur theoretischen Gottesfrage und einer bloß doktrinären Entgegennahme der christlichen Lehre. Es bedarf einer Mystagogie in die religiöse Erfahrung ... einer Mystagogie, die so vermittelt werden muß, daß einer sein eigener Mystagoge werden kann." [108]

Die Betonung der Notwendigkeit des Erfahrungsbezugs christlichen Glaubens führt nicht dazu, daß die Inhalte des Glaubens in ihrer Bedeutung vernachlässigt oder gar ignoriert würden. Glaubenspraxis („fides *qua* creditur") und Glaubenslehre („fides *quae* creditur") spielen zusammen: Die Glaubenslehre läßt sich bestimmen als geronnene Glaubenserfahrung; vor aller lehrhaft formulierten Glaubensüberzeugung stehen die menschlichen Erfahrungen, die später die Gestalt etwa des Glaubensbekenntnisses angenommen haben. Dieses Zueinander von Praxis und Lehre findet in der Mystagogie die ihm entsprechende Gewichtung. Wer sich diesem nahen und doch unverfügbaren Geheimnis anvertraut, setzt damit „den ursprünglichen, alle spätere Differenzierung grundlegenden Akt des Glaubens, Hoffens und Liebens"[109].

In diesen Zusammenhang gehört auch das berühmte Wort Rahners: „... der Fromme von morgen wird ein ‚Mystiker' sein, einer, der etwas ‚erfahren' hat, oder er wird nicht mehr sein, weil die Frömmigkeit von morgen nicht mehr durch die im voraus zu einer personalen Erfahrung und Entscheidung einstimmige, selbstverständliche öffentliche Überzeugung und religiöse Sitte aller mitgetragen wird, die bisher übliche religiöse Erziehung also nur noch eine sehr sekundäre Dressur für das religiös Institutionelle sein kann."[110]

Mystagogie und mystagogische Seelsorge versuche ich im folgenden als diakonische[111] Mystagogie zu qualifizieren – mit der Begründung, daß es in der Einzelseelsorge und über diese hinaus um eine „Sozialisierung"[112] der Reichtümer Gottes geht. Dabei will ich die Bedeutung der

---

[108] Karl Rahner 1966c, 11 – 31, 21f.

[109] Klaus P. Fischer 1986, 20.

[110] Karl Rahner 1966c, 22f; vgl. dazu aus neutestamentlicher Sicht Jost Eckert 1993, 63 – 77, und aus liturgiewissenschaftlicher Sicht Balthasar Fischer 1993, 91 – 98.

[111] „Im Unterschied zu primär biblisch oder psychologisch fundierten Seelsorgekonzepten präsentiert sich das diakonische Seelsorgeverständnis als ein Ansatz, in dem die individuumszentrierte Perspektive um eine soziale und gesellschaftskritische Dimension ergänzt wird." (Nauer 1999, 261)

[112] Seckler 1989, 12 – 31, 24.

Individualseelsorge keinesfalls schmälern, wenn ich im Sinne dieser Sozialisierung im folgenden zu *diakonischer* Mystagogie hinführe.

Mystagogische Seelsorge beschreibt Stefan Knobloch als einen Prozeß der Subjektwerdung[113] im Anschluß an Karl Rahner: „Denn erst wo der einzelne wirklich in seiner einmaligen Einzelheit vom Christentum erreicht ist, hat die Seelsorge einen entscheidenden Erfolg ... erzielt“[114], und zwar – so fügt Rahner hinzu – „nicht bloß zum Heil dieses einzelnen, sondern auch zum Segen der Kirche“[115]. Priorität kommt hier dem einzelnen Menschen zu, der in der Kommunikation mit der Gemeinschaft der Glaubenden seinem Subjektsein vor Gott auf die Spur kommen kann und der Kirche zum Segen gereicht, sofern dieser Prozeß glückt.

So sehr mir dieser Vorgang einleuchtet, so sehr liegt mir zugleich daran, das obengenannte berühmte Diktum folgendermaßen zu transformieren: *Der Mystagoge von morgen wird ein diakonischer sein, einer, der Gott, das beziehungsreiche Geheimnis, in der Not und in den Geringsten erfahren hat, oder er wird nicht mehr sein.*

Menschen sind als Frauen und Männer leibhaftige Verweise auf ein Geheimnis – aber worin liegt das Wesen dieses Geheimnisses, wie wird es spürbar? Es ist das beziehungsreiche Geheimnis des trinitarischen Gottes: „Diakonische Mystagogie wird dann zum Versuch, Beziehungsstörungen, Beziehungsabbruch, Beziehungslosigkeit mit sich, mit anderen, mit Gott durch Beziehung zu heilen“[116]. Ein diakonischer Mystagoge übt die Hebammenkunst aus, mit der ans Licht der Welt kommen kann, was zur Geburt drängt – in dieser mäeutischen Praxis ist er im übrigen mit Carl R. Rogers und seiner personzentrierten Arbeit verwandt[117], so daß sich im Sinne meiner interdisziplinären Kriteriologie *konvergierende Optionen* abzeichnen; ein diakonischer Mystagoge vermag aber auch freisetzend und prophetisch mahnend zu wirken, indem er denen zum Aufbruch verhilft, die in Verstrickungen gefangen sind, und denen aufhilft, die unterwegs wieder ins Stocken geraten sind; ein diakonischer Mystagoge praktiziert das beziehungsreiche Geheimnis der Liebe in Einzel- und in Gruppenseelsorge, aber auch als Anwalt und politisches Sprachrohr für Verstummte und Ungehörte; ein diakonischer Mystagoge ist Wegbegleiter und stellvertretender Hoffnungsträger für die Verzweifelten, für sie Partei ergreifend und mit ihnen solidarisch. Ihm kommt eine gesellschaftspolitische Aufgabe zu, die er gemeinsam mit solchen Psychologinnen und Psychologen wahrnehmen kann, die sich nicht in das Prokrustesbett einer herkömmlich individualistisch ausgerichteten carte-

---

[113] Vgl. Knobloch 1996, 187 – 202, und Knobloch 1999a, 343 – 351.

[114] Karl Rahner 1959, 111.

[115] Karl Rahner 1959, 111.

[116] Hobelsberger 1991, 226 – 247, 226.

[117] „Die Psychotherapie kann der Kirche bei einer *Mystagogie in das Geheimnis der Liebe* einen unschätzbaren Dienst leisten.“ (Philipp 1997, 254)

sianischen Psychologie zwängen lassen, sondern nachweisbare[118] Einflüsse gesellschaftlicher Lebensbedingungen auf Häufigkeit und Form seelischen Leids geltend machen.

Diakonische Mystagogie beschränkt sich also nicht auf die – fraglos unerläßliche – mystagogische Einzelseelsorge, sondern bezieht sich auch auf „diakonische Pastoral mit Gruppen"[119] und auf Gemeindeentwicklung[120]. Diese trägt zur Gestaltung einer Kultur bei, die im Geist des Evangeliums Leben ermöglicht. Sie schafft also Rahmenbedingungen, die zum Leben erwecken, was in einzelnen Menschen angelegt ist und womit Gott sie begnadet hat: „Das Reich Gottes ist (schon) mitten unter euch." (Lk 17, 21) Das Reich Gottes aber „reicht ... über die punktuelle Menschwerdung Gottes hinaus, denn es geht um die wirkliche ‚Sozialisierung' der Reichtümer Gottes. Der christliche Gott behält seinen Reichtum nicht als Raub für sich"[121]. Eine solche „Sozialisierung" ist „unausweichlich, wenn man die Menschwerdung Gottes nicht nur punktuell versteht als Fleischwerdung des Sohnes, sondern weiter ausgreifend als Selbstmitteilung Gottes, als Selbstentäußerung des göttlichen Seins, als Teilhabegewährung zum Erbe der Kinder Gottes"[122]. Der Begriff der Sozialisierung soll in diesem Zusammenhang zum Ausdruck bringen, daß Menschen dazu berufen sind, an der Selbstmitteilung Gottes teilzuhaben; daß sie gleichsam von innen heraus für diese Selbstmitteilung disponiert sind und darin ihre Erfüllung finden können; daß den Kirchen und ihren Gemeinden der Auftrag zukommt, diesen Prozeß der Sozialisierung zu begünstigen und voranzutreiben. Ohne diese politisch-diakonische Spielart von Mystagogie können Christinnen und Christen als Kirche wohl nicht „solidarisch an der Seite Gottes"[123] gegen Unterdrückung und Entfremdung kämpfen.-

Das oben skizzierte Menschenbild verlangt in seinen fünf Federstrichen, die verschiedene Ausrichtungen menschlicher Existenz nach Sinn, nach Freiheit, nach Liebe und nach Hoffnung anzeigen sowie das fortwährende Bedrohtsein menschlicher Existenz in all diesen Dimensionen in Erinnerung rufen, nach diakonischer Mystagogie. Diakonische Mystagogie setzt darauf, daß das Geheimnis Gottes dort am nächsten sein kann, wo es am weitesten in die Ferne gerückt zu sein scheint. Auch und oft gerade dort läßt sich dieses Geheimnis entdecken und erfahren[124].

---

[118] Vgl. Keupp 1988, 81ff.

[119] Diese Wendung findet sich im Titel der zu diesem Thema erstellten Arbeit von Peter Abel 1994; vgl. auch Wunibald Müller 1989.

[120] Vgl. Ernsperger 2000, 87 – 100.

[121] Seckler 1989, 24.

[122] Seckler 1989, 24.

[123] Ernsperger 2000, 97.

[124] Ich erinnere an Mt 25, 40: „Was ihr für einen meiner geringsten Brüder getan habt, das habt ihr mir getan."

Damit ist das Seelsorgekonzept einer diakonischen Mystagogie umrissen. Nachfolgend werde ich es auf die Seelenfinsternis und ihren bereits im Zusammenhang mit Martin Luther[125] genannten Anfechtungscharakter beziehen.

4.4. Depressive Anfechtung als Provokation diakonischer Mystagogie

4.4.1. Depressive Anfechtung ...

Der Erläuterung bedarf unter diesen Begriffen vorzugsweise derjenige der Anfechtung. Anfechtungen kamen bei Martin Luther zu Wort, dort insbesondere als depressive Anfechtungen. An dieser Stelle versuche ich zu einer Begriffsklärung beizutragen, die Anfechtungen mit dem Glauben und der Gewißheit des Glaubens in Beziehung setzt[126].

Anfechtungen rühren Menschen an, wühlen sie auf. Radikaler Ausdruck von Anfechtung, in welchem sich alle Anfechtung der Welt zusammendrängt, ist der aus Gottverlassenheit nach Gott schreiende Satz des Gekreuzigten: „Mein Gott, mein Gott, warum hast du mich verlassen?“ (Ps 22, 2; Mt 27, 46 par Mk 15, 34) In diesem Kontext tritt nach biblischem Zeugnis eine Finsternis über das ganze Land (Mt 27, 45 par Mk 15, 33; vgl. Lk 23, 44). Angefochten ist einer, der in „Kreuzesfinsternis“ und „Gottesfinsternis“[127] nach Gott schreit – nach eben dem Gott, der seinerseits anficht[128]. Anfechter ist Gott, näherhin der sich entziehende und in die Gottverlassenheit entlassende Gott. Diese Erfahrung ist aber nur auf dem Grunde der Erfahrung seiner Zuwendung möglich; schließlich läßt sich die Abwesenheit eines gänzlich Unbekannten gar nicht erfahren, schon gar nicht als schmerzlich. Die Abwesenheit der Gotteserfahrung trifft sich also keineswegs mit der Erfahrung der Abwesenheit Gottes; letztere ist wohl die schmerzlichste Form von Gottesgewißheit, ist Anfechtung. Aus der Abwesenheit von Gotteserfahrung jedoch geht niemals Anfechtung hervor, sondern Zweifel – oder schlicht Langeweile.

Dabei *widerfährt* mir eine Anfechtung; sie erfolgt allemal ohne mein Zutun und gegen meinen Willen. Eine der Bitten im Vaterunser geht gerade dahin, daß die Bittenden nicht in Anfechtung oder Versuchung geführt werden mögen. Wenn Anfechtung bei Luther zu einem Zentralbegriff seiner geistlichen Lehre avanciert[129], so läßt sich daraus gewiß

---

[125] Vgl. Abschnitt 1.3 dieser Arbeit.
[126] Im folgenden beziehe ich mich auf Jüngel 1976; vgl. auch Fries 1989, 51 – 59.
[127] Hinricher 1990, 177.
[128] Eberhard Jüngel (1976, 12) stimmt mit Martin Luther darin überein, daß Anfechtungen von Gott ausgehen.
[129] Vgl. Grün 1993, 644.

nicht ableiten, daß Theologie und Glauben nach Anfechtungen zu suchen hätten; fehlende Anfechtung läßt sich nicht prinzipiell zum Vorwurf machen: „Wohl dem, der der Anfechtung entbehrt! Aber wehe dem, der deshalb nicht anfechtbar ist, weil er sich selber unanfechtbar macht!“[130]

Zudem läßt sich Anfechtung nicht als begrifflich oder gar inhaltlich antiquiert abtun zugunsten dessen, was Zweifel heißt. Zweifel lassen sich durch Aufklärung entweder beheben oder aber erhärten, so daß ihre Berechtigung außer Zweifel tritt. Anfechtungen dagegen lassen sich durch Aufklärung nicht aus der Welt schaffen, sondern allenfalls verständlich machen. Zweifel gehen mit dem Ausbleiben von Glaubensgewißheit einher, Anfechtung dagegen widerfährt gerade nur da, wo Glaubensgewißheit lebt, und sie widerfährt zunächst einem einzelnen Menschen. Anfechtung ist kein Kollektivereignis, aber letztlich auch kein ausschließlich individueller Vorgang; Anfechtung und Glaubensgewißheit können Individuum und Gemeinde in eine fruchtbare Spannung zueinander versetzen: Der oder die Angefochtene kann sich die Anfechtungen nicht abnehmen lassen, und doch kann eine Gruppe, eine Gemeinde ihrerseits Solidarität[131] mit dem oder den angefochtenen Menschen üben und gemeinsam mit ihnen nach dem Grund derjenigen Gewißheit fragen, vor welcher die nun noch größere Ungewißheit der Anfechtung entstanden sein mag: „Das einzelne Ich wird Gottes nicht ohne Kommunikation mit der Gemeinschaft der Glaubenden gewiß, wie es ihn denn auch zusammen mit der Gemeinde als den anruft, der ‚Unser Vater‘ ist.“[132]

In analoger Weise kennt Mystagogie einen zunächst auf einzelne Menschen konzentrierten und biographisch orientierten Ansatz und als diakonische Mystagogie zugleich einen für Solidarität[133] grundlegenden Beziehungsreichtum, der der Trinität Gottes entspringt.

Ich komme auf einen radikalen Ausdruck von Anfechtung zurück, auf Jesu Todesschrei in Gottverlassenheit. Ein Mensch, den eine Anfechtung überfällt, kann ihr nicht ausweichen. Er kann dem Umstand nicht ausweichen, daß Jesus Christus in der Gottverlassenheit am Kreuz zu Tode kam. „Daß der Mensch, den der Glaube als Gottes Sohn und unseren Herrn bekennt, selber der Anfechtung ausgesetzt war, daß er, in dem Gottes Anwesenheit erfahrbar geworden war, selber Gottes Abwesenheit hatte erfahren müssen, das ist eine Anfechtung, an der sich der Glaube nicht vorbeimogeln darf.“[134]

Wer angefochten wird, gerät in einen heftigen Konflikt. An Jesus Christus zu glauben, entschärft diesen Konflikt nicht; an diesen Ange-

---

[130] Jüngel 1976, 41.
[131] Vgl. Ottmar Fuchs 1998, 19 – 35.
[132] Jüngel 1976, 41.
[133] Vgl. Kirchenamt der Evangelischen Kirche in Deutschland & Sekretariat der Deutschen Bischofskonferenz 1997.
[134] Jüngel 1976, 27.

fochtenen zu glauben, verschärft diesen Konflikt sogar. Im Gekreuzigten ist dieser Konflikt zwar „zu unseren Gunsten" ausgetragen, aber als ausgetragener muß er erst recht zur Sprache gebracht werden: In den Konflikten dieser Welt verbirgt und entbirgt sich ein Konflikt der Welt mit Gott: „Genauerhin gilt es zu erkennen und zu bejahen, daß und in welchem Maße sich unser Leben in einem Konflikt nicht etwa mit irgendeinem höchsten Wesen, sondern gerade mit *dem* diesen Konflikt an sich selbst zum Austrag bringenden *Gott* vollzieht, also an dem Gott, *der die Liebe ist*"[135].

Wer bejaht, daß er geliebt wird, bejaht, daß sein Leben nicht bei ihm selber anfängt: „Unser Konflikt mit Gott besteht darin, daß wir seine Liebe durch Aktionen zu ersetzen trachten, die uns bestätigen sollen, daß wir mit uns selber anfangen. In solchen Versuchen demonstrieren wir unsere – Sünde ... Deshalb die johanneische Erinnerung ...: ‚er hat uns zuerst geliebt' ... Diesen Konflikt mit Gott in einer konfliktreichen Welt nicht wegzuleugnen, sondern in seiner ganzen Härte freizulegen, ist die Aufgabe einer sich auf den angefochtenen Christus als die Konfliktperson schlechthin konzentrierenden Kirche."[136] In dieser Perspektive brauchen Christinnen und Christen Konflikte nicht zu scheuen, dürfen sie Konflikte nicht scheuen.

Eine anfechtbare Gemeinschaft von Glaubenden, die geschehende Anfechtung gemeinsam zu verarbeiten sucht, erinnert als ganz menschlicher Verweis auf den dreieinigen Gott an das beziehungsreiche Geheimnis des Lebens[137], an das Herzstück diakonischer Mystagogie.

4.4.2. ... als Provokation diakonischer Mystagogie

Wenn das Herzstück diakonischer Mystagogie Beziehung ist und Beziehung letztlich im dreieinigen Gott gründet, so legt sich zur Ausfaltung einer diakonischen Mystagogie ein trinitätstheologischer Ansatz nahe.

Zur Ausfaltung einer diakonischen Mystagogie kommt es im Rahmen dieser Arbeit angesichts einer Provokation. Depressive Anfechtungen sind es, die Menschen in ihrem Glauben erschüttern, herausrufen und hervorrufen aus einem Leben auf scheinbar sicherem Grund – hin zu einem Leben am Abgrund. Diese Provokation geht von depressiven Anfechtungen aus und fordert diakonische Mystagogie in ihren Möglichkeiten heraus. Aber auch umgekehrt geht von diakonischer Mystagogie eine

---

[135] Jüngel 1976, 28.

[136] Jüngel 1976, 28.

[137] Dieses Geheimnis des Lebens ist das „Mysterium der Dreifaltigkeit des einen Gottes, in dem der Vater (wieder ein Begriff im Sinnfeld des Lebens), der das Leben hat ..., einen Sohn als Logos ..., dem der Vater das Leben mitteilt ..., und einen Heiligen Geist ... hervorgehen läßt, der die Tiefen der Gottheit erkennt und der Geist der Liebe ist" (Karl Rahner 1965, 178; vgl. auch Karl Rahner 1960, 89).

Provokation aus, und zwar eine solche, die depressiven Anfechtungen Einhalt gebieten kann und angesichts einer abgründigen Situation neuen Halt schenken kann.

„Depressive Anfechtung als Provokation diakonischer Mystagogie" ist eine Wendung, die beide genannten Lesarten umgreift: Einmal geht von diakonischer Mystagogie eine Provokation aus, indem sie depressive Anfechtungen in ihre Schranken weist, sie in ihrem scheinbar unendlichen Charakter „endlich" begrenzt; ein andermal geht von depressiver Anfechtung eine Provokation aus, die eine diakonische Mystagogie aufs äußerste herausfordert.

An dieser Stelle komme ich auf Romano Guardini und seine Provokationen zurück, wenn er dem Sinn der Schwermut nachgeht. Er versteht sie als Anzeichen dafür, „daß wir begrenzte Wesen sind ..., daß wir Wand an Wand mit Gott leben"[138]. Der Sinn der Schwermut liegt folglich in der „Beunruhigung des Menschen durch die Nachbarschaft des Ewigen. Beseligung und Bedrohung zugleich."[139] Beseligung mag auf das Wand-an-Wand mit Gott anspielen, auch darauf, daß Gott es ist, der anficht; Bedrohung geht von einer Anfechtung aus, die im Ernst[140] lebensgefährlich bleibt, solange sie besteht. Beseligung *und* Bedrohung – darin mag ein Anknüpfungspunkt diakonischer Mystagogie liegen.

Eine trinitätstheologische Ausfaltung dieses Konzepts sieht einen schöpfungstheologischen, einen pneumatologischen und einen christologischen Zugang zu Seelsorge bei Seelenfinsternis vor. Mit allen drei Zugängen versuche ich praktisch Erhellendes zum Thema beizutragen, das depressiv bedrängten und angefochtenen Menschen ebenso zugute kommt wie Seelsorgerinnen und Seelsorgern, die Menschen durch ihre Seelenfinsternis begleiten. Diese dreifache Herangehensweise versteht sich im Sinne meiner Kriteriologie interdisziplinären Arbeitens zugleich als eine *trinitätstheologische Grundierung des Verhältnisses von Psychotherapie und Seelsorge.*

4.5. Seelsorge bei Seelenfinsternis – ein dreifacher Zugang

4.5.1. Seelsorge bei Seelenfinsternis – ein schöpfungstheologischer Zugang

Ein schöpfungstheologischer Zugang zu Seelsorge bei Seelenfinsternis eröffnet sich, indem diakonische Mystagogie die Autonomie psychologischer und anderer „profaner" Erkenntnisse anerkennt und auf ihre Weise

---

[138] Guardini 1983, 48.

[139] Guardini 1983, 49f.

[140] Dieser Ernst verbietet Sprüche von Ahnungslosen im Sinne der Wendung „Depression adelt" (Will, Grabenstedt, Günter Völkl & Banck, 1998, 204).

würdigt, anstatt sie in supranaturalistischer oder integralistischer Manier zu vereinnahmen.

Gott ist fortwährend schöpferisch tätig und verleiht der geschaffenen Wirklichkeit auf diese Weise Bestand. Seine creatio continua läßt kreatürliche Eigentätigkeit zu und fördert sie. Das Wirken des Schöpfers umfängt jeden kreatürlichen, also auch jeden menschlichen Prozeß – bis hin zum Hervorgang der Wissenschaften und ihrer Fortentwicklung in ihrer Autonomie[141]. Die *Eigenständigkeit jeder wissenschaftlichen Disziplin* und die Akzeptanz eines von ihr möglicherweise vertretenen *methodologischen Atheismus* gehören zu den Kriterien zur Wahrung wissenschaftlicher Pluralität.

An dieser Stelle lassen sich die vor allem aus Psychologie und Psychotherapie stammenden Forschungen zum Thema dieser Arbeit erneut einbringen. Im Sinne der Kriterien interdisziplinären Arbeitens kommt ihnen insofern ein *hermeneutischer Vorrang* zu, als Psychologie und Psychotherapie die Depressionsforschung weit vorangetrieben haben – im Kontrast zu Theologie und Seelsorge, die in dieser Hinsicht ein Schattendasein führen und eine eigene – schöpfungstheologisch, christologisch und pneumatologisch verantwortete – Hermeneutik allererst entwickeln müssen.

Ich nenne exemplarisch aus den tiefenpsychologischen Konzepten die von Sigmund Freud feinsinnig ausgearbeitete Differenzierung von Trauer und Melancholie, die für einen Seelsorger beispielsweise dann zum Thema wird, wenn er eine Frau, die ihren Mann verloren hat, in ihrem Trauerprozeß begleitet und sich ihm der Eindruck aufdrängt, daß die Witwe je länger, desto weniger imstande ist, ihren Alltag zu bewältigen.

Aus den verhaltens- und kognitionspsychologischen Konzepten führe ich exemplarisch die ganz praktisch ausgerichteten Versuche an, kognitive Anknüpfungspunkte für emotional schwer faßbare Probleme zu finden und Menschen dabei anzuleiten, daß sie alternative Denkweisen, nichtdepressive Attributions- und Verhaltensstile entwickeln.

Für die humanistisch-psychologischen Konzepte verweise ich darauf, daß das person[142]- oder auch beziehungs[143]-zentrierte Konzept depressive Erkrankungen von einer Inkongruenz her versteht, die die Beziehung einer Person zu sich selbst gefährdet, und therapeutisch auf „Heilen durch Beziehung“[144] setzt.

---

[141] Vgl. Abschnitt 3.4.6.1 dieser Arbeit.

[142] Zum Personbegriff in seiner Spannung zwischen Selbständigkeit und Beziehung, zwischen Souveränität und Engagement, zwischen Autonomie und Solidarität vgl. Peter F. Schmid 1995, 112 – 118, sowie Peter F. Schmid 1998, 44: „Person *ist* jemand ebenso, weil er aus sich selbst ‚seinen Stand hat‘ (‚sub-sistiert‘), wie er es *wird*, weil er durch die Beziehung zu anderen ‚zu Stande kommt‘ (‚ek-sistiert‘).“

[143] Vgl. Peter F. Schmid 1995, 83 und 91.

[144] Diese Wendung findet sich aber auch bei tiefenpsychologisch ausgerichteten Autoren, beispielsweise bei Dieter Funke (1992, 226, und 1993, 185).

Für die systemisch-familienpsychologischen Konzepte erinnere ich daran, daß eine Depression zwar einen individuellen Träger kennt, aber als ein Systemschaden zu verstehen ist, der aus kränkenden Kommunikationsstrukturen und familiären Beziehungsmustern resultiert, die ihrerseits in gesellschaftliche und wirtschaftliche Rahmenbedingungen eingebettet sind.

Die aus Psychologie und Psychotherapie stammenden Forschungen zum Thema dieser Arbeit lassen sich an dieser Stelle aber nicht nur erneut einbringen, sondern zugleich theologisch verorten. Exemplarisch komme ich mit dieser Absicht auf die von Dieter Tscheulin[145] ermittelten Wirkfaktoren zurück, die im Sinne psychologischer Maßstäbe sowie im Sinne der *Kriterien empirischer Forschung* zum Gelingen psychotherapeutischer Prozesse beitragen. Dabei erweist sich das personzentrierte Konzept als integrativ, sofern die dort beheimateten Grundhaltungen als Wirkfaktoren auch in allen anderen zentralen psychologischen Konzepten nachweislich zum Tragen kommen. Da ihnen also schulenübergreifende Bedeutung zukommt, entspricht diese Wahl zugleich dem Kriterium der *Rezeptionsneutralität*, das einer einseitigen Indienstnahme fremder Erkenntnisse vorzubeugen sucht.

Der Wirkfaktor der Akzeptationsbreite zielt auf Wertschätzung und Respekt vor der Eigenart eines Gegenübers. Der Wirkfaktor der Personenbezogenheit hebt auf Verstehen und Empathie ab. Der Wirkfaktor der Realitätsoffenheit schließlich meint Echtheit und Authentizität.

Zunächst widme ich mich der Akzeptationsbreite, mit anderen Worten: der Wertschätzung. Für den Begründer der Gesprächspsychotherapie, Carl R. Rogers, bedeutet diese Haltung, „daß er sich um seinen Klienten auf eine nicht besitzergreifende Weise sorgt, also um einen Menschen voller Möglichkeiten“[146], und er umschreibt Wertschätzung als „eine Art Liebe zu dem Klienten, so wie er ist; vorausgesetzt, daß wir das Wort Liebe entsprechend dem theologischen Begriff Agape verstehen und nicht in seiner romantischen oder besitzergreifenden Bedeutung.“[147] Mit dieser Formulierung weist Rogers von innen heraus über die Grenzen seines eigenen Fachgebiets hinaus – im Sinne des in die Kriteriologie interdisziplinären Arbeitens aufgenommenen *Prinzips der Selbstüberbietung einer wissenschaftlichen Disziplin.* Sie erlaubt die *Ausfaltung einer impliziten Theologie*, sofern diese gleichsam anonym in nichttheologischen Disziplinen und Konzepten lebt und solche Disziplinen und Konzepte in ihrer Radikalität und auf diese hin untersucht werden. Dabei braucht auf die Theologie kein expansionistischer Schatten zu fallen, da es ja einer der Pioniere der Psychotherapieforschung selbst ist, der die Wertschätzung in

---

[145] Vgl. Tscheulin 1992 und Grawe, Donati & Bernauer 1994, 749 – 787, sowie Abschnitt 3.4.5.2 dieser Arbeit.
[146] Rogers 1990, 218.
[147] Rogers 1990, 218; vgl. auch Rogers 1981, 154f.

der genannten Weise theologisch qualifiziert. Dank dieser Ausführungen von Rogers – ähnliche Äußerungen liegen von Sigmund Freud vor[148] – läßt sich die Liebe als theologische Radikalisierung der Wertschätzung ausmachen, die Liebe, die Gott selbst ist und schenkt, ebenso wie die Liebe der damit Beschenkten untereinander. Rogers spricht vom Klienten als einem Menschen voller Möglichkeiten; er glaubt an die Ressourcen und Begabungen, die diesem Menschen innewohnen, auch wenn sie vielleicht verschüttet sind; er glaubt an diesen Menschen mit seinen ungeahnten Möglichkeiten, ganz abgesehen von den Möglichkeiten Gottes mit diesem Menschen. Die theologische Qualität des Glaubens zeigt sich konkret im Glauben an einen Menschen: „Niemand kann den Glauben an Gott und Christus verkünden, der nicht Treue zum Menschen übt und keinen Glauben an ihn hat."[149] An wen ich glaube und wem ich vertraue, auf den wage ich zu hoffen, auf den setze ich meine Hoffnung. Glauben, Lieben und Hoffen sind theologische Radikalisierungen der Wertschätzung, sind deren Wurzel (radix) und verwurzeln diese Haltung theologisch.

Lassen sich auch die anderen Wirkfaktoren theologisch verwurzeln und in diesem Sinne so radikal verstehen, daß sie gerade in ihrer eigenen Mitte und von ihr her ans Licht kommen?

Ein weiterer Faktor ist Personenbezogenheit oder Empathie. Solchermaßen einfühlendes Verstehen ist eine auf der Grundlage eines Beziehungsangebotes mögliche Bewegung, in der ein Mensch sich auf das Erleben und dessen Bedeutung für sein Gegenüber einläßt, letzteres in seiner Welt zu verstehen sucht und dennoch sich selbst treu bleibt. Dabei zeichnet sich folgende Strukturanalogie ab – und um *Analogien* zwischen verschiedenen wissenschaftlichen Modellen geht es im Sinne meiner Kriteriologie[150] auf dem Weg zu tragfähigen interdisziplinären Beziehungen, nicht etwa um vorschnelle und mitunter gewaltsame Identifizierungen[151] –: Strukturanalog zur psychologischen Empathie vollzieht sich die

[148] Heribert Wahl (1990a, 260 – 273, 272) schreibt dazu: „Erstaunlich bleibt, daß *Freud* nirgends die Ähnlichkeit oder doch die Analogie zwischen seinem therapeutischen Verfahren und der Beziehungspraxis Jesu entdeckt und aufgreift, schreibt er doch etwa an *Jung* (6. 12. 06) von ‚Heilung durch Liebe', an *Pfister* (9. 2. 09) von der ‚Befreiung Leidender' durch sein unparteiisches Instrument der Analyse."

[149] Klinger 1985, 229 – 238, 237. „Christus ... ist der Mensch Gottes, weil er den Willen Gottes tut, und Gott des Menschen, weil er der Vollender des Menschen ist, der Inbegriff seiner Existenz. Der Glaube an Christus ist ein Glaube an den Menschen" (Klinger 1985, 237; vgl. auch Fries 1987, 33ff).

[150] Vgl. Abschnitt 3.4.4 meiner Arbeit.

[151] „Je tiefer man in die geforderte semantisch-pragmatische Tiefenstruktur hinabsteigt, um so mehr wird man sich von der eklektischen Verwendung von Einzelworten distanzieren und zu einer ganzheitlicheren Hermeneutik und sehr viel allgemeineren Strukturähnlichkeiten vorstoßen. Identität sprachlicher Zeichen erübrigt sich hier" (Peitz 1998, 439).

inkarnatorische und erlösende Bewegung Gottes[152], der ganz Mensch wird und als solcher doch wahrhaft Gott bleibt. Eine treffende biblische Umschreibung für Empathie als pastorale Fähigkeit, sich mit Maß einzufühlen, bietet die Metriopathie (Hebr 5, 2). Parallel zur griechischen Empathie findet sich bei Gregor dem Großen[153] die lateinische compassio.

Empathie im Rahmen diakonischer Mystagogie meint ein Mitgehen in Nähe und Treue, in räumlicher Nähe und Treue durch die Zeit. Sie zielt auf ein „Ich bin der ‚Ich-bin-da'" (Ex 3, 14) im Sinne von „Ich bin dir nahe und treu"[154].

Diakonische Mystagogie will den Menschen vor das Geheimnis seiner Geschichte mit Gott führen und einen Prozeß des Heilwerdens in Gang setzen. Sie zielt auf eine Konzeption, die „ansatzhaft realisiert, wovon sie inhaltlich spricht. Der Mystagoge ‚erzählt' gerade dadurch am überzeugendsten vom unbeirrbaren Hinzukommen und Mitgehen Gottes, indem er selbst treu und unbeirrbar mit den Krisen des anderen mitgeht"[155]. Mit anderen Worten: „Was nützt die Realpräsenz Gottes, wenn der Mensch nicht real präsent ist?"[156]

An dieser Stelle erhebt sich die Frage, ob diakonische Mystagogie, die so sehr auf reale Präsenz angewiesen ist, etwa auch in Briefform und heute nicht mehr nur auf traditionellem, sondern auf elektronischem Weg per „e-mail" als Online-Seelsorge denkbar ist. Ich komme darauf zurück.

Empathie trägt zur Menschwerdung derer bei, die einander im Geist Jesu Christi begegnen und sich so lebendigen Beziehungen zu sich selbst, zu ihren Mitmenschen, zur Schöpfung und zu Gott öffnen können – zu Gott, der selbst Beziehung ist und lebt und schenkt.

Realitätsoffenheit und Echtheit schließlich meinen Wahrhaftigkeit in der Beziehung zur eigenen Person sowie zu einem Gegenüber. Wahrhaftigkeit bewährt sich nur, wenn sie sich zeigt, offenbart. Letztlich kann sie ihre theologische Verwurzelung in der Selbstmitteilung Gottes in Jesus Christus, in seiner Wahr-gabe und Selbstkundgabe als Mensch finden.

---

[152] Vgl. Hammers 1997, 236 – 237; vgl. auch Wunibald Müller 1991, 22 und 82f: *„Du wurdest Mensch und bliebst zugleich Gott ... Und auch dann, als Du selbst davor nicht zurückgeschreckt bist, im Sterben uns Menschen gleich zu sein, Du auch diesen letzten Weg gegangen bist ..., bist Du diesen Weg ganz und gar gegangen ohne Einschränkung, bis zum Ende. Du bist zugleich diesen Weg* mit *uns und* für *uns gegangen ... Du bist in den Tod gegangen, ganz Mensch, totale Empathie. Doch so sehr das Dein Tod, Dein Tod für uns, Deine totale Identifikation mit uns war und ist, Du warst und bist zugleich auch Gott ..., so sehr Du Dich auch hinabgeneigt hast zu uns Menschen, in allem uns gleich wurdest außer der Sünde.*"

[153] Vgl. Abschnitt 3.1.3 dieser Arbeit.

[154] Vgl. das Arbeitspapier, welches abgedruckt ist bei Pompey 1994, 98.

[155] Isidor Baumgartner 1990, 247. Ottmar Fuchs (1999b, 363 – 375, 371) schreibt: „Der Glaube an einen barmherzigen und gerechten Gott kann nur mittels zwischenmenschlicher Barmherzigkeit und Gerechtigkeit überbracht werden."

[156] Hammers 1997a, 137.

Ich fasse zusammen: Ihre theologische Radikalisierung findet Wertschätzung als Glauben an und Hoffen auf die Möglichkeiten des Gegenübers in der Liebe Gottes zum Menschen, Empathie als Mitgehen in Nähe und Treue im Geschehen von Menschwerdung und Erlösung, Echtheit als Wahrhaftigkeit zum Gegenüber letztlich in der Selbstkundgabe, in der Wahr-gabe und Selbstkundgabe Gottes in Jesus Christus.

Schöpfungstheologisch halte ich daran fest, daß der Autonomie profanwissenschaftlicher Erkenntnisse hoher Respekt gebührt. Ihre exemplarisch angegangene theologische Verwurzelung dient nicht ihrer theologischen Überfremdung, sondern der *Explizierung ihrer theologischen Dignität*, die ihnen schon vor jeder Ausfaltung eignet. Radikalisierung meint keine Entwurzelung aus profanem Boden zum Zwecke einer wie auch immer motivierten Verpflanzung und Heimholung in die Theologie, sondern eine Verwurzelung, die den Eigenstand autonomer Lebens- und Wissenschaftsbereiche schöpfungstheologisch stärkt.

Wer die Liebe eines Gegenübers spürt, kann wieder (oder erstmals!) Respekt vor sich selbst und sich selbst liebenswürdig finden. Wer merkt, wie ein Gegenüber empathisch um Verstehen ringt, kann anfangen, die eigene Welt zu erkunden und dafür selbst Verständnis zu entwickeln. Wer Echtheit und Selbstkundgabe eines Gegenübers erlebt, vermag selbst Mut zu fassen zugunsten von Offenheit und Authentizität der eigenen Person gegenüber.

Was diese Beziehungsqualitäten gerade einem depressiv angefochtenen Menschen bedeuten, versuche ich mit den nachfolgenden beiden Zugängen pneumatologischer und christologischer Prägung zu erschließen.

Zunächst aber drängt sich eine andere Frage auf, eine Frage auf Leben und Tod: Es ist die Frage eines gänzlich deprimierten Menschen, der sich nicht als geliebtes Geschöpf erlebt, der keine Liebe spürt, die ihn trägt – sei es, daß kein Gegenüber ihm diese Liebe schenkt, sei es, daß ihn die Liebe, die ihm geschenkt wird, nicht (mehr) erreicht und im Herzen bewegt; es ist die Frage eines Menschen, der kein Interesse für seine eigene Welt aufbringen kann, die ihrerseits zusammenschrumpft zu einem Brokken von Angst und Schuld (-gefühl); es ist die Frage eines Menschen, der sich nicht als Leib zur Welt versteht, sondern nur noch aus schmerzendem und ihm selbst lästigem Körper besteht – seine authentische Selbstwahrnehmung kann ihn vor die letzte Konsequenz fortgesetzter Entleibung führen, den Suizid. Ein Patient findet dafür folgende Worte: „Niemand hat mich je gefragt, ob ich zur Welt kommen will. Ich wurde einfach in die Welt geworfen, aber ich passe nicht in diese Welt. Daraus werde ich die Konsequenz ziehen.“

4.5.1.1. Exkurs: Suizidalität – ein nahezu obligater Bestandteil depressiven Erlebens

„Die große Bedrohung geht bei der Behandlung depressiver Menschen von der Suizidgefahr aus."[157]

Diese psychiatrische Einsicht bestätigt der Seelsorger Willibald Demal in seiner bereits im Jahr 1949 erschienenen Praktischen Pastoralpsychologie auf eindrucksvolle Weise: „Im Inneren des Schwermütigen herrscht grenzenlose Traurigkeit und Trostlosigkeit. Er kämpft nicht gegen sein Geschick, sondern überläßt sich willenlos und mutlos der dumpfen Verzweiflung. Nicht selten stellen sich Selbstmordgedanken ein, die hier im Gegensatz zu den theatralischen, nicht ernstgemeinten Selbstmordversuchen der Hysteriker sehr ernst zu nehmen sind. Die krankhaft Schwermütigen sprechen nicht soviel vom Selbstmord (wie die Hysteriker, die sich mit derlei Reden meist nur interessant machen wollen), aber treffen oft von langer Hand Vorbereitungen, die bis ins einzelne gehen. Ein Depressivkranker, der sich schließlich die Pulsader durchschnitt, hatte nicht weniger als vierzig verschiedene Messer zusammengekauft, obwohl er sehr sparsam war und vor Menschenscheu kaum ein Geschäft betrat."[158]

Zwar haben sich aus verschiedenen psychologischen Konzepten depressionsspezifisch wirksame Therapieansätze entwickeln lassen; dennoch müssen depressive Erkrankungen weiterhin als lebensgefährlich eingestuft werden. Die von ihnen ausgehende Bedrohung gilt in erster Linie den betroffenen Patientinnen und Patienten, sie gilt aber auch den Menschen, die mit ihnen umgehen und durch die dabei begegnende Suizidalität unter großen Druck geraten.

Untersuchungen darüber, wie viele der Menschen, die in Deutschland jährlich durch Suizid ums Leben kommen, zum Zeitpunkt ihrer Selbsttötung an einer Depression gelitten haben, lassen auf einen hohen Anteil von 40 – 60% schließen[159]. Und umgekehrt sterben etwa 15% der Menschen an Suizid, die an Depressionen erkrankt sind; dabei liegt die mit zunehmendem Lebensalter ansteigende Suizidrate bei Männern kontinuierlich etwa doppelt so hoch wie bei Frauen[160]. Etwa 56% der depressiv leidenden Patientinnen und Patienten unternehmen irgendwann im Laufe ihrer Krankheit einen Suizidversuch[161]. Todeswünsche und Suizidideen finden sich insbesondere bei der überwiegenden Mehrzahl der stationär

[157] Swildens 1991, 79.

[158] Demal 1949, 293.

[159] Vgl. dazu und zum folgenden Wolfersdorf 1995, 157.

[160] Vgl. Amelang 1986, 344 – 409, insbesondere 354 – 356 sowie 386 – 390. Gegenläufig zur Entwicklung der Suizidrate bei wachsendem Lebensalter ist die Altersverteilung von Suizidversuchen, die nicht tödlich enden: ihre Zahl nimmt mit steigendem Lebensalter ab.

[161] Vgl. Ruppe, Keller & Wolfersdorf 1995, 167 – 180, insbesondere 177.

aufgenommenen depressiv leidenden Patientinnen und Patienten; Suizidalität ist „ein nahezu obligater Bestandteil depressiven Erlebens"[162].

Daraus resultieren zwei Fragen, denen ich nun nachgehen werde: Wie läßt sich eine Suizidgefahr erkennen? Und: Wie läßt sich der drohende Suizid verhüten?

4.5.1.1.1. Suizidgefahr

Zentrales Anzeichen einer Gefährdung ist die *direkte oder indirekte Ankündigung einer Selbsttötung*, also beispielsweise die Äußerung, alle Lebensfreude verloren zu haben, oder das Ausdrücken von Hoffnungslosigkeit. Frühere suizidale Krisen und Suizidversuche, Suizide von Familienangehörigen oder anderer nahestehender Menschen erhöhen das Risiko.

Mögliche *Auslöser* sind der akute Verlust tragender Beziehungen und unlösbar erscheinende Probleme im zwischenmenschlichen, aber auch im beruflichen und finanziellen Bereich.

Unsicherheit über das Ausmaß einer Suizidgefahr läßt sich nur durch direktes, offenes und ernstes Nachfragen beheben. Manche Hemmung[163], dieses Thema unmittelbar anzugehen, resultiert aus der Sorge, daß der in den Raum gestellte Begriff des Suizids letzteren quasi erst „salonfähig" macht und damit einen tödlichen Ausweg aus einer ausweglos erscheinenden Krisensituation erst bahnt, den der oder die potentiell Gefährdete von sich aus gar nicht eingeschlagen hätte. Eine so motivierte Hemmung ist gänzlich unbegründet; sie unterschätzt die Schwere des Leidens eines suizidgefährdeten Menschen, der sich doch nur dann um Leib und Leben bringt, wenn er keinen anderen Ausweg, keinen Hoffnungsschimmer mehr sehen kann. Zu einem solchen endgültigen Schritt wird ihn nicht die Frage eines Gegenübers bewegen, das um ihn in ernster Sorge ist – im Gegenteil: Nicht das Nachfragen, sondern vielmehr das Bagatellisieren und das – dann wörtlich zu nehmende – „Totschweigen" der Not können tödlich enden.

Als bagatellisierend empfinde ich auch den an akut suizidgefährdete Menschen gerichteten Vorschlag, „Tagebucheinträge aus besseren Zeiten"[164] zu lesen, oder die Idee, einem Patienten zu „erklären, daß Suizidgedanken als ein Symptom der depressiven Störung aufzufassen sind und vom Betroffenen häufig gar nicht mehr nachvollzogen werden können, wenn die depressive Episode abgeklungen ist. Diese Information soll dem Patienten in seiner Hoffnungslosigkeit zu einer hilfreichen Distanz ver-

---

[162] Wolfersdorf 1995, 157.

[163] „Manche Kliniker haben Hemmungen, direkt nach Suizidgedanken zu fragen. Sie haben Angst, damit vielleicht ‚schlafende Hunde zu wecken'." (Schramm 1998, 244)

[164] Schramm 1998, 245.

helfen."[165] In der Krise glaubt der Betroffene gar nicht mehr an „bessere Zeiten" – das macht doch gerade seine Hoffnungslosigkeit aus!

Es kann einem depressiv leidenden Menschen jedoch Entlastung verschaffen, wenn er endlich nach möglicher Suizidalität gefragt wird, da eine solche Frage signalisiert, daß sein Gegenüber um die Schwere der Erkrankung weiß. Hierher gehören

- Fragen danach, ob Suizidgedanken überhaupt vorkommen;
- Fragen nach der Art der Suizidalität: im Vordergrund stehen oft der Wunsch nach Ruhe, nach Verschmelzung mit Gott oder mit einem verstorbenen Menschen, von dem ein Sog in den Tod auszugehen scheint, spezifische Suizidideen, Rachegefühle und andere – auch appellative – Absichten;
- Fragen nach der Konkretion der Suizidideen: sie können noch recht vage sein oder schon in einen alarmierend detaillierten Plan münden;
- Fragen nach der Kontrollierbarkeit dieser Suizidideen: mancher Gefährdete erlebt sie wie einen dem eigenen Willen nicht unterliegenden „Einschuß";
- Fragen nach früheren Suizidversuchen: klären läßt sich die Frage, wie suizidale Krisen früher erlebt und wie sie – zumindest vorübergehend – bewältigt wurden;
- Fragen nach dem, was am Leben hält: eine Rolle spielen dabei beispielsweise das Versprechen an die Ehefrau, sie nicht allein zu lassen, die Verantwortung gegenüber der eigenen Familie[166] oder dem Beruf sowie eine trotz allem verbleibende Hoffnung auf Bewältigung der akuten Krise;
- schließlich Fragen nach Zukunftsperspektiven, wenn das Gespräch bereits bis dahin fortschreiten konnte: welche Änderungen in meinem Leben sind mir wichtig? Wie soll es in einem Jahr aussehen?

„Besondere Vorsicht ist geboten, wenn der Patient plötzlich eine trügerische Ruhe zeigt."[167] Trügerisch ist sie nicht, weil sie auf eine Entspannung hinweist; trügerisch ist sie vielmehr deshalb, weil diese Ruhe und diese Entspannung gerade nicht aus einer Krisenbewältigung hervorgehen, sondern aus dem Entschluß resultieren, dem Leben ein Ende zu setzen.

---

165 Schramm 1998, 244.

166 Dieses Motiv erlaubt aber keinen Umkehrschluß in dem Sinne, daß demjenigen, der durch Selbsttötung eine vaterlose Familie hinterläßt, Verantwortungslosigkeit nachgesagt werden könne.

167 Schramm 1998, 244; vgl. auch Beck, Rush, Shaw & Emery 1986, 260: „Ein plötzlicher Anschein von Gelassenheit bei einem vorher erregten Patienten ist ein Gefahrensignal, das von anderen oft als Anzeichen der Besserung mißverstanden wird. Diese Mißdeutung führt zu einem Nachlassen der Wachsamkeit, was einen erfolgreichen Suizidversuch begünstigt."

4.5.1.1.2. Suizidverhütung

Akute Suizidgefahr verlangt nach umgehend einsetzender Krisenintervention[168]:

- danach, Gesprächsmöglichkeiten zu schaffen und die in Frage stehende Suizidalität direkt und einfühlsam anzusprechen, so daß selbstzerstörerische Impulse thematisiert und emotionale Spannungen mitunter entscheidend abgebaut werden können;
- danach, eigene Kompetenzen im Umgang mit Suizidgefährdeten abzuschätzen und diese bei Bedarf weiterzuvermitteln, ohne sie bloß wegzuschicken;
- danach, die in ihrem Leben bedrohte Person – sofern nicht ohnehin schon geschehen – zum Aufsuchen eines Arztes oder einer Ärztin zu bewegen, die über ambulante oder stationäre Behandlung, möglicherweise über die (Zwangs-) Einweisung in eine psychiatrische Klinik sowie über die Gabe von Medikamenten[169] entscheidet;
- schließlich danach, Unterstützung durch nahestehende Bezugspersonen zu gewinnen sowie Bindungen ans Leben und im Leben zu stärken, wobei auch „mangelnde religiöse Bindung“[170] als Risikofaktor gilt.

Längere Prozesse verlangen zudem danach, daß beide Seiten – stützende und gestützte Personen – sich vertraglich darüber verständigen, was geschehen soll, wenn während dieses gemeinsamen Prozesses eine akute Gefährdung auftritt[171]. Not-wendend kann zudem werden, daß stützende Personen vorübergehend, etwa während der Krisenintervention, über die vereinbarten Zeiten hinaus rund um die Uhr erreichbar sind oder sich von sich aus täglich bei dem gefährdeten Menschen melden; sie sorgen in Ferienzeiten für die Präsenz einer anderen Person, die in akuten Notlagen ansprechbar ist, und vermitteln rechtzeitig den Kontakt zu ihr.

„Dennoch sei zugegeben, daß auch bei bestem Willen und höchster therapeutischer Kompetenz die Gefahr eines geglückten Suizids nicht gänzlich aus der Welt zu schaffen ist. Die Depression ist eine lebensgefährliche Erkrankung, und man kann an ihr sterben; damit müssen Angehörige, Ärzte und Psychologen, pflegerische Mitarbeiter, Krankenhausträger und Juristen, Staatsanwälte und Verteidiger, Theologen und Pfarrer leben.“[172]

---

[168] Vgl. das Rahmenmodell bei Amelang 1986, 407 – 409.

[169] Diese werden lediglich in kleinen Mengen zur Verfügung gestellt, um einen drohenden Medikamentenmißbrauch zu vermeiden; vgl. Schramm 1998, 245; zum Zusammenhang von Antidepressiva und suizidalem Verhalten vgl. Barg, König & Wolfersdorf 1995, 181 – 192, sowie Abschnitt 2.1.1 dieser Arbeit.

[170] Gosciniak 1998, 30.

[171] Vgl. Will, Grabenstedt, Günter Völkl & Banck 1998, 183.

[172] Wolfersdorf 1995, 162.

4.5.2. Seelsorge bei Seelenfinsternis – ein pneumatologischer Zugang

Nochmals soll Piet C. Kuiper zu Wort kommen: „Wenn man depressiv ... ist, bedeutet es dann etwas, wie andere einem begegnen? Mir alles. Jede Kränkung führte zu einem Anfall von Panik. Freundlichkeit beruhigte mich wenigstens ein wenig, wenn auch nur für kurze Zeit.“[173]

Welchen Möglichkeiten kommen angesichts solcher Anfechtungen einer Seelsorge bei Seelenfinsternis zu? Das seelsorgliche Gespräch eröffnet die Chance, daß „die ganz konkrete Anfrage nach dem Gelingen des Lebens mit der heilsgeschichtlichen Antwort Gottes, die er in Jesus Christus gegeben hat, in einen geistlichen Sinnbezug gebracht“[174] wird. „Durch das seelsorgerliche Gespräch als einem im größtmöglichen Sinn-Horizont, d.h. in der Kraft des Heiligen Geistes, stattfindenden Deutegeschehen auf die je größere menschliche Freiheit hin kann somit umfassendes Heil erfahren werden, weil und indem situative, geschichtlich-konkrete Befreiung ermöglicht wird.“[175]

Mit der Kraft des Heiligen Geistes soll eine „*pneumatologisch angesetzte Theologie*“[176] gestärkt, eine „praktische Pneumatologie“[177] angetrieben und ein pneumatologischer Zugang zu einer Seelsorge bei Seelenfinsternis gebahnt werden, die sich von depressiven Anfechtungen herausfordern läßt und als diakonische Mystagogie ihrerseits zu geistvollen Provokationen führt – zu Provokationen aus einem heilenden Geist[178], der ein Geist der Liebe ist.

„Für jetzt bleiben Glaube, Hoffnung, Liebe, diese drei; doch am größten unter ihnen ist die Liebe.“ (1 Kor 13, 13) Glauben, Lieben und Hoffen sind mit Karl Rahner Grundvollzüge des Menschseins, wie ich sie theologisch-anthropologisch skizziert habe als Aus-sein auf Sinn und auf Freiheit, auf Liebe und auf Hoffnung[179]. Im Kontrast zu einem schöpfungs-

---

[173] Kuiper 1995, 152.

[174] Windisch 1989, 35.

[175] Windisch 1989, 36.

[176] Philipp 1997, 34.

[177] „Praktische Theologie muß, wenn sie ihrem Gegenstand in Ursprung und Ziel angemessen sein will, im weitesten Sinn als eine die Dimensionen des Kommunikativen und Symbolischen einschließende, theologische und anthropologische Aspekte verbindende ‚praktische Pneumatologie‘ aufgefaßt und betrieben werden.“ (Fürst 1986, 3)

[178] Vgl. Abschnitt 3.4.6.3 dieser Arbeit.

[179] Vgl. Nitsche 2001, 444f, zu (a) Liebe, (b) Glaube und (c) Hoffnung: „(a) Impliziert der Entschluß transzendentaler Freiheit ein bejahendes Verhältnis zur anderen wie zur eigenen Freiheit, so kann dieses formale Verhältnis der Bejahung theologisch als Liebe charakterisiert werden ... (b) Ist die Freiheit nur in kontingenten Systemen real und gehört ihr ein transzendentales Mitbewußtsein um die eigene Endlichkeit sowie um die Gebrochenheit der Realisierungsmöglichkeit in der empirisch-faktischen Wirklichkeit zu, so impliziert dieses Kontingenzmitbewußtsein ein transzendentales Vertrauen in reales Gelingen von Freiheit sowie in die Sinnhaftigkeit solcher endlich begrenzter und gebrochener Freiheit ... (c) Gehört zur freien Transzendenz des Geistes ein Überschuß an Unbedingtheit, welcher über alle Realisierungsformen der Freiheit hinausweist, so konnte dieser Überschuß des ‚Je-mehr‘ der

theologischen Zugang zum Thema, der bei humanwissenschaftlichen Konzepten ansetzt und diese auf ihre theologische Dignität hin sichtet, ist das Vorgehen im Rahmen eines pneumatologischen Zugangs zum Thema insofern ein umgekehrtes, als er von einem Geist der Liebe, des Glaubens und der Hoffnung ausgeht. Durch die Wahrnehmung beider Anläufe besteht weder die Gefahr, daß es zu einer bloßen Verlängerung humanwissenschaftlicher Konzepte in die Theologie hinein – und damit zur Aushöhlung der letzteren – kommt, noch Grund zur Sorge, daß theologische Vorgaben einseitig auf diejenigen humanwissenschaftlichen Konzepte zurückgreifen, die bloß bestätigen, was theologisch ohnehin schon feststand, und außer acht lassen, was im Sinne der Kriteriologie interdisziplinären Arbeitens zu einer *Revision theologischer Sprachgestalten* Anlaß geben könnte[180].

Der pneumatologische Zugang zu Seelsorge bei Seelenfinsternis erfolgt im Geist der Liebe (4.5.2.1), des Glaubens (4.5.2.2) und der Hoffnung (4.5.2.3). Dieser Zugang führt schließlich in der Auseinandersetzung mit gesellschaftlichen Bedingungen, die kränkend oder heilend wirken können, zu einem Praxisprojekt im Rahmen gemeindlicher und institutionalisierter Diakonie (4.5.2.4) sowie zu Möglichkeiten und Grenzen von Online-Seelsorge bei Seelenfinsternis (4.5.2.5). Er findet seinen Abschluß in einem neuerlichen Exkurs; dieser ist empirisch-religionspsychologischen Beiträgen zum Zusammenhang von Religiosität und Depressivität gewidmet, zumal manches depressive Krankheitsbild von einem Geist durchströmt wird, der nicht als heilender Geist wirkt (4.5.2.6).

4.5.2.1. Der Geist der Liebe ...

Diakonische Mystagogie vollzieht sich als eine Begegnung im Geist der Liebe, schenkt also eine gerade von depressiv erkrankten Menschen oft entbehrte und lang ersehnte Zuwendung[181]. Ein Mensch, der sich selbst nicht annehmen kann, erfährt das Angenommensein durch ein menschliches Gegenüber, das dadurch wiederum das Angenommensein durch Gott

---

Unbedingtheit unabschließbarer Transzendenz in theologischer Entsprechung als Hoffnung bestimmt ... werden."

[180] Denn zu verantworten hat einen interdisziplinären Konfliktfall nicht zwingend die (möglicherweise irrende) Vernunft als Basis humanwissenschaftlicher Konzepte, sondern eine (bedingte und daher überholbare) theologische Deutung der Offenbarung; vgl. Abschnitt 3.4.1 dieser Arbeit. Exemplarisch weise ich auf vorkonziliare kirchliche Bestrebungen hin, psychoanalytische Theorie und Praxis zu verurteilen (vgl. Philipp 1997, 29 – 32); diese stehen in deutlichem Gegensatz zur Würdigung profaner Wissenschaften durch das Zweite Vatikanum (vgl. Abschnitt 3.2.2 dieser Arbeit).

[181] „Das aber bringt uns an das Wertzentrum der Schwermut heran: in ihrem letzten Wesen ist sie Sehnsucht nach Liebe. Nach Liebe in all ihren Formen und in all ihren Stufen; von der elementarsten Sinnlichkeit bis zur höchsten Liebe des Geistes." (Guardini 1983, 44)

transparent werden lassen kann – als Gottes „charitas“, mit der Thomas von Aquin melancholische Krankheitsbilder kontrastiert[182]. Auf nonverbale Weise drückt diese Zuwendung einen Zuspruch von Würde, von Menschenwürde aus, läßt den deprimierten Menschen seine Gottebenbildlichkeit, sein Lebensrecht spüren, sein Recht, da sein zu dürfen. Mit der Gottebenbildlichkeit kommt implizit der „erste“ Schöpfungsbericht (Gen 1, 1 – 2, 4a) zum Tragen, während ein von Depressionen gequälter Mensch ansonsten nur Schuldgefühle, Schuld und Sünde sieht und erlebt, Phänomene also, wie sie der „zweite“[183] Schöpfungsbericht (Gen 2, 4b – 3, 24) einführt. Dabei geht es darum, diesen Zuspruch in eine Begegnung im Geist der Liebe implizit und vorsichtig einfließen zu lassen, ohne ihn in die von mir gebrauchten Worte zu fassen. Denn zu viele Worte können einen von Schuldgefühlen gequälten Menschen überfluten, ohne bei ihm anzukommen; sie erwecken den Eindruck, diese Gefühle sollten ihm ausgeredet werden. Die Beziehung hat Vorrang vor inhaltlichen Fragen, in der Sprache theologischer Überlieferung: *fides qua creditur* hat Vorrang vor *fides quae creditur*. Dabei sollen mit dieser Vorrangstellung Inhalte nicht als sekundäre Größen (dis-) qualifiziert werden; vielmehr kommt es darauf an, durch Beziehung den Boden zu schaffen, auf dem Inhalte wachsen und bewegt werden können[184].

Gerade in schweren Zeiten sind kurze stützende Kontakte wertvoller als lange Gespräche. Zentral ist dabei das Angebot von Struktur und Sicherheit, wobei der Seelsorge ihr biblisch verankerter Reichtum an Symbolen und Ritualen zu Hilfe kommen kann[185]. Licht und Finsternis etwa sind ein Lebensthema und zugleich metaphorisches Paradigma in den johanneischen Schriften der Bibel: „Was Johannes mit seinem ausgiebigen Gebrauch der Licht-Finsternis-Metaphorik bezweckt und bewirkt, ist ein Brückenschlag, ein Akt der Verständigung und eine Tat der Vermittlung. Wir sehen in der johanneischen Metaphorik von Licht und Finsternis *eine Form und ein Modell der Begegnung.*“[186] Diese „zieht den Leser, der zur Begegnung bereit ist, aus dem Dunkel und Zwielicht seines menschlichen Daseins in den Lebensraum des christlichen Glaubens, hin zum Licht des Lebens“[187].- Auch segensreiche Gesten können in der Seel-

[182] Vgl. Thomas Aquinas 1923, Volumen Tertium = Secunda Secundae Partis, Quaestio 35 (= 291 – 297), in Abschnitt 1.3 dieser Arbeit.

[183] Herbert Haag macht darauf aufmerksam, daß der Begriff „Sündenfallerzählung“ dem Inhalt von Gen 2, 4b – 3, 24 eher gerecht wird als die Rede von einem „zweiten“ Schöpfungsbericht; vgl. Haag 1982a, 1552 – 1556; vgl. auch Furger 1997, 20 – 45.

[184] Seine kommunikationspsychologische Grundlage findet dieser Zusammenhang bei Watzlawick, Beavin & Jackson 1990, 53 – 56.

[185] Vgl. Ottmar Fuchs 1999a, 231 – 247, 245f.

[186] Schwankl 1995, 400.

[187] Schwankl 1995, 401; vgl. beispielsweise auch den „Kampf zwischen der Finsternis und dem Licht“ (Jean-François Six 1997, 21) im Leben von Therese von Lisieux (1873 – 1897), die die letzten 18 Monate ihres Lebens „*in innerer Finsternis*“ (Hinricher 1990, 190) zubringt und in Solidarität mit ihren „ungläubigen Brüdern“ (Hinricher 1990, 191) deren

sorge bei Seelenfinsternis zum Tragen kommen, denn eine *benedictio* ist Zuspruch von Gutem – an einen Adressaten und eine Adressatin, die nur zu oft unter dem „verfluchten“ Eindruck leiden, unter einer *maledictio* zu stehen und von ihr angefochten zu werden.

Seelsorge bei Seelenfinsternis kann zur Überforderung werden; wichtig ist auch in dieser Situation, einen von Beziehungsarmut und Enttäuschungen belasteten Menschen nicht erneut zurückzuweisen, sondern mit ihm eine Brücke zu einer Beratungsstelle, zu Caritas oder Diakonie zu schlagen sowie den Hausarzt oder die Hausärztin um Vermittlung und um Klärung zu bitten, ob die Einnahme von Pharmaka indiziert ist und ob Suizidgefahr besteht. Zur Suizidalität habe ich eigens Stellung genommen[188]; in jedem Fall aber ist neben dem Gespräch mit dem kranken Menschen eine medizinische – insbesondere eine internistische und neurologische – Untersuchung unerläßlich[189].

Viele in Psychotherapie und Seelsorge tätige Menschen befürchten, durch ihre Begleitung einen depressiven Menschen noch tiefer in seine Depressivität und die damit einhergehende Suizidalität hineinzustoßen. Darum neigen sie nachvollziehbarerweise dazu, an seinen Willen zu appellieren, diesem Menschen den unbegründeten Charakter seiner Hoffnungslosigkeit nachzuweisen oder ihm seine Stimmung auszureden. Dies erlebt ein Betroffener aber als Bagatellisierung seiner schweren Not und als Nicht-ernst-nehmen: „Dieser Eindruck des Patienten dürfte häufig auch gar nicht so unrichtig sein. Denn es sind nicht selten die inneren Ängste und die dadurch bedingten Widerstände des Therapeuten selbst, die ihn zu einem solchen Verhalten veranlassen. Der Therapeut hat seinerseits möglicherweise eine untergründige Angst, in den Sog der depressiven Welt des Patienten hineingezogen zu werden, und kommt dann in die Gefahr, diese Ängste vor einer Gefühlsansteckung durch ein aufmunterndes Schulterklopfen abzuwehren.“[190]

Dunkelheiten und Ängste teilt; vgl. auch Biesinger & Braun 1999 zum Thema „Gott in Licht und Dunkel sehen“.

[188] Vgl. Abschnitt 4.5.1.1 dieser Arbeit.

[189] Erforderlich sind zudem „die Abnahme eines Elektroenzephalogramms (EEG), einer kranialen Computertomographie (CCT) und bei einer medikamentösen antidepressiven Therapie auch ein Elektrokardiogramm (EKG); Laboruntersuchungen bestimmter Blutwerte sind ebenfalls selbstverständlich. Denn eine depressive Verstimmung kann als Symptom auch bei vielen anderen Erkrankungen auftreten; belastende, lebensverändernde und -verkürzende körperliche Erkrankungen (z.B. unterschiedliche Stadien von Krebserkrankungen), chronische Erkrankungen (chronische Polyarthritis) mit Schmerzen, Bewegungseinschränkungen, überhaupt chronische körperliche Erkrankungen, die zu Lebensbeeinträchtigungen führen, aber auch andere psychische Erkrankungen (z.B. chronischer Alkoholismus, auch im Rahmen einer Schizophrenie) können zu depressiven Symptomen führen. Die Behandlung orientiert sich dann aber an der Grunderkrankung unter Einbeziehung der depressiven Verstimmung und nicht allein am depressiven Symptom.“ (Wolfersdorf 1995, 20f)

[190] Finke 1994, 122. Ingrid Weber-Gast erzählt, wie sie mit Unterstützung ihres Mannes ihre Depression durchlebte: „Wir machten die Erfahrung, daß Depressionen ungeheuer anstek-

So unrealistisch die Wahrnehmungen eines schwermütigen Menschen mitunter erscheinen mögen, so wenig hilfreich ist ein Dagegen-Anreden, das wohl weniger einem Geist der Liebe entspringt, sondern vielmehr aus Hilflosigkeit resultiert. Auch Freuds Aufsatz „Trauer und Melancholie“[191], den ich in den ersten beiden Schritten des Gangs dieser Arbeit bereits mehrfach zu Rate gezogen habe, enthält gleichlautende Hinweise zur psychoanalytischen Praxis: „Es wäre wissenschaftlich wie therapeutisch gleich unfruchtbar, dem Kranken zu widersprechen, der solche Anklagen gegen sein Ich vorbringt“[192], wie sie im Rahmen seines „Kleinheitswahnes“[193] begegnen: „Er muß wohl irgendwie recht haben und etwas schildern, was sich so verhält, wie es ihm erscheint. Einige seiner Angaben müssen wir ja ohne Einschränkung sofort bestätigen. Er ist wirklich so interesselos, so unfähig zur Liebe und zur Leistung, wie er sagt ... In einigen anderen Selbstanklagen scheint er uns gleichfalls recht zu haben und die Wahrheit nur schärfer zu erfassen als andere, die nicht melancholisch sind.“[194]

In diesem Zusammenhang verdient eine Untersuchung zur Wahrnehmungsfähigkeit depressiv erkrankter Menschen Beachtung. Charles S. Carver und Michael F. Scheier[195] berichten davon. Sie gehen folgenden Fragen nach: Wie nehmen depressive Menschen ihre eigene soziale Kompetenz wahr, und wie nehmen nicht-depressive Menschen ihre eigene soziale Kompetenz wahr? Diese Menschen wurden darüber hinaus von Dritten beobachtet, wie sie sich in bestimmten sozialen Situationen verhalten. Wie schätzen diese außenstehenden Personen die soziale Kompetenz depressiver und nicht-depressiver Menschen ein?- Erwartungsgemäß zeigte sich ein deutlicher Unterschied: Depressive Menschen schätzen ihre eigenen sozialen Fähigkeiten schlechter ein, als dies nicht-depressive Menschen hinsichtlich ihrer eigenen Fähigkeiten tun. Die Untersuchung erbrachte aber auch eine Überraschung: Die Selbsteinschätzung Depressiver stimmt ganz gut mit der Fremdeinschätzung durch Dritte ein, während Nicht-Depressive ihre sozialen Fähigkeiten deutlich besser einstufen, als dies die Außenbeobachter tun. Vor diesem Hintergrund erscheint es weniger angemessen, von Wahrnehmungsverzerrungen bei depressiven Menschen zu sprechen, sondern eher angebracht, von Illusionen der nicht-depressiven Personen auszugehen, die sich besser einschätzen, als dies Außenstehende tun!

---

kend sind. Der Weg zur Heilung, den wir einschlugen, setzte die Bereitschaft voraus, sich anstecken zu lassen.“ (Weber-Gast 1978, 17)

[191] Freud 1994b, 193 – 212.

[192] Freud 1994b, 200.

[193] Freud 1994b, 200.

[194] Freud 1994b, 200.

[195] Vgl. Carver & Scheier 1988, 355.

4.5.2.2. ... und des Glaubens ...

Ein pneumatologischer Zugang zum Thema setzt auf den Geist der Liebe; Lieben aber ist unlösbar verknüpft mit den Vollzügen des Glaubens und des Hoffens.

Glauben läßt sich differenzieren in *fides qua creditur* und *fides quae creditur*, mit anderen Worten in einen Du- und einen Daß-Glauben, d.h. einen Du-Glauben, der Raum schafft und in dem der Daß-Glaube gründet, und einen Daß-Glauben, der den Du-Glauben artikuliert[196].

In der Beziehung zu einem depressiv leidenden Menschen spielt der Du-Glaube eine hervorragende Rolle, denn er kann die Erfahrung vermitteln: „Einer glaubt an mich." Es kann auch um einen stellvertretenden Du-Glauben gehen: „Auch wenn ich nicht glauben kann – einer glaubt doch an mich!" In diesem Zusammenhang spricht ein Erfahrungsbericht für sich: „Zuallererst: In den allerschwersten Stunden hat der Glaube überhaupt keine Rolle mehr gespielt. Mein Verstand und mein Wille mochten ihn wohl weiterhin bejahen, aber für mein Herz war er unerreichbar. Er war kein Trost, keine Antwort auf verzweifelnd quälende Fragen, keine Hilfe, wenn ich nicht weiterwußte. Ja, im Gegenteil: Nicht der Glaube trug mich, sondern ich mußte auch noch den Glauben tragen. Doch, *eine* Hilfe war er: In seltenen, aber dann wirklich trostreichen Stunden hat es mir viel bedeutet, daß andere für die Kranken, für mich beteten. Ich habe meinen Mann manchmal darum gebeten, die gleichsam anonym zu Gott geschickten Wünsche (‚... und unsern kranken Nachbarn auch') auf mich zu lenken. Das hat mich dann wirklich beruhigt und mir ein wenig besseren Schlaf beschert, als sich sonst hätte erwarten lassen. Es war also weniger mein Glaube als der Glaube anderer, die Fürbitte anderer, die eine Rolle gespielt haben auf dem Weg zur Genesung."[197]

Diesem authentischen Zeugnis füge ich meine Erfahrung bei, daß Menschen, die ihr Gebetsleben in ihrer depressiven Schwächung nicht oder nur rudimentär aufrechterhalten können, um ein gemeinsames Gebet oder eine Meditation[198] bitten oder es als trostreich empfinden, wenn sie erfahren, daß ich sie in mein Gebet und in meinen Glauben einbinde – und nicht nur ich dies praktiziere, sondern auch andere Menschen in ihrer Nähe. Dem Gebet kommt eine hohe Bedeutung zu – zum einen für den depressiv leidenden Menschen, wenn auch auf eine vielleicht nur indirekte Weise, zum anderen aber für den Seelsorger und die Seelsorgerin selbst, die sich im Gebet gleichsam auf eine Mitte hin sammeln können,

---

[196] Vgl. Seckler & Berchtold 1984, 91 – 109, 104, sowie Fries 1985, 23.

[197] Weber-Gast 1978, 32f.

[198] Brigitte Fuchs konstatiert in ihren Untersuchungen „über die Wirkungen von Meditation auf den Heilungsprozeß ... deutliche positive Auswirkungen bei Schmerzzuständen, Schlaflosigkeit, Angstzuständen und Depressionen" (Brigitte Fuchs 2000, 235 – 243, 240); vgl. auch Brigitte Fuchs 2001, 17.

die jenseits ihrer selbst liegt – im Gebet werden sie quasi „exzentrisch“ – und ihnen darum Halt geben kann in der Begleitung auf oft haltlos aussehenden Wegen durch emotionale Wüsten.

Zugleich erinnere ich an die Heilungstaten Jesu[199], in deren synoptischer Tradition nicht eine wunderbare Heilung zum Glauben führt, sondern umgekehrt bittender Glaube der Wunderheilung vorausgeht. Solcher bittender kann auch stellvertretender Glaube sein, denn der Vollzug des Glaubens durch Jairus ist die Voraussetzung für die Rettung seiner todkranken Tochter in Lk 8, 40 – 56 (par Mt 9, 18 – 26 par Mk 5, 21 – 43).

„Der Glaube“ kann im Seelsorgegespräch nur als persönlicher Glaube des Seelsorgers verkündet werden, authentisch und in der Ich-Form, als Antwort auf eine Mitteilung des Gegenübers, also personbezogen, nicht monologisch und belehrend. Symbolische Handlungen auf der Beziehungsebene bieten eher einen Zugang zur dunklen Welt eines Gegenübers als viele Worte. Versuche, mit Gegenargumenten gegen depressive Denkstrukturen vorzugehen, gehen am Erleben eines leidenden Menschen vorbei.

Bei dieser Warnung denke ich auch an das Konzept zur Depressionstherapie von Aaron T. Beck, das unter den verhaltens- und kognitionspsychologischen gewiß das profilierteste ist. Auch wenn er sich bei der Suche nach philosophischen Wurzeln der eigenen Konzeption auf eine illustre Vielfalt von Gewährsmännern beruft[200], erweckt er in der Dokumentation seines praktischen Vorgehens doch an vielen Stellen den Eindruck, als kämpfe er mit harten Bandagen für einen cartesianischen Realitätsbegriff, der einer *erkenntnistheoretisch gestützten Brückenbildung* im Sinne meiner Kriteriologie interdisziplinären Arbeitens entgegensteht: „Die Kognitive Therapie könnte man als die Macht des *realistischen* Denkens bezeichnen.“[201] Trotz dieser markigen Worte halte ich dagegen: Die Realität, die sich in einem Stimmungsbild der Depression auftut, ist eine ganz eigene, gegen die anzukämpfen zumindest nicht im Interesse des notleidenden Menschen liegen kann, denn diese Seelenfinsternis, so schmerzlich sie ist, ist doch die einzige Realität, die er kennt – wer kann sich erdreisten, ihm diese streitig zu machen? Und auch wenn ein nichtdepressiver Mensch diese Welt für gänzlich unrealistisch hält, so wird er seinem Gegenüber doch eine eigene Wahrnehmungsfähigkeit zugestehen müssen, die nach den obengenannten Untersuchungen[202] so „daneben“ gar nicht sein kann! Zumindest meinen – und nicht nur meinen[203] – Erfahrungen zufolge drängt sich manchmal die Frage auf, ob für depressive Erkrankungen anfällige Menschen sich möglicherweise gerade dadurch aus-

---

199 Vgl. Abschnitt 3.1.2 dieser Arbeit

200 Vgl. Beck, Rush, Shaw & Emery 1986, 38ff.

201 Beck, Rush, Shaw & Emery 1986, 334.

202 Vgl. Carver & Scheier 1988, 355.

203 Vgl. Wolfersdorf 1995, 164 – 167

zeichnen, daß sie vergleichsweise selten in Gefahr kommen, sich selbst zu belügen, vergleichsweise deutlich wahrnehmen, was andere gekonnt ausblenden, und in falschen Schmeicheleien vergleichsweise wenig Trost finden – kurzum: kranken sie an ihrem eigenen Realitätssinn, dem ausgerechnet die Macht des realistischen Denkens den Kampf ansagt? Ein nicht-depressiver Begleiter wird seinem kranken Gegenüber *glauben*, daß die Welt zumindest für ihn so aussieht, wie er sie schildert. Und gerade dieses Zugeständnis erlaubt dem leidenden Menschen, seine ihm verbleibende Kraft anders einzusetzen: er braucht sie nicht mehr für die Verteidigung seiner eigenen Wahrnehmung zu verschwenden, sondern kann sich damit zumindest ansatzweise auf neue Erfahrungen einlassen. Diese können im Laufe eines glückenden Prozesses zu einer „Umstimmung" führen, die der Mensch, der ohnehin selbst am stärksten unter seiner Seelenfinsternis leidet, gerade darum zulassen kann, weil der Seelsorger oder der Therapeut ihm diese Umstimmung *nicht* aufzwingt oder abringt. Mit anderen Worten: Aaron T. Beck rät: „Der Therapeut sollte sich nicht von Äußerungen beirren lassen, der Patient sei zwar ‚intellektuell', jedoch nicht ‚emotional' von den Ausführungen des Therapeuten überzeugt."[204] Doch, er sollte sich unbedingt davon beirren lassen, weil eine solche Äußerung ihn darauf aufmerksam machen kann, daß er seinen Patienten emotional noch nicht erreicht hat; und darauf wird es ankommen, wenn eine Umstimmung und eine Öffnung für andere Erfahrungen in den Bereich des Möglichen rücken sollen. Diese Umstimmung kann gleichsam eine Einstimmung in das Hohelied der Endlichkeit sein, das aus den Fesseln „unendlicher" Perfektion befreit; Seelsorge bei Seelenfinsternis läßt sich also umschreiben als eine solche Umstimmung, als Einstimmung in das Hohelied der Endlichkeit. Ich erinnere an Johann Michael Sailer: „Seelensorge überhaupt ist die entscheidende *Stimmung* des Gemüthes für die ewigen Angelegenheiten des Menschen."[205] Die menschliche Endlichkeit gehört ganz gewiß zu jenen ewigen Angelegenheiten!

In einer akuten Depression kommt Seelsorgerinnen und Seelsorgern die Aufgabe zu, tröstend zu wirken und auf keinen Fall – sie wären nicht „bei Trost"! – in die Diskussion von Glaubensinhalten einzusteigen, die den kranken Menschen emotional gar nicht erreichen und allenfalls zu für beide Seiten fruchtlosen Auseinandersetzungen führen können. Erst in einer späteren Phase der Begleitung kann eine – dann wieder emotionale Resonanz findende – Diskussion von Glaubensinhalten bedeutsam werden und „getrost" beginnen: „Wenn auch in der Phase der Depression das Gefühl der Geborgenheit sinkt und der Glaube verblaßt, so ist es bei der Aufarbeitung der Depression doch wichtig, daß der Partner wieder reli-

---

[204] Beck, Rush, Shaw & Emery 1986, 64.
[205] Sailer 1812, Bd. 1, 9, in buchstabengetreuer Abschrift (Hervorhebung durch K.K.); vgl. Abschnitt 3.1.3 dieser Arbeit.

giöse Empfindungen erleben kann, weil sie ihm einen Halt bedeuten"[206]. Schuldgefühle legen oft das Thema Schuld und Sünde nahe[207]. Als hilfreich erweist sich beispielsweise die Auseinandersetzung mit den beiden folgenden biblischen Texten – mit oft entlastender Wirkung bei übergroßer Last.

Ich führe zunächst eine Passage aus Joh 9, 1 – 12 zur Heilung eines von Geburt an blinden Mannes an: „Da fragten ihn seine Jünger: Rabbi, wer hat gesündigt? Er selbst? Oder haben seine Eltern gesündigt, so daß er blind geboren wurde? Jesus antwortete: weder er noch seine Eltern haben gesündigt, sondern das Wirken Gottes soll an ihm offenbar werden." (Joh 9, 2f)

An anderer Stelle – in Lk 13, 1 – 9 – fragt Jesus die Leute um ihn, ob sie denn meinten, daß nur diejenigen Galiläer, die Pilatus umbringen ließ, Sünder waren, alle anderen Galiläer aber nicht, oder ob sie meinten, daß nur jene achtzehn Menschen, die beim Einsturz des Turms von Schiloach erschlagen wurden, Schuld auf sich geladen haben, alle anderen Einwohner von Jerusalem aber nicht. Er verneint diese Frage vehement und ruft die Umstehenden zur Umkehr auf. Es geht also primär um Umkehr und nicht darum, Leidenden generell eine persönliche Schuld an ihrer jeweiligen Lage zuzusprechen, so sehr dies bei einer konkreten Person dennoch zutreffen mag.

Die Frage, inwiefern das Beichtgespräch eine der Situation eines depressiv leidenden Menschen angemessene Praxis ist, läßt sich in zweierlei Richtungen beantworten – in Abhängigkeit davon, „wo Absolution und wo Therapie angesagt ist"[208] Schuld und Sünde spielen im depressiven Erleben zweifellos eine herausragende Rolle, aber es macht einen Unterschied, ob zu diesem Erleben Vergehen und Unterlassungen gehören, durch die ein Mensch schuldig geworden ist, die ihn schwer belasten und deprimieren, oder ob zu diesem Erleben Schuld*gefühle* – bis hin zu Versündigungswahn – gehören, die nicht an konkret faßbaren Vergehen hängen, sondern aus perfektionistischen Idealen hervorgehen, die zu erreichen ohnehin kaum menschenmöglich ist. Im ersten Fall kann einem Beichtgespräch großes Gewicht zukommen; im zweiten Fall dagegen kann es geradezu kontraindiziert sein, sofern das Beichtgespräch den krankheitsbedingten Eindruck des depressiv leidenden Menschen zementieren könnte, er habe schwer gesündigt. Wenn kein konkret faßbares Vergehen auftaucht, vermag die durch die Absolution erfolgende Vergebungszusage ihren Adressaten, ihre Adressatin emotional gar nicht zu erreichen, und bei dem depressiv leidenden Menschen kann sich der fatale

[206] Makarowski 2000, 1 – 13, 11.
[207] Vgl. Maymann 1984, 158ff; Wachinger 1990, 241 – 248; Stoelzel 2000, 244 – 250.
[208] Windisch 1994, 161 – 162, 161; vgl. auch Konrad Baumgartner 1990, 111 – 119, und Martin Hagenmaier 1990, 165 – 175.

Eindruck verfestigen, seine Schuld wiege eben zu schwer, als daß ihm vergeben werden könne.

Angesichts der Auseinandersetzung mit Schuld und Sünde und angesichts des menschlichen Scheiterns, ohne das die Skizze zu einer theologischen Anthropologie nicht entworfen werden konnte, erhebt sich die Frage, ob radikale Schuldverstrickung und Schuldbedrohtheit in stark optimistisch gezeichneten Menschenbildern Humanistischer Psychologie[209] in hinreichendem Maße Berücksichtigung finden. Ist im Sinne der Kriteriologie interdisziplinären Arbeitens eine *Brückenbildung auf philosophischen und weltanschaulichen Stützen* hier überhaupt möglich? Für die Auseinandersetzung mit Schuldgefühlen und Schuldzuschreibungen bietet die zur Humanistischen Psychologie zählende Gesprächspsychotherapie gewiß einen ausgesprochen förderlichen, weil personzentrierten Rahmen; Schuld, Versagen, Wut und blanker Haß auf diejenigen, deren Schuldzuschreibungen andere zum Sündenbock machen, dürfen aber nicht der Versuchung anheimfallen, „subtil oder zu rasch zum positiven Kern vorstoßen zu wollen“[210]. Aufgrund dieser Anfrage aus theologischer Anthropologie und Praktischer Theologie ergibt sich für die Humanistische Psychologie im Sinne der Kriteriologie interdisziplinären Arbeitens die *Möglichkeit zur intradisziplinären Selbstbesinnung*; sie kann diesen Impuls zum Anlaß nehmen, sich diesem vernachlässigten Thema zu widmen. Denn neben der Gefahr, vorschnell mit der Kraft des Guten in Berührung zu bekommen, tut sich im person- oder beziehungszentrierten Rahmen auch die Chance auf, in der Hoffnung auf diese Kraft und ihre Wirkmächtigkeit auszuharren, solange Schuld, Versagen, Wut und Haß erlebt werden; und in dem Maße, in dem Menschen erfahren, daß das *Er*leben und *Durch*leben böser[211] Gedanken und mörderischer Gefühle gerade nicht zum *Aus*leben dieser Gedanken und Gefühle führt, wird die in Schuldgefühlen, Wut und Haß gebundene Lebendigkeit neu verfügbar.

Erfahrungen des Bösen, dessen, was sich als lebensfeindlich und lebensgefährlich erweist, dürfen weder psychologisch durch die Kraft des Guten noch theologisch durch den Glauben an einen guten Gott marginalisiert und verdrängt werden – ohne daß damit die Bedeutung der Kraft des Guten oder gar des Glaubens an einen guten Gott geschmälert werden soll. Erfahrungen des Bösen verdienen Beachtung, sonst verschaffen sie sich gleichsam eigenmächtig Respekt[212].

---

[209] Vgl. Peter F. Schmid 1995, 109 – 111, und Kießling 1996a, 327 – 328; mit seiner anthropologischen Position setzt sich Carl R. Rogers in Gegenposition nicht nur zu psychoanalytischen und behavioristischen Konzepten, sondern auch biographisch zu seiner eigenen nordamerikanisch-pietistischen Tradition.

[210] Gutberlet 1990, 26 – 30, 29.

[211] Vgl. Peter F. Schmid 2001, 77 – 83; Gotthard Fuchs 2001, 84 – 88; Kießling 2001, 98 – 105; Vogel 2001, 106 – 112.

[212] Beispielsweise in Satanskulten: vgl. Mischo 1993, 331 – 359, und Georg Schmid 2001, 118 – 123.

Depressiv kranke Menschen teilen mit: „Ich komme mir vor wie besessen." – „Dämonen haben mich in ihrer Gewalt." Im biblischen Teil des dritten Schritts im Gang dieser Arbeit sind dämonologische Motive im Kontext der Heilungstaten Jesu bereits vorgekommen[213]. Mir geht es jedoch nicht um die Wiederbelebung einer dämonologischen Anthropologie, die zur Zeit Jesu dazu diente, nicht nachvollziehbare Verhaltensmuster (wodurch?) bedrängter Menschen als Besessenheit von Dämonen zu deuten; auch darf eine solche dämonologische Anthropologie in anachronistischen exorzistischen Praktiken nicht weiter destruktiv wirken. Besessenheit als Folge der Besitzergreifung eines Menschen durch böse Mächte und Gewalten[214] ist in ihrem theologischen Verständnis zudem von der Antwort auf die Frage nach dem als Teufel[215] bezeichneten Phänomen abhängig. In jedem Fall aber sind Erfahrungen mit Dämonen, wie sie bedrängte Menschen berichten, ernstzunehmende Phänomene, quasi Altlasten aus unbewältigter Vorzeit mit ihrer Enge und Angst; Dämonen sind „Geister von gestern", Dämonie ist „Gegenwartslosigkeit"[216]; Dämonen und andere böse Geister dulden jedoch keine psychologisch oder theologisch motivierte Verdrängung. Böses muß an- und ausgesprochen werden.

Dabei stellt sich nicht nur die Frage nach dem Heilwerden aus Glauben, sondern auch die Frage, ob religiöse Orientierung – etwa dunkle, bedrohliche und dämonische[217] Gottesbilder – kränkend, deprimierend wirken kann. Zum Zusammenhang von Religiosität und Depressivität werde ich – im Anschluß an die Ausführungen zu einer diakonischen

---

213 Vgl. Abschnitt 3.1.2 dieser Arbeit

214 Vgl. Claret 1994, 315 – 316.

215 Dabei ist eine Theologie, die sich damit auseinandersetzt, „durch Schrift, Tradition und Lehramt, aber auch aufgrund der Erfahrungen ... mit dem abgründig Bösen gehalten, die Frage, ob es neben Gott und Mensch noch weitere Mitspieler im Heilsdrama gibt, nicht vorschnell negativ zu entscheiden" (Claret 2000, 1366 – 1368, 1367). In der Diskussion um die Frage, ob der Teufel nach lehramtlichen Texten eine Person oder lediglich eine Personifikation des Bösen sei, spielt ein Dokument des IV. Laterankonzils (1215) eine wichtige Rolle; dort heißt es: „... der Teufel und die anderen bösen Geister sind von Gott ihrer Natur nach gut geschaffen, aber sie sind durch sich selbst schlecht geworden. Der Mensch jedoch sündigte auf Eingebung des Teufels." (NR 295 = Neuner & Roos 1986, 187f, hier 188) Diese Sätze scheinen eindeutig auszusagen, daß es nicht nur *das* Böse, sondern *den* Bösen gibt. Eine stilkritische Untersuchung zeigt jedoch, daß diese Frage „damals mitnichten zur Diskussion stand. Daß es einen personalen Teufel gebe, davon waren alle überzeugt. Es war jedoch von einer mittelalterlichen Sekte, den Albigensern, behauptet worden, daß es neben Gott noch ein anderes Weltprinzip gebe, den Bösen nämlich. Die katholische Antwort lautete: Gott ist der einzige Weltenurheber. Was es immer sonst noch gibt, ist sein Geschöpf, auch der Teufel. Die Rede von ihm ist also eine Übernahme aus der allgemeinen Überzeugung der Zeit, die überhaupt nicht kontrovers war. Wird sie also in Frage gestellt, wie das heute geschieht, kann man sich auf das Konzil als Eideshelfer nicht berufen, wenn man für die Existenz eines personalen Bösen eintritt." (Beinert 1985, 144)

216 Gubler 2001, 89 – 97, 94.

217 „Dämonische Gottesbilder" thematisiert unter diesem Titel Frielingsdorf 1997.

Mystagogie im Geist der Liebe, des Glaubens und der Hoffnung – zentrale Ergebnisse empirischer Forschung vorbringen[218].

4.5.2.3. ... und der Hoffnung ...

Eine Depression zeichnet sich gerade dadurch aus, daß jeder Hoffnungsschimmer, jeder kleine Strohhalm, jede „Straße der Hoffnung"[219] unendlich fern erscheint. So geht es in der Seelsorge oft um Hoffen in Stellvertretung; von Stellvertretung war bereits zweifach die Rede: soeben im Zusammenhang mit dem Vollzug des Glaubens und zuvor im Rahmen der Skizzen zu einer theologischen Anthropologie: Menschen brauchen zu ihrer Menschwerdung Stellvertreter und Anwälte[220].

Die systematisch-theologische Auseinandersetzung um Stellvertretung[221] stellt heraus, daß Gott in menschlich unabänderlicher Not stellvertretend für uns Menschen Unheil in Heil zu wandeln vermag. Dabei nimmt Stellvertretung dem Menschen dessen personalen Selbstvollzug nicht ab, sondern schafft ihm den Raum für dessen eigenes Dasein. Stellvertretung meint einen Einsatz, der das Gegenüber nicht er-setzt, sondern frei-setzt. Könnte darin nicht wiederum ein wichtiger Impuls für seelsorgliche Beziehungen liegen, etwa in Situationen der Hoffnungslosigkeit? Wenn ein verzweifelter Mensch für sich keine Zukunft mehr sieht, keine Hoffnung mehr in sich trägt, könnte die seelsorgliche Aufgabe dann nicht in stellvertretender Hoffnung liegen? Konkret: Wenn mein Leben in Hoffnungslosigkeit und Verzweiflung zu versinken droht, brauche ich einen Seelsorger, der seine Hoffnung in mich und in die Möglichkeiten Gottes mit mir setzt[222] – trotz allem. Nur wenn ich spüren kann, wie ein anderer mir und meiner Zukunft etwas zutraut, vermag ich selbst wieder

---

[218] Vgl. Abschnitt 4.5.2.6 dieser Arbeit.

[219] Zerfaß 1999, 167 – 177, 174.

[220] Vgl. Abschnitt 4.2.2.3 dieser Arbeit. Solche Anwaltschaft kann psychologisch allenfalls in einer postcartesianischen Konzeption zum Tragen kommen, die nicht mehr auf die Einsamkeit eines archimedisch „verorteten" Subjekts setzt.

[221] Vgl. Menke 1991; Hoping 1996, 345 – 360; Sattler 1997, 66ff und 136ff.

[222] „Gott selbst tritt in seinem menschgewordenen Sohn an den Platz oder die Stelle des dem Tode verfallenen Sünders, damit dieser gerettet werde. Die theologische Begriffssprache hat dies später treffend als Platztausch (commercium) bezeichnet." (Hoping 1996, 353f) „Schon die mit dem Begriff der Stellvertretung unlösbar verbundene Raummetaphorik hätte auf die theologisch angemessene Verwendung des Stellvertretungsbegriffs aufmerksam machen können. Denn an die Stelle eines anderen treten heißt, seinen Platz einnehmen, nicht ihn in seiner Einzelheit vertreten. Stellvertretung im theologisch präzisen Sinne kann dann nur meinen: Jesus Christus, der ohne Sünde war, tritt mit seinem Sterben an unsere ‚Stelle', das heißt an den Ort auswegloser Gottesferne und Todesverfallenheit, und ist in seiner für die Sünder vollbrachten Selbsthingabe Gottes unbedingte Versöhnungsbereitschaft. Er ist dies nicht, um uns in unserer eigenen Versöhnung mit Gottes bedingungsloser und alles vergebender Liebe zu vertreten, sondern um diese Versöhnung zu ermöglichen." (Hoping 1996, 356, in Auseinandersetzung mit Menke 1991)

Hoffnung zu schöpfen. Hoffnung läßt leben – darum ist es lebensnotwendig, lebens-not-wendend, daß andere für mich hoffen, bis ich selbst wieder ein Hoffender bin: Stell-Vertretung kann einem Menschen die „Stelle“ seines eigenen Daseins neu eröffnen, ihm durch Nähe und Treue Raum und Zeit für eigenes – lebenswichtiges – Hoffen neu erschließen. Stellvertretende Hoffnung kann zum Leben helfen, zu der „Erfahrung, aus einer hoffnungslosen Dunkelheit, einer alles niederreißenden, Einsamkeit verbreitenden Finsternis den Weg ans Licht, ans Leben, an die Hoffnung und den Glauben eines Sinns meiner Existenz und eine natürliche Freude (die auch das Leiden einschließt) gefunden zu haben“[223].

Wichtig in der Begegnung mit einem depressiv leidenden Menschen ist, jedes Fünkchen Hoffnung vorsichtig brennend zu halten!

4.5.2.4. ... im Rahmen gemeindlicher und institutionalisierter Diakonie

Hans-Josef Klauck wirft in seinem Kommentar zu 1 Kor 13, 13 („Für jetzt bleiben Glaube, Hoffnung, Liebe, diese drei; doch am größten unter ihnen ist die Liebe.“) die Frage auf, wie Glaube, Hoffnung und Liebe sich zu den anderen Geistesgaben, den Charismen verhalten: „Charismen werden nur erkennbar, wenn sie sich zu Rollen ausdifferenzieren, die der einzelne in der Gemeinde übernimmt. Glaube, Hoffnung und Liebe sind grundsätzliche Existenzbestimmungen christlichen Daseins, die dem vorausliegen. In ihnen ist der gleiche Geist am Werk wie in den Charismen“[224], so daß dieser pneumatologische Zugang zum Thema in gemeindliche Zusammenhänge führt: Die Vielfalt der Charismen wird zum „Strukturprinzip der Gemeinde“[225]. *Diakonische* Mystagogie bezeichnet eine Konzeption, die auf Gemeindeentwicklung zielt, „Nächstenliebe auch mit ihrem gesellschaftspolitischen Auftrag“[226] meint und dabei nicht ohne Gemeindediakonie und institutionalisierte Diakonie auskommt. Darum stelle ich hier in groben Zügen ein Praxisprojekt[227] vor, das dazu exemplarisch einen Beitrag zu erbringen versucht.

Ausgangssituation

Seelisches Leid bleibt einer Gemeinde oft verborgen. Schuldgefühle, Angst vor Unverständnis und Vorurteile belasten seelisch kranke Men-

---

[223] Harald Groß 1980, 284 – 300, 300.
[224] Klauck 1987, 98.
[225] Karrer 1990, 280 – 314, 289; vgl. auch Richard Völkl 1987, 71ff.
[226] Karl Rahner 1983, 46.
[227] Vgl. dazu Kießling 1998a, 55 – 76; vgl. Scheuermann 1980, 371 – 374.

schen und ihre Angehörigen, so daß sie ihr Leid oft verschweigen, um nicht auf der Seite derer zu erscheinen, die in einer Leistungsgesellschaft zu den Versagern zählen. Diese Zusammenhänge führen zu einem stillen Rückzug seelisch – insbesondere depressiv – leidender Menschen aus dem gemeindlichen Leben, zu einem Rückzug, der sie noch weiter deprimieren muß. Wer sich aus diesen Gründen in stationäre Behandlung begibt und nach der Rückkehr an seinen oder ihren Wohnort – auch in die Gemeinde – nicht vertuscht, daß er oder sie sich in einem Landeskrankenhaus oder einer psychsozialen Klinik aufgehalten hat, riskiert noch immer, stigmatisiert und weiter isoliert zu werden, vielleicht auch nur aufgrund der Hilflosigkeit der Mitmenschen, damit umzugehen.

Diese gesellschaftlichen Rahmenbedingungen veranlaßten eine gemeinsame Initiative der Beratungsstelle für seelische Gesundheit, die durch den Stadtcaritasverband und das Diakonische Werk Freiburg getragen wird, und des Caritaswissenschaftlichen Instituts der Universität Freiburg. Gemeinsam gingen sie auf die evangelischen und die katholischen Gemeinden Freiburgs mit dem Anliegen zu, institutionalisierte Beratungsdienste[228] mit gemeindlicher Diakonie zu vernetzen und so zur Menschwerdung seelisch kranker Menschen beizutragen.

Zentrale Fragen

Zentrale Fragen waren dabei die folgenden:

- Wie lassen sich Mitglieder einer Kirchengemeinde und andere interessierte Bürgerinnen und Bürger für eine ehrenamtliche Arbeit gewinnen, konkret dafür, seelisch – oft depressiv – leidende Menschen vor Ort zu begleiten?
- Wie lassen sich Gemeinden für diese Gruppe von Menschen öffnen und sensibilisieren, so daß Ängste und Hilflosigkeit im Umgang mit ihnen abgebaut werden können?
- Wie kann es gelingen, seelisch belasteten Personen im Lebensraum der Gemeinde in menschlicher Zuwendung und Solidarität[229] neues Vertrauen, Glauben und Hoffen zu ermöglichen?
- Wie lassen sich Angehörige seelisch kranker Menschen ansprechen, damit diese nicht ebenfalls in den Strudel wachsender Belastung und Isolation geraten?

---

[228] In diesem Zusammenhang weise ich auf die Dokumentation einer empirisch-qualitativen Untersuchung hin, die im Rahmen eines von 1993 bis 1997 laufenden Projekts zum Thema „Psychotherapeutische Beratung in kirchlichem Auftrag“ durchgeführt wurde; vgl. von Schubert, Kinzinger, Lücke-Jansen, Barbara Schneider, Schrödter & Vogelmann 1998.

[229] Vgl. Steinkamp 1991 und – in kritischer Rezeption dieses Bandes – Gerhard K. Schäfer 1994, 386 – 394; Pompey 1992, 410 – 442; Steinkamp 1994; Pompey & Roß 1998, 291 – 320; Steinkamp 2000, 480 – 493.

Konkrete Initiativen

Konkrete Initiativen waren Vortragsreihen zu seelischen Störungen und gemeindlichen Unterstützungsmöglichkeiten sowie Versuche, auf diesem Weg sowie durch Zeitungsannoncen und Faltblätter mögliche Ehrenamtliche und Angehörige zu finden.

So entstanden kleine Gruppen von Ehrenamtlichen, die mit Hilfe von Gruppenbegleiterinnen und -begleitern sich einüben konnten in Grundhaltungen diakonischer Begleitung und auf diese Weise sich vorbereiteten auf ihre ehrenamtliche Arbeit mit seelisch belasteten Menschen. Die Gruppenbegleiterinnen und -begleiter boten darüber hinaus Supervision der ehrenamtlichen Arbeit an.

Außer den Gruppen für Ehrenamtliche fanden sich Gruppen von Angehörigen zusammen, die ebenfalls durch eine Begleiterin oder einen Begleiter in ihrer Arbeit unterstützt wurden. Der Leidensdruck der Angehörigen führte verständlicherweise dazu, daß diese sich von ihren Begleiterinnen und Begleitern besonders effektive Rezepte und Strategien wünschten; Ziel der Begleitung waren jedoch die Förderung ihrer eigenen Kompetenz im Umgang mit den seelisch erkrankten Menschen sowie mit eigenen Schuldgefühlen („Was haben wir falsch gemacht, daß unser Sohn so krank geworden ist?"), die wechselseitige Stärkung („Alle fragen, wie es meinem kranken Mann geht, nach mir fragt keiner."), das Wecken von Mut, sich gegen Ansprüche seelisch kranker Menschen auch einmal abzugrenzen, ohne diese verletzend zurückzuweisen, und das Erschließen von Quellen diakonischer Spiritualität, um lebensvolles Glauben, Lieben und Hoffen neu zu ermöglichen.

Die Angehörigen bildeten eine wichtige Brücke zwischen Beratungsstelle und Lebensraum und öffneten den Weg seelisch belasteter Menschen aus der Isolation hin zur Gemeinde und zu anderen Menschen. Auffallend war jedoch, daß sich Angehörigengruppen nicht pfarreibezogen, sondern gemeindeübergreifend organisierten. Es braucht sehr viel Mut, sich als seelisch schwerverletzt zu zeigen, aber offenbar auch schon viel Kraft, sich als Angehörige oder Angehöriger zu erkennen zu geben, so daß eine auf den Binnenraum einer einzelnen Pfarrei bezogene Gruppe eine oft unüberwindbare Schwelle bedeuten kann.

Einschätzung

Das Angebot von Vorträgen fand großes Interesse und konnte auf diese Weise für seelisch belastete Menschen im Lebensraum der Gemeinde sensibilisieren sowie Ängste vor ihnen mindern. Unter den Besucherinnen und Besuchern der Vortragsabende fanden sich etliche gemeindlich bisher wenig engagierte Frauen und Männer, die sich auf diesem Weg für einen christlichen Nächstendienst öffneten.

Angehörige konnten die Erfahrung gewinnen, daß sie nicht allein sind, daß auch andere Menschen mit depressiv erkrankten Familienmitgliedern mitleiden und unter dieser drückenden Situation leiden.

Gruppen von Ehrenamtlichen unterstützten seelisch kranke Menschen, die in ihrer Mehrzahl allein leben, indem sie Leben und Zeit mit ihnen teilten und sie auf ihrem Weg in gemeindliche und andere Gruppen begleiteten und stützten.- Die Wertschätzung, die christliche Kirchen ihren ehrenamtlichen Mitarbeiterinnen und Mitarbeitern entgegenbringen, läßt sich glaubwürdig dadurch unterstreichen, daß sie diesen Ehrenamtlichen für ihre Arbeit eine fachliche Begleitung oder Supervision anbieten. Außerdem gilt es zu bedenken, daß Ehrenamtliche um so eher zu gewinnen sind, je klarer die ihnen zugedachte Aufgabe umschrieben ist. Es kommt also darauf an, den zeitlichen Rahmen deutlich zu umgrenzen und Erfahrungswerte hinsichtlich diverser Aufwendungen offenzulegen.

Besonders wichtig sind Anwältinnen und Anwälte der seelisch Leidenden unter den Priestern, Diakonen und hauptamtlichen Laien sowie unter den Mitgliedern der Pfarrgemeinderäte, die manchen Stein auf holprigen Wegen auf die Seite räumen konnten, indem sie Strukturen und Rahmenbedingungen schufen, welche Solidarisierungsprozesse anregten. Zudem vermochten sie zur Verbreitung eines Krankheitsverständnisses beizutragen, das depressive Entwicklungen nicht nur als schicksalhaft eintreffenden oder gar selbstverschuldeten individuellen Abstieg brandmarkt und den Gekränkten auf diese Weise noch weitere Kränkungen zufügt, ihnen weitere Schuldgefühle auflädt und sie noch tiefer in die Isolation treibt, sondern die Frage aufwirft, woran gesellschaftliche Entwicklungen und gemeindliche Konstellationen ihrerseits kranken und auf welche Weisen sie kränkend wirken, so daß depressiv Leidende als Symptomträger eines deprimierenden gesellschaftlichen oder gemeindlichen Klimas erscheinen[230]. Besonders deutlich treten diese Zusammenhänge hervor, wenn Menschen in einer Gesellschaft, in der nur Leistung zählt, durch den Verlust ihres Arbeitsplatzes einer wirtschaftlichen „Depression“ zum Opfer fallen und seelisch erkranken.

Hilfreich für ein solches Projekt ist auch eine sozial akzentuierte Verkündigung, die die diakonische Gestalt und Gestaltung einer Gemeinde nicht an den Rand drängt, sondern eigens thematisiert und würdigt. „Verkündigung müßte auch mit der Schwermut der Hörer rechnen.“[231] Schon mit der in Abhängigkeit von der homiletischen Situation zu treffenden Textauswahl fällt eine wichtige Vorentscheidung: Bußpredigten und Gerichtsdrohungen können das Leiden verstärken, hilfreich dagegen können

---

[230] Vgl. Bruners 2000, 142 – 147, insbesondere 145; Gmelch 2000, 152 – 158; Pohl-Patalong 2000, 448 – 464, insbesondere 462ff.
[231] Weber-Gast 1978, 34.

Klagepsalmen, Krankenheilungen, Versuchungs- und Anfechtungsgeschichten sein. Sowohl Anfechtung und Seelenfinsternis als auch ein Fünkchen Hoffnung sollen ihren Platz bekommen: Das Stimmungsbild einer Depression verlangt sowohl nach Würdigung[232] – der Tenor emotionaler Finsternis läßt sich nicht dadurch vertreiben, daß andere dagegen fröhlich (und grell) „ansingen" – als auch nach vorsichtiger Öffnung auf Zukunft, auf Hoffnung hin.

Unter der Prämisse, daß depressiv Leidende Symptomträger im obengenannten Sinne sind, geht diakonische Verkündigung[233] aber nicht nur aus einer Homilie hervor, welche in seelisch Gekränkten ihre Adressatinnen und Adressaten findet, sondern umgekehrt auch aus schmerzvollen und deprimierenden Erfahrungen, für die diese Symptomträger stehen, oft stillschweigend, so daß sie Beistand und stellvertretende Sprachrohre brauchen. Das schmerzliche Zeugnis, das solche Symptomträger selbst ablegen, und die Zumutung, die von ihrem Anderssein ausgeht[234], sind jedenfalls authentischer und glaubwürdiger als das Leben eines leidensunfähigen Menschen, der den Wirbel und die aufgesetzte Munterkeit einer Party-„Kultur" benötigt, um untergründige Depressivität niederhalten zu können[235].

Bei einem solchen Projekt wird es in Zukunft wichtig sein, territoriale Grenzen zu überschreiten. Mehrere Gemeinden könnten sich zu einem gemeinsamen Projekt zusammenfinden und auf diese Weise Verantwortung und Arbeit auf mehrere Schultern verteilen. Angehörigen fällt es offensichtlich leichter, sich in einer Gruppe zu öffnen, wenn diese sich nicht ausschließlich mit Menschen aus dem Binnenraum ihrer Heimatgemeinde zusammensetzt.

Dieses Projekt ließ und läßt zweifellos noch viele Wünsche offen, von seelisch kranken Menschen und ihren Angehörigen ebenso wie von haupt- und ehrenamtlich Beteiligten. Aber mit diesem gemeindebezogenen Projekt verbindet sich auch die ermutigende Erfahrung, daß Schritte auf diesem Weg in Kooperation mit verbandlicher Caritas und Diakonie möglich und hoffnungsvoll sind.

---

[232] „Man denke an das aus der Musik- und Poesietherapie bekannte ISO-Prinzip." (Depping 2000, 176) Daß der Musik Heilkraft zukommt, thematisiert bereits Robert Burton in seiner aus dem 17. Jahrhundert stammenden Anatomie der Melancholie: „Musik heilt alle Unlust und Beschwernis der Seele ... neben der hervorragenden Kraft, die sie besitzt, viele andere Leiden zu verscheuchen, ist sie auch ein unübertreffliches Heilmittel gegen Schwermut und Verzweiflung, und vermag selbst den Teufel zu vertreiben." (Burton 1995, 257f; vgl. auch Abschnitt 1.3 dieser Arbeit)

[233] Vgl. Ottmar Fuchs 1999, 178 – 197.

[234] Vgl. Knobloch 1999, 157 – 166, 164f.

[235] Vgl. Richter 1986, 237; Schneck 1993, 207 – 224, insbesondere 221; Petsch 1995, 230 – 244.

4.5.2.5. ... im Rahmen von Online-Seelsorge

An der Universität Amsterdam entwickeln Psychologinnen und Psychologen die sogenannte *Interapie*, Therapie per Internet[236]. Nach ersten Erfolgen einer Schreibtherapie, die in eine persönliche Psychotherapie eingebettet ist, geht es darum zu klären, ob diese auch per Internet ablaufen kann und ob es über dieses Medium hinaus überhaupt des persönlichen Kontaktes bedarf. Weitere Bemühungen in Großbritannien und den USA gehen sogar dahin, Computerprogramme zu entwerfen, die ein menschliches Gegenüber ganz überflüssig machen sollen.

Zunächst möchte ich in Erinnerung rufen, daß die breit angelegte Psychotherapieforschung als *den* zentralen Wirkfaktor einer gelungenen Psychotherapie die *Beziehung* ermitteln konnte. Diese rückt bei einer Schreibtherapie gewissermaßen in den Hintergrund, und nonverbale Äußerungen können nur zwischen den Zeilen vermutet, nicht aber direkt wahrgenommen werden. Dennoch bleibt die Beziehung zwischen den beiden Schreibenden auch hier grundlegend für deren gemeinsamen Prozeß. *Ergänzend* zu persönlichen Begegnungen ist Schreibtherapie gewiß hilfreich, wie ich aus Erfahrung weiß. Ein Mensch kann dabei in Ruhe versuchen, mit sich und den ihn bewegenden Fragen in Berührung zu kommen.

Wenn sich ein Kontakt zunächst auf schriftliche Korrespondenz, vielleicht auf Austausch per e-mail beschränkt, so liegt darin ein niedrigschwelliges Angebot, das manche Hilfesuchende ergreifen, die den Gang in eine Beratungsstelle (zunächst) nicht auf sich nehmen würden. Sie können von ihrer eigenen Wohnung aus um Rat fragen, sofern sie über einen Internet-Zugang verfügen, dabei in vielerlei Hinsicht anonym bleiben und unverbindlich elektronisch „anklopfen". Dieses Angebot ist jedoch nicht für jede Notlage, nicht für jeden Menschen gleichermaßen geeignet, keinesfalls beispielsweise für Menschen, denen es schwerfällt, ihre Situation in Worte zu fassen, denen es buchstäblich die Sprache verschlagen hat, auch nicht für Menschen, die unter schweren Depressionen leiden und Gefahr laufen, sich hinter dem Bildschirm gegen jede zwischenmenschliche Erfahrung abzuschirmen und per Internet weiter deprimiert zu werden. Interapie erscheint mir hier als unverantwortlich, zumal eine mögliche Suizidgefahr vergleichsweise schwer erkennbar ist, wenn ich in meiner Wahrnehmung auf Schriftliches beschränkt bin.

Mit großer Skepsis und starker Ablehnung sehe ich die obengenannten Versuche, ein menschliches Gegenüber durch Computerprogramme zu ersetzen, die keine persönliche Note zulassen, kein menschliches Interesse am Befinden eines leidenden Menschen zeigen können und ihn darum weder als Person würdigen noch in seinem Schmerz ernst nehmen.

---

[236] Vgl. Watermann 1998, 35, und Kießling 1999f, 42 – 47.

Ähnliches gilt für die *Online-Seelsorge.* Diese eröffnet die Möglichkeit, Menschen „anzusprechen", die auf üblichen pastoralen Wegen unerreicht und in ihrer Not alleingelassen bleiben würden. Die schon jahrzehntealte Telefonseelsorge etwa ist ein stark frequentiertes Medium; sie schränkt die Wahrnehmung zwar ebenfalls ein – auf die Stimme –, gewährleistet aber Anonymitätsschutz und ein ebenfalls niedrigschwelliges Angebot. Im Computer bleiben zusätzlich die Stimme und deren emotionale Ausdrucksmöglichkeiten ausgeblendet. Während allerdings die Telefonseelsorge die Nummer eines Anrufers nicht kennt, ist elektronischer Kontakt auf die e-mail-Adressen Hilfesuchender angewiesen.

Verschiedene Diözesen – beispielsweise die Erzdiözese Freiburg i.Br. und die Diözese Rottenburg-Stuttgart – schicken das Projekt der Online-Seelsorge als Experiment auf den Weg, auf den Daten-Highway. Erste ermutigende Erfahrungen zeichnen sich bereits ab. Online-Seelsorge ersetzt keine seelsorgliche Beziehung und nicht die „Realpräsenz" eines diakonischen Mystagogen, kann aber vielleicht eine erste Brücke bauen hin zu einem persönlichen Gespräch, das in der Kraft des Heiligen und heilenden Geistes stattfindet.

Interapie und Online-Seelsorge können herkömmliche Formen von Psychotherapie und Seelsorge gewiß nicht ablösen. Sie unterbreiten jedoch dank der ihnen eigenen Qualitäten ein niedrigschwelliges Angebot, welches einen ersten Kontakt zu erleichtern und einen Weg zu Psychotherapie und Seelsorge zu eröffnen vermag. Diese Chance können allerdings nur diejenigen Personen nutzen, die über einen persönlichen Zugang zum „world wide web" verfügen. Auch wenn Vorkämpfer elektronischer Medien betonen, daß diese *allen* Menschen offenstehen, und Kinder und Jugendliche mit diesen Medien aufwachsen, darf nicht übersehen werden, daß Angehörige verschiedener Berufsgruppen keinen Umgang mit Computern pflegen und sozial schwache, kranke sowie alte Menschen gar keinen Zugang dazu finden können.-

Nach den Versuchen, eine pneumatologisch konzipierte Seelsorge bei Seelenfinsternis mit gemeindlicher und institutionalisierter Diakonie zu vernetzen sowie im Rahmen von Online-Seelsorge gleichsam auf elektronische Bahnen zu schicken, folgen die zum Zusammenspiel von Religiosität und Depressivität angekündigten zentralen Ergebnisse empirischer Forschung – zumal depressive Stimmungsbilder mitunter von einem Geist geprägt sind, der sich nicht als ein heilender zu erkennen gibt.

4.5.2.6. Exkurs: Empirisch-religionspsychologische Beiträge zum Zusammenhang von Religiosität und Depressivität

Meine Skizzen zu einem theologischen Menschenbild mit Konsequenzen und meine Versuche, das Konzept einer diakonischen Mystagogie trinitarisch auszufalten, setzen darauf, daß von einer religiösen Verankerung menschlichen Lebens heilsame Wirkungen ausgehen. Und doch leiden etliche Patientinnen und Patienten unter religiös geprägten Wahnvorstellungen, deren religiöse Verankerung gerade nicht zu einer Entlastung, sondern zu einer Verstärkung ihres seelischen Leidens führt, indem beispielsweise die quälenden Schuldgefühle eines depressiv leidenden Menschen geschürt werden durch seinen Glauben an einen strafenden Gott, dessen Geist nicht heilend, sondern kränkend zu wirken scheint. Es begegnen Patientinnen und Patienten, die die Frage aufwerfen: Macht Religion krank?

So stellen sich angesichts meiner anthropologischen Skizzen und angesichts meiner Versuche, ein diakonisch-mystagogisches Konzept zur Seelsorge bei Seelenfinsternis zu entwickeln, weitere Fragen: Soll hier der Teufel mit dem Beelzebub ausgetrieben werden (Mt 12, 24 par Mk 3, 22 par Lk 11, 15)? Werden gar Krankheit und Therapie verwechselt – heilt oder kränkt Religion? Religion als Chance oder Risiko?

Im folgenden möchte ich den empirisch-religionspsychologisch aufweisbaren Zusammenhang von Religiosität einerseits sowie seelischer Gesundheit und deren Gefährdung durch Depressivität andererseits thematisieren. Religiosität meint dabei zunächst christliche Religiosität. Auf andere Religionen werde ich gesondert eingehen.

Der Klärung dieses Zusammenhangs dienen einige Hinweise zum Forschungsgegenstand der Religionspsychologie sowie eine Differenzierung verschiedener Formen von Religiosität, die ich vorweg einführe. Dabei kommen viele der im folgenden genannten Autoren im Sinne der Kriterien für den Weg zu tragfähigen interdisziplinären Beziehungen dem *Modell intrapersonaler Interdisziplinarität* oder dem *Modell der Intradisziplinarität* nahe, sofern diese Autoren für empirische Forschung innerhalb einer Praktischen Theologie eintreten, die ihr theologisches Selbstverständnis, ohne es aufzugeben, für Wandlungen offenhält.

Religionspsychologie[237] hat nach Bernhard Grom[238], Hans-Jürgen Fraas[239] und Hartmut Beile[240] die „Religiosität", nach Michael Utsch[241] die „Spiritualität" zu ihrem Forschungsgegenstand. Mit Religion und Religiosität geht eine institutionelle Verankerung einher; „Religion ist im

---

[237] Vgl. Hoheisel 1999, 1068 – 1069, und Kießling 1999c, 1069 – 1070; zur Entwicklung der deutschsprachigen Religionspsychologie vgl. Buggle 1991, Grom 1996, 15 – 43, und Grom 2000a, 787 – 789.

[238] Vgl. Grom 1992, 11ff. Religiosität versteht er als „individuelle Ausprägung transzendenzbezogenen Erlebens, Denkens und Handelns" (Grom 1999, 1087 – 1088, hier 1087).

[239] Vgl. Fraas 1993, 9, und Fraas 1993a, 289 – 310.

[240] Vgl. Beile 1998, 21: „Religiosität ist die Beziehung des einzelnen Menschen zu Gott oder dem Transzendenten." Die in dieser Untersuchung befragten Jugendlichen sprengen diesen individuell geprägten Begriff von Religiosität, indem sie in der Schilderung ihres eigenen religiösen Erlebens dessen *sozialen* Charakter bezeugen (vgl. z.B. Beile 1998, 149).

[241] Vgl. Utsch 1998, 96ff.

Verhältnis zu Spiritualität ausgeformter, expliziter. Religion stellt in der Regel die Vorstellungsbilder und Mittel der Kategorisierung und Identifizierung von spirituellen Erfahrungen zur Verfügung."[242]

Mit Gordon W. Allport[243] lassen sich prinzipiell zwei Formen von Religiosität unterscheiden. In ihrer Religiosität *ex*trinsisch orientierte Menschen legen Wert auf Sozialprestige, sie haben ein instrumentelles Verhältnis zu ihrer Religion, sie *gebrauchen* Religion – für ihre persönlichen Zwecke. In ihrer Religiosität *in*trinsisch orientierte Menschen hingegen *leben* ihre Religion aus Überzeugung – um ihrer selbst willen. Allport geht davon aus, daß extrinsische Religiosität in Krisenzeiten keinen Halt zu geben vermag, während intrinsische Religiosität im Sinne einer alle Lebensbereiche zusammenbindenden Überzeugung heilend wirkt, auch präventiv heilend wirkt. Empirische Untersuchungen[244] bestätigen die negative Korrelation zwischen psychischer Gesundheit und extrinsischer Orientierung, ebenso – jedenfalls der Tendenz nach – die positive Korrelation zwischen seelischer Gesundheit und intrinsischer Orientierung[245]. Was diese Unterscheidung von intrinsischer und extrinsischer Orientierung für den Zusammenhang von Religiosität und Depressivität austrägt, wird nachfolgend thematisiert.

---

[242] Brigitte Fuchs 2000, 235.

[243] Vgl. Allport 1963, 187 – 197; Allport 1964, 7 – 21; daran anknüpfend Zwingmann 1991; Zwingmann, Moosbrugger & Frank 1991, 285 – 294; Zwingmann, Hellmeister & Ochsmann 1994, 131 – 139; Stefan Wolf & Deusinger 1996, 77 – 95; Zwingmann, Rumpf, Moosbrugger & Frank 1996, 97 – 114; Widl 1999, 352 – 362, 358.

[244] Vgl. Batson & Ventis 1982, insbesondere 211 – 251, und daran anschließend Derks & van der Lans 1988, 267 – 279, sowie Schmitz 1992, 131 – 158.

[245] Dabei erweisen sich intrinsische und extrinsische Ausprägungen von Religiosität nicht als einander ausschließende Endpunkte einer eindimensionalen Skala (je intrinsischer, desto weniger extrinsisch; je extrinsischer, desto weniger intrinsisch), sondern als zweidimensionales Konstrukt, das neben primär intrinsisch und primär extrinsisch geprägter Religiosität auch Mischformen – sogenannte *proreligiöse* Ausprägungen – sowie das weitgehende Ausbleiben beider Ausprägungen – sogenannte *nicht-religiöse* Orientierung – kennt; vgl. Dörr 1987, 65 – 67.- Nach Rodney Stark & Glock 1968 lassen sich sogar fünf Dimensionen von Religiosität unterscheiden: (1) eine *Glaubensdimension*, die sich auf spezifische Inhalte des Glaubens bezieht, (2) eine *Praxisdimension*, die sowohl rituelle (institutionalisierte) Frömmigkeitsformen als auch solche Formen umfaßt, denen spontane und mitunter private Züge eigen sind, (3) eine *Erfahrungsdimension*, etwa die Erfahrung innerer Ruhe, (4) eine *Wissensdimension*, die sich danach bemißt, ob Menschen zentrale Charakteristika ihrer religiösen Kultur kennen und über deren Bedeutung informiert sind, und (5) eine *Handlungsdimension*, die auf religiös motiviertes Handeln im Alltag zielt; zu empirischen Untersuchungen, die ein hohes Maß an Unabhängigkeit dieser Dimensionen voneinander belegen, vgl. Rodney Stark & Bainbridge 1985, 9ff; vgl. auch Stefan Huber 1996, 81ff.

4.5.2.6.1. Religiosität und Depressivität in unserem Kulturkreis – ein forschungsgeschichtlicher Überblick

Bereits Walter Schulte[246] unterscheidet vier Gruppen depressiv erkrankter Menschen. Die größte Gruppe setze sich aus Menschen zusammen, die auch in einer depressiven Phase religiös indifferent bleiben. In einer zweiten Gruppe führe eine Depression zu einer Auseinandersetzung mit dem Glauben als einem letzten Halt. Für einen dritten Personenkreis seien extreme Schuldgefühle charakteristisch, die die Betroffenen als göttliche Strafe für persönliche Vergehen erleben würden. Bei einer vierten Gruppe schließlich resultiere eine krankheitsbedingte Gefühlserstarrung in einem Erleben von Gottverlassenheit, in einer Anfechtung und inneren Erstarrung des Glaubens.

Auch Günter Hole[247] weist in einer Studie darauf hin, daß eine depressive Erkrankung weniger religiöse *Inhalte* verändere, sondern vielmehr eine *emotionale* Entleerung des Glaubens bewirke.

Joachim Gneist[248] dagegen, der eine der wenigen deutschsprachigen Studien zum Thema vorlegte, kommt zu dem Ergebnis, daß depressiv erkrankte Menschen ein stärkeres religiöses Interesse zeigen als psychisch unauffällige kranke Menschen. Gleichzeitig weisen Johnnie L. Gallemore, William P. Wilson und John M. Rhoads[249] darauf hin, daß Patientinnen und Patienten mit einer affektiven Störung – etwa einer Depression – häufiger ein besonderes Bekehrungserlebnis widerfährt als psychisch unauffälligen Personen – ein Zusammenhang, der wohl mit einer gesteigerten emotionalen Ansprechbarkeit affektiv gestörter Patientinnen und Patienten erklärt werden kann.

Während James E. Dittes[250] eine Tendenz sieht, bei der wachsende Religiosität mit zunehmender Pathologie und Persönlichkeitsstörungen einhergehe, vertritt Helmut Hark[251] die umgekehrte These: Je weniger neurotisch, desto religiöser[252]. Gerade depressiv erkrankte Menschen gehören nach Hark zu den hochneurotischen und zugleich wenig religiösen Menschen. Ein solcher Befund wäre inhaltlich vereinbar mit der genannten emotionalen Entleerung des Glaubens durch die depressive Erkrankung.

---

[246] Vgl. Walter Schulte 1954, 401 – 407; Vorarbeiten finden sich bei Walter Schulte 1951, 172 – 187.

[247] Vgl. Hole 1977, beispielsweise 3, 94, 104 und 216, sowie Hole 1983, 509 – 527, insbesondere 523.

[248] Vgl. Gneist 1969, 164 – 184.

[249] Vgl. Gallemore, Wilson & Rhoads 1969, 483 – 487.

[250] Vgl. Dittes 1971a, 355 – 390; vgl. auch Dittes 1971, 78 – 106.

[251] Vgl. Hark 1985, 21 – 73; vgl. auch Hark 1982, 443 – 458, sowie Hark 1984.

[252] „Dieser empirisch nachgewiesene Zusammenhang stellt sich nicht als stringente, lineare Beziehung dar, es dürften noch andere, in der Untersuchung nicht berücksichtigte Variablen eine Rolle spielen. Dennoch läßt sich festhalten, daß mit abnehmender religiöser Orientierung eine zunehmende psychische Problematik einhergeht." (Hark 1985, 46)

4.5.2.6.2. Religiosität und Depressivität – eine empirisch-religionspsychologische Untersuchung

Anette Dörr[253] geht dieses Thema – aufgrund der ganz offensichtlich uneinheitlichen Befundlage – erneut an. Sie sucht den Zusammenhang von Religiosität und Depressivität aufzuklären anhand einer anonymen Befragung dreier Personengruppen: einer Gruppe depressiv erkrankter Patientinnen und Patienten, einer Gruppe von Mitgliedern aus Kirchengemeinden und einer Kontrollgruppe.

Für diese Untersuchung stellt sie einen umfangreichen Fragebogen zusammen. Dieser umfaßt

(1) Fragen zur religiösen Orientierung[254], z.B.: „Halten Sie sich für einen religiösen Menschen?“ (ja – nein),
(2) Fragen zur religiösen Erfahrung[255], also zum emotionalen Bereich, z.B.: „Der Glaube an Gott hilft mir, in schwierigen Lebenslagen nicht zu verzweifeln.“ (ja – nein),
(3) eine intrinsische und eine extrinsische Skala[256], z.B.: „Der Glaube ist besonders wichtig für mich, weil er mir Antworten auf viele Fragen nach dem Sinn des Lebens gibt.“ (intrinsische Skala; ja – nein) oder „Das Wichtigste an der Kirche ist, daß man dadurch gute Beziehungen knüpfen kann.“ (extrinsische Skala; ja – nein),
(4) Fragen zum Gottesbild[257], auf das sich Gott im Sinne des Bilderverbots zwar nicht festlegen läßt, dessen Färbung menschliches Leben aber massiv bestimmen kann, z.B.: „Ich erlebe Gott als liebend – hassend“ (sechsstufige Antwortauswahl),
(5) eine Depressivitätsskala[258], z.B.: „Ich fühle mich innerlich leer.“ (vierstufige Antwortauswahl), und
(6) eine Krankheitsverleugnungsskala[259] zur Überprüfung, ob die Testpersonen Bagatellbeschwerden, mit denen jeder Mensch hin und wieder zu tun hat, zugeben können oder nicht, z.B.: „Ich war hin und wieder erkältet.“ (vierstufige Antwortauswahl)

---

[253] Vgl. Dörr 1987 und in knapper Zusammenfassung Dörr 1992, 159 – 180. Die drei im Fortgang meines Textes folgenden Abbildungen finden sich auf den Seiten 91, 93 und 96 des erstgenannten bzw. auf den Seiten 169, 170 und 171 des letztgenannten Titels von Anette Dörr.

[254] Vgl. Hark 1985, 21 – 73.

[255] Vgl. Boos-Nünning 1972. „Die Vielfalt religiöser Erfahrung“ hält das bereits 1902 fertiggestellte reichhaltige Werk von William James bereit; vgl. James 1997.

[256] Es handelt sich um eine Übersetzung der „Religious Orientation Scale“; vgl. Allport & J. Michael Ross 1967, 432 – 443.

[257] Es handelt sich um eine Übersetzung des „Loving God Index“; vgl. Benson & Spilka 1977, 209 – 224.

[258] Vgl. von Zerssen 1976.

[259] Vgl. von Zerssen 1976, 24ff.

Anette Dörr teilt sämtliche Probandinnen und Probanden, also alle befragten Patientinnen und Patienten, Kirchengemeindeglieder und Personen der Kontrollgruppe, nach dem Ausmaß ihrer religiösen Orientierung und ihrer religiösen Erfahrung (mit Hilfe der beiden genannten Fragebögen) in fünf Gruppen ein. Ebenso unterteilt sie alle befragten Personen nach dem Grad ihrer Depressivität (mit Hilfe der Depressivitätsskala). So lassen sich mögliche Zusammenhänge zwischen Religiosität und Depressivität empirisch prüfen.

Zwischen der Religiosität in den Subgruppen und dem jeweils resultierenden Ausmaß der Depressivität besteht – so das zentrale Untersuchungsergebnis – ein kurvilinearer Zusammenhang, wie ihn die nachfolgende Abbildung zeigt:

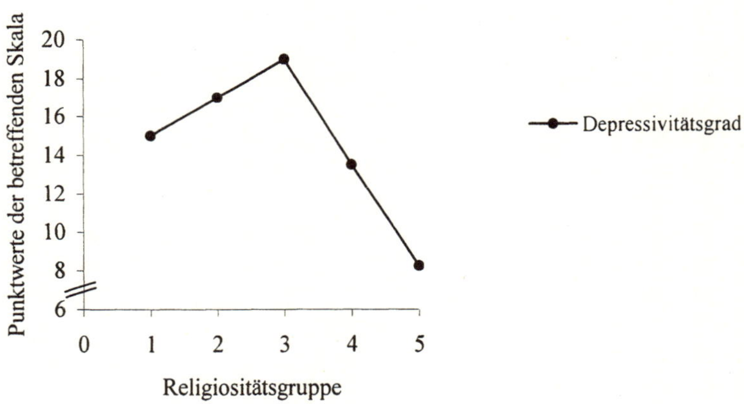

Eine konsequente Einstellung im religiösen Bereich geht mit vergleichsweise geringer Depressivität einher[260]. Mittelstark ausgeprägte Religiosität dagegen ist mit einem Höchstmaß an Depressivität verknüpft. Stabilisierend für seelische Gesundheit wirkt offenbar die *Gewißheit* einer Überzeugung, nicht ihr *Inhalt* – denn zu beiden Extremen einer minimal und einer maximal ausgeprägten Religiosität hin nimmt das Maß an Depressivität ab, besonders deutlich aber tatsächlich zu starker Religiosität hin. Mit anderen Worten gilt frei nach Offb 3, 15f die Wendung: „besser warm als kalt, aber lieber kalt als lau".

[260] Vgl. auch Shaver, Lenauer & Sadd 1980, 1563 – 1568; Grom 1997, 22 – 26; Grom 2000, 187 – 192.

Ein solches kurvilineares Bild vermag die bisher widersprüchlichen Ergebnisse zu integrieren[261], insofern der Zusammenhang „je religiöser, desto depressiver“ für weniger religiöse Menschen zutrifft (im Sinne des linken Teils der Abbildung), der Zusammenhang „je religiöser, desto gesünder“ jedoch für stärker religiöse Menschen (im Sinne des rechten Teils der Abbildung).

Die Entwicklungsdynamik, die zu dieser Konstellation geführt haben mag, läßt sich möglicherweise wie folgt rekonstruieren. Es wäre denkbar, daß die Gruppe mittlerer Religiosität und höchster Depressivität sich zusammensetzt

(a) aus ursprünglich nicht-religiösen Menschen, die – bedingt durch ihre seelische Erkrankung – einen letzten Halt suchen,
(b) aus ursprünglich stark religiös geprägten Menschen, deren feste Überzeugung durch ihre seelische Erkrankung mancher Erschütterung ausgesetzt wurde, und
(c) aus in ihrer religiösen Haltung unsicheren und daher für eine depressive Erkrankung möglicherweise besonders anfälligen Menschen.

Soziodemographisch finden sich in dieser mittleren Religiositätsgruppe deutlich mehr Frauen als Männer; letztere nehmen meist eindeutigere Positionen ein. Zugleich ergibt sich für diese mittlere Gruppe der höchste Altersmittelwert. Im mittleren religiösen Bereich existieren also – wenn ich beide Befunde zusammennehme – insbesondere ältere Frauen. Für dieses Phänomen mag es vielfältige Gründe geben: Frauen werden ohnehin älter als Männer; vielleicht finden sich in dieser Gruppe viele Witwen, die – nach dem Erwachsenwerden ihrer Kinder und dem Tod des Ehemanns – allein sind, allein auch in einer gesellschaftlichen Position, die ihnen keinen Halt zu geben vermag. Auch die hormonelle Umstellung während der Wechseljahre dürfte auf die Bildung dieser mittleren Gruppe ihren Einfluß ausüben. Zur Prüfung solcher Vermutungen bedürfte es freilich aufwendiger Verlaufsstudien.

Die Einbeziehung der Ergebnisse, die aus dem Einsatz der Krankheitsverleugnungsskala hervorgehen, bringt ans Licht, daß bei Probandinnen und Probanden mit vergleichsweise stark ausgeprägter religiöser Orientierung tendenziell auch das Maß an Krankheitsverleugnung wächst – ihre Depressivitätswerte müssen also leicht nach oben korrigiert werden. Darüber gibt die nachfolgende Abbildung Aufschluß.

[261] Vgl. auch die Einschätzung von Sonja Kunz & Manogg 1989, 232 – 282, sowie Jäger 1997, 87.

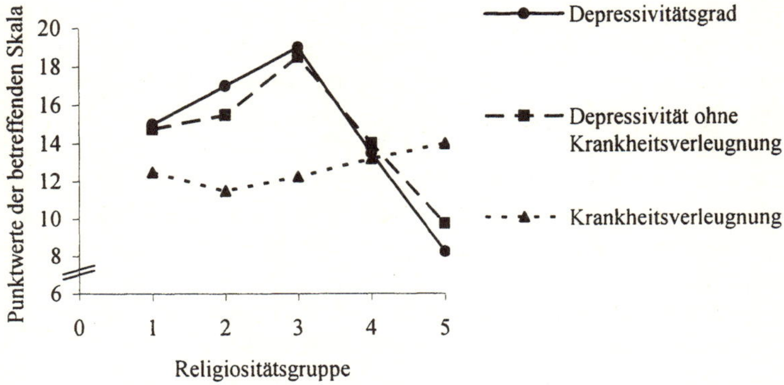

Offensichtlich fällt es religiös orientierten Menschen vergleichsweise schwer, eigene gesundheitliche Schwächen einzugestehen – oder überhaupt wahrzunehmen.

Welche Ergebnisse bringt die bereits eingeführte Differenzierung der Religiosität in eine intrinsische und eine extrinsische Form ans Licht? Das Maß an intrinsischer Religiosität steigt kontinuierlich von einer Religiositätssubgruppe zur nächsten, während die extrinsische Religiosität in der mittleren Gruppe ihr Maximum erreicht. Starke extrinsische Orientierung geht also mit einem Höchstmaß an Depressivität einher. Extrinsische Religiosität gibt in Krisenzeiten keinen Halt, wohingegen – mit Allport[262] – intrinsische Religiosität für die seelische Gesundheit protektiv wirkt, also vor einer Erkrankung zu schützen vermag. Es ergibt sich folgendes Bild:

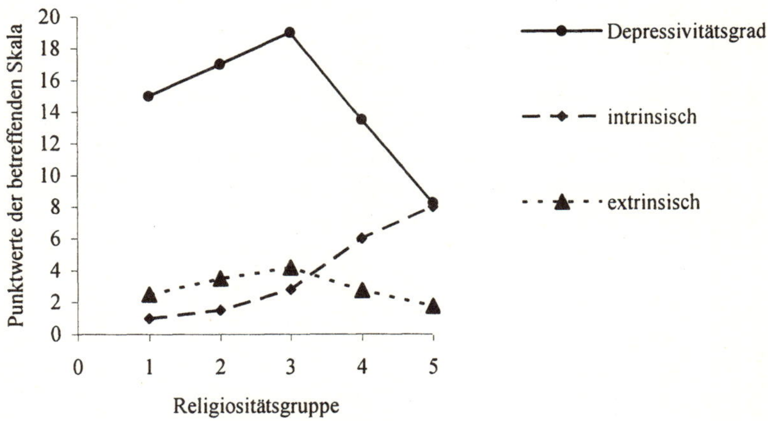

[262] Vgl. Allport 1963, 187 – 197, und Allport 1964, 7 – 21; vgl. auch Koenig, Kvale & Ferrel 1988, 18 – 28.

Schließlich läßt sich für das Gottesbild der untersuchten Personengruppen bestätigen, daß zunehmende Depressivität das Gottesbild verdunkelt oder ein düsteres Gottesbild deprimierend wirkt. Nachweisbar[263] sind inhaltlich plausible positive[264] Zusammenhänge zwischen einem Selbstbild, das sich durch hohes Selbstwertgefühl auszeichnet, und dem Bild eines liebenden Gottes, ebenso zwischen einem negativen Selbstbild – etwa in einer Depression – und einem strafenden Gottesbild[265]. Dabei könnte ein Glauben an einen strafenden Gott Gefühle der eigenen Schuldigkeit und damit ein deprimierendes Selbstbild provozieren – Religion als Risiko –; und umgekehrt könnte die Wucht einer depressiven Erkrankung das Gottesbild gleichsam in Mitleidenschaft ziehen, es verdunkeln und ihm immer strengere und negativere Züge verleihen. Denn so sehr ich von heilsamen Wirkungen einer religiösen Verankerung überzeugt bin, so sehr möchte ich auch vor vorschnellen Schuldzuweisungen warnen, die mir immer wieder begegnen, etwa in dem Sinne, daß nicht depressiv wird, wer wirklich glaubt! Ich selbst kenne Menschen, deren religiöse Verankerung für sie wirklich existenziell bedeutsam ist und die dennoch gefährliche seelische Abstürze durchleiden müssen.

In diesem Zusammenhang spricht ein Erfahrungszeugnis wohl für sich: „... geholfen hat die Stimme meines Mannes an meinem Ohr, der mir versicherte, er gebe es nicht auf, auf Heilung zu hoffen – er hoffe an meiner Stelle ... Nein, der Gedanke an Gott hat die Schwere des Erlebens nicht aufgelockert, und er hat mich auch nicht etwa vom Selbstmord weg-

---

[263] Vgl. dazu auch Benson & Spilka 1977, 209 – 224; Hark 1994, 151 – 158; Riedel 1994, 159 – 168; Pargament, van Haitsma & Ensing 1995, 47 – 67.

[264] *Positive* Zusammenhänge bedeuten keine Wertung, sondern meinen eine statistische Gleichsinnigkeit in dem Sinne, daß mit einem zunehmend düsteren Gottesbild ein in wachsendem Maße düsteres Selbstbild einhergeht.

[265] Karl Frielingsdorf unterscheidet vier dämonische Gottesbilder, die sich aus seinen umfangreichen Untersuchungen herauskristallisieren; vgl. Frielingsdorf 1997 und 1997a. Es sind dies (1) der *strafende Richtergott*, der Angst schürt und Furcht erregt und zu menschlicher Selbstbestrafung Anlaß gibt, die diesen Gott gnädig stimmen soll, (2) der *Todesgott*, der in seiner Unberechenbarkeit jederzeit einen Menschen fallen lassen, seinen Lebensfaden durchschneiden kann, (3) der *Buchhalter- und Gesetzesgott*, der als „Big Brother“, als Pedant, als Weltpolizist und als das Auge beschrieben wird, das alles sieht und durchschaut, und schließlich (4) der *überfordernde Leistungsgott*: „Wen der ‚Diabolos‘ ... nicht direkt zum Bösen verführen kann, den verleitet er dazu, das Gute *maßlos* zu tun.“ (Frielingsdorf 1997a, 89) Alternativ und analog dazu beschreibt Frielingsdorf heilende Gottesbilder. Es sind dies (1) der *barmherzige und liebende Gott*, (2) der *Gott des Lebens*, (3) der *gute Hirt* und (4) der *Gott der Fruchtbarkeit*.- Kay Petersen sieht Zusammenhänge zwischen einem Erleben von Furcht und Schuld gegenüber Gott einerseits und Beeinträchtigungen psychischen Wohlbefindens andererseits, und er kommt angesichts seiner empirischen Untersuchungen zu folgendem Schluß: „Nach den Ergebnissen dieser Arbeit trifft diese Feststellung insbesondere für Frauen zu.“ (Petersen 1993, 206; vgl. auch Petersen 1996, 145 – 152, und Tausch 1996, 63 – 104) Sebastian Murken schließlich versteht „eine negative Gottesbeziehung“ als einen „*Vulnerabilitätsfaktor* ..., der mit einer Einschränkung personaler Ressourcen und psychischer Gesundheit korreliert“ (Murken 1998, 159; vgl. auch Murken 1998a, 205 – 236).

gelockt, im Gegenteil. Die Vorstellung, es gebe einen gütigen Gott, der versprochen habe, die Menschen gebrochenen Herzens zu trösten, hatte eher etwas Verführerisches an sich: nämlich zu ihm zu fliehen, da mir das Leben eben jenen Trost nicht mehr bieten konnte."[266]

Ich fasse die zentralen Ergebnisse dieser Untersuchung in fünf Punkten zusammen. Es zeigen sich

(1) eine kurvilineare Beziehung zwischen Religiosität und Depressivität,

(2) ein zusätzlicher linearer Trend zu weniger Depressivität bei wachsender religiöser Orientierung[267], selbst unter Berücksichtigung der bei religiös orientierten Menschen vergleichsweise stark ausgeprägten Krankheitsverleugnung,

(3) eine stark intrinsische Orientierung religiöser Menschen,

(4) eine stark extrinsische Orientierung depressiv erkrankter Menschen und

(5) ein positiver Zusammenhang zwischen Gottesbild und menschlichem Selbstbild.

Ich habe diese empirische Studie vorgestellt, weil sie in meinen Augen einen großen Fortschritt in der zuvor von Widersprüchen geprägten Forschungslage bedeutet. Dennoch will ich nicht verhehlen, daß solche Untersuchungen immer nur diejenigen Aspekte eines Themas erfassen können, die im Sinne der *Kriterien psychologischer Forschung* wirklich empirisch faßbar sind; diese Einschränkung gilt für Fragen von Spiritualität und Religiosität gewiß in besonderem Maße. Darum sind aber empirische Untersuchungen zu Spiritualität und Religiosität keineswegs obsolet, denn empirisch erfaßbar können zumindest manche ihrer Früchte sein; schließlich heißt es in der biblischen Warnung vor falschen Propheten: „An ihren Früchten werdet ihr sie erkennen. Erntet man etwa von Dornen Trauben oder von Disteln Feigen? Jeder gute Baum bringt gute Früchte hervor, ein schlechter Baum aber schlechte. Ein guter Baum kann keine schlechten Früchte hervorbringen und ein schlechter Baum keine guten." (Mt 7, 16 – 18 par Lk 6, 43f)

Zudem ist zu berücksichtigen, daß es sich bei den in den Abbildungen sichtbaren Ergebnissen um Durchschnittswerte handelt, die lediglich darüber Auskunft geben, daß etwa religiös unentschiedene Menschen der Gefahr einer depressiven Erkrankung *mit größerer Wahrscheinlichkeit* erliegen als Menschen, die sich einer extremen Religiositätssubgruppe zuordnen lassen. Wahrscheinlichkeiten kennen aber auch davon abweichende Ausnahmen: beispielsweise – wie bereits erwähnt – stark intrin-

[266] Weber-Gast 1978, 18. Dieter Wyss (1989, 29 – 39, 38) schreibt: „Wir wissen aus unserer ärztlichen Erfahrung, daß die Depression auch keineswegs den Menschen verschont, der sich immer schon in ein Verhältnis zur Transzendenz zu setzen vermochte – auch dieses schwindet bei der Überflutung durch die Erkrankung."

[267] Vgl. dazu auch die Studie von Koenig (1990, 23 – 53) zum Einsatz religiös geprägter Bewältigungsstrategien im Umgang mit problematischen Situationen im höheren Lebensalter.

sisch religiös orientierte Menschen, die dennoch depressive Zusammenbrüche erleiden, sowie extrinsisch orientierte Witwen, die trotzdem niemals einer Depression ausgesetzt sind.

4.5.2.6.3. Religiosität und Depressivität in anderen Kulturkreisen

Die bisher genannten Studien beschränken sich auf christlich geprägte Religiosität. Wie aber sieht der Zusammenhang von Religiosität und Depressivität in anderen Kulturkreisen aus?

Während Schizophrenien global verbreitet sind, verhält es sich mit depressiven Krankheitsbildern anders[268]. Sie treten am häufigsten in Europa und Nordamerika auf, etwas seltener im muselmanischen Kulturkreis und fast gar nicht in asiatischen oder afrikanischen Religionen. Die in Depressionen so quälenden Schuld- und Versagensgefühle mit religiösem Gepräge tauchen bevorzugt im christlichen Kulturkreis auf, der „ein personales Sich-Verantworten-Müssen vor dem Richter"[269] kennt. Dies gilt auch für den Islam. „Wenn im Islam trotzdem Depression weniger als Krankheit imponiert, hängt das vielleicht damit zusammen, daß vom Einzelnen sowieso mehr Schicksals-Ergebenheit verlangt wird."[270]

Auch die Unterschiedlichkeit der Menschenbilder trägt zur Klärung dieses Phänomens bei: „Wo der Einzelne wie in Afrika sich stark über die Gemeinschaft definiert – ich bin, weil wir sind; weil wir sind, deshalb bin ich –, ist er eher ein ‚Dividuum' als ein Individuum, ein Teilstück des Ganzen, nicht ungeteilter Einzelner. Er verfügt nicht so wie der Europäer über die abgegrenzte, autonome Eigenpersönlichkeit, sondern hängt mehr ab von der Gemeinschaft. Psychisch krank wird er infolge von tatsächlichem oder angeblichem gemeinschaftswidrigem Verhalten – so ist die Auffassung –, und wenn er krank ist, führt er sein Leid zurück auf Verhexung, bösen Blick oder Fluch von anderen aus der Gemeinschaft, die ihn hassen oder strafen wollen. So ist Krankheit irgendwie dasselbe wie Verlust an Einheit mit dem Sozial-Ganzen und Heilung umgekehrt Rückführung in den Clan."[271] Ohne ein ausgeprägtes individuelles Ich bleibt offenbar auch das individuelle Schulderleben wenig ausgebildet.

Vielleicht hängen diese Schuldgefühle auch mit Weltuntergangsszenarien zusammen, wie sie in unserem Kulturkreis vorkommen, weniger aber etwa in asiatischen Religionen[272]. Damit meine ich nicht, daß diese Szenarien als solche depressogen wirken und Religion folglich zum Gesund-

---

[268] Vgl. Gestrich 1998, 9 – 22, und Will, Grabenstedt, Günter Völkl & Banck 1998, 202 – 208.
[269] Gestrich 1998, 16.
[270] Gestrich 1998, 16.
[271] Gestrich 1998, 15.
[272] Vgl. Gestrich 1998, 16.

heitsrisiko machen; ist es nicht vielmehr denkbar, daß sie eine Bedrohung vor Augen halten, die gerade wegen ihres realistischen Charakters so schwer anzusehen und zu ertragen ist?

4.5.2.6.4. Religion als Chance oder Risiko?

Der bekannte Begründer der Rational-Emotiven Therapie, Albert Ellis, geht davon aus, daß seelische Störungen mit „irrationalen Einstellungen", ihm zufolge beispielsweise religiösen Überzeugungen, einhergehen. Er nimmt an, daß es „keinen Gott gibt, so wie es auch keinen Weihnachtsmann, keine Feen und keine Engel gibt"[273]. Religion sei „Kinderkram" und „nichts als Unsinn"[274]. Mit solchen gänzlich undifferenzierten und niveaulosen Äußerungen wird Ellis jedoch weder Kindern noch Religionen gerecht.

Manches religiöse Selbstverständnis kann aber in der Tat zu einem Gesundheitsrisiko, zur Quelle psychischer Störungen werden. Nachweisbar[275] sind kränkende Formen und Wirkungen von Religiosität, insbesondere die Begünstigung von Depressionen durch religiös geprägte Schuldgefühle. Die für ein depressives Krankheitsbild typische Diskrepanz zwischen realer eigener Lebenssituation und überfordernden perfektionistischen Idealen kann so gestaltet sein, daß diese Vollkommenheitsideale – etwa im Zusammenhang mit bestimmten Gottesbildern – eine stark religiöse Prägung zeigen; der seelische Absturz in eine Depression kann die Folge des Versuchs einer Art religiöser Höhenwanderung auf perfektionistischen oder rigoristischen Spuren sein. Die depressive Erkrankung markiert dann die pathologische Endstrecke dieser Höhenwanderung.

Zugleich aber ermutigen die obengenannten Untersuchungen von Anette Dörr sehr dazu, Religion als Chance wahrzunehmen und intrinsische Religiosität als möglichen Angelpunkt von Seelsorge zu verstehen[276].

Diesem Exkurs in die empirische Religionspsychologie folgt ein dritter, ein christologischer Zugang zum Konzept von Seelsorge bei Seelenfinsternis.

---

[273] Ellis 1997, 25.

[274] Ellis 1997, 25.

[275] Vgl. Hole 1994, 209 – 222.

[276] Ergänzend weise ich auf den Freiburger Fragebogen zur Krankheitsverarbeitung (FKV) hin, der mit dem Ziel erstellt wurde, ein für Selbst- und Fremdeinschätzung geeignetes klinisches Instrument zu entwickeln, das ein breites Spektrum kognitiver, emotionaler und handlungsbezogener Verarbeitungsmodi erfaßt. Darin kommen fünf faktorenanalytisch begründete Skalen zum Tragen, nämlich „depressive Verarbeitung", „aktives problemorientiertes Coping", „Ablenkung und Selbstaufbau", „Bagatellisierung und Wunschdenken" sowie – bemerkenswerterweise – „Religiosität und Sinnsuche"; vgl. Muthny 1989 und Muthny 1990, 143 – 166.

4.5.3. Seelsorge bei Seelenfinsternis – ein christologischer Zugang

Ein solcher christologischer Zugang entsteht, wenn Heil und Heilung nicht gegeneinander ausgespielt werden, sondern in ihrem Zusammenspiel zugunsten der Menschwerdung von Menschen gewürdigt werden. Mit der Inkarnation des Gottessohnes beginnt zugleich die Menschwerdung der Menschen[277]. Jesus ist in seinem Leben, in seinem Sterben und in seinem neuen Leben Gottes heilende Gegenwart unter den Menschen.

Strukturanalogien zwischen psychologischer Empathie einerseits und biblischer Metriopathie[278] sowie praktisch-theologischer compassio andererseits habe ich bereits angedeutet; ich verweise in diesem Zusammenhang auf die Kriteriologie interdisziplinären Arbeitens: Der Wahrung wissenschaftlicher Pluralität dient die *Irreduzierbarkeit verschiedener Erkenntnisquellen*, und Integrationsversuche auf dem Weg zu interdisziplinären Beziehungen stehen allemal unter *eschatologischem Vorbehalt. Strukturanalogien* tragen diesen Kriterien Rechnung, weil sie vorschnellen inhaltlichen Synthetisierungen und überstürzten Identifizierungen entgegenwirken und zugleich offen sind für Denkfiguren, die sich in verschiedenen Disziplinen – eben strukturanalog – abzeichnen.

Empathie in einem radikalen Sinne meint ein *Mithinabsteigen zur Hölle*. Strukturanalog dazu, wie das Apostolische Glaubensbekenntnis von Jesus Christus aussagt, er sei „hinabgestiegen in das Reich des Todes“, steigen Seelsorgerinnen und Seelsorger mit hinab in eine emotionale Finsternis, geben Raum für Wut und Zorn, für Schuldgefühle und Enttäuschung, dafür, daß Menschen ihre (mitunter aggressive) Abwehr[279] gegen solche Emotionen aufgeben und mit ihrer Verletzung, ihrem Schmerz in Berührung kommen können, geben Zeit, daß ein leidender Mensch seine Wut aussprechen und hinaussprechen kann, daß statt Depression Expression stattfinden kann, letztlich ein Wiederauferstehen zu neuen Lebensmöglichkeiten – in erneuter Analogie zum Credo: „am dritten Tage auferstanden von den Toten“. Heilung in dieser Situation verstehe ich als antizipiertes Heil, als Reflex und Vorzeichen endgültigen Heils, als „kleine Auferstehungsschritte“[280].

Leben und Sterben Jesu Christi bedeuten, daß Gott selbst sich in das Reich des Todes, in das Land der Beziehungslosigkeit begibt und dort Beziehung eröffnet. Gott verlangt keine Opfer, sondern gibt sich in seinem Sohn selbst hin: „Denn Gott hat die Welt so sehr geliebt, daß er seinen einzigen Sohn hingab“ (Joh 3, 16a). Er gibt sich hin für die Geopfer-

---

[277] Vgl. Abschnitt 3.4.6.2 dieser Arbeit.
[278] Vgl. Abschnitt 4.5.1 dieser Arbeit.
[279] Vgl. Gutberlet 1990, 26 – 30, und Schulte-Markwort 1994, 133ff.
[280] Karrer 2000, 242; vgl. Hammers 1997a, 121: „Was unter einer annehmenden und zulassenden Haltung alles ‚aufersteht‘, beeindruckt mich trotz meiner langen Erfahrung immer wieder.“

ten und zum Opfer Gemachten. „Alles hängt davon ab, ob Christen und Christinnen Gott diese unendliche Empathie und Solidarität allen Menschen gegenüber – wie sie im gekreuzigten Sohn Gottes erschienen sind – zutrauen. Und umgekehrt gilt wohl auch: Je mehr sie sich auf den praktischen Weg der Empathie und Solidarität mit den Menschen begeben, desto tiefer wird ihnen dann auch das Geheimnis seiner Menschwerdung aufgehen."[281]

Dabei können als strukturanalog zu biblisch bezeugten Motiven und Bewegungen nicht Haltung und Verhalten des Seelsorgers allein gelten. Die oben angedeutete Strukturanalogie zum Erlösungshandeln Gottes bezieht sich nicht allein auf den Seelsorger, sondern auf die gemeinschaftlich vollzogene Bewegung, die er *mit* seinem depressiv leidenden Gegenüber auf dem Weg durch seine emotionale Hölle macht. *Beide* können sich aus der praktischen Gewißheit heraus auf den Weg machen, daß Gott sie im Reich des Todes nicht allein läßt; die strukturanaloge Bewegung des Hinabsteigens in der Hoffnung auf ein Wiederauferstehen vollziehen sie *gemeinsam*!

Wie gestaltet sich in der Begegnung mit einem depressiv angefochtenen Menschen ein Mitgehen in Nähe und Treue?

Heil und Heilung sind nicht herstellbar – weder durch Notleidende selbst noch durch Seelsorgerinnen und Seelsorger. Diese menschlichen Grenzen verbinden Notleidende und Seelsorger miteinander; sie begegnen einander auf gleichem Niveau, das sich jedoch verschieden umschreiben läßt.

Einerseits kann ich mit Horst Seibert und seiner Grundlegung von Diakonie[282] die menschliche Gnadenbedürftigkeit und damit den Umstand fokussieren, daß Heil und Heilung uns Menschen allenfalls „extra nos"[283] zukommen; mit der Einsicht in diese Bedürftigkeit finden sich Notleidende und Seelsorger an einem gemeinsamen „Nullpunkt", an dem sie ihre Verlorenheit und Gnadenbedürftigkeit einsehen und bejahen können. Einer meiner Patienten gibt diese Einsicht mit seinen eigenen Worten zu erkennen: „Jetzt bin ich ganz am Boden; aber dafür kann ich jetzt nicht mehr tiefer fallen." Zu Seiberts Position paßt die Erfahrung, die ich mit vielen Menschen teile, daß diakonisch-mystagogische Prozesse gerade dann in Gang kommen, wenn dem Seelsorger quasi alles aus der Hand genommen zu sein scheint, wenn er gerade kein bewährtes Mittel, kein Werkzeug und keinen Schlüssel mehr in Händen hält, der ihm eine Tür zu

281 Ottmar Fuchs 2000a, 75 – 83, 82.

282 Vgl. Seibert 1997, 129 – 140.

283 Horst Seibert zufolge geht Martin Luther nicht von einem „von der Sünde nicht tangierten Anknüpfungspunkt für Gottes Heilshandeln im Menschen" aus. „Das Gute im Menschen, das nur in rechter Weise zur Wirkung gebracht werden muß, gibt es nicht." Heil und Heilung sind keine menschlichen Möglichkeiten, etwa im Sinne von Selbstheilungskräften, sondern ausschließlich Möglichkeiten Gottes und seiner Gnade: „Heilung kann daher nur extra nos kommen" (Seibert 1997, 130); vgl. Abschnitt 4.2.1.1 dieser Arbeit.

seinem Gegenüber oder zu einer Problemlösung aufschließen könnte, und mit leeren Händen dasteht – darin seinem Gegenüber gleich. Auch eine prozeßorientierte Gesprächspsychotherapie[284] kennt eine existentielle Phase, die nach der Auseinandersetzung mit personspezifischer Symptomatik und damit einhergehenden Konflikten eintreten kann und ganz grundlegende Fragen aufwirft: „Wie zuvor wird der Therapeut auch weiterhin auf seine Hilfe angesprochen, aber die Hilfsbedürftigkeit des Klienten, die sich in den Fragen nach dem Grund des Daseins äußert, ist keine wesentlich andere als die eigene Hilfsbedürftigkeit des Therapeuten. Ein größeres Maß an Transparenz und *selfdisclosure* ist hier möglich und sogar erwünscht.“[285]

Andererseits läßt sich eine Begegnung auf gleichem Niveau nicht nur als Erfahrung am gemeinsamen Nullpunkt oder als Hilfsbedürftigkeit von Klient und Therapeut gleichermaßen beschreiben, sondern auch positiv dadurch charakterisieren, daß Notleidende und Seelsorger miteinander in ein Expertengespräch eintreten. Sie stehen nicht wie Bedürftige und Experten zueinander – treffender: untereinander –; vielmehr sind *beide* Experten, der Seelsorger durch seine Berufsausbildung und -erfahrung, der Notleidende durch seine Lebenserfahrung: Niemand kennt sein Leben so gut wie er selbst. Auch dieses Bild trifft sich mit einer praktischen Erfahrung. Diese geht dahin, daß ein Gespräch gerade dann glückt, wenn ein Seelsorger sein Gegenüber als einen Experten – als einen Experten trotz allen Scheiterns! – anerkennt, diesem die Achtung zukommen läßt, die ihm gebührt, anstatt Abhängigkeiten und Ohnmacht zu fördern oder zu zementieren, und ihn aus der Mitverantwortung, die er für den gemeinsamen Prozeß trägt, nicht entläßt.

Ob ich nun von einer Begegnung am gemeinsamen Nullpunkt oder von einem Expertengespräch ausgehe, in jedem Fall begegnen sich beide Seiten auf Augenhöhe. Nur so können sie gemeinsam den Mut entwikkeln, auf eine Spiritualität der Gnade zu setzen und diese einer oft „gnadenlos“ daherkommenden und folglich deprimierenden Leistungsgesellschaft entgegenzusetzen.

Mitgehen meint primär Raumschaffen für die Erfahrung von Heilsamem[286]. Mitgehen meint keine Rat-Schläge, denn Schläge helfen nicht aus der Verzweiflung; sie verhelfen allenfalls demjenigen, der sie erteilt oder austeilt, zu einer Distanzierung von emotionaler Finsternis, in welcher sich sein Gegenüber befindet.

---

[284] Praktische Übungen bietet – bereits in 11. Auflage – Wilfried Weber 1996; Rezensionen dazu liegen vor von Reinhold Schwab (1995, 327) und Jürgen Kraak (2000, 223 – 224).

[285] Swildens 1991, 66; vgl. auch den „Entwurf eines theologischen Modells von existentiellem Gespräch am Beispiel der Seelsorge“ bei Martin Nicol 1990, insbesondere 159ff, sowie zu existentiellen Glaubensfragen Herman Andriessen 1990, 274 – 283.

[286] Vgl. dazu Heideggers Feldweg-Gespräche (Heidegger 1995, 203 – 240).

Zum Mitgehen mit deprimierten Menschen gehört insbesondere das Raumschaffen für ein „Hinaussprechen" von Wut – ich erinnere an den zweiten Schritt im Gang dieser Arbeit[287]: an die auch positiv besetzten aggressiven Impulse im tiefenpsychologischen Zusammenhang, an die absichtlich provozierte Wut im lerntheoretischen Kontext und an den in den Text „eingeblendeten" Ausschnitt aus der Gesprächspsychotherapie mit einem depressiv leidenden Mann, der sich sehr zögernd aggressive Empfindungen eingesteht und diese zum Ausdruck bringt. Die in den Klagepsalmen bezeugte Hoffnung auf Bestrafung der Feinde braucht dann nicht mehr abfällig als verwerflich abgetan zu werden[288]; sie läßt sich vor diesem Hintergrund vielmehr verstehen als Freiwerden von Wut, die sich nach außen richtet, eben gegen die Feinde, wie insbesondere Psalm 137 deutlich zeigt, wenn er die Erlebnisse der in Babylon Gefangenen zu verarbeiten sucht. „An den Strömen von Babel, da saßen wir und weinten, wenn wir an Zion dachten" (Ps 137, 1); so setzt dieser Psalm unter Tränen an, bevor es zum Ausdruck von nach außen gerichteter Wut kommt: „Tochter Babel, du Zerstörerin! Wohl dem, der dir heimzahlt, was du uns getan hast!" (Ps 137, 8)[289]

An dieser Stelle füge ich – analog zu den Gesprächsausschnitten und Kurzberichten im zweiten Schritt des Gangs meiner Arbeit – zur Veranschaulichung einen Text ein, der sich auf die Arbeit mit dem oben bereits zitierten Patienten bezieht, der über mehrere Jahre hinweg an einer schweren Depression litt.

Er spricht bei unserem ersten telefonischen Kontakt von seiner Orientierungslosigkeit, mit der er zu kämpfen hat. Er leidet an einer zunächst verdeckten Depression.

Der Schmerz, mit dem er im Laufe seiner Auseinandersetzung mit seinen schweren depressiven Anfechtungen in Berührung zu kommen sucht, scheint in einer Kluft zu liegen, und zwar in der Kluft zwischen zwei Seiten seiner Person, die seine Inkongruenz ausmachen. Da ist einerseits die ihm „heilige Ordnung der Vernunft", die – mitunter gewaltsam – unterdrückt und verdrängt, was sich ihr entzieht; sie kommt einem Vollkommenheitsideal nahe, das nichts von dem akzeptiert, was perfektionistische Ansprüche zu unterlaufen droht. Da ist andererseits das „heillose Chaos der Gefühle", das er anfangs allenfalls erahnt und das gegen die zitierte „heilige Ordnung" opponiert und sich nicht domestizieren lassen will, sondern widerständig bleiben und seinen eigenen Mustern folgen möchte.

„Ordnung ist das halbe Leben", eine häufig bemühte Wendung, aber eben nur das halbe! Es ergibt sich die Figur eines Kampfes zwischen zwei Seiten eines Menschen.

Seine Depression ist verdeckt durch eine ausgeprägte Ordnung der Vernunft, in die er sich flüchtet, vielleicht flüchten muß. Auch im gemeinsamen Prozeß

---

[287] Vgl. Abschnitt 2.2 dieser Arbeit.

[288] Vgl. Meyer-Blanck 2000, 68 – 78; vgl. auch Schibler & Morgenthaler 2000, 78 – 94.

[289] Wahrscheinlich handelt es sich bei Psalm 137 um einen Text, der aus einer Klagefeier Exilierter hervorgegangen ist; vgl. Meyer-Blanck 2000, 73.

kann ich immer wieder miterleben, wie er sich auf eine „höhere“ Ebene „rettet“, wenn ihm die Ebene, auf der sich das Gespräch gerade bewegt, „zu heiß“ wird. Gefühle zu empfinden oder gar zu zeigen erscheint ihm – auch im geschützten Raum unserer Begegnungen – lange Zeit als „viel zu schwammig; ich brauch' Fakten, an denen ich mich festhalten kann, keine Gefühle, die jederzeit wechseln können“. So spricht die Ordnung der Vernunft, eine Ordnung, die zu durchbrechen mir nicht zusteht, zumal sie ihm einen bisher vielleicht lebensrettenden Selbstschutz gewährt. Er spürt jedoch selbst, wie ab und zu „etwas in mir hochschwappt“, was er nicht zu kontrollieren vermag, was sein Selbstkonzept unterläuft, während er ansonsten lange ohne Rührung, ohne Berührung bleibt – in der Ordnung der Vernunft, die ja auch durch nichts gerührt werden will. Zunächst tritt nur diese in Erscheinung – von Gefühlen, gar einem Aufruhr, einem Chaos der Gefühle keine Spur.

Mein Patient klagt über Antriebsschwäche, über fehlende Energie. Die Ordnung der Vernunft saugt alle Energie auf, um alles andere, was zu seinem Menschsein gehört, niederzuhalten, niederzudrücken, zu de-primieren. Der Energieaufwand dafür ist so groß, daß er schließlich keiner geregelten Arbeit mehr nachgehen kann – ein verzweifeltes Unterfangen, ver-zwei-felt auch in dem Sinn, daß zwei Seiten seiner selbst auseinanderzubrechen drohen.

Worauf es ankommt, ist – wie meist in Kämpfen – die Herstellung eines Waffenstillstands, der Gewißheit beider Seiten, nicht mehr fortwährenden Bedrohungen und Angriffen ausgesetzt zu sein. Darum ist schon ein großer Schritt getan, wenn sich in den Wirren dieses auf innerer Bühne sich abspielenden Krieges klare Fronten schaffen lassen, so daß deutlich wird, wer (hier die „heilige Ordnung der Vernunft“) gegen wen (hier das „heillose Chaos der Gefühle“) kämpft.

So kann die Ordnung der Vernunft zunächst die Würdigung erfahren, die sie verdient: sie hat diesen Mann vor weiteren, ihm vielleicht unerträglichen seelischen Schmerzen bewahrt, darum ist sie ihm „heilig“ – allerdings um den Preis hoher Energiekosten, den das mitunter grelle Licht der Vernunft verursacht, und eines rigiden Konzeptes der Angstvermeidung, das im weiteren Prozeß allmählich in Frage gestellt werden kann. So kann aber auch das Niedergedrückte ganz allmählich spürbar werden und ans Licht treten, den ihm gebührenden Raum einnehmen und die ihm gebührende Zeit beanspruchen. Auf diesem Weg tut sich eine emotionale Wüste auf, die zu durchschreiten mit vielerlei Schmerz konfrontiert. Aber erst dann kann das Niedergedrückte schließlich ausgedrückt, aus Depression Ex-pression werden – in winzigen Schritten. Ein Mensch, der in seiner Ordnung der Vernunft Gefühle, seine Gefühle verachtet hatte, kann schließlich mit einem ganzen Chaos an Gefühlen in Verbindung treten – mit Traurigkeit, mit Angst, mit Wut, die er nicht mehr nur destruktiv gegen sich selbst richtet – und auf diese Weise eine Beziehung aufnehmen zu einer Seite, die er bisher gar nicht als zu seiner Person gehörig erkannte und anerkannte.

Bei einem Menschen, dessen Gefühlswelt ihm bisher durch rationale Mauern verbaut war und der nun einen Zugang dazu findet, empfinde ich ein auftauchendes „Chaos der Gefühle“ nicht als alarmierend, sondern als hoffnungsvoll. Denn zunächst sind ihm gar keine Gefühle spürbar; und das auftauchende Chaos der Gefühle signalisiert, daß sich in der emotionalen Wüste neues Leben regt.

Eine Weile muß ich diesen Waffenstillstand gewährleisten, aber irgendwann kann er diese Aufgabe selbst übernehmen – im gemeinsamen Vertrauen darauf, daß eine Wandlung geschehen kann, daß aus den beiden unvereinbaren Seiten der Inkongruenz – dem bisherigen rational geprägten Selbstkonzept und den aktuellen Erfahrungen eines Chaos der Gefühle – nicht eine von beiden Seiten als Siegerin über die andere hervorgeht, sondern aus beiden ein Drittes, neues Leben erwachsen kann.

„Gewinnt" jedoch eine von beiden Seiten, so haben letztlich beide Seiten verloren – wie auch sonst im Krieg. Auf einem Weg jedoch, der weder auf der einen Seite im Chaos der Gefühle versinkt noch auf der anderen Seite zu einer Zwangsordnung erstarrt, gewinnt der ganze Mensch, wird dieser Mensch Mensch – auf beiden Seiten und mit beiden Seiten, mit hellen und lichten sowie mit dunklen und düsteren Seiten, die einander nicht mehr bekriegen müssen, sondern sich miteinander versöhnen können.

Der hier exemplarisch angedeutete Weg führt von einer im Vordergrund stehenden Zwangsordnung der Vernunft zur Erschließung eines Chaos der Gefühle, zum Kampf zwischen beiden Seiten – dem Licht der Vernunft und der Seelenfinsternis –, bis es zu einem Waffenstillstand kommt, und schließlich zu einer neuen Gestalt – in Gestalt eines Dritten. Heil und Heilung deuten sich in der Beziehung beider Seiten an, zwischen beiden Seiten. „Beziehungsweise" kann aus der eingangs beschriebenen Kluft Neues hervorgehen.

Ein genau fixiertes Therapieprogramm jedoch, ein auf ganz bestimmte Methoden festgelegtes Vorgehen ermöglicht zwar das Begehen vorgegebener Wege, aber ein – im Kontrast dazu – heuristischer Begleiter gleicht einem Bergsteiger, der einen Weg in einem ihm vorerst noch unbekannten Gelände sucht – ersteres ist bequem, „ordentlich" plan- und kontrollierbar; zweiteres hingegen ist „chaotisch", daher ungewiß und manchmal gefährlich, aber „außerordentlich" spannend und nach meiner Überzeugung dem näher, was menschliche Veränderungsprozesse ausmacht!

Ein heuristischer Begleiter gleicht manchmal auch einem Gärtner, der Raum schafft für Pflänzchen, die zu verkümmern drohen. Die gärtnerische Hege und Pflege „macht" das Grünen der Pflänzchen nicht, aber sie schafft Voraussetzungen, die unter freiem Himmel schöpferisches Wachstum zu einer je eigenen Gestalt ermöglichen.

Solches Mitgehen schließt *Angehörigenarbeit*[290] ein: So kann es wichtig sein zu betonen, daß ein depressiv erkrankter Mensch wirklich krank und nicht etwa faul ist – im Gegenteil: Gerade unter Depressionen leidende Menschen fühlen sich meist besonders hohen Idealen verpflichtet, neigen daher zu überdurchschnittlichem Fleiß und leiden selbst sehr darunter, daß ihre Leistungs- und Einsatzfähigkeit schwindet. Es ist, als versinke alle Kraft in der Kluft, die sich in der Inkongruenz zwischen den beiden einander bekämpfenden Seiten auftut.

Gegenüber Angehörigen und anderen Mitmenschen geht es aber nicht nur um Aufklärung, sondern auch um Seelsorge, die sie stützt. Ehepartnerinnen und Ehepartner[291], Freundinnen und Freunde, Eltern, Geschwister und Kinder Betroffener wachsen in ihrem Engagement für einen depres-

[290] Vgl. Epstein Rosen & Amador 1998 und die Rezension von Lewe 1998, 273 – 274.
[291] Vgl. Weber-Gast 1978.

siv erkrankten Angehörigen oder Mitmenschen oft über sich selbst hinaus; sie leisten Schwerstarbeit und laufen dabei Gefahr, gemeinsam mit ihrem kranken Familienmitglied in die Isolation zu geraten, ihrerseits jede Hoffnung auf Heilung zu verlieren und innerlich auszubrennen[292]. Sie sind für den kranken Menschen da, mitunter rund um die Uhr – aber wer ist für sie da?

Paar- und Familienseelsorge fokussiert nicht allein das Leiden des depressiv angefochtenen Menschen, sondern vorrangig zwischenmenschliche Kommunikationsweisen und Dynamiken, die möglicherweise zu dieser Erkrankung geführt haben und sie aufrechterhalten oder die daraus hervorgegangen sind. Systemisch-familienpsychologische Konzepte kommen hier zum praktischen Einsatz. Dabei liegt eine schwierige und im zweiten Schritt des Gangs dieser Arbeit bereits angeführte Aufgabe darin, nicht zur Marionette einzelner Mitglieder einer „Familia melancholica" zu werden[293].

Über die Binnenkommunikation eines Paares oder einer Familie hinaus bleiben der Verdacht virulent und die Frage drängend, ob depressive Erkrankungen nicht auch symptomatisch sind für ein mitunter hoffnungsloses Klima in Gruppen und Gemeinden, gegen das sich manche Menschen offenbar weniger gut verschließen können und wollen als andere: Die einen sind eher bereit, sich solcher Hoffnungslosigkeit auszusetzen und zu stellen; die anderen dagegen verharren vielmehr in einer Abwehrhaltung gegen alles potentiell Deprimierende und Konfliktträchtige und bleiben infolgedessen scheinbar unangefochten, indem sie die Provokation zur Auseinandersetzung und die Zumutung, die von einem zuweilen hoffnungslosen Klima in Kirche und Gesellschaft ausgeht, hartnäckig oder hochnäsig von sich weisen. Diejenigen aber, die sich anfechten lassen, sind auf soziale Unterstützung dringend angewiesen[294].-

Seelsorgliches Mitgehen kommt einmal zum *Abschluß* – sinnvollerweise. Seelsorgliche Beziehungen sind Arbeitsbündnisse – im Unterschied zu Freundschaften. Freundschaften leben aus der Hoffnung, daß sie „für immer" Bestand haben mögen; Arbeitsbündnisse dagegen leben davon, daß sie ein Ende haben! Sie sind in ihrem zeitlichen Umfang begrenzt, zunächst so, wie es ein mündlich getroffener Arbeitsvertrag vorsieht, also auf eine bestimmte Zahl von Begegnungen von jeweils beispielsweise einstündiger Dauer. Dieser Rahmen schafft Klarheit, und zwar für beide Seiten; er kann bei Bedarf im gegenseitigen Einverständnis modifiziert und verlängert werden – aber nicht „auf immer". Denn Ziel einer seelsorglichen Beziehung ist nicht die Zementierung von Abhängig-

---

[292] Vgl. Abschnitt 4.5.2.4 dieser Arbeit mit gleichlautenden Erfahrungen aus einem Praxisprojekt.

[293] Vgl. Gunthard Weber, Simon, Stierlin & Schmidt 1987, 146, und Peters 1991, 72f; vgl. Abschnitt 2.2.4 dieser Arbeit.

[294] Vgl. Keupp 1988 und Abschnitt 2.2.4 meiner Arbeit.

keiten zwischen Notleidenden und Seelsorgerinnen und Seelsorgern; Ziel ist vielmehr, daß ein notleidender Mensch gleichsam sich selbst zum Seelsorger wird. Ich erinnere an Johann Michael Sailer, der bereits mit folgendem Aufruf zu Wort kam: „Jeder sey sein Selbst-Seelsorger!“[295]

Darüber hinaus greife ich ein ebenfalls bereits erwähntes Bild auf, das Sigmund Freud zeichnet, wenn er „dem Ich nachweisen will, daß es nicht einmal Herr ist im eigenen Hause“[296]. Das Motiv des Hauses als Bild für einen Menschen ist ein sehr sprechendes: Der Seelsorger ist im „Haus“ seines Gegenübers Gast, der eingelassen wird, wenn er den Hauseingang findet und respektvoll und wertschätzend anklopft. Er verhält sich anders als der Hausbesitzer. Er betritt nur Räume, in die ihm Einlaß gewährt wird. Er überschreitet die ihm als Gast gesetzten Grenzen lediglich dann, wenn ihm der Geruch von Angebranntem in die Nase steigt, er einen Brandherd oder anderes Bedrohliche ausmachen kann. Er ist bereit, mit dem Hausbewohner auf dessen Wunsch hin bis dahin verbarrikadierte Zimmer aufzuschließen und diesen empathisch in Räume zu begleiten, in die der Bewohner allein nicht zu gehen wagt – vielleicht auch in die Finsternis hinab zu den „Leichen im Keller“ dieses Hauses. Er fühlt sich während seines Aufenthaltes vielleicht wie zu Hause, eben so, als ob dieses Haus sein eigenes wäre; und doch sieht er das Haus als Gast mit anderen Augen als der Gastgeber, was keinem von beiden zum Mangel gereicht, vielmehr für letzteren zum Geschenk des Gastes werden kann. Der Gast ist sich klar darüber, daß dieses Haus „echt“ nicht sein Haus ist, so daß er es wieder verläßt – zwar nicht Hals über Kopf, aber nach einer Vorankündigung –, um sich in seinem eigenen Haus häuslich niederzulassen[297]. Zuvor wird er mit seinem Gastgeber die Frage klären, ob quasi in der Nachbarschaft andere ansprechbare „Häuser“ stehen[298].

Im Hintergrund einer Depression steht oft ein nicht verschmerzter früherer Abschied oder eine frühere Abweisung (oder viele sich wiederholende Abweisungen); darum ist es im Falle einer längeren seelsorglichen Begleitung von depressiv erkrankten Menschen besonders wichtig, deren Abschluß nicht im genannten Sinne Hals über Kopf zu vollziehen, sondern gut vorzubereiten. Konkret kann dies bedeuten, daß regelmäßig – etwa wöchentlich – stattfindende Begegnungen nicht abrupt abreißen,

---

[295] Sailer 1812, Bd. 1, 9, in buchstabengetreuer Abschrift; vgl. Abschnitt 3.1.3 dieser Arbeit.

[296] Freud 1994, 284 (vgl. Abschnitt 3.4.3.3 dieser Arbeit); zum therapeutischen Umgang mit dem Motiv des Hauses vgl. Kießling 1998b, 4 – 19, insbesondere 13 – 15.

[297] Dieses Bild gibt auch Hinweise darauf, in welcher idealtypischen „Chronologie“ die Grundhaltungen der Wertschätzung (zur Aufnahme und Aufrechterhaltung von Beziehungen zwischen Gast und Gastgeber), der Empathie (in der Prozeßbegleitung durch das Haus) und der Echtheit (in der Perspektive des Gastes, die letztlich eine andere, eine eigene bleibt) zu spezifischer Aktualität gelangen.

[298] Der Seelsorger, der in diesem Haus zu Gast ist, regt auf diese Weise zu wechselseitiger sozialer Unterstützung an, denn die Gemeinde als ganze ist Trägerin der Seelsorge (vgl. Abschnitt 3.4.7.2 dieser Arbeit).

sondern in größer werdenden Abständen auslaufen, so daß es zu einem sorgfältig vorbereiteten Übergang von regelmäßiger Begleitung zu eigenständigem Dasein kommen kann. Die in den ersten beiden Schritten des Gangs dieser Arbeit schon genannte Interpersonelle Therapie etwa sieht die Gestaltung eines Abschiedsprozesses konzeptionell vor[299].

Diese Ausführungen beziehen sich auf den gesamten Seelsorgeprozeß, lassen sich in verschiedenen Aspekten jedoch auch auf die einzelnen Begegnungen anwenden: Auch der Abschluß eines einzelnen Gesprächs verlangt nach einer Kultur: nach einer Abrundung, nach einer Bündelung durch den Seelsorger oder, wenn möglich, durch die notleidende Person selber, nach einer *benedictio* für die Zeit bis zur nächsten Begegnung, nach einem Hinweis auf die möglichst für alle am Gespräch Beteiligten sichtbare Uhr, wenn die Zeit zum Ende kommt und die notleidende Person darauf nicht achtet, vielleicht nicht achten kann. Manchmal kommt es vor, daß ein deprimierter Mensch kurz vor Ablauf der Zeit ein neues und schweres Thema anschneidet: sei es, weil er gerade in diesem Augenblick den Mut gefaßt hat, es anzusprechen – dann kommt dem Seelsorger die Aufgabe zu, diesen Umstand zu würdigen und zugleich eine Brücke zu einem weiteren Gespräch zu schlagen, das die Möglichkeit eröffnet, sich diesem neuen Thema mehr zu widmen, als es die jetzt noch verbleibende Zeit erlaubt –; sei es, weil dem deprimierten Menschen das Thema so schwer oder so sehr schambesetzt ist, daß er es sinnvollerweise kurz vor dem Abschluß eines Gesprächs plaziert, um unmittelbar danach weggehen zu können; sei es, daß er herausfinden möchte, ob der Seelsorger bereit ist, den zeitlich vereinbarten Rahmen zu überschreiten.

Aber nicht nur der Abschluß, auch der *Beginn* eines Seelsorgeprozesses und jedes einzelnen Gesprächs verdient einen kultivierten Umgang: Formal klärungsbedürftig sind zu Beginn einer Gesprächsreihe der zeitliche und örtliche Rahmen des Geschehens, die Erreichbarkeit des Seelsorgers zwischen den vereinbarten Terminen und im Falle seiner Nichterreichbarkeit die Frage, an wen ein notleidender Mensch sich in akuten Krisen[300] wenden kann, sowie der Bedarf an medizinischer, psychologischer oder anderer fachlicher Konsultation, insbesondere – und unerläßlich – bei Suizidgefahr[301] oder bei unklarem Krankheitsbild.- Ein inhaltlicher Einstieg kann durch die Frage erfolgen, aus welchen Motiven heraus die notleidende Person sich gerade an *diesen* Seelsorger wendet, welche Erwartungen sie an Seelsorge und insbesondere diesen Seelsorger hat, was sie bisher unternommen hat, um mit ihrem Leiden umzugehen, und welche Ziele sie sich dabei selber steckt. All dies gilt unter der Voraussetzung, daß ein Mensch auf einen Seelsorger zugegangen ist; aber es

---

[299] Vgl. Schramm 1998, 188 – 190.

[300] Zu seelsorglicher Beratung und Begleitung als Krisenintervention vgl. Josefine Heyer 1990, 92 – 100.

[301] Vgl. Artur Reiner 1990, 321 – 331.

kommt – zum Glück! – auch vor, daß ein Seelsorger seinerseits auf Menschen zugeht, deren Not er spürt[302], vergleichbar vielleicht dem Vorgehen und der Frage des Auferstandenen: „Was sind das für Dinge, über die ihr auf eurem Weg miteinander redet?“ (Lk 24, 17)

Auch der Beginn eines einzelnen Gesprächs braucht Übung, zumal er im Stimmungsbild einer Depression eine ganz eigene Prägung erfährt, wie ich am nachfolgenden Beispiel zeigen möchte. Ein um einige Minuten verspäteter Seelsorger kann bei seinem Gegenüber folgenden Eindruck hervorrufen: „Er mag mich nicht und kürzt das Gespräch von vornherein ab.“ Umgekehrt kann ein um einige Minuten vorgezogener Beginn folgendes Gefühl auslösen: „Aha, er fängt früher an, damit er mich auch wieder früher los wird.“ Und ein exakt pünktlicher Start weckt manchmal diese Assoziation: „Dieser Seelsorger arbeitet mit der Stoppuhr. Er ist ein Fließbandarbeiter; für ihn bin ich nur eine Nummer.“ Mit diesen Ausführungen will ich die Achtsamkeit dafür stärken, wie zeitliche Verschiebungen, die nichtdepressiven Menschen vielleicht nicht einmal auffallen, im Stimmungsbild einer Depression allemal zu Schlußfolgerungen Anlaß geben, die den betroffenen Menschen in seiner Position bestätigen, nicht geliebt zu sein. Dabei befindet sich aber auch der Seelsorger in einer Falle, denn er wird der betroffenen Person diesen Eindruck trotz gegenläufiger Absicht und unabhängig davon vermitteln, ob er das Gespräch mit ihr vorzeitig, pünktlich oder verspätet aufnimmt; er ahnt auf diese Weise die erlernte Hilflosigkeit, die nach verhaltenstherapeutischen Konzepten depressogen wirken kann[303]. So kommt alles auf die Beziehungsgestaltung während der Zeit an, die beide Seiten miteinander teilen; sie allein kann in winzigen Schritten einen Weg zu Gegenerfahrungen bahnen, die zu einer Umstimmung führen (und auch dem Seelsorger aus der Falle helfen) mögen.

Mitgehen und Mithinabsteigen zielen auf Nähe und Treue zu einem Gegenüber, aber sie fordern keine Identifizierung mit ihm. Empathisches Verstehen richtet sich auf eine mir fremde Welt, *als ob* diese meine eigene wäre; aber die Qualität dieses „als ob“ bleibt wichtig, denn diese Welt ist nicht meine Welt, dieses Haus ist nicht mein Haus. Meinem Gegenüber nahe und treu sein kann ich nur und gerade dann, wenn ich mir selbst nahe und treu bleibe – im Sinne von Authentizität und Kongruenz[304]. Es geht um ein stets neues Balancieren des Kontakts zu meinem Gegenüber, mit dem ich in Berührung komme, einerseits und des Kontakts zu mir

[302] Ein Beispiel für die Initiative eines Seelsorgers, mit einer depressiven Frau in Kontakt zu kommen, bietet Hans van der Geest 1995, 125ff.

[303] Vgl. dazu die Abschnitte 1.5.2.2 und 2.2.2 dieser Arbeit.

[304] Kongruenz sieht Carl Rogers (1990, 215) „als eine höchst wichtige, ja möglicherweise als entscheidendste“ unter den von ihm erarbeiteten und praktizierten therapeutischen Haltungen an – im wohltuenden Unterschied zu einigen seiner Epigonen; vgl. Jochheim 1993, 221 – 237.

selbst andererseits. Mit anderen Worten geht es nicht um maßlose Empathie, sondern – biblisch – um Metriopathie.

Damit ich mir selbst treu bleiben kann, ist es wichtig, nicht *mehr* zu versprechen, als ich vor mir selbst vertreten kann, und selbst Klarheit darüber zu gewinnen, wo meine eigenen Grenzen und Verletzungen liegen, damit ich als Seelsorgerin oder Seelsorger nicht in Abhängigkeiten gerate und bei meinem Gegenüber eine neue Enttäuschung provoziere. Die Auseinandersetzung mit der eigenen Person geht auf eine alte Tradition zurück, die bereits in den Apophthegmata Patrum[305], also den Sprüchen oder Weisungen der Väter der Alten Kirche, ihre Spuren hinterließ, wie im biblisch-historischen Teil des dritten Schritts im Gang dieser Arbeit deutlich wurde[306]. Im Sinne dieser Auseinandersetzung mit der eigenen Person ist pastorale Supervision[307] mir selbst sehr hilfreich. „Um aufgrund einer falschen Selbsteinschätzung des Seelsorgers Schaden für den Depressiven zu vermeiden, ist es notwendig, daß der Seelsorger Schwierigkeiten im Umgang mit seiner eigenen Depressivität und der seines Gesprächspartners in der Supervision, Selbsterfahrung oder Eigentherapie aufarbeitet."[308]

Zur Treue zur eigenen Person gehört aber nicht nur die Anerkennung eigener Grenzen, sondern auch die Selbsteinbringung – in dem Maße und in der Art, daß diese Selbsteinbringung des Seelsorgers oder der Seelsorgerin der Beziehung der am Gespräch Beteiligten dient[309], also etwa im Sinne der Eph 4, 15 entnommenen biblischen Wendung, die Wahrheit in Liebe zu sagen.- Vor diesem Hintergrund halte ich den Weg, den Klaus Grawe mit dem Untertitel seines Buches „Psychotherapie im Wandel" einschlägt, für nicht begehbar; dieser lautet: „Von der Konfession zur Profession"[310]. Es bedarf einer Reflexion und Einbringung meines Welt-

---

[305] Vgl. Sprüche der Väter 1963, 29 – 40, und Weisung der Väter 1965, 15 – 24, sowie Gärtner 1982, 96ff.

[306] Vgl. Abschnitt 3.1.3 dieser Arbeit.

[307] Vgl. Kießling 1997, 295 – 308. Dabei geht es auch um die Klärung der Frage, ob etwa in mir aufkommende Hilflosigkeit oder spürbarer Zorn vorrangig mit meiner Person in Zusammenhang steht und daher im Rahmen kollegialer Supervision ihren oder seinen Platz finden kann oder ob diese Regungen vorrangig meinem Gegenüber gelten, so daß die kollegiale Supervision dazu beitragen kann herauszufinden, zu welchem Zeitpunkt und in welcher Form ich diese Hilflosigkeit und diesen Zorn so zum Ausdruck bringen kann, daß sie der seelsorglichen Beziehung dienen oder zumindest nicht schaden.

[308] Makarowski 2000, 6.

[309] Vgl. auch Troidl 1988, 87ff. Nach Helga Lemke (2000, 14 – 19, 16) „kann der Seelsorger auf dem Weg der Selbsteinbringung explizit auf Christus hinweisen, jedoch wird er es nur als persönliche Aussage eigener Glaubenserfahrungen tun. In seiner Bescheidung, nur soweit voranzugehen, wie es mit den momentanen Verarbeitungsmöglichkeiten des Gesprächspartners in Einklang steht, wird eine Not, die zur Seelsorge führt, nicht für missionarische Zwecke ausgenutzt. Trotzdem kann das Vorgehen des Seelsorgers im guten Sinne missionarisch wirken, weil es als Angebot verstanden wird, auch mit Hilfe des Glaubens ein Problem zu verarbeiten."

[310] Grawe, Donati & Bernauer 1994.

und Menschenbildes, meiner Konfession ganz dringend, gerade wenn mir an Professionalität liegt; mit anderen Worten: Profession kann Konfession nicht ersetzen, wenn die Treue zur eigenen Person – und damit das Gelingen sowohl der therapeutischen als auch der seelsorglichen Beziehung – nicht aufs Spiel gesetzt werden soll.

Im Rahmen der Emmausperikope (Lk 24, 13 – 35, insbesondere 25ff) etwa bringt sich der Auferstandene massiv und konfrontativ ein, und er wird einige Zeit in Anspruch genommen haben, um den beiden Jüngern darzulegen, was in der gesamten (!) Schrift über ihn geschrieben steht. Aber diese Selbsteinbringung erfolgt erst, *nachdem* die beiden Jünger auf ihrem Weg nach Emmaus ihre Lebensgeschichte ausgefaltet haben und der Auferstandene bereits eine Weile mit ihnen unterwegs war.

Aus eigener Erfahrung weiß ich, wie schwer es auch für mich – als von der Finsternis meines Gegenübers quasi nur mittelbar betroffenem diakonisch tätigem Seelsorger – sein kann, mit meinem Gegenüber in seine von Depression durchstimmte Leidenssituation hinabzusteigen, sein Erleben von tiefer Abgründigkeit und Schmerz zu begleiten und dabei weiterhin an ihn und seine Möglichkeiten zu glauben, darauf zu vertrauen, daß eine Wandlung geschehen kann. Um so schöner finde ich es dann, wenn ich in der Begleitung *erfahren* kann, daß Wandlung spürbar geschieht – bis dahin, daß über ein Gesicht, das sich durch einen melancholischen Blick auszeichnet, wieder ein Lächeln huscht, auch der Humor seinen wichtigen Platz in der Seelsorge einnimmt und die heilende Kraft des Lachens zur Wirkung kommt[311].

Die Forderung Ulrich Eibachs[312] dagegen, daß eine Verheißung Gottes möglicherweise gegen die Erfahrung geglaubt werden müsse, kann zu einer Überforderung werden, und zwar für beide Seiten: Als bloße Aussage des christlichen Glaubens kollidiert eine Verheißung mit dem Erleben leidender Menschen, denn die darin zugesagte Wirklichkeit ist ihnen zunächst überhaupt nicht erfahrbar. Nicht durch die Heilszusage allein geschieht Heilsames, sondern auf dem diakonischen Weg von miteinander Leidenden: Gemeinsam gehen sie der Spannung von eschatologischer Heilszusage und heute erfahrenem Leid nach. Denn die Chance seelsorglichen Mitgehens könnte doch gerade darin liegen, daß die uns verheißene Zukunft – dank gelebter Liebe, Metriopathie und Echtheit – anfanghaft *erfahrbar* wird.

Auf dem Boden dieser Erfahrung, „beziehungsweise" heil zu werden, kann der Glaubensinhalt, um dessen Verkündigung es Eibach geht, erst eigentlich zum Tragen kommen. Der Verkündigungscharakter von Seelsorge zeichnet sich nicht zuerst im Inhalt der Verkündigung ab, sondern

---

[311] Mit Witz und Humor setzt sich Sigmund Freud ausführlich auseinander; vgl. Freud 1994d, 9 – 219, und Freud 1994f, 275 – 282; zur heilenden Kraft des Lachens vgl. Titze 1995; zum Lachen in theologischen Zusammenhängen vgl. Kuschel 1994.

[312] Vgl. Eibach 1991, 37.

vorrangig in der Beziehung, die diesen Inhalt zu tragen vermag[313]. Verkündigung läßt sich hermeneutisch erschließen als Beziehung, die die Beziehungswilligkeit Gottes für leidende Menschen spiegelt und diesen jenes Geheimnis nahebringt, das ihr Leben und ihre Geschichte mit Gott ausmacht. In dieser Perspektive kann die Beziehung als grundlegender Inhalt diakonischer Seelsorge aufscheinen, grundlegend etwa auch für Verkündigungsinhalte im engeren Sinne. Ein Seelsorger „erzählt" doch gerade dann glaubwürdig von Gottes Nähe und Treue, wenn er selbst einem leidenden Menschen nahe und treu und so mit ihm solidarisch ist. Auch das heilende und befreiende Handeln Jesu selbst ist nicht Mittel zu einem anderen und eigentlicheren (Verkündigungs-) Zweck; vielmehr ist das Handeln Jesu selbst Gottesauslegung. Diakonische Verkündigung beginnt nicht erst bei der Wortverkündigung, sondern in der Tat bereits mit dem ersten Schritt auf dem diakonischen Weg von miteinander Leidenden, auf dem Weg ihrer Menschwerdung – und darauf zielt schließlich ein christologischer Zugang zu solidarischer Seelsorge bei Seelenfinsternis.

Das letzte Wort in diesem Abschnitt soll wiederum Piet C. Kuiper, soll seine Erfahrung haben: „Die einzigen Worte, die ich herausbringen konnte, waren: ‚Gott, Gott, o Gott.' Nur ein verzweifelter Seufzer, oder doch, weil du weißt, denkst, glaubst, daß es Einen gibt, den du um Hilfe bitten kannst, auch wenn du dich in der Hölle wähnst?"[314]

4.5.3.1. Zusammenfassung und Abschluß: Diakonische Mystagogie im biblischen Kontext des Auferstandenen

Der diese Arbeit abschließende Gang ist der Emmausgang, dem zugleich ein neuer Anfang innewohnt. Diese faszinierend komponierte Perikope (Lk 24, 13 – 35) schildert die Begegnung zweier Jünger mit dem Auferstandenen. Daß sie an dieser Stelle zur Sprache kommt, hat einen doppelten Grund. Zum einen führt dieses biblische Zeugnis plastisch vor Augen, was einen christologischen Zugang zu einer diakonischen Mystagogie auszeichnet; zum anderen bietet dieser Text – über seinen christologischen Gehalt hinaus – modellhaft eine Bündelung dessen, worauf es bei „Seelsorge bei Seelenfinsternis" ankommt. Dies versuche ich mit meiner abschließenden Auslegung zu zeigen. Ich rufe zunächst den Text in Erinnerung, schließe daran den exegetischen Befund zu zentralen Erzählmotiven an und komme dann zur Auslegung.

---

[313] Vgl. Sattler 1997, 87 - 170.
[314] Kuiper 1995, 172.

Text: Lk 24, 13 – 35

*13 Am gleichen Tag waren zwei von den Jüngern auf dem Weg in ein
Dorf namens Emmaus, das sechzig Stadien von Jerusalem entfernt ist. 14
Sie sprachen miteinander über all das, was sich ereignet hatte. 15 Wäh-
rend sie redeten und ihre Gedanken austauschten, kam Jesus hinzu und
ging mit ihnen. 16 Doch sie waren wie mit Blindheit geschlagen, so daß
sie ihn nicht erkannten. 17 Er fragte sie: Was sind das für Dinge, über die
ihr auf eurem Weg miteinander redet? Da blieben sie traurig stehen, 18
und der eine von ihnen – er hieß Kleopas – antwortete ihm: Bist du so
fremd in Jerusalem, daß du als einziger nicht weißt, was in diesen Tagen
dort geschehen ist? 19 Er fragte sie: Was denn? Sie antworteten ihm: Das
mit Jesus aus Nazaret. Er war ein Prophet, mächtig in Wort und Tat vor
Gott und dem ganzen Volk. 20 Doch unsere Hohenpriester und Führer
haben ihn zum Tod verurteilen und ans Kreuz schlagen lassen. 21 Wir
aber hatten gehofft, daß er der sei, der Israel erlösen werde. Und dazu ist
heute schon der dritte Tag, seitdem das alles geschehen ist. 22 Aber nicht
nur das: Auch einige Frauen aus unserem Kreis haben uns in große Auf-
regung versetzt. Sie waren in der Frühe beim Grab, 23 fanden aber sei-
nen Leichnam nicht. Als sie zurückkamen, erzählten sie, es seien ihnen
Engel erschienen und hätten gesagt, er lebe. 24 Einige von uns gingen
dann zum Grab und fanden alles so, wie die Frauen gesagt hatten; ihn
selbst aber sahen sie nicht.*

*25 Da sagte er zu ihnen: Begreift ihr denn nicht? Wie schwer fällt es
euch, alles zu glauben, was die Propheten gesagt haben. 26 Mußte nicht
der Messias all das erleiden, um so in seine Herrlichkeit zu gelangen? 27
Und er legte ihnen dar, ausgehend von Mose und allen Propheten, was in
der gesamten Schrift über ihn geschrieben steht. 28 So erreichten sie das
Dorf, zu dem sie unterwegs waren. Jesus tat, als wolle er weitergehen, 29
aber sie drängten ihn und sagten: Bleib doch bei uns; denn es wird bald
Abend, der Tag hat sich schon geneigt. Da ging er mit hinein, um bei
ihnen zu bleiben. 30 Und als er mit ihnen bei Tisch war, nahm er das
Brot, sprach den Lobpreis, brach das Brot und gab es ihnen. 31 Da gin-
gen ihnen die Augen auf, und sie erkannten ihn; dann sahen sie ihn nicht
mehr. 32 Und sie sagten zueinander: Brannte uns nicht das Herz in der
Brust, als er unterwegs mit uns redete und uns den Sinn der Schrift er-
schloß? 33 Noch in derselben Stunde brachen sie auf und kehrten nach
Jerusalem zurück, und sie fanden die Elf und die anderen Jünger ver-
sammelt. 34 Diese sagten: Der Herr ist wirklich auferstanden und ist dem
Simon erschienen. 35 Da erzählten auch sie, was sie unterwegs erlebt und
wie sie ihn erkannt hatten, als er das Brot brach.*

4.5.3.1.1. Exegetischer Befund

Es fällt schwer, das zentrale Anliegen der Emmausgeschichte auf einen Nenner zu bringen[315], und es nimmt nicht wunder, daß sich aus der Sichtung des exegetischen Befunds eine Gemengelage von insgesamt vier zentralen Erzählmotiven ergibt, die miteinander im Widerstreit liegen.

Ein erstes Motiv:
Das Wiedererkennen des auferstandenen Christus („Anagnorismus")

Etliche Exegeten[316] fokussieren das Wiedererkennen des Auferstandenen in der Mahlszene (Lk 24, 28 – 31), dem historisch wohl ältesten Traditionskern der Perikope.

Der Auferstandene begegnet zunächst als ein Unbekannter, und darin liegt für die Emmausgeschichte ein Konstitutivum: „Dadurch, daß Jesus die Gemeinschaft mit den Jüngern aufnimmt, wird ... nicht unmittelbar ihr Erkennen herbeigeführt. Damit Erkennen sich ereignet, müssen die gehaltenen Augen geöffnet werden. Das Erkennen geschieht plötzlich, am Ende des Weges in Emmaus, und zwar als Gabe Gottes. Der gemeinsame Weg nach Emmaus führt nicht von selbst in das Erkennen hinein; es bedarf vielmehr der Öffnung der Augen durch Gott. Diese Beobachtung hilft den Hauptakzent der Vorlage zu erkennen."[317]
Jacob Kremer jedoch hält das Motiv des Wiedererkennens für untergeordnet; vorrangig erscheint ihm dagegen das Motiv der Unterweisung[318] – sowohl beim Auslegen der Schrift als auch beim Brotbrechen. Damit komme ich zum zweiten Motiv.

Ein zweites Motiv:
Die christologische Legitimation eucharistischer Gemeindepraxis

Davon ausgehend, daß das Wiedererkennen sich in der Mahlszene ereignet, hebt etwa Hans D. Betz hervor, „daß der auferstandene Jesus das ‚Herrenmahl' als christliches Kultmahl ‚einsetzt' und die Jünger in den Ritus ‚einweiht'"[319]. Jacob Kremer bestimmt den Emmaustext als „*eine der kirchlichen Unterweisung dienende Geschichte*"[320]. Die eucharisti-

---

[315] Vgl. Wanke 1974, 180 – 192, 180.
[316] Vgl. z.B. Schnider & Stenger 1972, 94 – 114; Wanke 1974, 180f; Grundmann 1981, 442 – 448, 442.
[317] Schnider & Stenger 1972, 110.
[318] Vgl. Kremer 1977, 112 – 136, 128
[319] Hans D. Betz 1969, 7 – 21, 12.
[320] Kremer 1977, 130; vgl. auch Kremer 1968, 60 – 72, 71: „Wer zum Glauben an den Auferstandenen finden will, muß sich wie die beiden Jünger von dem Auferstandenen bzw.

sche Feier, bei der der Gast zum Gastgeber wird[321], läßt sich als Anknüpfung an die vorösterliche Mahlpraxis Jesu qualifizieren. Die Handlungen Jesu bei seinem Abschied im Jüngerkreis erfahren dank der Gegenwart des nunmehr erhöhten Herrn eine österliche Umschmelzung: „Ostern bedeutet eine Transponierung der vorösterlichen Abendmahlsfeier: Der erhöhte Herr gibt sich in neuer Weise den Seinen.“[322] Als bedeutsam kann auch gelten, daß die gesamte Perikope mit dem Hinweis auf das Brotbrechen „als die jetzt gültige Weise der Christusbegegnung“[323] endet.

Während Franz Schnider und Werner Stenger den Text als eine Wiedererkennungsgeschichte qualifizieren und nicht als Mahlgeschichte im Sinne einer Kultätiologie verstehen[324], versucht Joachim Wanke[325], diese beiden im Traditionskern des Textes befindlichen Erzählmotive gleichgewichtig zur Geltung zu bringen.

Diese Textvorlage (Lk 24, 28 – 31) ist Grundlage der lukanischen Redaktion – welche Motive und Erfahrungen spielen dabei wichtige Rollen? Der Evangelist akzentuiert die Vorlage durch die Ausgestaltung des Weggesprächs neu[326]. Das Weggespräch berührt zentrale Themen des ganzen Evangeliums, so daß diese Perikope zu einem Brennpunkt wird, in dem Leitlinien lukanischer Theologie konvergieren und ihre österliche Auflösung finden. Zwei dieser Themen sind „die Frage nach dem messianischen Verständnis und das Problem der heilsgeschichtlichen Notwendigkeit des messianischen Leidens“[327]. Diese führen zu einem dritten Motiv.

Ein drittes Motiv: Die messianische Katechese

Lk 24, 19 charakterisiert Jesus als einen Propheten, „mächtig in Wort und Tat vor Gott und dem ganzen Volk“. Diese „Prophetenchristologie“ legt Lukas den „unverständigen“ Jüngern in den Mund – und hebt sie hernach durch den in Lk 24, 26 genannten Messiastitel auf: „Lukas schien eine

---

von seinem Geist ... die ganze Schrift aufschließen und beim ‚Brotbrechen‘ die Augen öffnen lassen. Das ist auch der Weg, auf dem wir heute zum Glauben an den Auferstandenen kommen und diesen Glauben festigen können: Hören auf die Auslegung der Schrift durch den Herrn (bzw. seinen Geist) in seiner Kirche und Gemeinschaft mit ihm im Sakrament.“

321 Vgl. Schweizer 1982, 244 – 248, 247.

322 Wanke 1974, 185.

323 Josef Ernst 1993, 501 – 508, 508.

324 „Der Stellenwert der Mahlszene ist verhältnismäßig gering. In der ‚Partitur‘ der Geschichte gehört das Mahl zu dem Beziehungsbündel, das von der Gemeinschaft des Jüngers mit Jesus spricht. Die Gemeinschaft mit Jesus aber führt nicht unmittelbar zum Erkennen; die Öffnung der Augen muß eigens erwähnt werden. Das zeigt sich im übrigen auch auf der grammatischen Ebene darin, daß die VV. 30 und 31 weder in einem konsekutiven noch finalen Zusammenhang stehen.“ (Schnider & Stenger 1972, 112)

325 „Der Zusammenhang zwischen dem Mahl und dem Erkennen dürfte als das Spezificum der Szene anzusprechen sein.“ (Wanke 1974, 183)

326 Vgl. Kremer 1977, 114ff.

327 Wanke 1974, 188.

solche Korrektur wahrscheinlich angesichts ungenügender christologischer Vorstellungen in den Gemeinden seines Gesichtskreises (palästinensische Exulanten?) notwendig gewesen zu sein."[328]

Nicht nur bei der Frage nach dem messianischen Verständnis, sondern auch bei der Frage nach der Notwendigkeit des messianischen Leidens setzt Lukas auf Kontraste. In Lk 24, 21a kommt die Messiashoffnung der Jünger zum Ausdruck: „Wir aber hatten gehofft, daß er der sei, der Israel erlösen werde." Mit diesem Hinweis auf die Enttäuschung der Jünger schafft Lukas den Hintergrund, von dem sich die belehrenden Worte des Auferstandenen in Lk 24, 25 – 27 abheben. „Das Jesusereignis kann nicht als Erfüllung der Erlösungshoffnung verstanden werden, wenn es nur verkürzt als Leidensgeschick erfahren wird."[329] Zum Kernsatz des ganzen Weggesprächs wird die messianisch-katechetische Frage in Lk 24, 26: „Mußte nicht der Messias all das erleiden, um so in seine Herrlichkeit zu gelangen?" Die Notwendigkeit, daß der Messias leiden müsse, um in seine Herrlichkeit eingehen zu können, war in keiner messianischen Erwartung vorgesehen; im Kontrast dazu steht, „daß nun österlich das Leidensgeheimnis als von Gott verfügtes messianisches ‚Grundgesetz' enthüllt wird"[330].

Es liegt in der lukanischen Absicht herauszustellen, daß Leiden und Sterben Jesu kein Hindernis sein dürfen, ihn als den Messias zu erkennen, von dem die Schrift und die Propheten künden.

Ein viertes Motiv: Die ekklesiale Katechese

Die Ausgangspositionen der Emmausperikope lassen dreierlei erwarten: „Die zwei Wandernden erreichen ihr Ziel Emmaus (oder nicht). Der unerkannte Bekannte wird erkannt (oder nicht). Das sein Schicksal betreffende Geheimnis erschließt sich dem Verständnis (oder nicht)."[331] Die Geschichte erfüllt sämtliche Erwartungen: Die Wanderer erreichen Emmaus, sie erkennen Jesus Christus, das unterwegs eröffnete Geheimnis erschließt sich ihnen: „Brannte uns nicht das Herz in der Brust, als er unterwegs mit uns redete und uns den Sinn der Schrift erschloß?" (Lk 24, 32)

Welches Motiv liegt dann aber in der Rückkehr nach Jerusalem? Aus den genannten Ausgangspositionen der Perikope läßt es sich jedenfalls nicht herleiten. Mit dieser Bewegung nach Jerusalem bindet Lukas jedoch den Erzählfaden ans Zentrum des Geschehens zurück; zugleich finden die beiden Wanderer dort „die Elf und die anderen Jünger versammelt"

[328] Wanke 1974, 189.
[329] Wanke 1974, 190.
[330] Wanke 1974, 190.
[331] Schnider & Stenger 1972, 99.

(Lk 24, 33). Beide Seiten erzählen einander, was ihnen widerfahren ist. Mit dem Jerusalemer Kreis geht also ein ekklesial-katechetisches Motiv einher[332]: Ostererfahrungen sind keine Privaterfahrungen, sie sind vielmehr auf Gemeinschaft und Gemeinde angewiesen und wirken ihrerseits gemeinschaftsfördernd sowie gemeindebildend: „Das Erlebte drängt die Jünger zurück zu dem Kreis, der Ursprung der Kirche wird“[333].

Damit beschließe ich meine Ausführungen zu den exegetisch ermittelten Erzählmotiven in Lk 24, 13 – 35. Mit der nachfolgenden Auslegung der Perikope werde ich an diesen Befund anknüpfen – allerdings so, daß die einzelnen Motive nicht als einander ausschließende Alternativen, sondern als ein von Lukas gestaltetes Motivgefüge aufscheinen. Darin spielen Anagnorismus und Kultätiologie mit messianischer und ekklesialer Katechese motivational zusammen – zugunsten einer Aussageabsicht, die sich praktisch-theologisch zuspitzen läßt.

4.5.3.1.2. Auslegung

Die Reise der beiden Jünger zeigt einen Prozeß, eine Wandlung von Reisenden, die in der Fremde in fremde Geschichten verwickelt werden, so daß sich darin ihre eigene Geschichte auswickeln kann[334].

13 Am gleichen Tag waren zwei von den Jüngern auf dem Weg in ein Dorf namens Emmaus, das sechzig Stadien von Jerusalem entfernt ist. 14 Sie sprachen miteinander über all das, was sich ereignet hatte.

Zwei sind auf dem Weg von Jerusalem nach Emmaus, weg von Jerusalem, wo sie nichts mehr hält, weg von einem Ort großer Enttäuschung, des Scheiterns – Jesus, auf den sie all ihre Hoffnung setzten, ist menschenverachtenden Mächten zum Opfer gefallen –, weg nach Emmaus, an einen unbedeutenden Ort, ziellos, gleich einer Flucht.

15 Während sie redeten und ihre Gedanken austauschten, kam Jesus hinzu und ging mit ihnen.

Geteiltes Leid ist halbes Leid, doch beide sind verzweifelt. Ein Dritter fällt in ihr Tempo ein und geht mit ihnen mit; er wird ihr Wegbegleiter – aus freien Stücken, nicht weil sie ihn gesucht oder um Begleitung und

---

332 „Für den Evangelisten ist der Kreis der ‚Elf und ihrer Gefährten‘ ein ekklesiales Urbild.“ (Wanke 1974, 186)

333 Kremer 1988, 239 – 242, 241.

334 Inspiration verdanke ich Isidor Baumgartner 1987, 149 – 168, und 1990, 91 – 142; Janssen 1992, 157 – 160; Schnaas 1992, 161 – 164; Stertenbrink 1992, 165 – 166; Ruckdäschel 1993, 224 – 228; Steffensky 1993, 99 – 104; Haußecker 1997, 90 – 92; Ochs 1997, 107 – 109.

Solidarität ersucht hätten. Deprimierte Menschen ziehen sich oft aus dem Leben zurück und sind darauf angewiesen, daß einer auf sie zugeht und sie anspricht. Am Anfang ist Gemeinschaft: zu zweit, dann zu dritt.

16 Doch sie waren wie mit Blindheit geschlagen, so daß sie ihn nicht erkannten.

Gott ist da, auch wenn sie erst im nachhinein entdecken, daß er mit ihnen durch das Dunkel ihrer Seelenfinsternis ging, in welchem sie sich von allen guten Mächten, von allen guten Geistern verlassen fühlten und Gott für tot hielten. Erst rückblickend nehmen die beiden Verzweifelten wahr und als Wahrheit an, wer mit ihnen geht. Jetzt aber sind sie wie blind, blind vor Wut auf den, der sie in Hoffnungslosigkeit zurückließ, blind vor Wut auf die Obrigkeit, die seinen Tod vollstreckte, und – besonders deprimierend – blind vor Wut auf sich selbst und ihren allzu naiven Glauben. Sie sind so blind vor Wut, daß sie es wohl gar nicht hätten wahrnehmen und für wahr halten können, wenn der Dritte sich ihnen geoffenbart und zu erkennen gegeben hätte.

17a Er fragte sie: Was sind das für Dinge, über die ihr auf eurem Weg miteinander redet?

Der Dritte stellt die Lebensfrage nach Art der Hebammenkunst, mit deren Hilfe zur Welt kommt, was zur Geburt drängt, was „raus" muß und doch von der Angst überschattet ist, es könnte, ans Licht der Welt gekommen, nicht überleben, weil es zu zart und zerbrechlich ist. Der Dritte braucht gar nicht die Information, die die beiden ihm geben können; seine Frage stellt er in diakonischer Absicht: Er tritt mit ihnen in Beziehung, indem er ihnen seine Wertschätzung spürbar entgegenbringt. Er wird mit seiner Frage nach dem Geheimnis ihres Lebens zu ihrem diakonischen Mystagogen.

17b Da blieben sie traurig stehen, 18 und der eine von ihnen – er hieß Kleopas – antwortete ihm: Bist du so fremd in Jerusalem, daß du als einziger nicht weißt, was in diesen Tagen dort geschehen ist? 19 Er fragte sie: Was denn? Sie antworteten ihm: Das mit Jesus aus Nazaret. Er war ein Prophet, mächtig in Wort und Tat vor Gott und dem ganzen Volk. 20 Doch unsere Hohenpriester und Führer haben ihn zum Tod verurteilen und ans Kreuz schlagen lassen.

Die Frage des Dritten trifft die beiden, bewegt die beiden: sie zeigen sich blindwütig und offenbar aggressiv („Bist du so fremd ..., daß du als einziger nicht weißt, was ... geschehen ist?"), und zugleich werden sie traurig, kommen sie mit ihrem Schmerz in Berührung. Sie unterbrechen ihren

Weg, halten inne, so daß der Dritte zum Beistand wird, versteht, ihnen und ihrer Bestandsaufnahme standhält – anstatt an ihnen vorbeizugehen oder sie zu übergehen.

21 Wir aber hatten gehofft, daß er der sei, der Israel erlösen werde. Und dazu ist heute schon der dritte Tag, seitdem das alles geschehen ist. 22 Aber nicht nur das: Auch einige Frauen aus unserem Kreis haben uns in große Aufregung versetzt. Sie waren in der Frühe beim Grab, 23 fanden aber seinen Leichnam nicht. Als sie zurückkamen, erzählten sie, es seien ihnen Engel erschienen und hätten gesagt, er lebe. 24 Einige von uns gingen dann zum Grab und fanden alles so, wie die Frauen gesagt hatten; ihn selbst aber sahen sie nicht. 25 Da sagte er zu ihnen: Begreift ihr denn nicht? Wie schwer fällt es euch, alles zu glauben, was die Propheten gesagt haben.

Die beiden kommen ausführlich zu Wort. Jesus geht mit ihnen mit, begleitet sie in ihrem Prozeß, ist empathisch mit ihnen. Aus niederdrückender Depression kann ausdrückende Expression werden. Dann – aber erst dann, wenn die beiden sich ausgesprochen haben – wird der Dritte ihnen zum Mahner: Begreift ihr denn nicht?

26 Mußte nicht der Messias all das erleiden, um so in seine Herrlichkeit zu gelangen?

Das Kreuz von Golgotha durchkreuzte die Lebenspläne der beiden unterwegs. Doch der Dritte konfrontiert die beiden – schonungslos und authentisch – mit seiner Wahrheit: Nur wer selbst Leid durchlitten hat, nur einem solchen Menschen, nur einem solchen Gott können wir zutrauen, daß er in unserem Dunkel bei uns weilt.

27 Und er legte ihnen dar, ausgehend von Mose und allen Propheten, was in der gesamten Schrift über ihn geschrieben steht. 28 So erreichten sie das Dorf, zu dem sie unterwegs waren. Jesus tat, als wolle er weitergehen, 29 aber sie drängten ihn und sagten: Bleib doch bei uns; denn es wird bald Abend, der Tag hat sich schon geneigt. Da ging er mit hinein, um bei ihnen zu bleiben.

Der Dritte wird zum Anwalt der Sache der Verzweifelten. Er erzählt ihnen zunächst aus der Schrift und legt – offenbar recht ausführlich – Zeugnis von seinem Glauben ab. Aber diese Inhalte kommen erst ins Wort, nachdem er bereits „beziehungsweise“ mit ihnen unterwegs war und sie die Geschichte ihres Lebens erzählten. Die Jünger ihrerseits fordern ihn dann zum Bleiben auf, sie ergreifen mit ihrer Einladung eine Initiative, sie gehen erste eigene Schritte – aus ihrer Seelenfinsternis.

30 Und als er mit ihnen bei Tisch war, nahm er das Brot, sprach den Lobpreis, brach das Brot und gab es ihnen. 31 Da gingen ihnen die Augen auf, und sie erkannten ihn; dann sahen sie ihn nicht mehr. 32 Und sie sagten zueinander: Brannte uns nicht das Herz in der Brust, als er unterwegs mit uns redete und uns den Sinn der Schrift erschloß?

Mit dem Brotbrechen knüpft Jesus an die vorösterliche Praxis an, die also über Golgotha hinaus Bestand hat. Die Augen gehen ihnen nicht schon auf, während er eindringlich zu ihnen spricht, sondern erst im Augen-Blick dieser beziehungsreichen liturgisch-symbolischen Handlung. In dem Augenblick aber, in dem den beiden die Augen aufgehen, verläßt ihr Gast, der zu ihrem Gastgeber wurde, sie. Als ihr Stellvertreter ging er nur ein Stück Wegs mit ihnen, bis sie sich wieder selbst vertreten und allein weitergehen können; seine Liebe ergreift nicht Besitz von ihnen, sondern setzt sie frei. Sie entdecken im nachhinein, wie er als ihr Inspirator ihnen den Sinn der Schrift, den Sinn ihres Lebens erschließen und neue Hoffnung schöpfen half.

33 Noch in derselben Stunde brachen sie auf und kehrten nach Jerusalem zurück, und sie fanden die Elf und die anderen Jünger versammelt. 34 Diese sagten: Der Herr ist wirklich auferstanden und ist dem Simon erschienen. 35 Da erzählten auch sie, was sie unterwegs erlebt und wie sie ihn erkannt hatten, als er das Brot brach.

Die beiden brechen aus freien Stücken auf, der Dritte war ihr Freisetzer; sie kehren freiwillig – frei und willig – nach Jerusalem zurück, an den Ort ihrer Krise, und knüpfen so an ihrer Lebenslinie an, die abgerissen schien. Muß es da nicht wie eine Bremse auf sie wirken, wenn sie, noch bevor sie dort selbst zu Wort kommen, erfahren, daß der Herr Simon Petrus erschienen ist? Aber sie fühlen sich nicht (aus-) gebremst, denn Ostererfahrungen sind nicht dazu angetan, daß einer oder zwei sie für sich behalten. Ostererfahrungen sind nicht Privatereignisse, sondern Gemeindeereignisse: Schon am Anfang war Gemeinschaft; sie wurde unterwegs gepflegt – diakonisch, den Glauben bezeugend und liturgisch – und mündet erneut in Gemeinschaft: Die Reisenden und die Elf und die anderen Jünger teilen ihre Erfahrungen und ihre Freude miteinander. Geteilte Freude ist doppelte Freude. Die beiden Reisenden sind frei, von ihren Erfahrungen unterwegs zu erzählen, und können so selbst zu Freisetzern, Anwälten der Liebe, zum Glauben anstiftenden Mystagogen sowie licht- und hoffnungsvollen Wegbegleitern werden – denen, die in Seelenfinsternis, Gottesfinsternis und Kreuzesfinsternis sind.

Literaturverzeichnis

Autorinnen und Autoren mit gleichlautendem Nachnamen werden – im Unterschied zu allen anderen, deren Nachname zu keinerlei Verwechslung Anlaß gibt – in den Fußnoten durchgängig unter Hinzufügung ihres jeweiligen Vornamens geführt. Auf diese Weise bleibt die Eindeutigkeit der Angaben gewährleistet.

Abel, Peter, Miteinander Leben und Hoffnung teilen – diakonische Pastoral mit Gruppen. Studien zu einer Methode der diakonischen Arbeit am Beispiel der Begleitung Pflegender bei Burnout (Studien zur Theologie und Praxis der Seelsorge; Bd. 15), Würzburg: Echter, 1994.

Adams, Jay E., Befreiende Seelsorge. Theorie und Praxis einer biblischen Lebensberatung. Aus dem Amerikanischen von Heinrich Burckhardt und Rudolf Heinzer, 4. Auflage, Gießen – Basel: Brunnen, 1977.

Adams, Jay E., Handbuch für Seelsorge. Praxis der biblischen Lebensberatung. Aus dem Amerikanischen von Dorothee Degen, 3. Auflage, Gießen – Basel: Brunnen, 1988.

Adorno, Theodor W., Zum Verhältnis von Soziologie und Psychologie (1955), in: ders., Soziologische Schriften, Bd. 1 (Gesammelte Schriften; Bd. 8), Frankfurt am Main: Suhrkamp, 1979, 42 – 85.

Aetheria, Eine Pilgerfahrt in das Heilige Land (Peregrinatio Aetheriae). Eingeleitet und erklärt von Hélène Pétré. Übersetzt von Karl Vretska, Klosterneuburg bei Wien: Bernina, 1958.

Aldenhoff, Jörg, Überlegungen zur Psychobiologie der Depression, in: Der Nervenarzt 68 (1997) 379 – 389.

Alexander, Franz G. & Selesnick, Sheldon T., Geschichte der Psychiatrie. Ein kritischer Abriß der psychiatrischen Theorie und Praxis von der Frühgeschichte bis zur Gegenwart, Konstanz: Diana, 1969.

Allport, Gordon W., Behavioral Science, Religion, and Mental Health, in: Journal of Religion and Health 2 (1963) 187 – 197.

Allport, Gordon W., Mental Health: a generic attitude, in: Journal of Religion and Health 4 (1964) 7 – 21.

Allport, Gordon W. & Ross, J. Michael, Personal Religious Orientation and Prejudice, in: Journal of Personality and Social Psychology 5 (1967) 432 – 443.

Amelang, Manfred, Sozial abweichendes Verhalten. Entstehung – Verbreitung – Verhinderung, Berlin – Heidelberg – New York – London – Paris – Tokyo: Springer, 1986.

Amelang, Manfred & Bartussek, Dieter, Differentielle Psychologie und Persönlichkeitsforschung, 3., überarbeitete und erweiterte Auflage, Stuttgart – Berlin – Köln: Kohlhammer, 1990.

Ammermann, Norbert, Zur Konstruktion von Seelsorge. Seelsorge, Erkenntnistheorie und Methodenfrage unter dem Aspekt der Psychologie der persönlichen Konstrukte und auf dem Hintergrund konstruktivistischer Erkenntnistheorien, Frankfurt am Main: Lang, 1994.

Andriessen, Herman, In existentiellen Glaubensfragen, in: Konrad Baumgartner & Wunibald Müller (Hrsg.), Beraten und Begleiten: Handbuch für das seelsorgliche Gespräch, Freiburg i.Br. – Basel – Wien: Herder, 1990, 274 – 283.

Angehrn, Emil, Die Geschichtlichkeit des Subjekts in der Phänomenologie Merleau-Pontys, in: Gerd Jüttemann (Hrsg.), Wegbereiter der Historischen Psychologie, München – Weinheim: Beltz und Psychologie-Verlags-Union, 1988, 202 – 209.

Angst, Jules, Die depressive Verstimmung als Schaltstelle psychiatrischer Störungen, in: Daniel Hell (Hrsg.), Ethologie der Depression. Familientherapeutische Möglichkeiten, Stuttgart – Jena: Fischer, 1993, 3 – 15.

Aristoteles, Problemata Physica (Aristoteles Werke; Bd. 19). Übersetzt von Hellmut Flashar, 2., durchgesehene Auflage, Darmstadt: Wissenschaftliche Buchgesellschaft, 1975.

Arnold, Franz X., Rahner, Karl, Schurr, Viktor & Weber, Leonhard M. (Hrsg.), Handbuch der Pastoraltheologie. Praktische Theologie der Kirche in ihrer Gegenwart, Bd. 1, Freiburg i.Br. – Basel – Wien: Herder, 1964.

Arnold, Franz X., Rahner, Karl, Schurr, Viktor & Weber, Leonhard M. (Hrsg.), Handbuch der Pastoraltheologie. Praktische Theologie der Kirche in ihrer Gegenwart, Bd. 2/1, Freiburg i.Br. – Basel – Wien: Herder, 1966.

Arnold, Franz X., Rahner, Karl, Schurr, Viktor & Weber, Leonhard M. (Hrsg.), Handbuch der Pastoraltheologie. Praktische Theologie der Kirche in ihrer Gegenwart, Bd. 2/2, Freiburg i.Br. – Basel – Wien: Herder, 1966a.

Arnold, Franz X., Klostermann, Ferdinand, Rahner, Karl, Schurr, Viktor & Weber, Leonhard M. (Hrsg.), Handbuch der Pastoraltheologie. Praktische Theologie der Kirche in ihrer Gegenwart, Bd. 3, Freiburg i.Br. – Basel – Wien: Herder, 1968.

Arnold, Franz X., Klostermann, Ferdinand, Rahner, Karl, Schurr, Viktor & Weber, Leonhard M. (Hrsg.), Handbuch der Pastoraltheologie. Praktische Theologie der Kirche in ihrer Gegenwart, Bd. 4, Freiburg i.Br. – Basel – Wien: Herder, 1969.

Arnold, Wilhelm, Eysenck, Hans J. & Meili, Richard (Hrsg.), Lexikon der Psychologie, 3 Bde., 2. Auflage, Freiburg i.Br. – Basel – Wien: Herder, 1987.

Ash, Mitchell G., Ein Kommentar zum Aufsatz Kenneth Gergens aus historischer und wissenschaftstheoretischer Sicht, in: Psychologische Rundschau 41 (1990) 200 – 203.

Bach, Ulrich, Plädoyer für eine Diakonie ohne religiösen Mehrwert, in: Arnd Götzelmann, Volker Herrmann & Jürgen Stein (Hrsg.), Diakonie der Versöhnung. Ethische Reflexion und soziale Arbeit in ökumenischer Verantwortung (Festschrift für Theodor Strohm), Stuttgart: Quell, 1998, 159 - 165.

Bacht, Heinrich, Die frühmonastischen Grundlagen Ignatianischer Frömmigkeit. Zu einigen Grundbegriffen der Exerzitien, in: Friedrich Wulf (Hrsg.), Ignatius von Loyola. Seine geistliche Gestalt und sein Vermächtnis, Würzburg: Echter, 1956, 223 - 261.

Backenstraß, Matthias, Depression und partnerschaftliche Interaktion (Internationale Hochschulschriften; Bd. 282), Münster - New York - München - Berlin: Waxmann, 1998.

Baier, Werner, Salomo, in: Herbert Haag (Hrsg.), Bibel-Lexikon, 3. Auflage, Zürich - Einsiedeln - Köln: Benziger, 1982, 1507 - 1510.

Ball, Hugo, Byzantinisches Christentum. Drei Heiligenleben, Frankfurt am Main: Insel, 1979.

Bandura, Albert, Sozial-kognitive Lerntheorie, Stuttgart: Klett-Cotta, 1979.

Barg, Thomas, König, Frank & Wolfersdorf, Manfred, Antidepressiva und suizidales Verhalten. Ergebnisse einer Anwendungsbeobachtung mit Paroxetin bei stationären Depressiven, in: Manfred Wolfersdorf & Werner Felber (Hrsg.), Psychose und Suizidalität (Suizidologie; Bd. 2), Regensburg: Roderer, 1995, 181 - 192.

Barth, Gerhard, *pistis / pisteuo*, in: Horst Balz & Gerhard Schneider (Hrsg.), Exegetisches Wörterbuch zum Neuen Testament, Bd. 3, 2., verbesserte Auflage mit Literatur-Nachträgen, Stuttgart - Berlin - Köln: Kohlhammer, 1992, 216 - 231.

Bartling, Gisela, Echelmeyer, Liz, Engberding, Margarita & Krause, Regina, Problemanalyse im therapeutischen Prozeß, 2. Auflage, Stuttgart - Berlin - Köln - Mainz: Kohlhammer, 1987.

Barz, Ellynor, Psychodrama, in: Theodor Seifert & Angela Waiblinger (Hrsg.), Therapie und Selbsterfahrung. Einblick in die wichtigsten Methoden, Stuttgart: Kreuz, 1986, 261 - 268.

Baßiere, Norbert, Pastorale Praxisberatung und Supervision, in: Isidor Baumgartner (Hrsg.), Handbuch der Pastoralpsychologie, Regensburg: Pustet, 1990, 195 - 213.

Bastine, Reiner, Differentielle Psychotherapie in der Entwicklung - einige Bemerkungen zu dem Artikel von Klaus Grawe, in: Psychologische Rundschau 43 (1992) 171 - 173.

Batson, C. Daniel & Ventis, W. Larry, The Religious Experience. A Social-Psychological Perspective, New York - Oxford: Oxford University Press, 1982.

Baumgartner, Hans M. & Korten, Harald, Friedrich Wilhelm Joseph von Schelling, in: Walter Kasper u.a. (Hrsg.), Lexikon für Theologie und Kirche, Bd. 9, 3., völlig neu bearbeitete Auflage, Freiburg i.Br. – Basel – Rom – Wien: Herder, 2000, 124 – 127.

Baumgartner, Isidor, Der Weg der Mystagogie. Gedanken zur seelsorglichen Begleitung, in: Pastoraltheologische Informationen 7 (1987) 149 – 168.

Baumgartner, Isidor, Pastoralpsychologie. Einführung in die Praxis heilender Seelsorge, Düsseldorf: Patmos, 1990.

Baumgartner, Isidor, Heilende Seelsorge in Lebenskrisen, Düsseldorf: Patmos, 1992.

Baumgartner, Isidor, Heilende Seelsorge, in: Walter Kasper u.a. (Hrsg.), Lexikon für Theologie und Kirche, Bd. 4, 3., völlig neu bearbeitete Auflage, Freiburg i.Br. – Basel – Rom – Wien: Herder, 1995, 1266.

Baumgartner, Isidor, Neurose, II. pastoralpsychologisch, in: Walter Kasper u.a. (Hrsg.), Lexikon für Theologie und Kirche, Bd. 7, 3., völlig neu bearbeitete Auflage, Freiburg i.Br. – Basel – Rom – Wien: Herder, 1998, 778 – 779.

Baumgartner, Isidor, Heilung und Befreiung, in: Herbert Haslinger (Hrsg.), Handbuch Praktische Theologie, Bd. 2: Durchführungen, Mainz: Grünewald, 2000, 396 – 409.

Baumgartner, Konrad, Menschen-Bilder. Eine Hinführung, in: Erich Garhammer (Hrsg.), Menschen-Bilder. Impulse für heilende Berufe, Regensburg: Pustet, 1989, 11 – 14.

Baumgartner, Konrad, Beichtgespräch und beratendes / geistliches Gespräch, in: Konrad Baumgartner & Wunibald Müller (Hrsg.), Beraten und Begleiten: Handbuch für das seelsorgliche Gespräch, Freiburg i.Br. – Basel – Wien: Herder, 1990, 111 – 119.

Bäumler, Christoph, Probleme der Theoriebildung Praktischer Theologie, in: Rolf Zerfaß & Norbert Greinacher (Hrsg.), Einführung in die Praktische Theologie, München: Kaiser und Mainz: Grünewald, 1976, 77 – 95.

Bäumler, Christoph, Birk, Gerd, Kleemann, Jürg, Schmaltz, Gerhard & Stoller, Dietmar, Methoden der empirischen Sozialforschung in der Praktischen Theologie. Eine Einführung, München: Kaiser, 1976.

Bayen, Ute J., Verhaltenstherapie und kognitive Therapie bei Depressionen im höheren Lebensalter: Empfehlungen für Praxis und Forschung, in: Gunther Haag & Johannes C. Brengelmann (Hrsg.), Alte Menschen. Ansätze psychosozialer Hilfen (Therapieforschung für die Praxis; Bd. 11), München: Röttger, 1991, 115 – 125.

Beach, Steven R. H. & O'Leary, K. Daniel, Treating Depression in the Context of Marital Discord: Outcome and Predictors of Response of Marital Therapy Versus Cognitive Therapy, in: Behavior Therapy 23 (1992) 507 – 528.

Beck, Aaron T., The Development of Depression: A Cognitive Model, in: Raymond J. Friedman & Martin M. Katz (Hrsg.), The Psychology of Depression: Contemporary Theory and Research, New York – Toronto – London – Sydney: John Wiley & Sons, 1974, 3 – 27.

Beck, Aaron T., Rush, A. John, Shaw, Brian F. & Emery, Gary, Kognitive Therapie der Depression. Herausgegeben von Martin Hautzinger. Übersetzt von Gisela Bronder und Brigitte Stein, 2., veränderte Auflage, München – Weinheim: Psychologie-Verlags-Union und Urban & Schwarzenberg, 1986.

Becker, Eni S. & Rinck, Mike, Aufmerksamkeit und Gedächtnis bei Angst und Depression, in: Psychologische Rundschau 51 (2000) 67 – 74.

Beile, Hartmut, Religiöse Emotionen und religiöses Urteil. Eine empirische Studie über Religiosität bei Jugendlichen (Glaubenskommunikation Reihe Zeitzeichen; Bd. 4), Ostfildern: Schwabenverlag, 1998.

Beinert, Wolfgang, Dogmatik studieren. Einführung in dogmatisches Denken und Arbeiten, Regensburg: Pustet, 1985.

Benesch, Hellmuth, Weltanschauung, in: Roland Asanger & Gerd Wenninger (Hrsg.), Handwörterbuch der Psychologie, 4., völlig neubearbeitete und erweiterte Auflage, München – Weinheim: Psychologie-Verlags-Union, 1988, 839 – 841.

Benrath, Gustav A., Erweckungsbewegung, in: Walter Kasper u.a. (Hrsg.), Lexikon für Theologie und Kirche, Bd. 3, 3., völlig neu bearbeitete Auflage, Freiburg i.Br. – Basel – Rom – Wien: Herder, 1995, 846 – 847.

Benson, Peter L. & Spilka, Bernard P., God-Image as a Function of Self-Esteem and Locus of Control, in: Henry N. Malony (Hrsg.), Current Perspectives in the Psychology of Religion, Grand Rapids: Eerdmans, 1977, 209 – 224.

Bernhard, Thomas, Der Untergeher, Frankfurt am Main: Suhrkamp, 1988.

Besier, Gerhard, Seelsorge und Klinische Psychologie. Defizite in Theorie und Praxis der ‚Pastoralpsychologie', Göttingen: Vandenhoeck & Ruprecht, 1980.

Besier, Gerhard, Zur Theoriebildung Praktischer Theologie, in: Wege zum Menschen 34 (1982) 385 – 391.

Betz, Hans D., Ursprung und Wesen christlichen Glaubens nach der Emmauslegende (Lk 24, 13 – 32), in: Zeitschrift für Theologie und Kirche 66 (1969) 7 – 21.

Betz, Otto, Heilung / Heilungen, I. Neues Testament, in: Gerhard Müller (Hrsg.), Theologische Realenzyklopädie, Bd. 14, Berlin – New York: de Gruyter, 1985, 763 – 768.

Beutel, Helmuth, Gesprächspsychotherapie, in: Theodor Seifert & Angela Waiblinger (Hrsg.), Therapie und Selbsterfahrung. Einblick in die wichtigsten Methoden, Stuttgart: Kreuz, 1986, 123 - 130.

Beyer, Hermann W., *therapeia*, *therapeuo*, *therapon*, in: Gerhard Kittel (Hrsg.), Theologisches Wörterbuch zum Neuen Testament, Bd. 3, Stuttgart – Berlin – Köln: Kohlhammer, 1990, 128 – 132.

Biehl, Peter, Der phänomenologische Ansatz in der deutschen Religionspädagogik, in: Hans-Günter Heimbrock (Hrsg.), Religionspädagogik und Phänomenologie. Von der empirischen Wendung zur Lebenswelt, Deutscher Studien-Verlag, 1998, 15 – 46.

Biemer, Günter, Der Dienst der Kirche an der Jugend. Grundlegung und Praxisorientierung (Handbuch kirchlicher Jugendarbeit; Bd. 1), Freiburg i.Br. – Basel – Wien: Herder, 1985.

Bierhoff, Hans W., Attribution, in: Roland Asanger & Gerd Wenninger (Hrsg.), Handwörterbuch der Psychologie, 4., völlig neubearbeitete und erweiterte Auflage, München – Weinheim: Psychologie-Verlags-Union, 1988, 60 – 66.

Biermann-Ratjen, Eva-Maria & Eckert, Jochen, Gesprächspsychotherapie nach C. R. Rogers, in: Walter Toman & Rudolf Egg (Hrsg.), Psychotherapie. Ein Handbuch, Bd. 1, Stuttgart – Berlin – Köln – Mainz: Kohlhammer, 1985, 225 – 253.

Biermann-Ratjen, Eva-Maria, Eckert, Jochen & Schwartz, Hans-Joachim, Gesprächspsychotherapie. Verändern durch Verstehen, 8., überarbeitete Auflage, Stuttgart – Berlin – Köln: Kohlhammer, 1997.

Biesinger, Albert & Braun, Gerhard, Dein Licht komme! Gott in Licht und Dunkel sehen, Freiburg i.Br. – Basel – Wien: Herder, 1999.

Blackburn, Ivy M., Severely depressed in-patients, in: Jan Scott, J. Mark G. Williams & Aaron T. Beck (Hrsg.), Cognitive Therapy in Clinical Practice. An Illustrative Casebook, London – New York: Routledge, 1989, 1 – 24.

Blankenburg, Wolfgang, Wahnhafte und nichtwahnhafte Depression, in: Daseinsanalyse 6 (1989) 40 – 56.

Blankenburg, Wolfgang, Phänomenologische Orientierung in der Psychopathologie, in: Max Herzog & Carl F. Graumann (Hrsg.), Sinn und Erfahrung. Phänomenologische Methoden in den Humanwissenschaften, Heidelberg: Asanger, 1991, 263 – 287.

Blasberg-Kuhnke, Martina, Das Theorie-Praxis-Problem als problemgeschichtlicher Leitfaden, in: Herbert Haslinger (Hrsg.), Handbuch Praktische Theologie, Bd. 1: Grundlegungen, Mainz: Grünewald, 1999, 53 – 59.

Blasberg-Kuhnke, Martina, Theologie, in: Herbert Haslinger (Hrsg.), Handbuch Praktische Theologie, Bd. 1: Grundlegungen, Mainz: Grünewald, 1999a, 376 – 385.

Blöschl, Lilian, Psychosoziale Aspekte der Depression. Ein lerntheoretisch-verhaltenstherapeutischer Ansatz, Berlin – Stuttgart – Wien: Huber, 1978.

Blöschl, Lilian, Depressive Störungen: Klassifikation und Diagnostik, in: Urs Baumann & Meinrad Perrez (Hrsg.), Lehrbuch Klinische Psychologie, Bd. 1: Grundlagen, Diagnostik, Ätiologie, Bern – Stuttgart – Toronto: Huber, 1990, 127 – 130.

Blöschl, Lilian, Depressive Störungen: Intervention, in: Meinrad Perrez & Urs Baumann (Hrsg.), Lehrbuch Klinische Psychologie, Bd. 2: Intervention, Bern – Stuttgart – Toronto: Huber, 1991, 280 – 290.

Blust, Franz-Karl, Réflexions sur la contribution de Heidegger à la formation d'une psychologie phénoménologique, in: Études phénoménologiques 22 (1995) 7 – 30.

Boff, Clodovis, Theologie und Praxis. Die erkenntnistheoretischen Grundlagen der Theologie der Befreiung (Fundamentaltheologische Studien; Bd. 7), 3. Auflage, München: Kaiser und Mainz: Grünewald, 1986.

Bollnow, Otto F., Existenzphilosophie, 7. Auflage, Stuttgart – Berlin – Köln – Mainz: Kohlhammer, 1969.

Boos-Nünning, Ursula, Dimensionen der Religiosität. Zur Operationalisierung und Messung religiöser Einstellungen, München: Kaiser und Mainz: Grünewald, 1972.

Bornkamm, Günther, Paulus, 5. Auflage, Stuttgart – Berlin – Köln – Mainz: Kohlhammer, 1983.

Böschemeyer, Uwe, Grundlagen, Leitgedanken und Arbeitsweisen der Logotherapie, in: Sinn-voll heilen. Viktor E. Frankls Logotherapie – Seelenheilkunde auf neuen Wegen. Einführung und Erfahrungsberichte mit Beiträgen von Walter Böckmann, Uwe Böschemeyer, Paul H. Bresser, Viktor E. Frankl, Günter Funke, Wolfgang Kretschmer, Alfried Längle, Elisabeth S. Lukas. Vorwort von Irmgard Karwatzki, Freiburg i.Br.: Herder, 1984, 32 – 46.

Boss, Medard, Grundriß der Medizin. Ansätze zu einer phänomenologischen Physiologie, Psychologie, Pathologie, Therapie und zu einer daseinsgemäßen Präventiv-Medizin in der modernen Industrie-Gesellschaft, Bern – Stuttgart – Wien: Huber, 1971.

Brecht, Martin, Ludwig Hofacker, in: Walter Kasper u.a. (Hrsg.), Lexikon für Theologie und Kirche, Bd. 5, 3., völlig neu bearbeitete Auflage, Freiburg i.Br. – Basel – Rom – Wien: Herder, 1996, 195 – 196.

Brown, Michael L., *rafa*, in: Heinz-Josef Fabry & Helmer Ringgren (Hrsg.), Theologisches Wörterbuch zum Alten Testament, Bd. 7, Stuttgart – Berlin – Köln: Kohlhammer, 1993, 617 – 625.

Brox, Norbert, Kirchengeschichte des Altertums (Leitfaden Theologie; Bd. 8), Düsseldorf: Patmos, 1983.

Bruner, Jerome, Comment on Kenneth Gergen's The Construction of Self in the Post-Modern Age, in: Psychologische Rundschau 41 (1990) 206 – 207.

Bruners, Wilhelm, Wie Jesus Kranke heilt, in: Lebendige Seelsorge 51 (2000) 142 – 147.

Brunner, Heinz, Von der Bibel keine Spur ...? Menschenbilder aus psychotherapeutischer Sicht, in: Erich Garhammer (Hrsg.), Menschen-Bilder. Impulse für helfende Berufe, Regensburg: Pustet, 1989, 68 – 78.

Brunner, Heinz, Menschenbilder in Psychologie und Psychotherapie, in: Isidor Baumgartner (Hrsg.), Handbuch der Pastoralpsychologie, Regensburg: Pustet, 1990, 63 – 85.

Bucher, Rainer, Pluralität als epochale Herausforderung, in: Herbert Haslinger (Hrsg.), Handbuch Praktische Theologie, Bd. 1: Grundlegungen, Mainz: Grünewald, 1999, 91 – 101.

Buggle, Franz, Warum gibt es (fast) keine deutsche empirische Religionspsychologie? (Forschungsberichte des Psychologischen Instituts der Albert-Ludwigs-Universität Freiburg i.Br.; Nr. 73), Freiburg i.Br.: Psychologisches Institut der Universität, 1991.

Bünte-Ludwig, Christiane, Gestalttherapie – Integrative Therapie. Leben heißt wachsen, in: Hilarion Petzold (Hrsg.), Wege zum Menschen. Methoden und Persönlichkeiten moderner Psychotherapie. Ein Handbuch, Bd. I, Paderborn: Junfermann, 1984, 217 – 307.

Burton, Robert, Die Anatomie der Melancholie. Ihr Wesen und Wirken, ihre Herkunft und Heilung philosophisch, medizinisch, historisch offengelegt und seziert (1621 / 1651). Ausgewählt und übertragen von Werner von Koppenfels, 2. Auflage, Mainz: Dieterich'sche Verlagsbuchhandlung, 1995.

Busemann, Rolf & Müller, Karlheinz, Lernprogramm Synoptiker. Programmierte Unterweisung zum methodischen Umgang mit den synoptischen Evangelien, 4., verbesserte Auflage, Würzburg: Selbstverlag, 1985.

Bußmann, Magdalene, Reich Gottes, B. historisch, in: Peter Eicher (Hrsg.), Neues Handbuch theologischer Grundbegriffe, Bd. 4, München: Kösel, 1991, 389 – 402.

Carver, Charles S. & Scheier, Michael F., Perspectives on Personality, Boston – London – Sydney – Toronto: Allyn and Bacon, 1988.

Claret, Bernd J., Besessenheit, VI. systematisch-theologisch, in: Walter Kasper u.a. (Hrsg.), Lexikon für Theologie und Kirche, Bd. 2, 3., völlig neu bearbeitete Auflage, Freiburg i.Br. – Basel – Rom – Wien: Herder, 1994, 315 – 316.

Claret, Bernd J., Teufel, IV. systematisch-theologisch, in: Walter Kasper u.a. (Hrsg.), Lexikon für Theologie und Kirche, Bd. 9, 3., völlig neu bearbeitete Auflage, Freiburg i.Br. – Basel – Rom – Wien: Herder, 2000, 1366 – 1368.

Cohn, Ruth C., Es geht ums Anteilnehmen. Die Begründerin der TZI zur Persönlichkeitsentfaltung, Freiburg i.Br.: Herder, 1993.

Cohn, Ruth C., Einleitung. Die Legende von einer Stopfgans und einem Kind, in: Ruth C. Cohn & Christina Terfurth (Hrsg.), Lebendiges Lehren und Lernen. TZI macht Schule, Stuttgart: Klett-Cotta, 1993a, 8 – 9.

Cohn, Ruth C., Der Globe – vom nächsten bis zum fernsten Umfeld, in: Ruth C. Cohn & Christina Terfurth (Hrsg.), Lebendiges Lehren und Lernen. TZI macht Schule, Stuttgart: Klett-Cotta, 1993b, 144 – 173.

Cohn, Ruth C., Das Thema, in: Ruth C. Cohn & Christina Terfurth (Hrsg.), Lebendiges Lehren und Lernen. TZI macht Schule, Stuttgart: Klett-Cotta, 1993c, 322 – 324.

Condrau, Gion, Depression als Paradigma des Sterbens, in: Daseinsanalyse 11 (1994) 99 – 101.

Condrau, Gion, Bedeutung und therapeutische Aspekte der Todesträume, in: Daseinsanalyse 12 (1995) 206 – 211.

Condrau, Gion, Rezension zu Alice Holzhey-Kunz, Leiden am Dasein. Die Daseinsanalyse und die Aufgabe einer Hermeneutik psychopathologischer Phänomene, in: Daseinsanalyse 13 (1996) 132 – 134.

Cranach, Mario von, Handlungsfreiheit und Determination als Prozeß und Erlebnis, in: Zeitschrift für Sozialpsychologie 22 (1991) 4 – 24.

Cranach, Mario von, Handlungs-Entscheidungsfreiheit: ein sozialpsychologisches Modell, in: Mario von Cranach & Klaus Foppa (Hrsg.), Freiheit des Entscheidens und Handelns. Ein Problem der nomologischen Psychologie, Heidelberg: Asanger, 1996, 253 – 283.

Cranach, Mario von, Willens- und Handlungsfreiheit als psychologisches Problem: Die Struktur des Diskurses, in: Mario von Cranach & Klaus Foppa (Hrsg.), Freiheit des Entscheidens und Handelns. Ein Problem der nomologischen Psychologie, Heidelberg: Asanger, 1996a, 329 – 346.

Cullen, William, Kurzer Inbegriff der medicinischen Nosologie: oder systematische Eintheilung der Krankheiten. Nach der dritten vermehrten Ausgabe mit einigen Zusätzen, Leipzig: Fritsch, 1786.

Cyrill von Jerusalem, Katechesen. Aus dem Griechischen übersetzt und mit einer Einleitung versehen von Dr. Philipp Haeuser (Bibliothek der Kirchenväter; Bd. 41), München: Kösel & Pustet, 1922.

Davison, Gerald C. & Neale, John M., Klinische Psychologie. Ein Lehrbuch, 3., neubearbeitete und erweiterte Auflage, München – Weinheim: Psychologie-Verlags-Union, 1988.

Demal, Willibald, Praktische Pastoralpsychologie, Wien: Herder, 1949.

Depping, Klaus, Depressive alte Menschen seelsorgerlich begleiten. Auswege aus Schwermut und Verzweiflung, Hannover: Lutherisches Verlagshaus, 2000.

Derks, Frans & Lans, Jan M. van der, Die ‚Religious Life Inventory': Probleme bei der Modifikation zur Erweiterung des Anwendungsbereichs, in Archiv für Religionspsychologie 18 (1988) 267 – 279.

Descartes, René, Die Prinzipien der Philosophie (1647). Übersetzt und erläutert von Artur Buchenau, Hamburg: Meiner, 1955.

Descartes, René, Discours de la Méthode. Von der Methode des richtigen Vernunftgebrauchs und der wissenschaftlichen Forschung (1637). Französisch – deutsch. Übersetzt und herausgegeben von Lüder Gäbe, Hamburg: Meiner, 1960.

Descartes, René, Meditationen über die Erste Philosophie (1641). Aus dem Lateinischen übersetzt und herausgegeben von Gerhart Schmidt, Stuttgart: Reclam, 1971.

Descartes, René, Regeln zur Ausrichtung der Erkenntniskraft (1701). Übersetzt und herausgegeben von Lüder Gäbe, Hamburg: Meiner, 1972.

Descartes, René, Die Leidenschaften der Seele (1649). Französisch – deutsch. Herausgegeben und übersetzt von Klaus Hammacher, Hamburg: Meiner, 1984.

Deutsche Gesellschaft für Verhaltenstherapie (Hrsg.), Verhaltenstherapie. Theorien und Methoden (Forum; Bd. 11), Tübingen: Deutsche Gesellschaft für Verhaltenstherapie, 1986.

Diepgen, Raphael, Münchhausen-Statistik. Eine Randbemerkung zu einer Argumentationsfigur von Grawe (1992), in: Psychologische Rundschau 44 (1993) 176 – 177.

Dieterich, Michael, Depressionen. Hilfen aus biblischer und psychotherapeutischer Sicht, 4. Auflage, Gießen – Basel: Brunnen, 1989.

Dieterich, Michael, Handbuch Psychologie und Seelsorge, 3., durchgesehene Auflage, Wuppertal – Zürich: Brockhaus, 1994.

Dieterich, Michael, Depression, in: Michael Dieterich & Jörg Dieterich (Hrsg.), Wörterbuch Psychologie & Seelsorge, Wuppertal: Brockhaus, 1996, 66 – 68.

Dietzel, Margot, Die Lichttherapie der endogenen Depression. Ein Beitrag zur chronobiologischen Forschung in der Psychiatrie (Monographien aus dem Gesamtgebiete der Psychiatrie; Bd. 54), Berlin – Heidelberg – New York: Springer, 1990.

Dittes, James E., Two Issues in Measuring Religion, in: Merton P. Strommen (Hrsg.), Research on Religious Development. A Comprehensive Handbook, New York: Hawthorn, 1971, 78 – 106.

Dittes, James E., Religion, Prejudice, and Personality, in: Merton P. Strommen (Hrsg.), Research on Religious Development. A Comprehensive Handbook, New York: Hawthorn, 1971a, 355 – 390.

Dixon, Keith A. & Fisch, Hans-Ueli, Ethologische Aspekte der depressiven Erkrankung, in: Daniel Hell (Hrsg.), Ethologie der Depression. Familientherapeutische Möglichkeiten, Stuttgart – Jena: Fischer, 1993, 19 – 32.

Dohmen, Christoph, Ebenbild Gottes oder Hilfe des Mannes? Die Frau im Kontext der anthropologischen Aussagen von Gen 1 – 3, in: Franz Furger (Hrsg.), Jahrbuch für Christliche Sozialwissenschaften, Bd. 34, Münster: Regensberg, 1993, 152 – 164.

Dörner, Klaus & Plog, Ursula, Irren ist menschlich. Lehrbuch der Psychiatrie / Psychotherapie, 5., überarbeitete Auflage, Bonn: Psychiatrie-Verlag, 1989.

Dörr, Anette, Religiosität und Depression. Eine empirisch-psychologische Untersuchung, Weinheim: Deutscher Studien-Verlag, 1987.

Dörr, Anette, Religiosität und Depression, in: Edgar Schmitz (Hrsg.), Religionspsychologie. Eine Bestandsaufnahme des gegenwärtigen Forschungsstandes, Göttingen – Bern – Toronto – Seattle: Hogrefe, 1992, 159 – 180.

Dreyfus, Georges L., Die Melancholie – ein Zustandsbild des manisch-depressiven Irreseins. Eine klinische Studie, Jena: Fischer, 1907.

Duquoc, Christian, Mensch / Ebenbild Gottes, in: Peter Eicher (Hrsg.), Neues Handbuch theologischer Grundbegriffe, München: Kösel, 1991, 337 – 348.

Ebel, Hermann, Körperliche Symptome bei depressiven Störungen, in: Frank Löhrer (Hrsg.), Depression und Hoffnung. Tagungsband zum interdisziplinären Studientag am 9. Oktober 1993 des Katholischen Akademikerverbandes Diözesanverband Aachen und der Bischöflichen Akademie des Bistums Aachen, Aachen: Katholischer Akademikerverband Diözesanverband Aachen, 1994, 57 – 71.

Ebertz, Michael N., Gesellschaft, in: Herbert Haslinger (Hrsg.), Handbuch Praktische Theologie, Bd. 1: Grundlegungen, Mainz: Grünewald, 1999, 333 – 342.

Eckert, Jost, Der Christ der Zukunft – ein Mystiker? Neutestamentliche Orientierungspunkte, in: Andreas Heinz, Wolfgang Lentzen-Deis & Ernst Schneck (Hrsg.), Wege der Evangelisierung (Heinz Feilzer zum 65. Geburtstag), Trier: Paulinus, 1993, 63 – 77.

Eibach, Ulrich, Depression und Glaube. Religionspsychologische, theologische und seelsorgerliche Aspekte, in: Pastoraltheologie 72 (1983) 2 – 19.

Eibach, Ulrich, Der leidende Mensch vor Gott. Krankheit und Behinderung als Herausforderung unseres Bildes von Gott und dem Menschen (Theologie in Seelsorge, Beratung und Diakonie; Bd. 2), Neukirchen-Vluyn: Neukirchener, 1991.

Eibach, Ulrich, Seelische Krankheit und christlicher Glaube. Theologische, humanwissenschaftliche und seelsorgerliche Aspekte (Theologie in Seelsorge, Beratung und Diakonie; Bd. 3), Neukirchen-Vluyn: Neukirchener, 1992.

Eigenmann, Urs, Am Rand die Mitte suchen. Unterwegs zu einer diakonischen Gemeindekirche der Basis, Fribourg – Brig: Exodus, 1990.

Eigenmann, Urs, „Das Reich Gottes und seine Gerechtigkeit für die Erde". Die andere Vision vom Leben, Luzern: Exodus, 1998.

Elbert, Thomas & Rockstroh, Brigitte, Psychopharmakologie. Anwendung und Wirkungsweisen von Psychopharmaka und Drogen, 2., überarbeitete und ergänzte Auflage, Göttingen: Hogrefe, 1993.

Ellgring, Heiner, Sozialpsychologie: Ätiologie / Bedingungsanalyse, in: Urs Baumann & Meinrad Perrez (Hrsg.), Lehrbuch Klinische Psychologie, Bd. 1: Grundlagen, Diagnostik, Ätiologie, Bern – Stuttgart – Toronto: Huber, 1990, 308 – 324.

Ellis, Albert, „Religion ist Kinderkram". Interview mit Psychologie heute, in: Psychologie heute 24 (1997) 25.

Emlein, Günther, Rezension zu Peter Held, Systemische Praxis in der Seelsorge, in: Wege zum Menschen 51 (1999) 313 – 314.

Emlein, Günther, Seelsorge als systemische Praxis. Grundlagen für eine systemische Konzeption der Seelsorge, in: Wege zum Menschen 53 (2001) 158 – 178.

Emlein, Günther, Systemische Theorie und Praxis in Seelsorge und Beratung, in: DGfP-Info 7 (2001a) 3 – 19.

Engel, Helmut, Das Buch der Weisheit (Neuer Stuttgarter Kommentar: Altes Testament; Bd. 16), Stuttgart: Katholisches Bibelwerk, 1998.

Epstein Rosen, Laura & Amador, Xavier F., Wenn der Mensch, den du liebst, depressiv ist. Wie man depressiven Angehörigen oder Freunden hilft, ohne selbst den Boden unter den Füßen zu verlieren. Aus dem Englischen von Olga Rinne, Bern – München – Wien: Scherz, 1998.

Erkwoh, Ralf-Dietrich, Behandlungsmöglichkeiten der Depression, in: Frank Löhrer (Hrsg.), Depression und Hoffnung. Tagungsband zum interdisziplinären Studientag am 9. Oktober 1993 des Katholischen Akademikerverbandes Diözesanverband Aachen und der Bischöflichen Akademie des Bistums Aachen, Aachen: Katholischer Akademikerverband Diözesanverband Aachen, 1994, 45 – 55.

Ernsperger, Bruno, Von innen heraus bauen. Gemeindeentwicklung, die mit dem Wirken Gottes rechnet, in: Franz Weber, Thomas Böhm, Anna Findl-Ludescher & Hubert Findl (Hrsg.), Im Glauben Mensch werden. Impulse für eine Pastoral, die zur Welt kommt. Festschrift für Hermann Stenger zum 80. Geburtstag (Tübinger Perspektiven zur Pastoraltheologie und Religionspädagogik; Bd. 7), Münster: Lit, 2000, 87 – 100.

Ernst, Josef, Das Evangelium nach Lukas, 6., überarbeitete Auflage, Regensburg: Pustet, 1993.

Eysenck, Hans J., The Effects of Psychotherapy: An Evaluation, in: Journal of Consulting Psychology 16 (1952) 319 – 324.

Eysenck, Hans J., Typologie, in: Wilhelm Arnold, Hans J. Eysenck & Richard Meili (Hrsg.), Lexikon der Psychologie, Bd. 3, 2. Auflage, Freiburg i.Br. – Basel – Wien: Herder, 1987, 2369 – 2380.

Eysenck, Hans J., Grawe and the effectiveness of psychotherapy: some comments, in: Psychologische Rundschau 44 (1993) 177 – 180.

Fairchild, Roy W., Seelsorge mit depressiven Menschen. Aus dem Amerikanischen von Kristin Laubach. Mit einem Vorwort von Wunibald Müller, Mainz: Grünewald, 1991.

Feilzer, Heinz, Heilung, Heilungen, V. praktisch-theologisch, in: Walter Kasper u.a. (Hrsg.), Lexikon für Theologie und Kirche, Bd. 4, 3., völlig neu bearbeitete Auflage, Freiburg i.Br. – Basel – Rom – Wien: Herder, 1995, 1361.

Fiedler, Peter, Kritische Lebensereignisse, soziale Unterstützung und Depression, in: Christoph Mundt, Peter Fiedler, Hermann Lang & Alfred Kraus (Hrsg.), Depressionskonzepte heute: Psychopathologie oder Pathopsychologie? (Hubertus Tellenbach zum 75. Geburtstag), Berlin – Heidelberg – New York: Springer, 1991, 280 – 295.

Fiedler, Peter, Backenstraß, Matthias, Kronmüller, Klaus-Thomas & Mundt, Christoph, Eheliche Interaktion und das Rückfallrisiko depressiver Patienten – Eine Strukturanalyse ehelicher Beziehungsmuster mittels SASB, in: Verhaltenstherapie 8 (1998) 4 – 13.

Finke, Jobst, Empathie und Interaktion. Methodik und Praxis der Gesprächspsychotherapie, Stuttgart – New York: Thieme, 1994.

Fischer, Balthasar, „Zeit der Mystagogie". Ein wiederbelebtes Element der altchristlichen Evangelisierung, in: Andreas Heinz, Wolfgang Lentzen-Deis & Ernst Schneck (Hrsg.), Wege der Evangelisierung (Heinz Feilzer zum 65. Geburtstag), Trier: Paulinus, 1993, 91 – 98.

Fischer, Hans R., Zum Ende der großen Entwürfe. Eine Einführung, in: Hans R. Fischer, Arnold Retzer & Jochen Schweitzer (Hrsg.), Das Ende der großen Entwürfe, 2. Auflage, Frankfurt am Main: Suhrkamp, 1993, 9 – 34.

Fischer, Hans R. & Schweitzer, Jochen, Zur Rezeption von Philosophie durch systemische Praktiker. Eine kritische Anmerkung, in: Jochen Schweitzer, Arnold Retzer & Hans R. Fischer (Hrsg.), Systemische Praxis und Postmoderne, Frankfurt am Main: Suhrkamp, 1992, 78 – 86.

Fischer, Klaus P., Gotteserfahrung. Mystagogie in der Theologie Karl Rahners und in der Theologie der Befreiung, Mainz: Grünewald, 1986.

Fliegel, Steffen, Groeger, Wolfgang M., Künzel, Rainer, Schulte, Dietmar & Sorgatz, Hardo, Verhaltenstherapeutische Standardmethoden. Ein Übungsbuch, 2., neu ausgestattete Auflage, München: Psychologie-Verlags-Union, 1989.

Foerster, Werner, *sozo* und *soteria* im Neuen Testament, in: Gerhard Friedrich (Hrsg.), Theologisches Wörterbuch zum Neuen Testament. Begründet von Gerhard Kittel, Bd. 7, Stuttgart – Berlin – Köln: Kohlhammer, 1990, 989 – 999.

Foucault, Michel, Die Ordnung der Dinge. Eine Archäologie der Humanwissenschaften, Frankfurt am Main: Suhrkamp, 1974.

Fraas, Hans-Jürgen, Die Religiosität des Menschen. Ein Grundriß der Religionspsychologie, 2., durchgesehene Auflage, Göttingen: Vandenhoeck & Ruprecht, 1993.

Fraas, Hans-Jürgen, Religiosität, in: Jürgen Blattner, Balthasar Gareis & Alfred Plewa (Hrsg.), Handbuch der Psychologie für die Seelsorge, Bd. 2: Angewandte Psychologie, Düsseldorf: Patmos, 1993a, 289 – 310.

Franke, Klaus & Halter, Hans, Seelenheiler im Labyrinth, in: Der Spiegel Nr. 36 vom 4. September 2000, 110 – 117.

Frankl, Viktor E., Argumente für einen tragischen Optimismus, in: Sinn-voll heilen. Viktor E. Frankls Logotherapie – Seelenheilkunde auf neuen Wegen. Einführung und Erfahrungsberichte mit Beiträgen von Walter Böckmann, Uwe Böschemeyer, Paul H. Bresser, Viktor E. Frankl, Günter Funke, Wolfgang Kretschmer, Alfried Längle, Elisabeth S. Lukas. Vorwort von Irmgard Karwatzki, Freiburg i.Br.: Herder, 1984, 11 – 31.

Frankl, Viktor E., Der Mensch vor der Frage nach dem Sinn. Eine Auswahl aus dem Gesamtwerk. Mit einem Vorwort von Konrad Lorenz, 4. Auflage, München – Zürich: Piper, 1985.

Frankl, Viktor E., Die Sinnfrage in der Psychotherapie. Mit einem Vorwort von Franz Kreuzer, 2. Auflage, München – Zürich: Piper, 1985a.

Frankl, Viktor E., Die Psychotherapie in der Praxis. Eine kasuistische Einführung für Ärzte, 2. Auflage, München – Zürich: Piper, 1991.

Frankl, Viktor E., ... trotzdem Ja zum Leben sagen. Ein Psychologe erlebt das Konzentrationslager, 6. Auflage, München: Kösel, 1994.

Freud, Sigmund, Vorlesungen zur Einführung in die Psychoanalyse und Neue Folge der Vorlesungen zur Einführung in die Psychoanalyse (Studienausgabe; Bd. 1), 12., korrigierte Auflage, Frankfurt am Main: Fischer, 1994.

Freud, Sigmund, Die Traumdeutung (Studienausgabe, Bd. 2), 9., korrigierte Auflage, Frankfurt am Main: Fischer, 1994a.

Freud, Sigmund, Trauer und Melancholie (1917), in: ders., Psychologie des Unbewußten (Studienausgabe; Bd. 3), 8., korrigierte Auflage, Frankfurt am Main: Fischer, 1994b, 193 – 212.

Freud, Sigmund, Jenseits des Lustprinzips (1920), in: ders., Psychologie des Unbewußten (Studienausgabe; Bd. 3), 8., korrigierte Auflage, Frankfurt am Main: Fischer, 1994c, 213 – 272.

Freud, Sigmund, Der Witz und seine Beziehung zum Unbewußten (1905), in: ders., Psychologische Schriften (Studienausgabe; Bd. 4), 8., korrigierte Auflage, Frankfurt am Main: Fischer, 1994d, 9 – 219.

Freud, Sigmund, Das Unheimliche (1919), in: ders., Psychologische Schriften (Studienausgabe; Bd. 4), 8., korrigierte Auflage, Frankfurt am Main: Fischer, 1994e, 241 – 274.

Freud, Sigmund, Der Humor (1927), in: ders., Psychologische Schriften (Studienausgabe; Bd. 4), 8., korrigierte Auflage, Frankfurt am Main: Fischer, 1994f, 275 – 282.

Freud, Sigmund, Bruchstück einer Hysterie-Analyse (1905), in: ders., Hysterie und Angst (Studienausgabe; Bd. 6), 8., korrigierte Auflage, Frankfurt am Main: Fischer, 1994g, 83 – 186.

Frielingsdorf, Karl, Dämonische Gottesbilder. Ihre Entstehung, Entlarvung und Überwindung, 3. Auflage, Mainz: Grünewald, 1997.

Frielingsdorf, Karl, Der wahre Gott ist anders. Von krankmachenden zu heilenden Gottesbildern, Mainz: Grünewald, 1997a.

Fries, Heinrich, Fundamentaltheologie, 2., unveränderte Auflage, Graz – Wien – Köln: Styria, 1985.

Fries, Heinrich, „Damit die Welt glaube“. Gefährdung – Ermutigung – Erneuerung, Frankfurt am Main: Knecht, 1987.

Fries, Heinrich, Glaubenserfahrungen – Glaubenskonsequenzen, Graz – Wien – Köln: Styria, 1989.

Fromm, Erich, Psychoanalyse und Religion. Aus dem Amerikanischen übertragen von Elisabeth Rotten. Überarbeitung des deutschen Textes von Rainer Funk, 6. Auflage, München: Goldmann, 1981.

Fuchs, Brigitte, Religiosität und psychische Gesundheit im Alter, in: Peter Bäurle u.a. (Hrsg.), Klinische Psychotherapie mit älteren Menschen. Grundlagen und Praxis, Bern – Göttingen – Toronto – Seattle: Huber, 2000, 235 – 243.

Fuchs, Brigitte, Une médecine de la foi, in: Témoignage chrétien Nr. 2958 vom 22. März 2001, 17.

Fuchs, Brigitte & Haslinger, Herbert, Die Perspektive der Betroffenen, in: Herbert Haslinger (Hrsg.), Handbuch Praktische Theologie, Bd. 1: Grundlegungen, Mainz: Grünewald, 1999, 220 – 230.

Fuchs, Gotthard, „Widerstehe dem Bösen nicht". Gottes Vergebung und die Erfahrung des Bösen, in: Diakonia 32 (2001) 84 – 88.

Fuchs, Ottmar, Heilen und befreien. Der Dienst am Nächsten als Ernstfall von Kirche und Pastoral, Düsseldorf: Patmos, 1990.

Fuchs, Ottmar, Leben mit psychisch kranken Menschen im Horizont christlicher Theologie, in: Heinz Axtmann & Ursula Bernauer (Hrsg.), Was gilt der Mensch? Anfragen an Geschichte und Gegenwart der Psychiatrie, Freiburg i.Br.: Katholische Akademie der Erzdiözese Freiburg i.Br., 1991, 49 – 78.

Fuchs, Ottmar, Solidarität und Glaube, in: Deutscher Caritasverband (Hrsg.), Caritas '99. Jahrbuch des Deutschen Caritasverbandes, Freiburg i.Br.: Deutscher Caritasverband, 1998, 19 – 35.

Fuchs, Ottmar, Martyria und Diakonia: Identität christlicher Praxis, in: Herbert Haslinger (Hrsg.), Handbuch Praktische Theologie, Bd. 1: Grundlegungen, Mainz: Grünewald, 1999, 178 – 197.

Fuchs, Ottmar, Kulturelle Bedeutungsträger als Orte der Wahr-Nehmung, in: Herbert Haslinger (Hrsg.), Handbuch Praktische Theologie, Bd. 1: Grundlegungen, Mainz: Grünewald, 1999a, 231 – 247.

Fuchs, Ottmar, Kirche, in: Herbert Haslinger (Hrsg.), Handbuch Praktische Theologie, Bd. 1: Grundlegungen, Mainz: Grünewald, 1999b, 363 – 375.

Fuchs, Ottmar, Wie funktioniert die Theologie in empirischen Untersuchungen?, in: Theologische Quartalschrift 180 (2000) 191 – 210.

Fuchs, Ottmar, Von der Empathie zur Solidarität. Die Macht des entmächtigenden Zeugnisses, in: Franz Weber, Thomas Böhm, Anna Findl-Ludescher & Hubert Findl (Hrsg.), Im Glauben Mensch werden. Impulse für eine Pastoral, die zur Welt kommt. Festschrift für Hermann Stenger zum 80. Geburtstag (Tübinger Perspektiven zur Pastoraltheologie und Religionspädagogik; Bd. 7), Münster: Lit, 2000a, 75 – 83.

Fuchs, Werner, Biographische Forschung. Eine Einführung in Praxis und Methoden, Opladen: Westdeutscher Verlag, 1984.

Funke, Dieter, Theologie und (Tiefen-) Psychologie, in: Renovatio 48 (1992) 219 – 228.

Funke, Dieter, Der halbierte Gott. Die Folgen der Spaltung und die Sehnsucht nach Ganzheit, München: Kösel, 1993.

Furger, Franz, Zum theologischen Menschenbild, in: Michael Schlagheck (Hrsg.), Theologie und Psychologie im Dialog über ihre Menschenbilder, Paderborn: Bonifatius, 1997, 20 – 45.

Fürst, Walter, Praktisch-theologische Urteilskraft. Auf dem Weg zu einer symbolisch-kritischen Methode der Praktischen Theologie (Studien zur Praktischen Theologie; Bd. 32), Zürich – Einsiedeln – Köln: Benziger, 1986.

Gabriel, Karl, Soziologie, in: Herbert Haslinger (Hrsg.), Handbuch Praktische Theologie, Bd. 1: Grundlegungen, Mainz: Grünewald, 1999, 292 – 303.

Gadamer, Hans-Georg, Wahrheit und Methode, Bd. 2: Ergänzungen, Register (Gesammelte Werke; Bd. 2), Tübingen: Mohr, 1986.

Gadamer, Hans-Georg, Über die Verborgenheit der Gesundheit. Aufsätze und Vorträge, 4. Auflage, Frankfurt am Main: Suhrkamp, 1996.

Gallemore, Johnnie L., Wilson, William P. & Rhoads, John M., The Religious Life of Patients with Affective Disorders, in: Diseases of the Nervous System 30 (1969) 483 – 487.

Ganoczy, Alexandre, Aus seiner Fülle haben wir alle empfangen. Grundriß der Gnadenlehre, Düsseldorf Patmos, 1989.

Ganoczy, Alexandre, Liebe als Prinzip der Theologie. Gesammelte Studien für eine „responsorische" Dogmatik. Herausgegeben von Rainer Dvorak, Würzburg: Echter, 1993.

Ganoczy, Alexandre, Unendliche Weiten ... Naturwissenschaftliches Weltbild und christlicher Glaube (Technik und Weisheit; Bd. 1), Freiburg i.Br. – Basel – Wien: Herder, 1998.

Garhammer, Erich, Die Frage nach den Kriterien, in: Herbert Haslinger (Hrsg.), Handbuch Praktische Theologie, Bd. 1: Grundlegungen, Mainz: Grünewald, 1999, 304 – 317.

Gärtner, Heribert W., Individualseelsorge in der Alten Kirche. Ein Beitrag zur Geschichte der Seelsorge, in: Wege zum Menschen 34 (1982) 95 – 101.

Gastager, Heimo, Psychosen, in: Heimo Gastager, Karl Gastgeber, Gottfried Griesl u.a. (Hrsg.), Praktisches Wörterbuch der Pastoralanthropologie. Sorge um den Menschen, Wien: Herder und Göttingen: Vandenhoeck & Ruprecht, 1975, 877 – 883.

Gebert, Sigbert, Grenzen der Psychologie. Philosophische Betrachtungen zu den Grundlagen der Psychotherapie, Würzburg: Königshausen & Neumann, 1995.

Geest, Hans van der, Unter vier Augen. Beispiele gelungener Seelsorge, 5. Auflage, Zürich: Theologischer Verlag, 1995.

Gergen, Kenneth J., Die Konstruktion des Selbst im Zeitalter der Postmoderne, in: Psychologische Rundschau 41 (1990) 191 – 199.

Gergen, Kenneth J., Eine Antwort auf meine Kommentatoren, in: Psychologische Rundschau 41 (1990a) 208 – 210.

Gerhards, Jürgen, Emile Durkheim. Die Seele als soziales Phänomen, in: Gerd Jüttemann (Hrsg.), Wegbereiter der Historischen Psychologie, München – Weinheim: Beltz und Psychologie-Verlags-Union, 1988, 97 – 103.

Gerloff, Roswith, Historische Aspekte von Heilung, in: Theologia Practica 24 (1989) 20 – 28.

Gesenius, Wilhelm, Hebräisches und aramäisches Handwörterbuch über das Alte Testament, unveränderter Neudruck der 1915 erschienenen 17. Auflage, Berlin – Göttingen – Heidelberg: Springer, 1962.

Gestrich, Reinhold, Psychische Krankheit – interkulturell und interreligiös, in: Reinhard Steinberg (Hrsg.), Psychiatrie und Religion, Regensburg: Roderer, 1998, 9 – 22.

Giesekus, Ulrich, Gesprächspsychotherapie, in: Michael Dieterich & Jörg Dieterich (Hrsg.), Wörterbuch Psychologie & Seelsorge, Wuppertal: Brockhaus, 1996, 115 – 117.

Glasersfeld, Ernst von, Einführung in den radikalen Konstruktivismus, in: Paul Watzlawick (Hrsg.), Die erfundene Wirklichkeit, 6. Auflage, München – Zürich: Piper, 1990, 16 – 38.

Glasersfeld, Ernst von, Das Ende einer großen Illusion, in: Hans R. Fischer, Arnold Retzer & Jochen Schweitzer (Hrsg.), Das Ende der großen Entwürfe, 2. Auflage, Frankfurt am Main: Suhrkamp, 1993, 85 – 98.

Glatzel, Johann, Melancholie – Literarischer Topos und psychiatrischer Krankheitsbegriff, in: Daseinsanalyse 5 (1988) 27 – 40.

Gmelch, Michael, Hauptsache gesund! Ein Trend in der Gesellschaft – ein Randthema in Medizin und Kirche?, in: Lebendige Seelsorge 51 (2000) 152 – 158.

Gneist, Joachim, Religiöse Prägung und religiöses Verhalten der depressiven Primärpersönlichkeit, in: Confinia Psychiatrica 12 (1969) 164 – 184.

Gnilka, Joachim, Das Evangelium nach Markus, Teilband 1: Mk 1 – 8, 26 (Evangelisch-Katholischer Kommentar zum Neuen Testament; Bd. II / 1), Zürich – Einsiedeln – Köln: Benziger und Neukirchen-Vluyn: Neukirchener, 1978.

Gnilka, Joachim, Heil, III. biblisch, in: Walter Kasper u.a. (Hrsg.), Lexikon für Theologie und Kirche, Bd. 4, 3., völlig neu bearbeitete Auflage, Freiburg i.Br. – Basel – Rom – Wien: Herder, 1995, 1260 – 1262.

Gosciniak, Hans-Thomas, Depression: Aktuelle und pragmatische Betrachtungen zu Diagnose und Therapie, in: Hans-Thomas Gosciniak, Michael Osterheider & Stephan Volk, Angst – Zwang – Depression, Stuttgart – New York: Thieme, 1998, 1 – 32.

Götzelmann, Arnd, Seelsorge zwischen Subjekt und System. Die Entdeckung familientherapeutischer Ansätze in der Pastoralpsychologie, in: Praktische Theologie 35 (2000) 209 – 227.

Grabitz, Hans-Joachim, Kontrolle und Hilflosigkeit, in: Dieter Frey & Siegfried Greif (Hrsg.), Sozialpsychologie. Ein Handbuch in Schlüsselbegriffen, 2., erweiterte Auflage, München – Weinheim: Psychologie-Verlags-Union, 1987, 227 – 230.

Graumann, Carl F., Johannes Linschoten und die Analyse der primären Erfahrung, in: Gerd Jüttemann (Hrsg.), Wegbereiter der Historischen Psychologie, München – Weinheim: Beltz und Psychologie-Verlags-Union, 1988, 310 – 315.

Grawe, Klaus, Psychotherapieforschung zu Beginn der neunziger Jahre, in: Psychologische Rundschau 43 (1992) 132 – 162.

Grawe, Klaus, Konfrontation, Abwehr und Verständigung: Notwendige Schritte im Erkenntnisprozeß der Psychotherapieforschung. Eine Erwiderung auf die Stellungnahmen von Hoffmann, Hellhammer und Bastine zu meiner Darstellung der „Psychotherapieforschung zu Beginn der neunziger Jahre", in: Psychologische Rundschau 43 (1992a) 174 – 178.

Grawe, Klaus, Über Voraussetzungen eines gemeinsamen Erkenntnisprozesses in der Psychotherapie. Eine Erwiderung auf Eysenck und Diepgen, in: Psychologische Rundschau 44 (1993) 181 – 186.

Grawe, Klaus, Geleitwort, in: Elisabeth Schramm, Interpersonelle Psychotherapie bei Depressionen und anderen psychischen Störungen. Mit dem Original-Therapiemanual von Klerman, Weissman, Rounsaville und Chevron, 2., durchgesehene und aktualisierte Auflage, Stuttgart – New York: Schattauer, 1998, V – VI.

Grawe, Klaus, Donati, Ruth & Bernauer, Friederike, Psychotherapie im Wandel. Von der Konfession zur Profession, 2. Auflage, Göttingen – Bern – Toronto – Seattle: Hogrefe, 1994.

Greenberg, Leslie S., Elliott, Robert K. & Lietaer, Germain, Research on Experiential Psychotherapies, in: Allen E. Bergin & Sol L. Garfield (Hrsg.), Handbook of Psychotherapy and Behavior Change, 4. Auflage, New York – Chichester – Brisbane – Toronto – Singapore: John Wiley & Sons, 1994, 509 – 539.

Gregor der Große, Buch der Pastoralregel. Aus dem Lateinischen übersetzt von Joseph Funk (Bibliothek der Kirchenväter; Zweite Reihe, Bd. IV), München: Kösel & Pustet, 1933.

Gregorius Magnus, Regulae Pastoralis Liber, in: Sancti Gregorii Papae Opera Omnia, Bd. 3 (Patrologiae Cursus Completus. Series Latina; Bd. 77), Paris: Migne, 1896, 9 – 128.

Greinacher, Norbert, Soziologische Aspekte des Selbstvollzugs der Kirche, in: Franz X. Arnold, Karl Rahner, Viktor Schurr & Leonhard M. Weber (Hrsg.), Handbuch der Pastoraltheologie. Praktische Theologie der Kirche in ihrer Gegenwart, Bd. 1, Freiburg i.Br. – Basel – Wien: Herder, 1964, 413 – 448.

Greinacher, Norbert, Das Theorie-Praxis-Problem in der Praktischen Theologie, in: Ferdinand Klostermann & Rolf Zerfaß (Hrsg.), Praktische Theologie heute, München: Kaiser und Mainz: Grünewald, 1974, 103 – 118.

Greinacher, Norbert, Praktische Theologie als kritische Theorie kirchlicher Praxis in der Gesellschaft, in: Theologische Quartalschrift 168 (1988) 283 – 299.

Greinacher, Norbert, Der wissenschaftsgeschichtliche Weg, in: Herbert Haslinger (Hrsg.), Handbuch Praktische Theologie, Bd. 1: Grundlegungen, Mainz: Grünewald, 1999, 46 – 52.

Greshake, Gisbert, Geschenkte Freiheit. Einführung in die Gnadenlehre, 3. Auflage, Freiburg i.Br. – Basel – Wien: Herder, 1986.

Greshake, Gisbert, Der dreieine Gott. Eine trinitarische Theologie, 3., durchgesehene Auflage, Freiburg i.Br. – Basel – Wien: Herder, 1998.

Grimm, Jacob & Grimm, Wilhelm, Deutsches Wörterbuch. Erster Band, Leipzig: Hirzel, 1854; fotomechanischer Nachdruck: München: Deutscher Taschenbuch-Verlag, 1999.

Grom, Bernhard, Religionspsychologie, München: Kösel und Göttingen: Vandenhoeck & Ruprecht, 1992.

Grom, Bernhard, Religiosität hat viele Gesichter. Eine theologische und motivationspsychologische Betrachtung, in: Michael Schlagheck (Hrsg.), Theologie und Psychologie im Dialog über die Frage nach Gott, Paderborn: Bonifatius, 1996, 15 – 43.

Grom, Bernhard, Gottesvergiftung oder Gottestherapie?, in: Psychologie heute 24 (1997) 22 – 26.

Grom, Bernhard, Religiosität, II. religionspädagogisch, in: Walter Kasper u.a. (Hrsg.), Lexikon für Theologie und Kirche, Bd. 8, 3., völlig neu bearbeitete Auflage, Freiburg i.Br. – Basel – Rom – Wien: Herder, 1999, 1087 – 1088.

Grom, Bernhard, Religiosität und subjektives Wohlbefinden, in: Psychotherapie, Psychosomatik, medizinische Psychologie (PPmP) 50 (2000) 187 – 192.

Grom, Bernhard, Tendenz: leicht steigend. Die deutschsprachige Religionspsychologie der 90er Jahre, in: Stimmen der Zeit 218 (2000a) 787 – 789.

Groß, Harald, Ein Weg in die Selbständigkeit und Freiheit. Protokollauszüge aus einer Gesprächsreihe, in: Wege zum Menschen 32 (1980) 284 – 300.

Groß, Walter, Gottebenbildlichkeit, I. Altes Testament, in: Walter Kasper u.a. (Hrsg.), Lexikon für Theologie und Kirche, Bd. 4, 3., völlig neu bearbeitete Auflage, Freiburg i.Br. – Basel – Rom – Wien: Herder, 1995, 871 – 873.

Grossmann, Klaus E., Bindungsverhalten und Depression, in: Daniel Hell (Hrsg.), Ethologie der Depression. Familientherapeutische Möglichkeiten, Stuttgart – Jena: Fischer, 1993, 65 – 79.

Grundmann, Walter, Das Evangelium nach Lukas (Theologischer Handkommentar zum Neuen Testament; Bd. 3), 9. Auflage, Berlin: Evangelische Verlagsanstalt, 1981.

Grün, Anselm, Anfechtung, I. frömmigkeitsgeschichtlich, in: Walter Kasper u.a. (Hrsg.), Lexikon für Theologie und Kirche, Bd. 1, 3., völlig neu bearbeitete Auflage, Freiburg i.Br. – Basel – Rom – Wien: Herder, 1993, 644.

Grünewald, Iris, Wolfersdorf, Manfred & Barg, Thomas, Geschlechtsspezifische Aspekte der Depressionsbehandlung, in: Psychotherapeut 40 (1995) 348 – 352.

Guardini, Romano, Vom Sinn der Schwermut, Mainz: Grünewald, 1983.

Guardini, Romano, Der Gegensatz. Versuche zu einer Philosophie des Lebendig-Konkreten, 3. Auflage, Mainz: Grünewald, 1985.

Gubler, Marie-Louise, Der versperrte Himmel. Biblische und literarische Spurensuche nach dem Bösen, in: Diakonia 32 (2001) 89 – 97.

Gutberlet, Michael, Wut, Haß, Aggression in der Gesprächspsychotherapie. Annäherung an ein vernachlässigtes Thema, in: GwG-Zeitschrift 21 (1990) 26 – 30.

Haag, Herbert, Jesus, in: ders. (Hrsg.), Bibel-Lexikon, 3. Auflage, Zürich – Einsiedeln – Köln: Benziger, 1982, 833.

Haag, Herbert, Schöpfungsbericht, in: ders. (Hrsg.), Bibel-Lexikon, 3. Auflage, Zürich – Einsiedeln – Köln: Benziger, 1982a, 1552 – 1556.

Hagenmaier, Martin, Psychisch kranke Menschen, in: Konrad Baumgartner & Wunibald Müller (Hrsg.), Beraten und Begleiten: Handbuch für das seelsorgliche Gespräch, Freiburg i.Br. – Basel – Wien: Herder, 1990, 165 – 175.

Hahlweg, Kurt, Interpersonelle Faktoren bei depressiven Erkrankungen, in: Christoph Mundt, Peter Fiedler, Hermann Lang & Alfred Kraus (Hrsg.), Depressionskonzepte heute: Psychopathologie oder Pathopsychologie? (Hubertus Tellenbach zum 75. Geburtstag), Berlin – Heidelberg – New York: Springer, 1991, 268 – 279.

Haindorf, Alexander, Versuch einer Pathologie und Therapie der Geistes- und Gemüthskrankheiten, Heidelberg: Braun, 1811.

Halisch, Frank, Beobachtungslernen und die Wirkung von Vorbildern, in: Hans Spada (Hrsg.), Lehrbuch Allgemeine Psychologie, Bern – Stuttgart – Toronto: Huber, 1990, 373 – 402.

Hammen, Constance, Depression. Erscheinungsformen und Behandlung. Aus dem Englischen übersetzt von Matthias Wengenroth, Bern – Göttingen – Toronto – Seattle: Huber, 1999.

Hammers, Alwin J., Pastoralpsychologische Ausbildung für den Seelsorgedienst. Grundlagen, Ziele, Methoden, in: Isidor Baumgartner (Hrsg.), Handbuch der Pastoralpsychologie, Regensburg: Pustet, 1990, 153 – 180.

Hammers, Alwin J., Der systemische Ansatz in der Psychotherapie, in: Jürgen Blattner, Balthasar Gareis & Alfred Plewa (Hrsg.), Handbuch der Psychologie für die Seelsorge, Bd. 2: Angewandte Psychologie, Düsseldorf: Patmos, 1993, 234 – 257.

Hammers, Alwin J., Carl Rogers und die Seelsorge, in: Gesprächspsychotherapie und Personzentrierte Beratung 28 (1997) 236 – 237.

Hammers, Alwin J., Christlicher Glaube ... und praktizierter Unglaube. Erfahrungen und Anmerkungen eines Psychotherapeuten, 2. Auflage, Trier: Weyand, 1997a.

Hänle, Joachim, Heilende Verkündigung. Kerygmatische Herausforderungen im Dialog mit Ansätzen der Humanistischen Psychologie (Glaubenskommunikation Reihe Zeitzeichen; Bd. 1), Ostfildern: Schwabenverlag, 1997.

Hark, Helmut, Religiöse Entwicklung und psychische Schwierigkeiten, in: Wege zum Menschen 34 (1982) 443 – 458.

Hark, Helmut, Religiöse Neurosen. Ursachen und Heilung, Stuttgart: Kreuz, 1984.

Hark, Helmut, Neurose und Religion. Zur Korrelation zwischen Glaubensleben und seelischem Erleben, in: Archiv für Religionspsychologie 17 (1985) 21 – 73.

Hark, Helmut, Religiöse Neurosen. Neurotisierung durch angstmachende Gottesbilder, in: Gunther Klosinski (Hrsg.), Religion als Chance oder Risiko. Entwicklungsfördernde und entwicklungshemmende Aspekte religiöser Erziehung. Mit einem Vorwort von Hans Küng, Bern – Göttingen – Toronto – Seattle: Huber, 1994, 151 – 158.

Hartmann, Jürg & Hartmann, Iris, Der Entwicklungsaspekt in der Klientenzentrierung. Verdeutlicht am Beispiel einer depressiven Psychotherapieklientin mit Störungen des Schulderlebens, in: Dietrich H. Moshagen (Hrsg.), Klientenzentrierte Therapie bei Depression, Schizophrenie und psychosomatischen Störungen, Heidelberg: Asanger, 1997, 134 – 186.

Hartmann-Kottek-Schroeder, Lotte, Gestalttherapie, in: Theodor Seifert & Angela Waiblinger (Hrsg.), Therapie und Selbsterfahrung. Einblick in die wichtigsten Methoden, Stuttgart: Kreuz, 1986, 131 – 138.

Haslinger, Herbert, Was ist Mystagogie? Praktisch-theologische Annäherung an einen strapazierten Begriff, in: Stefan Knobloch & Herbert Haslinger (Hrsg.), Mystagogische Seelsorge. Eine lebensgeschichtlich orientierte Pastoral, Mainz: Grünewald, 1991, 15 – 75.

Haslinger, Herbert, Vorwort, in: ders. (Hrsg.), Handbuch Praktische Theologie, Bd. 1: Grundlegungen, Mainz: Grünewald, 1999, 15 – 17.

Haslinger, Herbert, Die wissenschaftstheoretische Frage nach der Praxis, in: ders. (Hrsg.), Handbuch Praktische Theologie, Bd. 1: Grundlegungen, Mainz: Grünewald, 1999a, 102 – 121.

Haslinger, Herbert, Sakramente – befreiende Deutung von Lebenswirklichkeit, in: ders. (Hrsg.), Handbuch Praktische Theologie, Bd. 2: Durchführungen, Mainz: Grünewald, 2000, 164 – 184.

Haslinger, Herbert, Bundschuh-Schramm, Christiane, Fuchs, Ottmar, Karrer, Leo, Klein, Stephanie, Knobloch, Stefan & Stoltenberg, Gundelinde, Ouvertüre: Zu Selbstverständnis und Konzept dieser Praktischen Theologie, in: Herbert Haslinger (Hrsg.), Handbuch Praktische Theologie, Bd. 1: Grundlegungen, Mainz: Grünewald, 1999, 19 – 36.

Haslinger, Herbert, Bundschuh-Schramm, Christiane, Fuchs, Ottmar, Karrer, Leo, Klein, Stephanie, Knobloch, Stefan & Stoltenberg, Gundelinde, Praktische Theologie – eine Begriffsbestimmung in Thesen, in: Herbert Haslinger (Hrsg.), Handbuch Praktische Theologie, Bd. 1: Grundlegungen, Mainz: Grünewald, 1999a, 386 – 397.

Hauschildt, Eberhard, Rezension zu Isolde Karle, Seelsorge in der Moderne. Eine Kritik der psychoanalytisch orientierten Seelsorgelehre, in: Wege zum Menschen 52 (2000) 119 – 122.

Haußecker, Otto, Schritte aus der Resignation. Gedanken aus der Emmausgeschichte – Lukas 24, 13 – 35, in: Diakonie 23 (1997) 90 – 92.

Hautzinger, Martin, Kognitiver und verhaltenstheoretischer Ansatz in der Therapie der Depression, in: Daseinsanalyse 6 (1989) 121 – 133.

Hautzinger, Martin, Perspektiven für ein psychologisches Konzept der Depression, in: Christoph Mundt, Peter Fiedler, Hermann Lang & Alfred Kraus (Hrsg.), Depressionskonzepte heute: Psychopathologie oder Pathopsychologie? (Hubertus Tellenbach zum 75. Geburtstag), Berlin – Heidelberg – New York: Springer, 1991, 236 – 248.

Hautzinger, Martin, Psychotherapie und Pharmakotherapie bei Depressionen, in: Psychotherapeut 40 (1995) 373 – 380.

Hautzinger, Martin, Depression (Fortschritte der Psychotherapie; Bd. 4), Göttingen – Bern – Toronto – Seattle: Hogrefe, 1998.

Hautzinger, Martin & de Jong-Meyer, Renate, Depressionen, in: Hans Reinecker (Hrsg.), Lehrbuch der Klinischen Psychologie. Modelle psychischer Störungen, Göttingen – Toronto – Zürich: Hogrefe, 1990, 126 – 165.

Hautzinger, Martin, Stark, Wolfgang & Treiber, Renate, Kognitive Verhaltenstherapie bei Depressionen. Behandlungsanleitungen und Materialien, Mannheim – Weinheim: Psychologie-Verlags-Union, 1989.

Heidegger, Martin, Brief über den „Humanismus“ (1946), in: ders., Wegmarken, 2. Auflage, Frankfurt am Main: Klostermann, 1978, 311 – 360.

Heidegger, Martin, Sein und Zeit (1927), 16. Auflage, Tübingen: Niemeyer, 1986.

Heidegger, Martin, Zollikoner Seminare. Protokolle – Gespräche – Briefe. Herausgegeben von Medard Boss, Frankfurt am Main: Klostermann, 1987.

Heidegger, Martin, Die Zeit des Weltbildes (1938), in: ders., Holzwege, 7. Auflage, Frankfurt am Main: Klostermann, 1994, 75 – 113.

Heidegger, Martin, Abendgespräch in einem Kriegsgefangenenlager in Rußland zwischen einem Jüngeren und einem Älteren, in: ders., Feldweg-Gespräche (1944 / 45), Frankfurt am Main: Klostermann, 1995, 203 – 240.

Heigl-Evers, Annelise, Böhle, Alexander & Ott, Jürgen, Der Begriff „Menschenbild“ und die psychoanalytisch-interaktionelle Theorie, in: Michael Schlagheck (Hrsg.), Theologie und Psychologie im Dialog über ihre Menschenbilder, Paderborn: Bonifatius, 1997, 46 – 66.

Heimbach-Steins, Marianne, „Als Mann und Frau ...“. Grunddatum theologischer Anthropologie – Herausforderung christlicher Sozialethik, in: Franz Furger (Hrsg.), Jahrbuch für Christliche Sozialwissenschaften, Bd. 34, Münster: Regensberg, 1993, 165 – 189.

Heinroth, Johann C. A., Lehrbuch der Störungen des Seelenlebens oder der Seelenstörungen und ihrer Behandlung. Zwey Theile, Leipzig: Vogel, 1818.

Held, Peter, Systemische Praxis in der Seelsorge, Mainz: Grünewald, 1998.

Hell, Daniel, Einführung und Übersicht, in: ders. (Hrsg.), Ethologie der Depression. Familientherapeutische Möglichkeiten, Stuttgart – Jena: Fischer, 1993, IX – XIV.

Hellhammer, Dirk, Wie wissenschaftlich ist die Psychotherapieforschung?, in: Psychologische Rundschau 43 (1992) 168 – 170.

Henke, Thomas, Ein Fach zwischen den Stühlen. Wo steht heute die Pastoraltheologie?, in: Herder-Korrespondenz 47 (1993) 197 – 203.

Henke, Thomas, Seelsorge und Lebenswelt. Auf dem Weg zu einer Seelsorgetheorie in Auseinandersetzung mit soziologischen und sozialphilosophischen Lebensweltkonzeptionen (Studien zur Theologie und Praxis der Seelsorge; Bd. 14), Würzburg: Echter, 1994.

Henry, William P., Strupp, Hans H., Schacht, Thomas E. & Gaston, Louise, Psychodynamic Approaches, in: Allen E. Bergin & Sol L. Garfield (Hrsg.), Handbook of Psychotherapy and Behavior Change, 4. Auflage, New York – Chichester – Brisbane – Toronto – Singapore: John Wiley & Sons, 1994, 467 – 508.

Herbst, Michael, Seelsorge und Psychotherapie, in: Seelsorge. Ergebnisse aus Sozialwissenschaft und Theologie 2 (1999) 4 – 11.

Herzog, Walter, Der Körper als Thema der Pädagogik, in: Walter Herzog & Bruno Meile (Hrsg.), Schwerpunkt Schule (Festschrift zum 60. Geburtstag von Konrad Widmer), Zürich – Stuttgart: Rotapfel, 1979, 181 – 231.

Herzog, Walter, Plädoyer für Metaphern. Versuch, ein vergessenes pädagogisches Thema in Erinnerung zu rufen, in: Vierteljahrsschrift für wissenschaftliche Pädagogik 59 (1983) 299 – 332.

Herzog, Walter, Modell und Theorie in der Psychologie, Göttingen – Toronto – Zürich: Hogrefe, 1984.

Herzog, Walter, Wissenschaft und Wissenschaftstheorie. Versuch einer Neubestimmung ihres Verhältnisses am Beispiel der Pädagogik, in: Zeitschrift für allgemeine Wissenschaftstheorie 18 (1987) 134 – 164.

Herzog, Walter, Konturen einer postcartesianischen Psychologie, in: Ethik und Sozialwissenschaften 2 (1991) 47 – 64.

Herzog, Walter, Das moralische Subjekt. Pädagogische Intuition und psychologische Theorie, Bern – Göttingen – Toronto: Huber, 1991a.

Herzog, Walter, Der „Coping Man“ – ein Menschenbild für die Entwicklungspsychologie, in: Schweizerische Zeitschrift für Psychologie 50 (1991b) 9 – 23.

Herzog, Walter, Piaget im Lichte der Phänomenologie: Eine pädagogische Erkundung, in: Max Herzog & Carl F. Graumann (Hrsg.), Sinn und Erfahrung. Phänomenologische Methoden in den Humanwissenschaften, Heidelberg: Asanger, 1991c, 288 – 312.

Herzog, Walter, Wissensformen und didaktische Theorie, Teil 1 (Vorlesung an der Universität Bern im Wintersemester 1994 / 95), Bern: Studentische Buchgenossenschaft, 1995.

Herzog, Walter, Wissensformen und didaktische Theorie, Teil 2 (Vorlesung an der Universität Bern im Sommersemester 1995), Bern: Studentische Buchgenossenschaft, 1995a.

Heyer, Josefine, Seelsorgliche Beratung und Begleitung als Krisenintervention, in: Konrad Baumgartner & Wunibald Müller (Hrsg.), Beraten und Begleiten: Handbuch für das seelsorgliche Gespräch, Freiburg i.Br. – Basel – Wien: Herder, 1990, 92 – 100.

Heyer, Josefine, Mannsein und Frausein im pastoralen Beruf, in: Isidor Baumgartner (Hrsg.), Handbuch der Pastoralpsychologie, Regensburg: Pustet, 1990a, 233 – 246.

Hicklin, Alois, Die Phänomenologie der molekularen Umstimmung, in: Daseinsanalyse 6 (1989) 134 – 141.

Hilberath, Bernd J., Heiliger Geist – heilender Geist, Mainz: Grünewald, 1988.

Hilberath, Bernd J., Der dreieinige Gott und die Gemeinschaft der Menschen. Orientierungen zur christlichen Rede von Gott, Mainz: Grünewald, 1990.

Hilberath, Bernd J., Pneumatologie, in: Theodor Schneider (Hrsg.), Handbuch der Dogmatik, Bd. 1, 2. Auflage, Düsseldorf: Patmos, 1995, 445 – 552.

Hilberath, Bernd J., Gnadenlehre, in: Theodor Schneider (Hrsg.), Handbuch der Dogmatik, Bd. 2, 2. Auflage, Düsseldorf: Patmos, 1995a, 3 – 46.

Hilberath, Bernd J., Karl Rahner. Gottgeheimnis Mensch, Mainz: Grünewald, 1995b.

Hildegardis, Causae et Curae. Herausgegeben von Paulus Kaiser, Leipzig: Teubner, 1903.

Hinricher, Gemma, Jesus und die Erfahrung der Dunkelheit Gottes. Überlegungen zu Johannes vom Kreuz (1542 – 1591) und Therese von Lisieux (1873 – 1897), in: Paul Imhof (Hrsg.), Gottes Nähe. Religiöse Erfahrung in Mystik und Offenbarung (Festschrift zum 65. Geburtstag von Josef Sudbrack), Würzburg: Echter, 1990, 175 – 193.

Hinte, Wolfgang & Runge, Rüdiger, Humanistische Psychologie, in: Roland Asanger & Gerd Wenninger (Hrsg.), Handwörterbuch der Psychologie, 4., völlig neubearbeitete und erweiterte Auflage, München – Weinheim: Psychologie-Verlags-Union, 1988, 300 – 306.

Hirsch, Mathias, Schuld und Schuldgefühl. Zur Psychoanalyse von Trauma und Introjekt, Göttingen: Vandenhoeck & Ruprecht, 1997.

Hobelsberger, Hans, Im Gespräch Beziehung erleben. Diakonische Mystagogie am Beispiel der Telefonseelsorge, in: Stefan Knobloch & Herbert Haslinger (Hrsg.), Mystagogische Seelsorge. Eine lebensgeschichtlich orientierte Pastoral, Mainz: Grünewald, 1991, 226 – 247.

Hochstaffl, Josef, Die Konzeption von Praxis, in: Herbert Haslinger (Hrsg.), Handbuch Praktische Theologie, Bd. 1: Grundlegungen, Mainz: Grünewald, 1999, 318 – 332.

Hoffmann, Sven O., Psychoanalyse und davon abgeleitete Verfahren, in: Hans W. Linster, Helmut Wetzel u.a. (Hrsg.), Veränderung und Entwicklung der Person. Grenzen und Möglichkeiten psychologischer Therapie, Hamburg: Hoffmann & Campe, 1980, 43 – 88.

Hoffmann, Sven O., Bewunderung, etwas Scham und verbliebene Zweifel. Anmerkungen zu Klaus Grawes „Psychotherapieforschung zu Beginn der neunziger Jahre", in: Psychologische Rundschau 43 (1992) 163 – 167.

Hoheisel, Karl, Religionspsychologie, I. religionswissenschaftlich, in: Walter Kasper u.a. (Hrsg.), Lexikon für Theologie und Kirche, Bd. 8, 3., völlig neu bearbeitete Auflage, Freiburg i.Br. – Basel – Rom – Wien: Herder, 1999, 1068 – 1069.

Hole, Günter, Der Glaube bei Depressiven. Religionspsychopathologische und klinisch-statistische Untersuchung (Forum der Psychiatrie; Neue Folge, Bd. 4), Stuttgart: Enke, 1977.

Hole, Günter, Psychiatrie und Religion, in: Uwe H. Peters (Hrsg.), Psychiatrie, Bd. 2, Weinheim – Basel: Beltz, 1983, 509 – 527.

Hole, Günter, Die depressive Dekompensation – pathologische Endstrecke einer religiösen Anstrengung, in: Gunther Klosinski (Hrsg.), Religion als Chance oder Risiko. Entwicklungsfördernde und entwicklungshemmende Aspekte religiöser Erziehung. Mit einem Vorwort von Hans Küng, Bern – Göttingen – Toronto – Seattle: Huber, 1994, 209 – 222.

Holzhey-Kunz, Alice, Leiden am Dasein. Die Daseinsanalyse und die Aufgabe einer Hermeneutik psychopathologischer Phänomene, Wien: Passagen, 1994.

Hoping, Helmut, Stellvertretung. Zum Gebrauch einer theologischen Kategorie, in: Zeitschrift für Katholische Theologie 118 (1996) 345 – 360.

Hörnemann, Daniel, Die Figur des Mose als Typus eines Helfers und Begleiters (Studien zur Theologie und Praxis der Caritas und Sozialen Pastoral; Bd. 2), Würzburg: Echter, 1995.

Howe, Jürgen & Minsel, Wolf-Rüdiger, Gesprächspsychotherapie. Die Kraft des Guten, in: Hilarion Petzold (Hrsg.), Wege zum Menschen. Methoden und Persönlichkeiten moderner Psychotherapie. Ein Handbuch, Bd. I, Paderborn: Junfermann, 1984, 309 – 385.

Huber, Florian, Menschlich leben lernen. Das behavioristische Menschenbild B. F. Skinners aus moraltheologischer Sicht, Würzburg: Echter, 1988.

Huber, Oswald, Das psychologische Experiment: Eine Einführung, Bern – Stuttgart – Toronto: Huber, 1987.

Huber, Stefan, Dimensionen der Religiosität. Skalen, Meßmodelle und Ergebnisse einer empirisch orientierten Religionspsychologie (Freiburger Beiträge zur Psychologie; Bd. 18), Freiburg / Schweiz: Universitätsverlag und Bern – Göttingen – Toronto – Seattle: Huber, 1996.

Hubig, Christoph, Die Hermeneutik bei Schleiermacher und Dilthey und ihre Bedeutung für die Psychologie, in: Gerd Jüttemann (Hrsg.), Wegbereiter der Historischen Psychologie, München – Weinheim: Beltz und Psychologie-Verlags-Union, 1988, 70 – 83.

Husserl, Edmund, Cartesianische Meditationen und Pariser Vorträge (Gesammelte Werke; Bd. 1), Den Haag: Nijhoff, 1950.

Husserl, Edmund, Phänomenologie der Lebenswelt. Ausgewählte Texte II. Mit einer Einleitung herausgegeben von Klaus Held, Stuttgart: Reclam, 1992.

Ignatius von Loyola, Der Bericht des Pilgers. Übersetzt und erläutert von Burkhart Schneider, Freiburg i.Br.: Herder, 1956.

Ignatius von Loyola, Bericht des Pilgers. Übersetzt und kommentiert von Peter Knauer, Leipzig: Benno, 1990.

Iversen, Gerd, Themenzentrierte Interaktion, in: Theodor Seifert & Angela Waiblinger (Hrsg.), Therapie und Selbsterfahrung. Einblick in die wichtigsten Methoden, Stuttgart: Kreuz, 1986, 373 – 381.

Jacobi, Jolande, Die Psychologie von C. G. Jung. Eine Einführung in das Gesamtwerk. Mit einem Geleitwort von C. G. Jung, Frankfurt am Main: Fischer, 1984.

Jacobs, Louis, Herrschaft Gottes / Reich Gottes, III. Judentum, in: Gerhard Müller (Hrsg.), Theologische Realenzyklopädie, Bd. 15, Berlin – New York: de Gruyter, 1986, 190 – 196

Jaeggi, Eva, Das Menschenbild der Kognitiven Verhaltenstherapie, in: Redaktion Psychologie heute (Hrsg.), Welche Therapie? Thema: Psychologie heute, Weinheim – Basel: Beltz, 1987, 39 – 56.

Jaeggi, Eva, Zu heilen die zerstoßnen Herzen. Die Hauptrichtungen der Psychotherapie und ihre Menschenbilder, Reinbek bei Hamburg: Rowohlt, 1997.

Jäger, Eva M., Glaube und seelische Gesundheit. Eine Untersuchung zur differentiellen Therapieindikation von Selbstinstruktionen bei depressiven Patienten (Hochschulschriften aus dem Institut für Psychologie und Seelsorge der Theologischen Hochschule Friedensau; Bd. 4), Freudenstadt: Institut für Psychologie und Seelsorge, 1997.

James, William, Die Vielfalt religiöser Erfahrung. Eine Studie über die menschliche Natur (1902). Übersetzt von Eilert Herms und Christian Stahlhut. Mit einem Vorwort von Peter Sloterdijk, Frankfurt am Main – Leipzig: Insel, 1997.

Janssen, Heinz, „Da blieben sie traurig stehen“ (Lk 24, 17), in: Klemens Richter (Hrsg.), „Unablässig leidet mein Herz“. Christliche Verkündigung angesichts von Trauer und Angst, Freiburg i.Br. – Basel – Wien: Herder, 1992, 157 – 160.

Jochheim, Martin, Carl R. Rogers und die Seelsorge, in: Theologia Practica 28 (1993) 221 – 237.

Jochheim, Martin, Bibliographie zur evangelischen Seelsorgelehre und Pastoralpsychologie, Bochum: Winkler, 1997.

Jochheim, Martin, Seelsorge und Psychotherapie. Historisch-systematische Studien zur Lehre von der Seelsorge bei Oskar Pfister, Eduard Thurneysen und Walter Uhsadel, Bochum: Winkler, 1998.

Johannes vom Kreuz, Die Dunkle Nacht (Sämtliche Werke; Bd. 1). Herausgegeben und übersetzt von Ulrich Dobhan, Elisabeth Hense & Elisabeth Peeters. Mit einer Einleitung von Ulrich Dobhan & Reinhard Körner, 3. Auflage, Freiburg i.Br. – Basel – Wien: Herder, 1997.

Jordahl, David, Psychotherapeuten denken religiös. Ein überraschende Bilanz, Olten – Freiburg i.Br.: Walter, 1990.

Jung, Carl G., Über die Beziehung der Psychotherapie zur Seelsorge (1932), in: ders., Zur Psychologie westlicher und östlicher Religion (Gesammelte Werke; Bd. 11), 2. Auflage, Olten – Freiburg i.Br.: Walter, 1973, 355 – 376.

Jung, Carl G., Über Grundlagen der analytischen Psychologie. Die Tavistock Lectures 1935, Frankfurt am Main: Fischer, 1983.

Jung, Carl G., C. G. Jung über Sigmund Freud, in: Franz Alt (Hrsg.), Das C. G. Jung Lesebuch, 4. Auflage, Olten: Walter, 1984, 37 – 43.

Jüngel, Eberhard, Das Verhältnis der theologischen Disziplinen untereinander, in: ders., Unterwegs zur Sache. Theologische Bemerkungen (Beiträge zur evangelischen Theologie; Bd. 61), München: Kaiser, 1972, 34 – 59.

Jüngel, Eberhard, Anfechtung und Gewißheit des Glaubens oder wie die Kirche wieder zu ihrer Sache kommt. Zwei Vorträge, München: Kaiser, 1976.

Jüngel, Eberhard, Das Opfer Jesu Christi als Sacramentum et Exemplum, in: Diakonisches Werk der Evangelischen Kirche in Deutschland (Hrsg.), Jahrbuch des Diakonischen Werkes der EKD 86 / 87, Stuttgart: Verlagswerk der Diakonie, 1987, 6 – 25.

Jüttemann, Gerd, Vorbemerkungen des Herausgebers, in: ders. (Hrsg.), Wegbereiter der Historischen Psychologie, München – Weinheim: Beltz und Psychologie-Verlags-Union, 1988, 1 – 20.

Kammer, Daniele, Attributionstheoretische Zugänge zur Depression, in: Christoph Mundt, Peter Fiedler, Hermann Lang & Alfred Kraus (Hrsg.), Depressionskonzepte heute: Psychopathologie oder Pathopsychologie? (Hubertus Tellenbach zum 75. Geburtstag), Berlin – Heidelberg – New York: Springer, 1991, 225 – 235.

Kampling, Rainer, Jesus von Nazaret – Lehrer und Exorzist, in: Biblische Zeitschrift 30 (1986) 237 – 248.

Karle, Isolde, Seelsorge in der Moderne. Eine Kritik der psychoanalytisch orientierten Seelsorgelehre. Mit einem Geleitwort von Joachim Scharfenberg, Neukirchen-Vluyn: Neukirchener, 1996.

Karrer, Leo, Damit Gemeinde lebt. Spiritualität gemeindlicher Seelsorge: mit euch und für euch, in: ders. (Hrsg.), Handbuch der praktischen Gemeindearbeit, Freiburg i.Br. – Basel – Wien: Herder, 1990, 280 – 314.

Karrer, Leo, Zum Christ-Sein ermutigen. Welche Dienste bzw. Ämter braucht das Volk Gottes heute?, in: Walter Krieger & Alois Schwarz (Hrsg.), Amt und Dienst – Umbruch als Chance, Würzburg: Echter, 1996, 92 – 117.

Karrer, Leo, Jesus: Vision und Praxis christlichen Lebens, in: Herbert Haslinger (Hrsg.), Handbuch Praktische Theologie, Bd. 1: Grundlegungen, Mainz: Grünewald, 1999, 144 – 156.

Karrer, Leo, Erfahrung als Prinzip der Praktischen Theologie, in: Herbert Haslinger (Hrsg.), Handbuch Praktische Theologie, Bd. 1: Grundlegungen, Mainz: Grünewald, 1999a, 199 – 219.

Karrer, Leo, Was die Seele nährt Spiritualität im Prozeß der Menschwerdung, in: Franz Weber, Thomas Böhm, Anna Findl-Ludescher & Hubert Findl (Hrsg.), Im Glauben Mensch werden. Impulse für eine Pastoral, die zur Welt kommt. Festschrift für Hermann Stenger zum 80. Geburtstag (Tübinger Perspektiven zur Pastoraltheologie und Religionspädagogik; Bd. 7), Münster: Lit, 2000, 233 – 242.

Karrer, Leo, Grundvollzüge christlicher Praxis, in: Herbert Haslinger (Hrsg.), Handbuch Praktische Theologie, Bd. 2: Durchführungen, Mainz: Grünewald, 2000a, 379 – 395.

Kasper, Siegfried, Jahreszeit und Befindlichkeit in der Allgemeinbevölkerung. Eine Mehrebenenuntersuchung zur Epidemiologie, Biologie und therapeutischen Beeinflußbarkeit (Lichttherapie) saisonaler Befindlichkeitsschwankungen (Monographien aus dem Gesamtgebiete der Psychiatrie; Bd. 66), Berlin – Heidelberg – New York: Springer, 1991.

Kaufmann, Franz-Xaver, Quid est homo? Sozialwissenschaftliche Perspektiven, in: Sekretariat der Deutschen Bischofskonferenz (Hrsg.), Quid est homo? Zur anthropologischen Relevanz der modernen Wissenschaften. Beiträge des Gesprächs zwischen Bischöfen und Wissenschaftlern am 3. Juni 1982 in der Universität Bonn (Arbeitshilfen; Bd. 32), Bonn: Selbstverlag, 1982, 24 – 29.

Kessler, Hans, Christologie, in: Theodor Schneider (Hrsg.), Handbuch der Dogmatik, Bd. 1, 2. Auflage, Düsseldorf: Patmos, 1995, 241 – 442.

Keßler, Michael, Rezension zu Helmut Peukert, Wissenschaftstheorie – Handlungstheorie – Fundamentale Theologie. Analysen zu Ansatz und Status theologischer Theoriebildung, in: Theologische Quartalschrift 157 (1977) 231 – 234.

Keupp, Heiner, Riskante Chancen. Das Subjekt zwischen Psychokultur und Selbstorganisation. Sozialpsychologische Studien; Heidelberg: Asanger, 1988.

Kierkegaard, Sören, Entweder / Oder. Ein Lebensfragment (1843). Herausgegeben von Viktor Eremita, Zweiter Teil, Jena: Diederichs, 1913.

Kierkegaard, Sören, Der Begriff Angst. Eine schlichte psychologisch-andeutende Überlegung in Richtung auf das dogmatische Problem der Erbsünde (1844) / Vorworte. Unterhaltungslektüre für einzelne Stände je nach Zeit und Gelegenheit (1844), 2. Auflage, Gütersloh: Mohn, 1983.

Kierkegaard, Sören, Entweder – Oder (1843). Aus dem Dänischen von Heinrich Fauteck, Teil I und II, 5. Auflage, München: Deutscher Taschenbuch-Verlag, 1998.

Kießling, Klaus, Psychotherapie auf dem Prüfstand. Befunde und Konsequenzen, in: Lebendige Seelsorge 45 (1994) 230 – 236.

Kießling, Klaus, „Die Angst offenbart das Nichts“ – Ein philosophischer Versuch in psychologischer Absicht, in: Helmut Gehrke, Makarios Hebler OSB & Hans-Walter Stork (Hrsg.), Wandel und Bestand. Denkanstöße zum 21. Jahrhundert (Festschrift Bernd Jaspert zum 50. Geburtstag), Paderborn: Bonifatius und Frankfurt am Main: Lembeck, 1995, 741 – 750.

Kießling, Klaus, Empathie, in: Walter Kasper u.a. (Hrsg.), Lexikon für Theologie und Kirche, Bd. 3, 3., völlig neu bearbeitete Auflage, Freiburg i.Br. – Basel – Rom – Wien: Herder, 1995a, 629 – 630.

Kießling, Klaus, Gesprächspsychotherapie, in: Walter Kasper u.a. (Hrsg.), Lexikon für Theologie und Kirche, Bd. 4, 3., völlig neu bearbeitete Auflage, Freiburg i.Br. – Basel – Rom – Wien: Herder, 1995b, 599 – 600.

Kießling, Klaus, Normalität und (psychische) Abweichung – Krise traditioneller Modelle und Wege zu ihrer Bewältigung, in: Systeme. Interdisziplinäre Zeitschrift für systemtheoretisch orientierte Forschung und Praxis in den Humanwissenschaften 10 (1996) 4 – 30.

Kießling, Klaus, Humanistische Psychologie, in: Walter Kasper u.a. (Hrsg.), Lexikon für Theologie und Kirche, Bd. 5, 3., völlig neu bearbeitete Auflage, Freiburg i.Br. – Basel – Rom – Wien: Herder, 1996a, 327 – 328.

Kießling, Klaus, (Pastorale) Supervision und Gemeindeberatung – Herkunft und Zukunft ihrer Konzepte, in: Diakonia 28 (1997) 295 – 308.

Kießling, Klaus, „Wir suchen von dem Gespräch aus, das wir sind, dem Dunkel der Sprache nahezukommen.“ – Philosophie des Gesprächs und der Sprache als Zugang zu personzentrierter Psychotherapie und Seelsorge, in: Wege zum Menschen 49 (1997a) 319 – 339.

Kießling, Klaus, Psychotherapie – ein chaotischer Prozeß? Unterwegs zu einer postcartesianischen Psychologie, Stuttgart: Radius, 1998.

Kießling, Klaus, „Love greets you“ – On the Culture of Deacony (Publications of the Department of Practical Theology; Bd. 93), Helsinki: University Press, 1998a.

Kießling, Klaus, Vor den Bildern sterben die Wörter. Bild-er-leben in Psychologie und Psychotherapie, in: Das Plateau. Die Zeitschrift im Radius-Verlag 9 (1998b) 4 – 19.

Kießling, Klaus, Begegnungen mit dem Fremden, in: Lebendige Seelsorge 50 (1999) 347 – 354.

Kießling, Klaus, Psychotherapie: Begriff und Geschichte – Konzepte – Empirische Forschung – Praktisch-theologische Perspektiven, in: Eckhard Lade (Hrsg.), Christliches ABC heute und morgen. Handbuch für Lebensfragen und kirchliche Erwachsenenbildung (Stichwort Psychologie), Bad Homburg: DIE Verlag, 1999a, 275 – 280.

Kießling, Klaus, Psychotherapie, in: Walter Kasper u.a. (Hrsg.), Lexikon für Theologie und Kirche, Bd. 8, 3., völlig neu bearbeitete Auflage, Freiburg i.Br. – Basel – Rom – Wien: Herder, 1999b, 731 – 734.

Kießling, Klaus, Religionspsychologie, II. praktisch-theologisch, in: Walter Kasper u.a. (Hrsg.), Lexikon für Theologie und Kirche, Bd. 8, 3., völlig neu bearbeitete Auflage, Freiburg i.Br. – Basel – Rom – Wien: Herder, 1999c, 1069 – 1070.

Kießling, Klaus, „Zwei sind besser als einer allein" (Koh 4, 9) – Praktisch-theologische Bemerkungen zum Beziehungsdenken in der Erlösungslehre, in: Seelsorge. Ergebnisse aus Sozialwissenschaft und Theologie 2 (1999d) 66 – 70.

Kießling, Klaus, Theologie der Caritas – unterwegs zu einer diakonischen Kultur, in: Arnd Götzelmann (Hrsg.), Einführung in die Theologie der Diakonie. Heidelberger Ringvorlesung, Heidelberg: Diakoniewissenschaftliches Institut, 1999e, 184 – 206.

Kießling, Klaus, Die neuen Medien als Pfingstwunder weltweiter Verständigung, in: Das Plateau. Die Zeitschrift im Radius-Verlag 10 (1999f) 42 – 47.

Kießling, Klaus, Selbstorganisation, III. psychologisch, in: Walter Kasper u.a. (Hrsg.), Lexikon für Theologie und Kirche, Bd. 9, 3., völlig neu bearbeitete Auflage, Freiburg i.Br. – Basel – Rom – Wien: Herder, 2000, 428 – 429.

Kießling, Klaus, Systemische Therapie, in: Walter Kasper u.a. (Hrsg.), Lexikon für Theologie und Kirche, Bd. 9, 3., völlig neu bearbeitete Auflage, Freiburg i.Br. – Basel – Rom – Wien: Herder, 2000a, 1221 – 1222.

Kießling, Klaus, Selbstorganisation – Multidisziplinäre Beiträge zur Konturierung einer postcartesianischen Psychologie, in: Systeme. Interdisziplinäre Zeitschrift für systemtheoretisch orientierte Forschung und Praxis in den Humanwissenschaften 14 (2000b) 99 – 131.

Kießling, Klaus, Seele, I. psychologisch, in: Walter Kasper u.a. (Hrsg.), Lexikon für Theologie und Kirche, Bd. 9, 3., völlig neu bearbeitete Auflage, Freiburg i.Br. – Basel – Rom – Wien: Herder, 2000c, 369 – 370.

Kießling, Klaus, Böse sind immer die anderen. Psychologische Konzepte des Bösen in Geschichte und Gegenwart, in: Diakonia 32 (2001) 98 – 105.

Kirchenamt der Evangelischen Kirche in Deutschland & Sekretariat der Deutschen Bischofskonferenz (Hrsg.), Für eine Zukunft in Solidarität und Gerechtigkeit. Wort des Rates der Evangelischen Kirche in Deutschland und der Deutschen Bischofskonferenz zur wirtschaftlichen und sozialen Lage in Deutschland (Gemeinsame Texte; Bd. 9), Hannover – Bonn: Selbstverlag, 1997.

Klauck, Hans-Josef, Erster Korintherbrief (Die Neue Echter-Bibel; Bd. 7), 2. Auflage, Würzburg: Echter, 1987.

Klein, Stephanie, Theologie und empirische Biographieforschung. Methodische Zugänge zur Lebens- und Glaubensgeschichte und ihre Bedeutung für eine erfahrungsbezogene Theologie (Praktische Theologie heute; Bd. 19), Stuttgart – Berlin – Köln: 1994.

Klein, Stephanie, Der Alltag als theologiegenerativer Ort, in: Herbert Haslinger (Hrsg.), Handbuch Praktische Theologie, Bd. 1: Grundlegungen, Mainz: Grünewald, 1999, 60 – 67.

Klein, Stephanie, Methodische Zugänge zur sozialen Wirklichkeit, in: Herbert Haslinger (Hrsg.), Handbuch Praktische Theologie, Bd. 1: Grundlegungen, Mainz: Grünewald, 1999a, 248 – 259.

Klein, Stephanie, Die Zusammenarbeit zwischen TheoretikerInnen und PraktikerInnen, in: Herbert Haslinger (Hrsg.), Handbuch Praktische Theologie, Bd. 1: Grundlegungen, Mainz: Grünewald, 1999b, 260 – 266.

Klinger, Elmar, Der Glaube an den Menschen – eine dogmatische Aufgabe. Karl Rahner als ein Wegbereiter des Zweiten Vatikanischen Konzils, in: Theologie und Glaube 75 (1985) 229 – 238.

Klostermann, Ferdinand, Rahner, Karl & Schild, Hansjörg (Hrsg.), Handbuch der Pastoraltheologie. Praktische Theologie der Kirche in ihrer Gegenwart, Bd. 5: Lexikon, Freiburg i.Br. – Basel – Wien: Herder, 1972.

Klotter, Christoph, Bausteine des Menschen: Werner Sombarts „Versuch einer geisteswissenschaftlichen Anthropologie“, in: Gerd Jüttemann (Hrsg.), Wegbereiter der Historischen Psychologie, München – Weinheim: Beltz und Psychologie-Verlags-Union, 1988, 162 – 168.

Kluwe, Rainer H., Zur Lage der Psychologie: Perspektiven der Fortentwicklung einer erfolgreichen Wissenschaft, in: Psychologische Rundschau 52 (2001) 1 – 10.

Knapp, Markus, Heil, IV. systematisch-theologisch, in: Walter Kasper u.a. (Hrsg.), Lexikon für Theologie und Kirche, Bd. 4, 3., völlig neu bearbeitete Auflage, Freiburg i.Br. – Basel – Rom – Wien: Herder, 1995, 1262 – 1264.

Knobloch, Stefan, Was ist Praktische Theologie? (Praktische Theologie im Dialog; Bd. 11), Freiburg / Schweiz: Universitätsverlag, 1995.

Knobloch, Stefan, Praktische Theologie. Ein Lehrbuch für Studium und Pastoral, Freiburg i.Br. – Basel – Wien: Herder, 1996.

Knobloch, Stefan, Kirche: als Volk Gottes Sakrament in der Welt, in: Herbert Haslinger (Hrsg.), Handbuch Praktische Theologie, Bd. 1: Grundlegungen, Mainz: Grünewald, 1999, 157 – 166.

Knobloch, Stefan, Mensch, in: Herbert Haslinger (Hrsg.), Handbuch Praktische Theologie, Bd. 1: Grundlegungen, Mainz: Grünewald, 1999a, 343 – 351.

Knobloch, Stefan, Seelsorge – Sorge um das Menschsein in seiner Ganzheit, in: Herbert Haslinger (Hrsg.), Handbuch Praktische Theologie, Bd. 2: Durchführungen, Mainz: Grünewald, 2000, 35 – 46.

Koenig, Harold G., Research on Religion and Mental Health in Later Life: A Review and Commentary, in: Journal of Geriatric Psychiatry 23 (1990) 23 – 53.

Koenig, Harold G., Kvale, James N. & Ferrel, Carolyn, Religion and Well-Being in Later Life, in: The Gerontologist 28 (1988) 18 – 28.

Koppenfels, Werner von, Nachwort, in: Robert Burton, Die Anatomie der Melancholie. Ihr Wesen und Wirken, ihre Herkunft und Heilung philosophisch, medizinisch, historisch offengelegt und seziert (1621 / 1651). Ausgewählt und übertragen von Werner von Koppenfels, 2. Auflage, Mainz: Dieterich'sche Verlagsbuchhandlung, 1995, 323 – 336.

Korten, Harald, Gustav Theodor Fechner, in: Walter Kasper u.a. (Hrsg.), Lexikon für Theologie und Kirche, Bd. 3, 3., völlig neu bearbeitete Auflage, Freiburg i.Br. – Basel – Rom – Wien: Herder, 1995, 1202 – 1203.

Kraak, Jürgen, Rezension zu Wilfried Weber, Wege zum helfenden Gespräch. Gesprächspsychotherapie in der Praxis, in: Gesprächspsychotherapie und Personzentrierte Beratung 31 (2000) 223 – 224.

Kraepelin, Emil, Vorwort, in: Georges L. Dreyfus, Die Melancholie – ein Zustandsbild des manisch-depressiven Irreseins. Eine klinische Studie, Jena: Fischer, 1907, V – VI.

Kraiker, Christoph & Pekrun, Reinhard, Emotion: Intervention, in: Meinrad Perrez & Urs Baumann (Hrsg.), Lehrbuch Klinische Psychologie, Bd. 2: Intervention, Bern – Stuttgart – Toronto: Huber, 1991, 233 – 240.

Kraiker, Christoph & Pekrun, Reinhard, Motivation: Intervention, in: Meinrad Perrez & Urs Baumann (Hrsg.), Lehrbuch Klinische Psychologie, Bd. 2: Intervention, Bern – Stuttgart – Toronto: Huber, 1991a, 241 – 249.

Kraus, Alfred, Der Manisch-Depressive und sein Partner, in: Daseinsanalyse 6 (1989) 106 – 120.

Kremer, Jacob, Die Osterbotschaft der vier Evangelien. Versuch einer Auslegung der Berichte über das leere Grab und die Erscheinungen des Auferstandenen, Stuttgart: Katholisches Bibelwerk, 1968.

Kremer, Jacob, Die Osterevangelien – Geschichten um Geschichte, Stuttgart: Katholisches Bibelwerk und Klosterneuburg: Österreichisches Katholisches Bibelwerk, 1977.

Kremer, Jacob, Lukasevangelium (Die Neue Echter-Bibel; Bd. 3), Würzburg: Echter, 1988.

Kretschmer, Wolfgang, Hippokratische Typen, in: Wilhelm Arnold, Hans J. Eysenck & Richard Meili (Hrsg.), Lexikon der Psychologie, Bd. 2, 2. Auflage, Freiburg i.Br. – Basel – Wien: Herder, 1987, 881.

Kretschmer, Wolfgang, Temperament, in: Wilhelm Arnold, Hans J. Eysenck & Richard Meili (Hrsg.), Lexikon der Psychologie, Bd. 3, 2. Auflage, Freiburg i.Br. – Basel – Wien: Herder, 1987a, 2284 – 2285.

Kristeva, Julia, Soleil noir. Dépression et mélancolie, Paris: Gallimard, 1987.

Kristeva, Julia & Gölter, Waltraud, „Komplizenschaft“ und Mut. Julia Kristeva im Gespräch mit Waltraud Gölter, in: Wissenschaftliches Zentrum II für Psychoanalyse, Psychotherapie und Psychosoziale Forschung der Gesamthochschule Kassel (Hrsg.), Melancholie und Trauer (Fragmente. Schriftenreihe für Kultur-, Medien- und Psychoanalyse; Bd. 44 / 45), Kassel: Universitätsdruckerei, 1994, 81 – 93.

Kriz, Jürgen, Grundkonzepte der Psychotherapie. Eine Einführung, 3. Auflage, Weinheim: Psychologie-Verlags-Union, 1991.

Kriz, Jürgen, Systemtheorie. Eine Einführung für Psychotherapeuten, Psychologen und Mediziner, 2. Auflage, Wien: Facultas, 1998.

Krüll, Marianne, Deissler, Klaus & Ludewig, Kurt, Kreuzverhör – Fragen an Heinz von Foerster, Niklas Luhmann und Francisco Varela, in: Fritz B. Simon (Hrsg.), Lebende Systeme. Wirklichkeitskonstruktionen in der Systemischen Therapie, Berlin – Heidelberg – New York: Springer, 1988, 95 – 107.

Krüll, Marianne, Deissler, Klaus & Ludewig, Kurt, Therapeutische Systeme – Fragen an Niklas Luhmann, in: Fritz B. Simon (Hrsg.), Lebende Systeme. Wirklichkeitskonstruktionen in der Systemischen Therapie, Berlin – Heidelberg – New York: Springer, 1988a, 124 – 138.

Kuiper, Piet C., Seelenfinsternis. Die Depression eines Psychiaters. Aus dem Niederländischen von Marlis Menges, Frankfurt am Main: Fischer, 1995.

Kunz, Hans, Die Bedeutung der Daseinsanalytik Martin Heideggers für die Psychologie und die philosophische Anthropologie, in: Carlos Astrada u.a., Martin Heideggers Einfluß auf die Wissenschaften, Bern: Francke, 1949, 37 – 57.

Kunz, Sonja & Manogg, Ingrid, Religiosität und psychische Störungen. Pathogene und stabilisierende Faktoren von Religiosität im Zusammenhang mit verschiedenen psychischen Störungsbildern. Eine Literaturaufarbeitung. Unveröffentlichte Diplomarbeit am Psychologischen Institut der Universität Freiburg i.Br., Freiburg i.Br. 1989.

Kuschel, Karl-Josef, Lachen. Gottes und der Menschen Kunst, Freiburg i.Br. – Basel – Wien: Herder, 1994.

Kutter, Peter, Moderne Psychoanalyse. Eine Einführung in die Psychologie unbewußter Prozesse, München – Wien: Verlag Internationale Psychoanalyse, 1989.

Ladenhauf, Karl H., Integrative Therapie und Seelsorge-Lernen, in: Isidor Baumgartner (Hrsg.), Handbuch der Pastoralpsychologie, Regensburg: Pustet, 1990, 181 – 194.

Ladenhauf, Karl H., Psychotherapie, in: Herbert Haslinger (Hrsg.), Handbuch Praktische Theologie, Bd. 1: Grundlegungen, Mainz: Grünewald, 1999, 279 – 291.

Ladenhauf, Karl H., „... dem Menschen als solchem dienen, nicht bloß den Katholiken“. Pastoralpsychologie als Diakonie, in: Franz Weber, Thomas Böhm, Anna Findl-Ludescher & Hubert Findl (Hrsg.), Im Glauben Mensch werden. Impulse für eine Pastoral, die zur Welt kommt. Festschrift für Hermann Stenger zum 80. Geburtstag (Tübinger Perspektiven zur Pastoraltheologie und Religionspädagogik; Bd. 7), Münster: Lit, 2000, 201 – 208.

Laing, Ronald D., Das geteilte Selbst. Eine existentielle Studie über geistige Gesundheit und Wahnsinn. Aus dem Englischen von Christa Tansella-Zimmermann, 3. Auflage, München: Deutscher Taschenbuch-Verlag, 1991.

Lang, Hermann, Psychosomatik und Depression, in: Daseinsanalyse 6 (1989) 68 – 81.

Larsson, Edvin, Heil und Erlösung, III. Neues Testament, in: Gerhard Müller (Hrsg.), Theologische Realenzyklopädie, Bd. 14, Berlin – New York: de Gruyter, 1985, 616 – 622.

Lechner, Martin, Institutionelle Räume praktisch-theologischer Reflexion, in: Herbert Haslinger (Hrsg.), Handbuch Praktische Theologie, Bd. 1: Grundlegungen, Mainz: Grünewald, 1999, 68 – 74.

Lehmann, Karl, Das Theorie-Praxis-Problem und die Begründung der Praktischen Theologie, in: Ferdinand Klostermann & Rolf Zerfaß (Hrsg.), Praktische Theologie heute, München: Kaiser und Mainz: Grünewald, 1974, 81 – 102.

Lehner, Markus, Caritas. Die Soziale Arbeit der Kirche. Eine Theoriegeschichte, Freiburg i.Br.: Lambertus, 1997.

Lemke, Helga, Mitteilen des Evangeliums und aktives Zuhören: eine Spannung in der annehmenden Seelsorge, in: Joachim Hänle & Michael Spohr (Hrsg.), 25 Jahre Sektion Personzentrierte Psychotherapie und Seelsorge in der Deutschen Gesellschaft für Pastoralpsychologie (DGfP), Ammerbuch & Frechen: Selbstverlag, 2000, 14 – 19.

Leutz, Gretel, Straub, Helga, Friedemann, Adolf & Petzold, Hilarion, Einführung. Die Bedeutung des Psychodramas von J. L. Moreno, in: Hilarion Petzold (Hrsg.), Angewandtes Psychodrama in Therapie, Pädagogik, Theater und Wirtschaft (Festgabe für J. L. Moreno zum fünfzigjährigen Jubiläum der Gründung des Stegreiftheaters in Wien), Paderborn: Junfermann, 1972, 9 – 12.

Lewe, Benno, Rezension zu Laura Epstein Rosen & Xavier F. Amador, Wenn der Mensch, den du liebst, depressiv ist. Wie man depressiven Angehörigen oder Freunden hilft, ohne selbst den Boden unter den Füßen zu verlieren, in: Gesprächspsychotherapie und Personzentrierte Beratung 29 (1998) 273 – 274.

Lewinsohn, Peter M., A Behavioral Approach to Depression, in: Raymond J. Friedman & Martin M. Katz (Hrsg.), The Psychology of Depression: Contemporary Theory and Research, New York – Toronto – London – Sydney: John Wiley & Sons, 1974, 157 – 185.

Licht, Tobias, Karl Rahners Theorie vom ‚übernatürlichen Existential' – ein fundamentaltheologisches Problem? , in: Gerhard Larcher, Klaus Müller & Thomas Pröpper (Hrsg.), Hoffnung, die Gründe nennt. Zu Hansjürgen Verweyens Projekt einer erstphilosophischen Glaubensverantwortung, Regensburg: Pustet, 1996, 139 – 147.

Limbeck, Meinrad, „Das Reich Gottes ist da!" (Mk 1, 15) Der griechische Urtext und die Mitte der Botschaft Jesu. Abschiedsvorlesung an der Universität Tübingen am 9. Februar 2000, Stuttgart: Katholisches Bibelwerk, 2000.

Lindemann, Andreas, Herrschaft Gottes / Reich Gottes, IV. Neues Testament und spätantikes Judentum, in: Gerhard Müller (Hrsg.), Theologische Realenzyklopädie, Bd. 15, Berlin – New York: de Gruyter, 1986, 196 – 218.

Lindner, Clausjohann, Postcartesianische Psychologie ohne Konturen, in: Ethik und Sozialwissenschaften 2 (1991) 75 – 77.

Linster, Hans W., Gesprächspsychotherapie, in: Hans W. Linster, Helmut Wetzel u.a. (Hrsg.), Veränderung und Entwicklung der Person. Grenzen und Möglichkeiten psychologischer Therapie, Hamburg: Hoffmann & Campe, 1980, 170 – 229.

Linster, Hans W., Gesprächspsychotherapie, in: Roland Asanger & Gerd Wenninger (Hrsg.), Handwörterbuch der Psychologie, 4., völlig neubearbeitete und erweiterte Auflage, München – Weinheim: Psychologie-Verlags-Union, 1988, 242 – 248.

Linster, Hans W. & Panagiotopoulos, Panagiotis, Zur Unterscheidung von Klientenzentrierter Psychotherapie und Klientenzentrierter Beratung im Rahmen des Klientenzentrierten Konzeptes, in: Detlev Deter & Ursula Straumann (Hrsg.), Personzentriert Verstehen – Gesellschaftsbezogen Denken – Verantwortlich Handeln. Theorie, Methodik und Umsetzung in der psychosozialen Praxis, Köln: Gesellschaft für wissenschaftliche Gesprächspsychotherapie, 1990, 52 – 84.

Löhrer, Frank, Depression und Hoffnung, in: ders. (Hrsg.), Depression und Hoffnung. Tagungsband zum interdisziplinären Studientag am 9. Oktober 1993 des Katholischen Akademikerverbandes Diözesanverband Aachen und der Bischöflichen Akademie des Bistums Aachen, Aachen: Katholischer Akademikerverband Diözesanverband Aachen, 1994, 73 – 96.

Lohse, Bernhard, Askese und Mönchtum in der Antike und in der alten Kirche (Religion und Kultur der alten Mittelmeerwelt in Parallelforschungen; Bd. 1), München – Wien: Oldenbourg, 1969.

Lona, Horacio E., Erkennen, Erkenntnis, II. biblisch: 2. im Neuen Testament, in: Walter Kasper u.a. (Hrsg.), Lexikon für Theologie und Kirche, Bd. 3, 3., völlig neu bearbeitete Auflage, Freiburg i.Br. – Basel – Rom – Wien: Herder, 1995, 776 – 777.

Löning, Karl, Heilung, Heilungen, III. Neues Testament, in: Walter Kasper u.a. (Hrsg.), Lexikon für Theologie und Kirche, Bd. 4, 3., völlig neu bearbeitete Auflage, Freiburg i.Br. – Basel – Rom – Wien: Herder, 1995, 1359 – 1360.

Lorenz, Heinz, Diakonische Gemeinde?, in: Pastoraltheologie 83 (1994) 333 – 341.

Lorr, Maurice, Psychosen, in: Wilhelm Arnold, Hans J. Eysenck & Richard Meili (Hrsg.), Lexikon der Psychologie, Bd. 3, 2. Auflage, Freiburg i.Br. – Basel – Wien: Herder, 1987, 1796 – 1803.

Lotz, Johannes B., Philosophie, in: Walter Brugger (Hrsg.), Philosophisches Wörterbuch, 18. Auflage, Freiburg i.Br. – Basel – Wien: Herder, 1990, 294 – 296.

Luckmann, Thomas, Eine verfrühte Beerdigung des Selbst, in: Psychologische Rundschau 41 (1990) 203 – 205.

Luckmann, Thomas, Die unsichtbare Religion. Mit einem Vorwort von Hubert Knoblauch, 2. Auflage, Frankfurt am Main: Suhrkamp, 1993.

Ludewig, Kurt, Systemische Therapie. Grundlagen klinischer Theorie und Praxis, 3. Auflage, Stuttgart: Klett-Cotta, 1995.

Luhmann, Niklas, Was ist Kommunikation?, in: Fritz B. Simon (Hrsg.), Lebende Systeme. Wirklichkeitskonstruktionen in der Systemischen Therapie, Berlin – Heidelberg – New York: Springer, 1988, 10 – 18.

Luhmann, Niklas, Selbstreferentielle Systeme, in: Fritz B. Simon (Hrsg.), Lebende Systeme. Wirklichkeitskonstruktionen in der Systemischen Therapie, Berlin – Heidelberg – New York: Springer, 1988a, 47 – 53.

Luka-Krausgrill, Ursula, Depression, in: Roland Asanger & Gerd Wenninger (Hrsg.), Handwörterbuch der Psychologie, 4., völlig neubearbeitete und erweiterte Auflage, München – Weinheim: Psychologie-Verlags-Union, 1988, 102 – 107.

Lukas, Elisabeth, Auf der Suche nach Sinn. Logotherapie, in: Hilarion Petzold (Hrsg.), Wege zum Menschen. Methoden und Persönlichkeiten moderner Psychotherapie. Ein Handbuch, Bd. I, Paderborn: Junfermann, 1984, 451 – 522.

Luther, Henning, Alltagssorge und Seelsorge: Zur Kritik am Defizitmodell des Helfens, in: Wege zum Menschen 38 (1986) 2 – 17.

Luther, Martin, Werke (Kritische Gesamtausgabe), 21. Band, Weimar: Böhlaus Nachfolger, 1928; unveränderter Abdruck: Graz: Akademische Druck- und Verlagsanstalt, 1970.

Luther, Martin, Werke (Kritische Gesamtausgabe), 31. Band. Erste Abteilung, Weimar: Böhlaus Nachfolger, 1913; unveränderter Abdruck: Graz: Akademische Druck- und Verlagsanstalt, 1964.

Luz, Ulrich, Das Evangelium nach Matthäus, Teilband 2: Mt 8 – 17 (Evangelisch-Katholischer Kommentar zum Neuen Testament; Bd. I / 2), Zürich – Braunschweig: Benziger und Neukirchen-Vluyn: Neukirchener, 1990.

Makarowski, Klaus-Dieter, Seelsorgerliche Begegnung mit Depressiven, in: Joachim Hänle & Michael Spohr (Hrsg.), 25 Jahre Sektion Personzentrierte Psychotherapie und Seelsorge in der Deutschen Gesellschaft für Pastoralpsychologie (DGfP), Ammerbuch & Frechen: Selbstverlag, 2000, 1 – 13.

Mannermaa, Tuomo, Zwei Arten der Liebe. Einführung in Luthers Glaubenswelt, in: ders., Der im Glauben gegenwärtige Christus. Rechtfertigung und Vergottung. Zum ökumenischen Dialog (Arbeiten zur Geschichte und Theologie des Luthertums; Neue Folge, Bd. 8), Hannover: Lutherisches Verlagshaus, 1989, 107 – 181.

Margraf, Jürgen (Hrsg.), Lehrbuch der Verhaltenstherapie, 2 Bde., Berlin: Springer, 1996.

Martin, Gerhard M., Mystagogik – die Kunst, die Seele zu begleiten, in: Helga Egner (Hrsg.), Psyche und Transzendenz im gesellschaftlichen Spannungsfeld heute, Düsseldorf – Zürich: Walter, 2000, 221 – 236.

Maslow, Abraham A., Psychologie des Seins. Ein Entwurf. Aus dem Amerikanischen von Paul Kruntorad, 3., ungekürzte Ausgabe, Frankfurt am Main: Fischer, 1985.

Maymann, Ursula, Die religiöse Welt psychisch Kranker. Ein Beitrag zur Krankenseelsorge, Freiburg i.Br. – Basel – Wien: Herder, 1984.

Menke, Karl-Heinz, Stellvertretung. Schlüsselbegriff christlichen Lebens und theologische Grundkategorie (Sammlung Horizonte; Neue Folge, Bd. 29), Einsiedeln – Freiburg i.Br.: Johannes, 1991.

Merklein, Helmut, Jesus, Künder des Reiches Gottes, in: Walter Kern, Hermann J. Pottmeyer & Max Seckler (Hrsg.), Handbuch der Fundamentaltheologie, Bd. 2: Traktat Offenbarung, Freiburg i.Br. – Basel – Wien: Herder, 1985, 145 – 174.

Merleau-Ponty, Maurice, Phänomenologie der Wahrnehmung (Phänomenologisch-psychologische Forschungen; Bd. 7). Aus dem Französischen übersetzt und eingeführt durch eine Vorrede von Rudolf Boehm, Berlin: de Gruyter, 1966.

Mette, Norbert, Von der Anwendungs- zur Handlungswissenschaft. Konzeptionelle Entwicklungen und Problemstellungen im Bereich der (katholischen) Praktischen Theologie, in: Ottmar Fuchs (Hrsg.), Theologie und Handeln. Beiträge zur Fundierung der Praktischen Theologie als Handlungstheorie, Düsseldorf: Patmos, 1984, 50 – 63.

Mette, Norbert, Sehen – Urteilen – Handeln. Zur Methodik pastoraler Praxis, in: Diakonia 20 (1989) 23 – 29.

Mette, Norbert, Interdisziplinarität, in: Walter Kasper u.a. (Hrsg.), Lexikon für Theologie und Kirche, Bd. 5, 3., völlig neu bearbeitete Auflage, Freiburg i.Br. – Basel – Rom – Wien: Herder, 1996, 557 – 558.

Mette, Norbert, Trends in der Gegenwartsgesellschaft, in: Herbert Haslinger (Hrsg.), Handbuch Praktische Theologie, Bd. 1: Grundlegungen, Mainz: Grünewald, 1999, 75 – 90.

Mette, Norbert & Steinkamp, Hermann, Sozialwissenschaften und Praktische Theologie (Leitfaden Theologie; Bd. 11), Düsseldorf: Patmos, 1983.

Meyer, Wulf-Uwe & Schmalt, Heinz-Dieter, Die Attributionstheorie, in: Dieter Frey & Martin Irle (Hrsg.), Theorien der Sozialpsychologie, Bd. 1: Kognitive Theorien, 2. Auflage, Bern – Stuttgart – Toronto: Huber, 1984, 98 – 136.

Meyer-Blanck, Michael, Traumatische Erlebnisse: Theologische Reflexionen, in: Wege zum Menschen 52 (2000) 68 – 78.

Mieth, Dietmar, Das „christliche Menschenbild" – eine unzeitgemäße Betrachtung? Zu den Wandlungen einer theologisch-ethischen Formel, in: Theologische Quartalschrift 153 (1983) 1 – 15.

Mischo, Johannes, Okkultismus, in: Jürgen Blattner, Balthasar Gareis & Alfred Plewa (Hrsg.), Handbuch der Psychologie für die Seelsorge, Bd. 2: Angewandte Psychologie, Düsseldorf: Patmos, 1993, 331 – 359.

Mitzscherlich, Matthias, Caritas als Wesensdimension und Grundfunktion der Kirche. Die Rezeption und Darstellung einer theologischen Grundeinsicht in Veröffentlichungen des Deutschen Caritasverbandes und in neueren ekklesiologischen Entwürfen (Erfurter Theologische Schriften; Bd. 24), Leipzig: Benno, 1997.

Mörchen, Hermann, Adorno und Heidegger. Untersuchung einer philosophischen Kommunikationsverweigerung, Stuttgart: Klett-Cotta, 1981.

Morgenthaler, Christoph, Systemische Seelsorge. Impulse der Familien- und Systemtherapie für die kirchliche Praxis, Stuttgart – Berlin – Köln: Kohlhammer, 1999.

Muck, Otto, Heidegger und Karl Rahner, in: Zeitschrift für Katholische Theologie 116 (1994) 257 – 269.

Muck, Otto, Kontingenz, Kontingenzerfahrung, in: Walter Kasper u.a. (Hrsg.), Lexikon für Theologie und Kirche, Bd. 6, 3., völlig neu bearbeitete Auflage, Freiburg i.Br. – Basel – Rom – Wien: Herder, 1997, 329 – 330.

Muhr, Caroline, Depressionen. Tagebuch einer Krankheit, Köln – Berlin: Kiepenheuer & Witsch, 1970.

Müller, Josef, Pastoraltheologie. Ein Handbuch für Studium und Seelsorge, Graz – Wien – Köln: Styria, 1993.

Müller, Josef, Pastoral, in: Walter Kasper u.a. (Hrsg.), Lexikon für Theologie und Kirche, Bd. 7, 3., völlig neu bearbeitete Auflage, Freiburg i.Br. – Basel – Rom – Wien: Herder, 1998, 1434.

Müller, Karlheinz, Erlösung im Judentum, in: Ingo Broer & Jürgen Werbick (Hrsg.), „Auf Hoffnung hin sind wir erlöst" (Röm 8, 24). Biblische und systematische Beiträge zum Erlösungsverständnis heute (Stuttgarter Bibelstudien; Bd. 128), Stuttgart: Katholisches Bibelwerk, 1987, 11 – 41.

Müller, Nina, „Ich bin doch nicht depressiv!" Warum Ärzte depressive Erkrankungen oft nicht richtig diagnostizieren, in: Psychologie heute 27 (2000) 8 – 9.

Müller, Philipp, Seelsorge, I. Begriff und Formen, in: Walter Kasper u.a. (Hrsg.), Lexikon für Theologie und Kirche, Bd. 9, 3., völlig neu bearbeitete Auflage, Freiburg i.Br. – Basel – Rom – Wien: Herder, 2000, 383 – 384.

Müller, Philippe, Psychologie ohne Seele, in: Wilhelm Arnold, Hans J. Eysenck & Richard Meili (Hrsg.), Lexikon der Psychologie, Bd. 3, 2. Auflage, Freiburg i.Br. – Basel – Wien: Herder, 1987, 1759 – 1760.

Müller, Wunibald, Gemeinsam wachsen in Gruppen, Mainz: Grünewald, 1989.

Müller, Wunibald, Seelische Krisen in der Lebensgeschichte von Seelsorgern / -innen, in: Isidor Baumgartner (Hrsg.), Handbuch der Pastoralpsychologie, Regensburg: Pustet, 1990, 247 – 263.

Müller, Wunibald, Empathie. Der Seele eine Stimme geben, Mainz: Grünewald, 1991.

Murken, Sebastian, Gottesbeziehung und psychische Gesundheit. Die Entwicklung eines Modells und seine empirische Überprüfung (Internationale Hochschulschriften; Bd. 262), Münster: Waxmann, 1998.

Murken, Sebastian, Hilft die Gottesbeziehung bei der Lebensbewältigung? Eine beziehungstheoretische Analyse, in: Christian Henning & Erich Nestler (Hrsg.), Religion und Religiosität zwischen Theologie und Psychologie. Bad Boller Beiträge zur Religionspsychologie (Einblicke. Beiträge zur Religionspsychologie; Bd. 1), Frankfurt am Main: Lang, 1998a, 205 – 236.

Muthny, Fritz A., Freiburger Fragebogen zur Krankheitsverarbeitung (FKV). Manual, Weinheim: Beltz, 1989.

Muthny, Fritz A., Zur Spezifität der Krankheitsverarbeitung, in: ders. (Hrsg.), Krankheitsverarbeitung. Hintergrundtheorien, klinische Erfassung und empirische Ergebnisse, Berlin – Heidelberg – New York: Springer, 1990, 143 – 166.

Myschker, Norbert, Verhaltensstörungen bei Kindern und Jugendlichen. Erscheinungsformen – Ursachen – Hilfreiche Maßnahmen, 2. Auflage, Stuttgart – Berlin – Köln: Kohlhammer, 1996.

Nauer, Doris, Kirchliche Seelsorgerinnen und Seelsorger im Psychiatrischen Krankenhaus? Kritische Reflexionen zu Theorie, Praxis und Methodik von KrankenhausseelsorgerInnen aus pastoraltheologischer Perspektive mit organisationspsychologischem Schwerpunkt (Tübinger Perspektiven zur Pastoraltheologie und Religionspädagogik; Bd. 3), Münster: Lit, 1999.

Neuner, Josef & Roos, Heinrich, Der Glaube der Kirche in den Urkunden der Lehrverkündigung. Neubearbeitet von Karl Rahner und Karl-Heinz Weger, 12. Auflage, Regensburg: Pustet, 1986.

Nicol, Martin, Gespräch als Seelsorge. Theologische Fragmente zu einer Kultur des Gesprächs, Göttingen: Vandenhoeck & Ruprecht, 1990.

Niehr, Herbert, JHWH als Arzt. Herkunft und Geschichte einer alttestamentlichen Gottesprädikation, in: Biblische Zeitschrift 35 (1991) 3 – 17.

Nielsen, Helge K., Heilung und Verkündigung. Das Verständnis der Heilung und ihres Verhältnisses zur Verkündigung bei Jesus und in der Ältesten Kirche (Acta Theologica Danica; Bd. 23), Leiden – New York – Kopenhagen – Köln: Brill, 1987.

Nitsche, Bernhard, Göttliche Universalität in konkreter Geschichte. Eine transzendental-geschichtliche Vergewisserung der Christologie in Auseinandersetzung mit Richard Schaeffler und Karl Rahner (Religion – Geschichte – Gesellschaft. Fundamentaltheologische Studien; Bd. 22), Münster: Lit, 2001.

Nordhues, Paul, Caritas: Wort und Wesen, in: ders. (Hrsg.), Handbuch der Caritasarbeit. Beiträge zur Theologie, Pastoral und Geschichte der Caritas mit Überblick über die Dienste in Gemeinde und Verband, Paderborn: Bonifatius, 1986, 23 – 24.

Nuber, Ursula, Streßkrankheit Depression, in: Psychologie heute 26 (1999) 20 – 25.

Nüse, Ralf, Groeben, Norbert, Freitag, Burkhard & Schreier, Margrit, Über die Erfindung / en des Radikalen Konstruktivismus. Kritische Gegenargumente aus psychologischer Sicht, Weinheim: Deutscher Studien-Verlag, 1991.

Ochs, Robert, Die Emmaus-Erzählung. Beispielerzählung für das pastorale Handlungsmodell der Begleitung, in: Katechetische Blätter 122 (1997) 107 – 109.

Oepke, Albrecht, *iaomai, iasis, iama, iatros*, in: Gerhard Kittel (Hrsg.), Theologisches Wörterbuch zum Neuen Testament, Bd. 3, Stuttgart – Berlin – Köln: Kohlhammer, 1990, 194 – 215.

Ott, Elisabeth, Die dunkle Nacht der Seele – Depression? Untersuchungen zur geistlichen Dimension der Schwermut, Elztal-Dallau: Selbstverlag, 1981.

Pannenberg, Wolfhart, Was ist der Mensch? Die Anthropologie der Gegenwart im Lichte der Theologie, 7. Auflage, Göttingen: Vandenhoeck & Ruprecht, 1985.

Pargament, Kenneth I., Haitsma, Kimberly S. van & Ensing, David S., Religion and Coping, in: Melvin A. Kimble, Susan H. McFadden, James W. Ellor & James J. Seeber (Hrsg.), Aging, Spirituality, and Religion. A Handbook, Minneapolis: Fortress, 1995, 47 – 67.

Peitz, Heinz-Hermann, Kriterien des Dialogs zwischen Naturwissenschaft und Theologie. Anregungen aus dem Werk Karl Rahners (Innsbrucker theologische Studien; Bd. 53), Innsbruck – Wien: Tyrolia, 1998.

Pélicier, Yves, Transkulturelle Aspekte der Depressionen, in: Christoph Mundt, Peter Fiedler, Hermann Lang & Alfred Kraus (Hrsg.), Depressionskonzepte heute: Psychopathologie oder Pathopsychologie? (Hubertus Tellenbach zum 75. Geburtstag), Berlin – Heidelberg – New York: Springer, 1991, 133 – 144.

Perls, Frederick S., Gestalt-Therapie in Aktion, Stuttgart: Klett, 1974.

Perls, Fritz, Grundlagen der Gestalt-Therapie. Einführung und Sitzungsprotokolle („Leben lernen“; Bd. 20), München: Pfeiffer, 1976.

Perls, Friedrich S., Lösung, in: Hilarion Petzold (Hrsg.), Friedrich S. Perls. Gestalt, Wachstum, Integration. Aufsätze, Vorträge, Therapiesitzungen (Innovative Psychotherapie und Humanwissenschaften; Bd. 8), Paderborn: Junfermann, 1980, 249 – 254.

Perls, Lore, Begriffe und Fehlbegriffe der Gestalttherapie, in: Hilarion Petzold (Hrsg.), Friedrich S. Perls. Gestalt, Wachstum, Integration. Aufsätze, Vorträge, Therapiesitzungen (Innovative Psychotherapie und Humanwissenschaften; Bd. 8), Paderborn: Junfermann, 1980, 255 – 261.

Pesch, Otto H., Erkennen, Erkenntnis, III. systematisch-theologisch, in: Walter Kasper u.a. (Hrsg.), Lexikon für Theologie und Kirche, Bd. 3, 3., völlig neu bearbeitete Auflage, Freiburg i.Br. – Basel – Rom – Wien: Herder, 1995, 777 – 778.

Peters, Uwe H., Der Typus melancholicus in Haus und Familie: Vom Typus melancholicus zur Familia melancholica, in: Christoph Mundt, Peter Fiedler, Hermann Lang & Alfred Kraus (Hrsg.), Depressionskonzepte heute: Psychopathologie oder Pathopsychologie? (Hubertus Tellenbach zum 75. Geburtstag), Berlin – Heidelberg – New York: Springer, 1991, 55 – 75.

Petersen, Kay, Persönliche Gottesvorstellungen. Empirische Untersuchungen / Entwicklung eines Klärungsverfahrens, Ammersbek bei Hamburg: Verlag an der Lottbek, 1993.

Petersen, Kay, Gottesvorstellungen: Ergebnisse einer empirischen Untersuchung, in: Helfried Moosbrugger, Christian Zwingmann & Dirk Frank (Hrsg.), Religiosität, Persönlichkeit und Verhalten. Beiträge zur Religionspsychologie, Münster – New York: Waxmann, 1996, 145 – 152.

Petsch, Hans-Joachim, Am Leben wie an einer Krankheit leiden. Psalmen als Sprachschule in depressiver Daseinsangst, in: Wege zum Menschen 47 (1995) 230 – 244.

Petzold, Hilarion, Die ganze Welt ist eine Bühne. Das Psychodrama als Methode der Klinischen Psychotherapie, in: ders. (Hrsg.), Wege zum Menschen. Methoden und Persönlichkeiten moderner Psychotherapie. Ein Handbuch, Bd. I, Paderborn: Junfermann, 1984, 111 – 216.

Peukert, Helmut, Wissenschaftstheorie – Handlungstheorie – Fundamentale Theologie. Analysen zu Ansatz und Status theologischer Theoriebildung, Düsseldorf: Patmos, 1976.

Pfau, Bolko, Scham und Depression. Ärztliche Anthropologie eines Affektes, Stuttgart – New York: Schattauer, 1998.

Pfeiffer, Wolfgang M., Carl Rogers im Gespräch mit Martin Buber, in: Gesellschaft für wissenschaftliche Gesprächspsychotherapie (Hrsg.), Jahrbuch für personzentrierte Psychologie und Psychotherapie, Bd. 3, Köln: Gesellschaft für wissenschaftliche Gesprächspsychotherapie, 1992, 184 – 201.

Philipp, Thomas, Die theologische Bedeutung der Psychotherapie. Eine systematisch-theologische Studie auf der Grundlage der Anthropologie Alexander Mitscherlichs (Freiburger theologische Studien; Bd. 159), Freiburg i.Br. – Basel – Wien: Herder, 1997.

Picht, Georg, Aristoteles' „De anima". Mit einer Einführung von Enno Rudolph, 2. Auflage, Stuttgart: Klett-Cotta, 1992.

Platon, Phaidros, in: ders., Phaidros, Parmenides, Theaitetos, Sophistes (Sämtliche Werke; Bd. 4). Nach der Übersetzung von Friedrich Schleiermacher, Hamburg: Rowohlt, 1977, 7 – 60.

Platon, Timaios, in: ders., Politikos, Philebos, Timaios, Kritias (Sämtliche Werke; Bd. 5). Nach der Übersetzung von Friedrich Schleiermacher, Hamburg: Rowohlt, 1978, 141 – 213.

Plessner, Helmuth, Die Stufen des Organischen und der Mensch. Einleitung in die philosophische Anthropologie (Gesammelte Schriften; Bd. 4), Frankfurt am Main: Suhrkamp, 1981.

Plieth, Martina, Die Seele wahrnehmen. Zur Geistesgeschichte des Verhältnisses von Seelsorge und Psychotherapie (Arbeiten zur Pastoraltheologie; Bd. 28), Göttingen: Vandenhoeck & Ruprecht, 1994.

Pohl-Patalong, Uta, Seelsorge transversal. Chancen der Theorie der Postmoderne für den Seelsorgediskurs, in: Wege zum Menschen 52 (2000) 448 – 464.

Pohl-Patalong, Uta, Möglichkeitsräume erweitern. Systemtheorie und systemisches Denken in der Praktischen Theologie, in: Diakonia 32 (2001) 139 – 146.

Pöldinger, Walter, Biologische Depressionsforschung, in: Daseinsanalyse 6 (1989) 82 – 93.

Pompey, Heinrich, Die Bedeutung der Medizin für die kirchliche Seelsorge im Selbstverständnis der sogenannten Pastoralmedizin. Eine bibliographisch-historische Untersuchung bis zur Mitte des 19. Jahrhunderts (Untersuchungen zur Theologie der Seelsorge; Bd. 23), Freiburg i.Br. – Basel – Wien: Herder, 1968.

Pompey, Heinrich, Fortschritt der Medizin und christliche Humanität. Der Dienst der Praktischen Theologie an einer Medizin im Umbruch, Würzburg: Echter, 1974.

Pompey, Heinrich, Von der Pastoralmedizin zur Pastoralanthropologie, in: Erika Weinzierl & Gottfried Griesl (Hrsg.), Von der Pastoraltheologie zur Praktischen Theologie. 1774 – 1974, Salzburg – München: Pustet, 1976, 159 – 197.

Pompey, Heinrich, Die Rezeption der Psychologie durch die Seelsorgswissenschaften im Laufe der Geschichte, in: Wege zum Menschen 30 (1978) 412 – 423.

Pompey, Heinrich, Rezension zu Gerhard Besier, Seelsorge und Klinische Psychologie. Defizite in Theorie und Praxis der ‚Pastoralpsychologie', in: Wege zum Menschen 33 (1981) 247 – 252.

Pompey, Heinrich, Theologisch-psychologische Grundbedingungen der seelsorglichen Beratung, in: Eckhard Lade (Hrsg.), Christliches ABC heute und morgen. Handbuch für Lebensfragen und Kirchliche Erwachsenenbildung (Stichwort Seelsorge), Bad Homburg: DIE Verlag, 1986, 179 – 209.

Pompey, Heinrich, Zur Geschichte der Pastoralpsychologie, in: Isidor Baumgartner (Hrsg.), Handbuch der Pastoralpsychologie, Regensburg: Pustet, 1990, 23 – 40.

Pompey, Heinrich, Die ‚Soziale Pastoral‘ der Dritten Welt als Herausforderung für das diakonisch-caritative Engagement einer Gemeinde, in: Günter Biemer, Bernhard Casper & Josef Müller (Hrsg.), Gemeinsam Kirche sein. Theorie und Praxis der Communio (Festschrift der Theologischen Fakultät der Universität Freiburg i.Br. für Erzbischof Dr. Oskar Saier), Freiburg i.Br. – Basel – Wien: Herder, 1992, 410 – 442.

Pompey, Heinrich, Caritatives Engagement – Lernort des Glaubens und der Gemeinschaft (Studien zur Theologie und Praxis der Caritas und Sozialen Pastoral; Bd. 1), Würzburg: Echter, 1994.

Pompey, Heinrich, Psychose, in: Walter Kasper u.a. (Hrsg.), Lexikon für Theologie und Kirche, Bd. 8, 3., völlig neu bearbeitete Auflage, Freiburg i.Br. – Basel – Rom – Wien: Herder, 1999, 729.

Pompey, Heinrich & Roß, Paul-Stefan, Kirche für andere. Handbuch für eine diakonische Praxis, Mainz: Grünewald, 1998.

Pongratz, Ludwig J., Problemgeschichte der Psychologie, 2. Auflage, München: Francke, 1984.

Popper, Karl R., Objektive Erkenntnis. Ein evolutionärer Entwurf, 2. Auflage, Hamburg: Hoffmann & Campe, 1974.

Pschyrembel, Willibald (Begr.), Klinisches Wörterbuch, 256., neu bearbeitete Auflage, Berlin – New York: de Gruyter, 1990.

Quitmann, Helmut, Humanistische Psychologie. Zentrale Konzepte und philosophischer Hintergrund, Göttingen – Toronto – Zürich: Hogrefe, 1985.

Raffelt, Albert, Extrinsezismus – Intrinsezismus, in: Walter Kasper u.a. (Hrsg.), Lexikon für Theologie und Kirche, Bd. 3, 3., völlig neu bearbeitete Auflage, Freiburg i.Br. – Basel – Rom – Wien: Herder, 1995, 1135 – 1137.

Raffelt, Albert, Pluralismus – ein Plädoyer für Rahner und eine Bemerkung zur Sache, in: Gerhard Larcher, Klaus Müller & Thomas Pröpper (Hrsg.), Hoffnung, die Gründe nennt. Zu Hansjürgen Verweyens Projekt einer erstphilosophischen Glaubensverantwortung, Regensburg: Pustet, 1996, 127 – 138.

Raffelt, Albert & Verweyen, Hansjürgen, Karl Rahner, München: Beck, 1997.

Rahner, Hugo, Ignatius von Loyola und das geschichtliche Werden seiner Frömmigkeit, 2. Auflage, Graz – Salzburg – Wien: Pustet, 1949.

Rahner, Karl, Über das Verhältnis von Natur und Gnade, in: ders., Schriften zur Theologie, Bd. 1, Einsiedeln: Benziger, 1954, 323 – 345.

Rahner, Karl, Über die Erfahrung der Gnade, in: ders., Schriften zur Theologie, Bd. 3, Einsiedeln: Benziger, 1956, 105 – 109.

Rahner, Karl, Weihe des Laien zur Seelsorge, in: ders., Schriften zur Theologie, Bd. 3, Einsiedeln: Benziger, 1956a, 313 – 328.

Rahner, Karl, Sendung und Gnade. Beiträge zur Pastoraltheologie, Innsbruck – Wien – München: Tyrolia, 1959.

Rahner, Karl, Über den Begriff des Geheimnisses in der katholischen Theologie, in: ders., Schriften zur Theologie, Bd. 4, Einsiedeln – Zürich – Köln: Benziger, 1960, 51 – 99.

Rahner, Karl, Die Christologie innerhalb einer evolutiven Weltanschauung, in: ders., Schriften zur Theologie, Bd. 5, Einsiedeln – Zürich – Köln: Benziger, 1962, 183 – 221.

Rahner, Karl, Vom Geheimnis des Lebens, in: ders., Schriften zur Theologie, Bd. 6, Einsiedeln – Zürich – Köln: Benziger, 1965, 171 – 184.

Rahner, Karl, Über die Einheit von Nächsten- und Gottesliebe, in: ders., Schriften zur Theologie, Bd. 6, Einsiedeln – Zürich – Köln: Benziger, 1965a, 277 – 298.

Rahner, Karl, Die anonymen Christen, in: ders., Schriften zur Theologie, Bd. 6, Einsiedeln – Zürich – Köln: Benziger, 1965b, 545 – 554.

Rahner, Karl, Anthropologische Voraussetzungen für den Selbstvollzug der Kirche, in: Franz X. Arnold, Karl Rahner, Viktor Schurr & Leonhard M. Weber (Hrsg.), Handbuch der Pastoraltheologie. Praktische Theologie der Kirche in ihrer Gegenwart, Bd. 2/1, Freiburg i.Br. – Basel – Wien: Herder, 1966, 20 – 38.

Rahner, Karl, Wissenschaftstheoretische Vorüberlegungen, in: Franz X. Arnold, Karl Rahner, Viktor Schurr & Leonhard M. Weber (Hrsg.), Handbuch der Pastoraltheologie. Praktische Theologie der Kirche in ihrer Gegenwart, Bd. 2/1, Freiburg i.Br. – Basel – Wien: Herder, 1966a, 181 – 188.

Rahner, Karl, Die grundlegenden Imperative für den Selbstvollzug der Kirche in der gegenwärtigen Situation, in: Franz X. Arnold, Karl Rahner, Viktor Schurr & Leonhard M. Weber (Hrsg.), Handbuch der Pastoraltheologie. Praktische Theologie der Kirche in ihrer Gegenwart, Bd. 2/1, Freiburg i.Br. – Basel – Wien: Herder, 1966b, 256 – 276.

Rahner, Karl, Frömmigkeit früher und heute, in: ders., Schriften zur Theologie, Bd. 7, Einsiedeln – Zürich – Köln: Benziger, 1966c, 11 – 31.

Rahner, Karl, Theologie und Anthropologie, in: ders., Schriften zur Theologie, Bd. 8, Einsiedeln – Zürich – Köln: Benziger, 1967, 43 – 65.

Rahner, Karl, Christlicher Humanismus, in: ders., Schriften zur Theologie, Bd. 8, Einsiedeln – Zürich – Köln: Benziger, 1967a, 239 – 259.

Rahner, Karl, Praktische Theologie und kirchliche Sozialarbeit, in: ders., Schriften zur Theologie, Bd. 8, Einsiedeln – Zürich – Köln: Benziger, 1967b, 667 – 688.

Rahner, Karl, Die Rücksicht auf die verschiedenen Altersstufen in der immer erneuten Glaubensmystagogie, in: Franz X. Arnold, Ferdinand Klostermann, Karl Rahner, Viktor Schurr & Leonhard M. Weber (Hrsg.), Handbuch der Pastoraltheologie. Praktische Theologie der Kirche in ihrer Gegenwart, Bd. 3, Freiburg i.Br. – Basel – Wien: Herder, 1968, 528 – 534.

Rahner, Karl, Gotteserfahrung heute, in: ders., Schriften zur Theologie, Bd. 9, Einsiedeln – Zürich – Köln: Benziger, 1970, 161 – 176.

Rahner, Karl, Einübung priesterlicher Existenz, 2. Auflage, Freiburg i.Br. – Basel – Wien: Herder, 1970a.

Rahner, Karl, Über künftige Wege der Theologie, in: ders., Schriften zur Theologie, Bd. 10, Zürich – Einsiedeln – Köln: Benziger, 1972, 41 – 69.

Rahner, Karl, Die Theologie im interdisziplinären Gespräch der Wissenschaften, in: ders., Schriften zur Theologie, Bd. 10, Zürich – Einsiedeln – Köln: Benziger, 1972a, 89 – 103.

Rahner, Karl, Zum Verhältnis zwischen Theologie und heutigen Wissenschaften, in: ders., Schriften zur Theologie, Bd. 10, Zürich – Einsiedeln – Köln: Benziger, 1972b, 104 – 112.

Rahner, Karl, Selbsterfahrung und Gotteserfahrung, in: ders., Schriften zur Theologie, Bd. 10, Zürich – Einsiedeln – Köln: Benziger, 1972c, 133 – 144.

Rahner, Karl, Pastoraltheologie, I. wissenschaftstheoretisch, in: Ferdinand Klostermann, Karl Rahner & Hansjörg Schild (Hrsg.), Handbuch der Pastoraltheologie. Praktische Theologie der Kirche in ihrer Gegenwart, Bd. 5: Lexikon, Freiburg i.Br. – Basel – Wien: Herder, 1972d, 393 – 395.

Rahner, Karl, Strukturwandel der Kirche als Aufgabe und Chance, 3. Auflage, Freiburg i.Br.: Herder, 1973.

Rahner, Karl, Die theologische Dimension der Frage nach dem Menschen, in: ders., Schriften zur Theologie, Bd. 12, Zürich – Einsiedeln – Köln: Benziger, 1975, 387 – 406.

Rahner, Karl, Grundkurs des Glaubens. Einführung in den Begriff des Christentums, Freiburg i.Br.: Herder, 1976.

Rahner, Karl, Nachfolge Jesu heute. Gespräch mit Slavko Kessler, München (1978), in: Karl Rahner, Im Gespräch. Herausgegeben von Paul Imhof & Hubert Biallowons, Bd. 2: 1978 – 1982, München: Kösel, 1983, 41 – 47.

Rahner, Karl & Vorgrimler, Herbert, Kleines Theologisches Wörterbuch, 14. Auflage, Freiburg i.Br.: Herder, 1983.

Rahner, Karl & Vorgrimler, Herbert, Kleines Konzilskompendium. Sämtliche Texte des Zweiten Vatikanums mit Einführungen und ausführlichem Sachregister, 18. Auflage, Freiburg i.Br.: Herder, 1985.

Ratzinger, Joseph, Dogma und Verkündigung, München – Freiburg i.Br.: Wewel, 1973.

Ratzinger, Joseph, Vom Verstehen des Glaubens. Anmerkungen zu Rahners Grundkurs des Glaubens, in: Theologische Revue 74 (1978) 177 – 186.

Rauh, Horst D., Der Untergeher. Depression als literarisches Motiv bei Thomas Bernhard, in: Frank Löhrer (Hrsg.), Depression und Hoffnung. Tagungsband zum interdisziplinären Studientag am 9. Oktober 1993 des Katholischen Akademikerverbandes Diözesanverband Aachen und der Bischöflichen Akademie des Bistums Aachen, Aachen: Katholischer Akademikerverband Diözesanverband Aachen, 1994, 29 – 43.

Reimer, Christian, Tiefenpsychologische Zugänge zu depressiv Kranken, in: Psychotherapeut 40 (1995) 367 – 372.

Reinecker, Hans, Grundlagen verhaltenstherapeutischer Methoden, in: Deutsche Gesellschaft für Verhaltenstherapie (Hrsg.), Verhaltenstherapie. Theorien und Methoden (Forum für Verhaltenstherapie und psychosoziale Praxis; Bd. 11), Tübingen: Deutsche Gesellschaft für Verhaltenstherapie, 1986, 43 – 63.

Reinecker, Hans, Methoden der Verhaltenstherapie, in: Deutsche Gesellschaft für Verhaltenstherapie (Hrsg.), Verhaltenstherapie. Theorien und Methoden (Forum für Verhaltenstherapie und psychosoziale Praxis; Bd. 11), Tübingen: Deutsche Gesellschaft für Verhaltenstherapie, 1986a, 64 – 178.

Reiner, Artur, Bei Suizidgefährdung, in: Konrad Baumgartner & Wunibald Müller (Hrsg.), Beraten und Begleiten: Handbuch für das seelsorgliche Gespräch, Freiburg i.Br. – Basel – Wien: Herder, 1990, 321 – 331.

Reiter, Ludwig, Auf der Suche nach einer systemischen Sicht depressiver Störungen, in: Ludwig Reiter, Ewald J. Brunner & Stella Reiter-Theil (Hrsg.), Von der Familientherapie zur systemischen Perspektive, Berlin – Heidelberg – New York – London – Paris – Tokyo: Springer, 1988, 77 – 96.

Reiter, Ludwig, Die depressive Konstellation. Ein systemisch-integratives Konzept, in: Daniel Hell (Hrsg.), Ethologie der Depression. Familientherapeutische Möglichkeiten, Stuttgart – Jena: Fischer, 1993, 99 – 124.

Reiter, Ludwig, Die Rolle der Angehörigen in der Therapie depressiver Patienten. Eine systemisch-integrative Sicht, in: Psychotherapeut 40 (1995) 358 – 366.

Retzer, Arnold, Simon, Fritz B., Weber, Gunthard, Stierlin, Helm & Schmidt, Gunther, Eine Katamnese manisch-depressiver und schizo-affektiver Psychosen nach systemischer Familientherapie, in: Familiendynamik. Interdisziplinäre Zeitschrift für systemorientierte Praxis und Forschung 14 (1989) 214 – 235.

Richert, Annette & Gutzmann, Hans, Gerontopsychiatrische Skizzen, in: Harald J. Freyberger & Horst Dilling (Hrsg.), Fallbuch Psychiatrie. Kasuistiken zum Kapitel V (F) der ICD-10, Bern – Göttingen – Toronto – Seattle: Huber, 1993, 311 – 327.

Richter, Horst-Eberhard, Der Gotteskomplex. Die Geburt und die Krise des Glaubens an die Allmacht des Menschen, Reinbek bei Hamburg: Rowohlt, 1986.

Riedel, Ingrid, Bilder von Angst und Vertrauen. Progressive und regressive Gottessymbole in Träumen und Imaginationen, in: Gunther Klosinski (Hrsg.), Religion als Chance oder Risiko. Entwicklungsfördernde und entwicklungshemmende Aspekte religiöser Erziehung. Mit einem Vorwort von Hans Küng, Bern – Göttingen – Toronto – Seattle: Huber, 1994, 159 – 168.

Ritschl, Dietrich, Heilung auf verschiedene Weisen?, in: Theologia Practica 24 (1989) 28 – 34.

Rodegra, Heinz, Zur Geschichte der Depressionsforschung, in: Frank Löhrer (Hrsg.), Depression und Hoffnung. Tagungsband zum interdisziplinären Studientag am 9. Oktober 1993 des Katholischen Akademikerverbandes Diözesanverband Aachen und der Bischöflichen Akademie des Bistums Aachen, Aachen: Katholischer Akademikerverband Diözesanverband Aachen, 1994, 13 – 28.

Rogers, Carl R., On Becoming a Person. A Therapist's View of Psychotherapy, Boston: Mifflin, 1961.

Rogers, Carl R., A Way of Being, Boston: Mifflin, 1980.

Rogers, Carl R., Die klientenzentrierte Gesprächspsychotherapie. Aus dem Amerikanischen von Erika Nosbüsch, 3. Auflage, München: Kindler, 1981.

Rogers, Carl R., Eine Theorie der Psychotherapie, der Persönlichkeit und der zwischenmenschlichen Beziehungen. Ins Deutsche übertragen von Gerd Höhner und Rolf Brüseke, Köln: Gesellschaft für wissenschaftliche Gesprächspsychotherapie, 1987.

Rogers, Carl R., Therapeut und Klient. Grundlagen der Gesprächspsychotherapie. Aus dem Amerikanischen von Ute Seeßlen, Frankfurt am Main: Fischer, 1990.

Rogge, Klaus-Eckart (Hrsg.), Steckbrief der Psychologie, 4. Auflage, Heidelberg: Quelle & Meyer, 1983.

Rolinck, Eberhard, Seele, VII. praktisch-theologisch, in: Walter Kasper u.a. (Hrsg.), Lexikon für Theologie und Kirche, Bd. 9, 3., völlig neu bearbeitete Auflage, Freiburg i.Br. – Basel – Rom – Wien: Herder, 2000, 379 – 380.

Rombach, Heinrich, Der Ursprung. Philosophie der Konkreativität von Mensch und Natur, Freiburg i.Br.: Rombach, 1994.

Rorty, Richard, Hoffnung statt Erkenntnis. Eine Einführung in die pragmatische Philosophie. Aus dem Amerikanischen von Joachim Schulte, Wien: Passagen, 1994.

Ross, Alan O., Personality. The Scientific Study of Complex Human Behavior, New York: Holt, Rinehart and Winston, 1987.

Rothermel, Anette & Feierfeil, Renate, Zirkuläres Fragen als Methode der systemischen Therapie. Eine qualitative empirische Untersuchung zu diesem Konzept, in: Familiendynamik. Interdisziplinäre Zeitschrift für systemorientierte Praxis und Forschung 15 (1990) 333 – 345.

Ruckdäschel, Erika, Mit stumpfem Herzen erreichen wir nichts. Der Weg nach Emmaus. Bibelarbeit über Lukas 24, 13 – 35, in: Diakonie 19 (1993) 224 – 228.

Ruhbach, Gerhard, Anfechtung, II. in der reformatorischen Theologie, in: Walter Kasper u.a. (Hrsg.), Lexikon für Theologie und Kirche, Bd. 1, 3., völlig neu bearbeitete Auflage, Freiburg i.Br. – Basel – Rom – Wien: Herder, 1993, 644 – 645.

Ruppe, Andrea, Keller, Ferdinand & Wolfersdorf, Manfred, Suizid und Suizidversuch im Langzeitverlauf endogener und nicht-endogener Depressiver, in: Manfred Wolfersdorf & Werner Felber (Hrsg.), Psychose und Suizidalität (Suizidologie; Bd. 2), Regensburg: Roderer, 1995, 167 – 180.

Sachse, Rainer, Das Konzept des empathischen Verstehens in sprachpsychologischer Sicht: Klärung und Erweiterung des Verstehensbegriffs in der Gesprächspsychotherapie, in: Gesellschaft für wissenschaftliche Gesprächspsychotherapie (Hrsg.), Orientierung an der Person, Bd. 2: Jenseits von Psychotherapie, Köln: Gesellschaft für wissenschaftliche Gesprächspsychotherapie, 1988, 162 – 174.

Sailer, Johann M., Vorlesungen aus der Pastoraltheologie, 3 Bde., Dritte, durchaus verbesserte und vermehrte Ausgabe, München: Lentner, 1812.

Saller, Margot, Heiland, II. religionspädagogisch, in: Walter Kasper u.a. (Hrsg.), Lexikon für Theologie und Kirche, Bd. 4, 3., völlig neu bearbeitete Auflage, Freiburg i.Br. – Basel – Rom – Wien: Herder, 1995, 1264 – 1265.

Sandler, Willibald, Bekehrung des Denkens. Karl Rahners Anthropologie und Soteriologie als formal-offenes System in triadischer Perspektive, Frankfurt am Main – Berlin – Bern – New York – Paris – Wien: Lang, 1996.

Sattler, Dorothea, Beziehungsdenken in der Erlösungslehre. Bedeutung und Grenzen, Freiburg i.Br. – Basel – Wien: Herder, 1997.

Sattler, Dorothea & Schneider, Theodor, Schöpfungslehre, in: Theodor Schneider (Hrsg.), Handbuch der Dogmatik, Bd. 1, 2. Auflage, Düsseldorf: Patmos, 1995, 120 – 238.

Sawyer, John F., *jascha*, in: G. Johannes Botterweck & Helmer Ringgren (Hrsg.), Theologisches Wörterbuch zum Alten Testament, Bd. 3, Stuttgart – Berlin – Köln – Mainz: Kohlhammer, 1982, 1035 – 1059.

Schäfer, Gerhard K., Gottes Bund entsprechen. Studien zur diakonischen Dimension christlicher Gemeindepraxis (Veröffentlichungen des Diakoniewissenschaftlichen Instituts an der Universität Heidelberg; Bd. 5), Heidelberg: Heidelberger Verlagsanstalt, 1994.

Schäfer, Ulrike, Depressionen im Kindes- und Jugendalter. Ein kurzer Ratgeber für Eltern, Erzieher(innen) und Lehrer(innen), Bern – Göttingen – Toronto – Seattle: Huber, 1999.

Scharfenberg, Joachim, Neurose, in: Heimo Gastager, Karl Gastgeber, Gottfried Griesl u.a. (Hrsg.), Praktisches Wörterbuch der Pastoralanthropologie. Sorge um den Menschen, Wien: Herder und Göttingen: Vandenhoeck & Ruprecht, 1975, 770 – 773.

Scharfenberg, Joachim Pastoralpsychologische Kompetenz von Seelsorgern / -innen, in: Isidor Baumgartner (Hrsg.), Handbuch der Pastoralpsychologie, Regensburg: Pustet, 1990, 135 – 152.

Schaupp, Klemens, Persönlichkeit und pastorale Berufsmotive, in: Isidor Baumgartner (Hrsg.), Handbuch der Pastoralpsychologie, Regensburg: Pustet, 1990, 215 – 232.

Schenker, Adrian, Heil und Erlösung, II. Altes Testament, in: Gerhard Müller (Hrsg.), Theologische Realenzyklopädie, Bd. 14, Berlin – New York: de Gruyter, 1985, 609 – 616.

Scheuermann, Rainhard, Laienseelsorge mit depressiven Gesprächspartnern. Erfahrungsbericht über ein Seminar in einer Gemeinde, in: Wege zum Menschen 32 (1980) 371 – 374.

Schibler, Gina & Morgenthaler, Christoph, Gott und die Wut, in: Wege zum Menschen 52 (2000) 78 – 94.

Schieder, Rolf, Seelsorge in der Postmoderne, in: Wege zum Menschen 46 (1994) 26 – 43.

Schiepek, Günter, Systemtheorie der Klinischen Psychologie. Beiträge zu ausgewählten Problemstellungen (Wissenschaftstheorie, Wissenschaft und Philosophie; Bd. 33), Braunschweig – Wiesbaden: Vieweg, 1991.

Schiepek, Günter & Schaub, Harald, Als die Theorien laufen lernten ... Anmerkungen zur Computersimulation einer Depressionsentwicklung, in: System Familie. Forschung und Therapie 3 (1990) 49 – 50.

Schimmack, Ulrich, Strukturmodelle der Stimmungen: Rückschau, Rundschau und Ausschau, in: Psychologische Rundschau 50 (1999) 90 – 97.

Schirmeyer, Susanne, Schwarze Bilder – Schöne Bilder – Skulpturen. Bilder und Texte vom Leben mit der Depression, Karlsruhe: Engelhardt & Bauer, 1995.

Schlagheck, Michael, Theologie und Psychologie im Dialog. Einführende Überlegungen, in: ders. (Hrsg.), Theologie und Psychologie im Dialog über die Frage nach Gott, Paderborn: Bonifatius, 1996, 7 – 13.

Schlagheck, Michael, Von Annäherungen und noch unüberbrückbaren Positionen. Zur Einleitung, in: ders. (Hrsg.), Theologie und Psychologie im Dialog über ihre Menschenbilder, Paderborn: Bonifatius, 1997, 7 – 19.

Schlagheck, Michael, „Getrenntsein in Bezogenheit“. Einleitende Überlegungen, in: ders. (Hrsg.), Theologie und Psychologie im Dialog über das Böse, Paderborn: Bonifatius, 1998, 7 – 14.

Schlippe, Arist von, Der systemische Ansatz – Versuch einer Präzisierung, in: Zeitschrift für systemische Therapie 6 (1988) 81 – 89.

Schlippe, Arist von & Schweitzer, Jochen, Lehrbuch der systemischen Therapie und Beratung, 6., durchgesehene Auflage, Göttingen: Vandenhoeck & Ruprecht, 1999.

Schmid, Georg, Satanskulte und Satanismus, in: Diakonia 32 (2001) 118 – 123.

Schmid, Gilbert, Neurose, I. Begriff und Formen, in: Walter Kasper u.a. (Hrsg.), Lexikon für Theologie und Kirche, Bd. 7, 3., völlig neu bearbeitete Auflage, Freiburg i.Br. – Basel – Rom – Wien: Herder, 1998, 778.

Schmid, Hans H., Frieden, II. Altes Testament, in: Gerhard Krause & Gerhard Müller (Hrsg.), Theologische Realenzyklopädie, Bd. 11, Berlin – New York: de Gruyter, 1983, 605 – 610.

Schmid, Peter F., Personale Begegnung. Der personzentrierte Ansatz in Psychotherapie, Beratung, Gruppenarbeit und Seelsorge, 2., verbesserte und ergänzte Auflage, Würzburg: Echter, 1995.

Schmid, Peter F., Im Anfang ist Gemeinschaft. Personzentrierte Gruppenarbeit in Seelsorge und Praktischer Theologie. Beitrag zu einer Theologie der Gruppe, Stuttgart – Berlin – Köln: Kohlhammer, 1998.

Schmid, Peter F., „Puzzling you is the nature of my game". Von der Faszination und dem Verdrängen des Bösen, in: Diakonia 32 (2001) 77 – 83.

Schmidt-Degenhard, Michael, Phänomenologische Begriffsbestimmung der Melancholie, in: Christoph Mundt, Peter Fiedler, Hermann Lang & Alfred Kraus (Hrsg.), Depressionskonzepte heute: Psychopathologie oder Pathopsychologie? (Hubertus Tellenbach zum 75. Geburtstag), Berlin – Heidelberg – New York: Springer, 1991, 17 – 32.

Schmitz, Edgar, Religion und Gesundheit, in: ders. (Hrsg.), Religionspsychologie. Eine Bestandsaufnahme des gegenwärtigen Forschungsstandes, Göttingen – Bern – Toronto – Seattle: Hogrefe, 1992, 131 – 158.

Schnaas, Bruno, Selig die Trauernden, in: Klemens Richter (Hrsg.), „Unablässig leidet mein Herz". Christliche Verkündigung angesichts von Trauer und Angst, Freiburg i.Br. – Basel – Wien: Herder, 1992, 161 – 164.

Schneck, Ernst, Diakonie als Zeugnis = Verkündigung durch Diakonie. Zur Bedeutung der Diakonie für eine evangelisierende Kirche, in: Andreas Heinz, Wolfgang Lentzen-Deis & Ernst Schneck (Hrsg.), Wege der Evangelisierung (Heinz Feilzer zum 65. Geburtstag), Trier: Paulinus, 1993, 207 – 224.

Schnider, Franz & Stenger, Werner, Beobachtungen zur Struktur der Emmausperikope (Lk 24, 13 – 35), in: Biblische Zeitschrift 16 (1972) 94 – 114.

Schockenhoff, Eberhard, Konkupiszenz, in: Walter Kasper u.a. (Hrsg.), Lexikon für Theologie und Kirche, Bd. 6, 3., völlig neu bearbeitete Auflage, Freiburg i.Br. – Basel – Rom – Wien: Herder, 1997, 271 – 274.

Schrage, Wolfgang, Heil und Heilung im Neuen Testament, in: Gerhard K. Schäfer & Theodor Strohm (Hrsg.), Diakonie – biblische Grundlagen und Orientierungen. Ein Arbeitsbuch zur theologischen Verständigung über den diakonischen Auftrag (Veröffentlichungen des Diakoniewissenschaftlichen Instituts an der Universität Heidelberg; Bd. 2), 2. Auflage, Heidelberg: Heidelberger Verlagsanstalt, 1994, 327 – 344.

Schramm, Elisabeth, Interpersonelle Psychotherapie bei Depressionen und anderen psychischen Störungen. Mit dem Original-Therapiemanual von Klerman, Weissman, Rounsaville und Chevron, 2., durchgesehene und aktualisierte Auflage, Stuttgart – New York: Schattauer, 1998.

Schrödter, Wolfgang, Rezension zu Jürgen Kriz, Systemtheorie. Eine Einführung für Psychotherapeuten, Psychologen und Mediziner, in: Gesprächspsychotherapie und Personzentrierte Beratung 29 (1998) 123 – 124.

Schroer, Silvia, Die Samuelbücher (Neuer Stuttgarter Kommentar: Altes Testament; Bd. 7), Stuttgart: Katholisches Bibelwerk, 1992.

Schröer, Henning, Forschungsmethoden in der Praktischen Theologie, in: Ferdinand Klostermann & Rolf Zerfaß (Hrsg.), Praktische Theologie heute, München: Kaiser und Mainz: Grünewald, 1974, 206 – 224.

Schubert, Franz-Christian, Idiosynkrasie, in: Wilhelm Arnold, Hans J. Eysenck & Richard Meili (Hrsg.), Lexikon der Psychologie, Bd. 2, 2. Auflage, Freiburg i.Br. – Basel – Wien: Herder, 1987, 961 – 962.

Schubert, Hartwig von, Kinzinger, Wolfgang, Lücke-Jansen, Heiner, Schneider, Barbara, Schrödter, Wolfgang & Vogelmann, Wolfgang, Von der Seele reden. Eine empirisch-qualitative Studie über psychotherapeutische Beratung in kirchlichem Auftrag, Neukirchen-Vluyn: Neukirchener, 1998.

Schuchart, Alfred, Der „Pastor bonus" des Johannes Opstraet. Zur Geschichte eines pastoraltheologischen Werkes aus der Geisteswelt des Jansenismus (Trierer Theologische Studien; Bd. 26), Trier: Paulinus, 1972.

Schulte, Dietmar, Verhaltenstherapeutische Diagnostik, in: Deutsche Gesellschaft für Verhaltenstherapie (Hrsg.), Verhaltenstherapie. Theorien und Methoden (Forum für Verhaltenstherapie und psychosoziale Praxis; Bd. 11), Tübingen: Deutsche Gesellschaft für Verhaltenstherapie, 1986, 16 – 42.

Schulte, Walter, Glaube und Unglaube des Depressiven, in: Evangelische Theologie 11 (1951) 172 – 187.

Schulte, Walter, Das Glaubensleben in der melancholischen Phase, in: Der Nervenarzt 25 (1954) 401 – 407.

Schulte-Markwort, Michael J., Gewalt ist geil. Mit aggressiven Kindern und Jugendlichen umgehen, Stuttgart: Trias, 1994.

Schulz, Ehrenfried, Gebet und Meditation als Wege zur pastoralen Identität, in: Isidor Baumgartner (Hrsg.), Handbuch der Pastoralpsychologie, Regensburg: Pustet, 1990, 265 – 284.

Schulz von Thun, Friedemann, Miteinander reden, Bd. 1: Störungen und Klärungen. Allgemeine Psychologie der Kommunikation, Reinbek bei Hamburg: Rowohlt, 1998.

Schurr, Viktor, Seelsorge, I. katholisch, in: Josef Höfer & Karl Rahner (Hrsg.), Lexikon für Theologie und Kirche, Bd. 9, 2., völlig neu bearbeitete Auflage, Freiburg i.Br.: Herder, 1964, 579 – 583.

Schuster, Heinz, Wesen und Aufgabe der Pastoraltheologie als praktischer Theologie, in: Franz X. Arnold, Karl Rahner, Viktor Schurr & Leonhard M. Weber (Hrsg.), Handbuch der Pastoraltheologie. Praktische Theologie der Kirche in ihrer Gegenwart, Bd. 1, Freiburg i.Br. – Basel – Wien: Herder, 1964, 93 – 114.

Schwab, Reinhold, Rezension zu Wilfried Weber, Wege zum helfenden Gespräch. Gesprächspsychotherapie in der Praxis, in: Psychotherapeut 40 (1995) 327.

Schwankl, Otto, Licht und Finsternis. Ein metaphorisches Paradigma in den johanneischen Schriften (Herders Biblische Studien; Bd. 5), Freiburg i.Br.: Herder, 1995.

Schwarz, Anette, Melancholie: Figuren und Orte einer Stimmung, Wien: Passagen, 1996.

Schwarz, Reinhard, Luther. Studienausgabe, 2., überarbeitete Auflage, Göttingen: Vandenhoeck & Ruprecht, 1998.

Schweitzer, Friedrich, Praktische Theologie, Kultur der Gegenwart und die Sozialwissenschaften – Interdisziplinäre Beziehungen und die Einheit der Disziplin, in: Karl E. Nipkow, Dietrich Rössler & Friedrich Schweitzer (Hrsg.), Praktische Theologie und Kultur der Gegenwart. Ein internationaler Dialog, Gütersloh: Mohn, 1991, 170 – 184.

Schweizer, Eduard, Das Evangelium nach Lukas (Das Neue Testament Deutsch; Teilband 3), 18. Auflage, Göttingen: Vandenhoeck & Ruprecht, 1982.

Seckler, Max, Das Reich-Gottes-Motiv in den Anfängen der Katholischen Tübinger Schule (J. S. Drey und J. B. Hirscher). Zugleich ein Beitrag zur Theorie des Christentums, in: Theologische Quartalschrift 168 (1988) 257 – 282.

Seckler, Max, Die Reich-Gottes-Idee bei Johann Baptist Hirscher und in der Tübinger Schule. Zur Aktualität der Zentralidee des Christentums, in: Gebhard Fürst (Hrsg.), Glaube als Lebensform. Der Beitrag Johann Baptist Hirschers zur Neugestaltung christlich-kirchlicher Lebenspraxis und lebensbezogener Theologie, Mainz: Grünewald, 1989, 12 – 31.

Seckler, Max, Fundamentaltheologie, in: Walter Kasper u.a. (Hrsg.), Lexikon für Theologie und Kirche, Bd. 4, 3., völlig neu bearbeitete Auflage, Freiburg i.Br. – Basel – Rom – Wien: Herder, 1995, 227 – 238.

Seckler, Max & Berchtold, Christoph, Glaube, in: Peter Eicher (Hrsg.), Neues Handbuch theologischer Grundbegriffe, Bd. 2, München: Kösel, 1984, 91 – 109.

Seibert, Horst, Evangelische Grundlegung der Diakonie – Schuld und Rechtfertigung als Herausforderung für eine sozial-diakonische Praxis der Kirche, in: Heinrich Pompey (Hrsg.), Caritas – Das menschliche Gesicht des Glaubens. Ökumenische und internationale Anstöße einer Diakonietheologie (Studien zur Theologie und Praxis der Caritas und Sozialen Pastoral; Bd. 10), Würzburg: Echter, 1997, 129 – 140.

Seibert, Horst, Bibliotherapie. Drei Weisen, dem Chaos zu begegnen, Darmstadt: Bogen, 2000.

Seifert, Angela, Diagnostik und Therapie depressiver Erkrankungen aus der Sicht der Transaktionsanalyse, in: Psychotherapeut 40 (1995) 353 – 357.

Seils, Martin, Heil und Erlösung, IV. Dogmatisch, in: Gerhard Müller (Hrsg.), Theologische Realenzyklopädie, Bd. 14, Berlin – New York: de Gruyter, 1985, 622 – 637.

Seitz, Willi, Kontingenz, in: Wilhelm Arnold, Hans J. Eysenck & Richard Meili (Hrsg.), Lexikon der Psychologie, Bd. 2, 2. Auflage, Freiburg i.Br. – Basel – Wien: Herder, 1987, 1134.

Seligman, Martin E. P., Depression and Learned Helplessness, in: Raymond J. Friedman & Martin M. Katz (Hrsg.), The Psychology of Depression: Contemporary Theory and Research, New York – Toronto – London – Sydney: John Wiley & Sons, 1974, 83 – 125.

Seligman, Martin E. P., Erlernte Hilflosigkeit, 3., veränderte Auflage, München – Weinheim: Psychologie-Verlags-Union und Urban & Schwarzenberg, 1986.

Shaver, Phillip, Lenauer, Michael & Sadd, Susan, Religiousness, Conversion, and Subjective Well-Being: The „Healthy-Minded" Religion of Modern American Women, in: American Journal of Psychiatry 137 (1980) 1563 - 1568.

Simon, Fritz B., Weber, Gunthard, Stierlin, Helm, Retzer, Arnold & Schmidt, Gunther, „Schizo-affektive" Muster: Eine systemische Beschreibung, in: Familiendynamik. Interdisziplinäre Zeitschrift für systemorientierte Praxis und Forschung 14 (1989) 190 – 213.

Six, Bernd, Attribution, in: Dieter Frey & Siegfried Greif (Hrsg.), Sozialpsychologie. Ein Handbuch in Schlüsselbegriffen, 2., erweiterte Auflage, München – Weinheim: Psychologie-Verlags-Union, 1987, 122 – 135.

Six, Jean-François, Licht in der Finsternis. Die (18) letzten Monate im Leben der Therese von Lisieux. Mit einem Vorwort für die deutsche Ausgabe von Ulrich Dobhan. Übersetzt von Brigitte Kirschner, Würzburg: Echter, 1997.

Sölle, Dorothee, Gott denken. Einführung in die Theologie, 2. Auflage, Stuttgart: Kreuz, 1990.

Sölle, Dorothee, Das Eis der Seele spalten. Theologie und Literatur in sprachloser Zeit (Theologie und Literatur; Bd. 5), Mainz: Grünewald, 1996.

Spada, Hans, Ernst, Andreas M. & Ketterer, Werner, Klassische und operante Konditionierung, in: Hans Spada (Hrsg.), Lehrbuch Allgemeine Psychologie, Bern – Stuttgart – Toronto: Huber, 1990, 323 – 372.

Speierer, Gert-Walter, Einheitliche oder krankheitsspezifische Inkongruenzformen in der klientenzentrierten Gesprächspsychotherapie?, in: GwG-Zeitschrift 23 (1992) 22 – 26.

Spendel, Stefanie, Heil, V. praktisch-theologisch, in: Walter Kasper u.a. (Hrsg.), Lexikon für Theologie und Kirche, Bd. 4, 3., völlig neu bearbeitete Auflage, Freiburg i.Br. – Basel – Rom – Wien: Herder, 1995, 1264.

Spiegel, Yorick, ... Wunder dauern etwas länger. Biblische Heilungsgeschichten in heutigem Kontext, in: Theologia Practica 24 (1989) 34 – 39.

Sprüche der Väter (Geist und Leben der Ostkirche; Bd. 3). Herausgegeben und übersetzt von Pater Bonifatius OSB, Graz – Wien – Köln: Styria, 1963.

Stadlmeier, Anton, Religiöser Glaube und Systemische Therapie, in: Zeitschrift für systemische Therapie 7 (1989) 41 – 47.

Stark, Rodney & Bainbridge, William S., The Future of Religion. Secularization, Revival and Cult Formation, Berkeley – Los Angeles – London: University of California Press, 1985.

Stark, Rodney & Glock, Charles Y., American Piety: The Nature of Religious Commitment (Patterns of Religious Commitment; Bd. 1), Berkeley – Los Angeles: University of California Press, 1968.

Steffensky, Fulbert, Sie erkannten ihn am Brotbrechen. Zwischen Festungsglauben und Erfahrungsgier, in: Wort und Antwort 34 (1993) 99 – 104.

Stegmaier, Werner, Arthur Schopenhauer, in: Walter Kasper u.a. (Hrsg.), Lexikon für Theologie und Kirche, Bd. 9, 3., völlig neu bearbeitete Auflage, Freiburg i.Br. – Basel – Rom – Wien: Herder, 2000, 215 – 216.

Steinhilper, Rolf, Depression – Herausforderung an die Seelsorge, Stuttgart: Calwer Verlag, 1990.

Steinhilper, Rolf, Das schwere Leben leben lassen. Wege aus der Depression, 2., unveränderte Auflage, Stuttgart: Calwer Verlag, 1995.

Steinkamp, Hermann, Sozialpastoral, Freiburg i.Br.: Lambertus, 1991.

Steinkamp, Hermann, Solidarität und Parteilichkeit. Für eine neue Praxis in Kirche und Gemeinde, Mainz: Grünewald, 1994.

Steinkamp, Hermann, Gemeinschaft und Solidarität, in: Herbert Haslinger (Hrsg.), Handbuch Praktische Theologie, Bd. 2: Durchführungen, Mainz: Grünewald, 2000, 480 – 493.

Stelzenberger, Johannes, A. J. Fahrmann, A. J. Rosshirt, J. M. Feder. Drei Würzburger Moraltheologen der Aufklärungszeit, in: Max Buchner (Hrsg.), Aus der Vergangenheit der Universität Würzburg. Festschrift zum 350-jährigen Bestehen der Universität, Berlin: Springer, 1932, 268 – 295.

Stelzenberger, Johannes, Anton Joseph Roßhirt. Eine Studie zur Moraltheologie der Aufklärungszeit, Breslau: Müller & Seiffert, 1937.

Stertenbrink, Rudolf, Wir wollen weg vom Ort unserer Traurigkeit, in: Klemens Richter (Hrsg.), „Unablässig leidet mein Herz“. Christliche Verkündigung angesichts von Trauer und Angst, Freiburg i.Br. – Basel – Wien: Herder, 1992, 165 – 166.

Stierlin, Helm, Prinzipien der systemischen Therapie, in: Fritz B. Simon (Hrsg.), Lebende Systeme. Wirklichkeitskonstruktionen in der Systemischen Therapie, Berlin – Heidelberg – New York: Springer, 1988, 54 – 65.

Stierlin, Helm & Retzer, Arnold, Die Heidelberger Interventionsstudie bei affektiven Psychosen, in: Daniel Hell (Hrsg.), Ethologie der Depression. Familientherapeutische Möglichkeiten, Stuttgart – Jena: Fischer, 1993, 83 – 98.

Stierlin, Helm, Weber, Gunthard, Schmidt, Gunther & Simon, Fritz B., Zur Familiendynamik bei manisch-depressiven und schizoaffektiven Psychosen, in: Familiendynamik. Interdisziplinäre Zeitschrift für systemorientierte Praxis und Forschung 11 (1986) 267 – 282.

Stipp, Hermann-Josef, Heilung, Heilungen, II. Altes Testament, in: Walter Kasper u.a. (Hrsg.), Lexikon für Theologie und Kirche, Bd. 4, 3., völlig neu bearbeitete Auflage, Freiburg i.Br. – Basel – Rom – Wien: Herder, 1995, 1358 – 1359.

Stoelzel, Martin, Entlastung von Schuld und Schuldgefühlen auf dem Hintergrund biblischer Heilungs- und Begegnungsgeschichten, in: Peter Bäurle u.a. (Hrsg.), Klinische Psychotherapie mit älteren Menschen. Grundlagen und Praxis, Bern – Göttingen – Toronto – Seattle: Huber, 2000, 244 – 250.

Stoll, Claus-Dieter, Humanistische Psychologie, in: Michael Dieterich & Jörg Dieterich (Hrsg.), Wörterbuch Psychologie & Seelsorge, Wuppertal: Brockhaus, 1996, 142 – 144.

Stollberg, Dietrich, Seelsorge, in: Erwin Fahlbusch u.a. (Hrsg.), Evangelisches Kirchenlexikon. Internationale theologische Enzyklopädie, Bd. 4, 3. Auflage, Göttingen: Vandenhoeck & Ruprecht, 1996, 173 – 188.

Stoltenberg, Gundelinde, Menschen: Frauen und Männer vor Gott und Subjekte ihres Lebens, in: Herbert Haslinger (Hrsg.), Handbuch Praktische Theologie, Bd. 1: Grundlegungen, Mainz: Grünewald, 1999, 123 – 143.

Straub, Jürgen, Historisch-psychologische Biographieforschung. Theoretische, methodologische und methodische Argumentationen in systematischer Absicht. Mit einem Vorwort von Heiner Legewie, Heidelberg: Asanger, 1989.

Swildens, Hans, Über die gesprächspsychotherapeutische Behandlung der depressiven Neurosen, in: Gisela Meyer-Cording & Gert-Walter Speierer (Hrsg.), Gesundheit und Krankheit. Theorie, Forschung und Praxis der klientenzentrierten Gesprächspsychotherapie heute, Köln: Gesellschaft für wissenschaftliche Gesprächspsychotherapie, 1990, 183 – 198.

Swildens, Hans, Prozeßorientierte Gesprächspsychotherapie. Einführung in eine differenzielle Anwendung des klientenzentrierten Ansatzes bei der Behandlung psychischer Erkrankungen. Herausgegeben und ins Deutsche übersetzt von Wolfgang M. Pfeiffer, Köln: Gesellschaft für wissenschaftliche Gesprächspsychotherapie, 1991.

Tacke, Helmut, Glaubenshilfe als Lebenshilfe. Probleme und Chancen heutiger Seelsorge, 3., durch ein Nachwort und Register erweiterte Auflage, Neukirchen – Vluyn: Neukirchener, 1993.

Tausch, Reinhard, Einsichten in seelische Vorgänge beim religiösen Glauben und bei christlich-ethischen Botschaften, in: Michael Schlagheck (Hrsg.), Theologie und Psychologie im Dialog über die Frage nach Gott, Paderborn: Bonifatius, 1996, 63 – 104.

Tellenbach, Hubertus, Melancholie. Problemgeschichte, Endogenität, Typologie, Pathogenese, Klinik, 4., erweiterte Auflage mit einem Exkurs in die manisch-melancholische Region, Berlin – Heidelberg – New York – Tokyo: Springer, 1983.

Theißen, Gerd, Urchristliche Wundergeschichten. Ein Beitrag zur formgeschichtlichen Erforschung der synoptischen Evangelien (Studien zum Neuen Testament; Bd. 8), Gütersloh: Mohn, 1974.

Theunissen, Michael, Melancholisches Leiden unter der Herrschaft der Zeit, in: ders., Negative Theologie der Zeit, Frankfurt am Main: Suhrkamp, 1991, 218 – 281.

Thilo, Hans-Joachim, Theologische Überlegungen zum medizinischen Verständnis der Heilung, in: Theologia Practica 24 (1989) 56 – 63.

Thomas Aquinas, Summa theologica. Editio altera Romana ad emendatiores editiones impressa et noviter accuratissime recognita, Roma: Forzani, 1923.

Thorne, Brian, Carl Rogers (Key Figures in Counselling and Psychotherapy), London – Newbury Park – New Delhi: Sage Publications, 1992.

Thurneysen, Eduard, Seelsorge im Vollzug, Zürich: EVZ, 1968.

Thurneysen, Eduard, Die Lehre von der Seelsorge, 6. Auflage, Zürich: Theologischer Verlag, 1988.

Tiemann, Axel, Analogie. Analyse einer grundlegenden Denkweise in der Physik, Thun – Frankfurt am Main: Deutsch, 1993.

Titze, Michael, Die heilende Kraft des Lachens. Mit Therapeutischem Humor frühe Beschämungen heilen, München: Kösel, 1995.

Toikkanen, Tuulikki & Muurinen, Erja, Toivo: Hope for Persons in Finland, in: Rosemarie R. Parse (Hrsg.), Hope: An International Human Becoming Perspective, Sudbury (Massachusetts): Jones and Bartlett Publishers, 1999, 79 – 96.

Treusch-Dieter, Gerburg, Foucault – Kein „Wegbereiter"? , in: Gerd Jüttemann (Hrsg.), Wegbereiter der Historischen Psychologie, München – Weinheim: Beltz und Psychologie-Verlags-Union, 1988, 491 – 503.

Troidl, Robert, Die klientenzentrierte Gesprächspsychotherapie in der Seelsorge, Frankfurt am Main – Bern – New York – Paris: Lang, 1988.

Trouw, Christopher, Depression und Dependente Persönlichkeitsstörung: Prozeßanalyse der Therapeutischen Beziehung im Rahmen stationärer Gruppenpsychotherapie, Göttingen: Cuvillier, 1998.

Trummer, Peter, Die blutende Frau. Wunderheilung im Neuen Testament, Freiburg i.Br. – Basel – Wien: Herder, 1991.

Tschacher, Wolfgang, Interaktion in selbstorganisierten Systemen. Grundlegung eines dynamisch-synergetischen Forschungsprogramms in der Psychologie, Heidelberg: Asanger, 1990.

Tschacher, Wolfgang, Prozeßgestalten. Die Anwendung der Selbstorganisationstheorie und der Theorie dynamischer Systeme auf Probleme der Psychologie, Göttingen – Bern – Toronto – Seattle: Hogrefe, 1997.

Tscheulin, Dieter, Gemeinsame Grundelemente in verschiedenen Psychotherapieformen, in: Eibe-Rudolf Rey (Hrsg.), Klinische Psychologie (Aktuelle Psychiatrie; Bd. 2), Stuttgart – New York: Fischer, 1981, 115 – 127.

Tscheulin, Dieter, Wirkfaktoren psychotherapeutischer Intervention, Göttingen – Toronto – Zürich: Hogrefe, 1992.

Tugendhat, Ernst, Selbstbewußtsein und Selbstbestimmung. Sprachanalytische Interpretationen, Frankfurt am Main: Suhrkamp, 1979.

Uslar, Detlev von, Stimmung und Emotion. Trauer und Freude, Angst und Heiterkeit, in: Daseinsanalyse 6 (1989) 20 – 28.

Utsch, Michael, Religionspsychologie. Voraussetzungen, Grundlagen, Forschungsüberblick, Stuttgart – Berlin – Köln: Kohlhammer, 1998.

Veeser, Wilfried, Psychotherapie und Seelsorge, in: Michael Dieterich & Jörg Dieterich (Hrsg.), Wörterbuch Psychologie & Seelsorge, Wuppertal: Brockhaus, 1996, 294 – 296.

Ven, Johannes A. van der, Unterwegs zu einer empirischen Theologie, in: Ottmar Fuchs (Hrsg.), Theologie und Handeln. Beiträge zur Fundierung der Praktischen Theologie als Handlungstheorie, Düsseldorf: Patmos, 1984, 102 – 128.

Ven, Johannes A. van der, Entwurf einer empirischen Theologie (Theologie und Empirie; Bd. 10), Kampen: Kok Publishing House und Weinheim: Deutscher Studien-Verlag, 1990.

Ven, Johannes A. van der, God Reinvented? A Theological Search in Texts and Tables (Empirical Studies in Theology; Bd. 1), Leiden – Boston – Köln: Brill, 1998.

Ven, Johannes A. van der, Praktische Theologie und Humanwissenschaften, in: Herbert Haslinger (Hrsg.), Handbuch Praktische Theologie, Bd. 1: Grundlegungen, Mainz: Grünewald, 1999, 267 – 278.

Vergauwen, Guido, Die Verantwortung für den Anderen, in: Diakonia 24 (1993) 295 – 304.

Verweyen, Hansjürgen, Wie wird ein Existential übernatürlich? Zu einem Grundproblem der Anthropologie K. Rahners, in: Trierer Theologische Zeitschrift 95 (1986) 115 – 131.

Verweyen, Hansjürgen, Gottes letztes Wort. Grundriß der Fundamentaltheologie, 2. Auflage, Düsseldorf: Patmos, 1991.

Vogel, Hansjörg, Folter und Krieg. Konfrontation mit dem Abgrund des Bösen, in: Diakonia 32 (2001) 106 – 112.

Völkl, Richard, Nächstenliebe – Die Summe der christlichen Religion? Beiträge zu Theologie und Praxis der Caritas. Ausgewählt und eingeleitet von Michael Manderscheid, Freiburg i.Br.: Lambertus, 1987.

Wachinger, Lorenz, Bei Schuld und Schuldgefühlen, in: Konrad Baumgartner & Wunibald Müller (Hrsg.), Beraten und Begleiten: Handbuch für das seelsorgliche Gespräch, Freiburg i.Br. – Basel – Wien: Herder, 1990, 241 – 248.

Wacker, Marie-Theres, Reich Gottes, A. biblisch, in: Peter Eicher (Hrsg.), Neues Handbuch theologischer Grundbegriffe, Bd. 4, München: Kösel, 1991, 382 – 389.

Wagner-Egelhaaf, Martina, Die Melancholie der Literatur. Diskursgeschichte und Textfiguration, Stuttgart – Weimar: Metzler, 1997.

Wahl, Heribert, Narzißmus? Von Freuds Narzißmustheorie zur Selbstpsychologie, Stuttgart – Berlin – Köln – Mainz: Kohlhammer, 1985.

Wahl, Heribert, Pastoralpsychologie – Teilgebiet und Grunddimension Praktischer Theologie, in: Isidor Baumgartner (Hrsg.), Handbuch der Pastoralpsychologie, Regensburg: Pustet, 1990, 41 – 61.

Wahl, Heribert, Der Mensch im Licht der Psychoanalyse: Anfragen aus theologischer Sicht, in: Wege zum Menschen 42 (1990a) 260 – 273.

Wahl, Heribert, Glaube und symbolische Erfahrung. Eine praktisch-theologische Symboltheorie, Freiburg i.Br. – Basel – Wien: Herder, 1994.

Wahl, Heribert, Psychoanalyse, in: Walter Kasper u.a. (Hrsg.), Lexikon für Theologie und Kirche, Bd. 8, 3., völlig neu bearbeitete Auflage, Freiburg i.Br. – Basel – Rom – Wien: Herder, 1999, 716 – 718.

Wahl, Otto, Erkennen, Erkenntnis, II. biblisch: 1. im Alten Testament, in: Walter Kasper u.a. (Hrsg.), Lexikon für Theologie und Kirche, Bd. 3, 3., völlig neu bearbeitete Auflage, Freiburg i.Br. – Basel – Rom – Wien: Herder, 1995, 775 – 776.

Waldenfels, Bernhard, Das Problem der Leiblichkeit bei Merleau-Ponty, in: ders., Der Spielraum des Verhaltens, Frankfurt am Main: Suhrkamp, 1980, 29 – 54.

Waldenfels, Bernhard, Die Abgründigkeit des Sinnes. Kritik an Husserls Idee der Grundlegung, in: ders., In den Netzen der Lebenswelt, 2. Auflage, Frankfurt am Main: Suhrkamp, 1994, 15 – 33.

Waldenfels, Bernhard, Die verachtete Doxa. Husserl und die fortdauernde Krisis der abendländischen Vernunft, in: ders., In den Netzen der Lebenswelt, 2. Auflage, Frankfurt am Main: Suhrkamp, 1994a, 34 – 55.

Waldenfels, Hans, Vorwort zur deutschen Ausgabe, in: Clodovis Boff, Theologie und Praxis. Die erkenntnistheoretischen Grundlagen der Theologie der Befreiung (Fundamentaltheologische Studien; Bd. 7), 3. Auflage, München: Kaiser und Mainz: Grünewald, 1986, 11 – 15.

Wallerstein, Robert S., The Psychotherapy Research Project of the Menninger Foundation: An Overview, in: Journal of Consulting and Clinical Psychology 57 (1989) 195 – 205.

Wanke, Joachim, „... wie sie ihn beim Brotbrechen erkannten“. Zur Auslegung der Emmauserzählung Lk 24, 13 – 35, in: Biblische Zeitschrift 18 (1974) 180 – 192.

Warsitz, Peter, Medeas Schwermut. Zur Psychodynamik der Melancholie, in: Wissenschaftliches Zentrum II für Psychoanalyse, Psychotherapie und Psychosoziale Forschung der Gesamthochschule Kassel (Hrsg.), Melancholie und Trauer (Fragmente. Schriftenreihe für Kultur-, Medien- und Psychoanalyse; Bd. 44 / 45), Kassel: Universitätsdruckerei, 1994, 61 – 80.

Watermann, Ute, Auf der Couch im Internet, in: Die Zeit Nr. 17 vom 16. April 1998, 35.

Watzlawick, Paul, Beavin, Janet H. & Jackson, Don D., Menschliche Kommunikation. Formen, Störungen, Paradoxien, 8. Auflage, Bern – Stuttgart – Toronto: Huber, 1990.

Weber, Gunthard, Simon, Fritz B., Stierlin, Helm & Schmidt, Gunther, Die Therapie der Familien mit manisch-depressivem Verhalten, in: Familiendynamik. Interdisziplinäre Zeitschrift für systemorientierte Praxis und Forschung 12 (1987) 139 – 161.

Weber, Wilfried, Wege zum helfenden Gespräch. Gesprächspsychotherapie in der Praxis, 11. Auflage, München – Basel: Reinhardt, 1996.

Weber-Gast, Ingrid, Weil du nicht geflohen bist vor meiner Angst. Ein Ehepaar durchlebt die Depression des einen Partners. Mit einem Beitrag von Stefan Gast und einem Nachwort von Hans Müller-Fahlbusch, Mainz: Grünewald: 1978.

Wehner, Ernst, Geschichte der Psychologie, Teil II, in: Wilhelm Arnold, Hans J. Eysenck & Richard Meili (Hrsg.), Lexikon der Psychologie, Bd. 3, 2. Auflage, Freiburg i.Br. – Basel – Wien: Herder, 1987, 749 – 751.

Weiher, Erhard, Mehr als Begleiten. Ein neues Profil für die Seelsorge im Raum von Medizin und Pflege, Mainz: Grünewald, 1999.

Weiner, Bernard, Wirkung von Erfolg und Mißerfolg auf die Leistung (Abhandlungen zur Pädagogischen Psychologie; Neue Folge, Bd. 5), Bern: Huber und Klett: Stuttgart, 1975.

Weisung der Väter (Sophia. Quellen östlicher Theologie; Bd. 6). Eingeleitet und übersetzt von Bonifaz Müller, Freiburg i.Br.: Lambertus, 1965.

Weizsäcker, Viktor von, Der Gestaltkreis – Theorie der Einheit von Wahrnehmen und Bewegen, 5. Auflage, Stuttgart – New York: Thieme, 1986.

Weltgesundheitsorganisation, Internationale Klassifikation psychischer Störungen. ICD-10 Kapitel V (F). Klinisch-diagnostische Leitlinien. Übersetzt und herausgegeben von Horst Dilling, Werner Mombour, Martin H. Schmidt unter Mitarbeit von Elisabeth Schulte-Markwort, 2., korrigierte und bearbeitete Auflage, Bern – Göttingen – Toronto – Seattle: Huber, 1993.

Werbick, Jürgen, Trinitätslehre, in: Theodor Schneider (Hrsg.), Handbuch der Dogmatik, Bd. 2, 2. Auflage, Düsseldorf: Patmos, 1995, 481 – 576.

Werbick, Jürgen, Offenbarung, VI. systematisch-theologisch, in: Walter Kasper u.a. (Hrsg.), Lexikon für Theologie und Kirche, Bd. 7, 3., völlig neu bearbeitete Auflage, Freiburg i.Br. – Basel – Rom – Wien: Herder, 1998, 993 – 995.

Wesley, Frank, Geschichte der Psychologie, Teil I, in: Wilhelm Arnold, Hans J. Eysenck & Richard Meili (Hrsg.), Lexikon der Psychologie, Bd. 3, 2. Auflage, Freiburg i.Br. – Basel – Wien: Herder, 1987, 734 – 749.

Wetzel, Helmut, Konzepte der Normalität und Abnormität des Verhaltens, in: Werner Wittling (Hrsg.), Handbuch der Klinischen Psychologie, Bd. 3, Hamburg: Hoffmann & Campe, 1980, 14 – 61.

Wetzel, Helmut & Linster, Hans W., Psychotherapie, in: Roland Asanger & Gerd Wenninger (Hrsg.), Handwörterbuch der Psychologie, 4., völlig neubearbeitete und erweiterte Auflage, München – Weinheim: Psychologie-Verlags-Union, 1988, 627 – 639.

Widl, Maria, Religiosität, in: Herbert Haslinger (Hrsg.), Handbuch Praktische Theologie, Bd. 1: Grundlegungen, Mainz: Grünewald, 1999, 352 – 362.

Wiedenhofer, Siegfried, Ekklesiologie, in: Theodor Schneider (Hrsg.), Handbuch der Dogmatik, Bd. 2, 2. Auflage, Düsseldorf: Patmos, 1995, 47 – 154.

Wiederkehr, Dietrich, Die Lok am Ende des Zuges – oder: von der angehängten und antreibenden Praktischen Theologie, in: Herbert Haslinger (Hrsg.), Handbuch Praktische Theologie, Bd. 1: Grundlegungen, Mainz: Grünewald, 1999, 37 – 45.

Wilhelm, Klaus, Das depressive Gehirn, in: Psychologie heute 26 (1999) 26 – 31.

Will, Herbert, Grabenstedt, Yvonne, Völkl, Günter & Banck, Gudrun, Depression. Psychodynamik und Therapie, Stuttgart – Berlin – Köln: Kohlhammer, 1998.

Willutzki, Ulrike, Von der Lerntheorie zur kognitiven Verhaltenstheorie: Die Entwicklung des Menschenbildes der Verhaltenstherapie, in: Michael Schlagheck (Hrsg.), Theologie und Psychologie im Dialog über ihre Menschenbilder, Paderborn: Bonifatius, 1997, 67 – 101.

Windisch, Hubert, Sprechen heißt lieben. Eine praktisch-theologische Theorie des seelsorgerlichen Gesprächs (Studien zur Theologie und Praxis der Seelsorge; Bd. 1), 2. Auflage, Würzburg: Echter, 1989.

Windisch, Hubert, Beichtgespräch, in: Walter Kasper u.a. (Hrsg.), Lexikon für Theologie und Kirche, Bd. 2, 3., völlig neu bearbeitete Auflage, Freiburg i.Br. – Basel – Rom – Wien: Herder, 1994, 161 – 162.

Wirtz, Ursula & Zöbeli, Jürg, Hunger nach Sinn. Menschen in Grenzsituationen. Grenzen der Psychotherapie, Zürich: Kreuz, 1995.

Wittchen, Hans-Ulrich & Hecht, Heidemarie, Social Support und Depression. Modellvorstellungen in der ätiologisch orientierten Forschung, in: Zeitschrift für Klinische Psychologie 16 (1987) 321 – 338.

Wittern, Renate, Die hippokratische Schrift De morbis I. Ausgabe, Übersetzung und Erläuterungen (Altertumswissenschaftliche Texte und Studien; Bd. 3), Hildesheim – New York: Olms, 1974.

Wolf, Christian, Rezension zu Dietrich H. Moshagen (Hrsg.), Klientenzentrierte Therapie bei Depression, Schizophrenie und psychosomatischen Störungen, in: Gesprächspsychotherapie und Personzentrierte Beratung 29 (1998) 197 – 198.

Wolf, Stefan & Deusinger, Ingrid M., Religiöse Orientierung und psychische Gesundheit verschiedener Statusgruppen, in: Helfried Moosbrugger, Christian Zwingmann & Dirk Frank (Hrsg.), Religiosität, Persönlichkeit und Verhalten. Beiträge zur Religionspsychologie, Münster – New York: Waxmann, 1996, 77 – 95.

Wolfersdorf, Manfred, Depression. Verstehen und bewältigen, 2., verbesserte Auflage, Berlin – Heidelberg – New York: Springer, 1995.

Wolfersdorf, Manfred, Depressive Störungen. Phänomenologie, Aspekte der Psychodynamik und -therapie, in: Psychotherapeut 40 (1995a) 330 – 347.

Wolff, Hanna, Jesus als Psychotherapeut. Jesu Menschenbehandlung als Modell moderner Psychotherapie, 5. Auflage, Stuttgart: Radius, 1983.

Wolpe, Joseph, Neurose, in: Wilhelm Arnold, Hans J. Eysenck & Richard Meili (Hrsg.), Lexikon der Psychologie, Bd. 2, 2. Auflage, Freiburg i.Br. – Basel – Wien: Herder, 1987, 1473 – 1480.

Wottawa, Heinrich & Thierau, Heike, Lehrbuch Evaluation, Bern – Stuttgart – Toronto: Huber, 1990.

Wyss, Dieter, Beziehung und Gestalt. Entwurf einer anthropologischen Psychologie und Psychopathologie, Göttingen: Vandenhoeck & Ruprecht, 1973.

Wyss, Dieter, Biologische, anthropologische und daseinsanalytische Aspekte der Depression, in: Daseinsanalyse 6 (1989) 29 – 39.

Zacher, Albert, Psychotherapie des depressiven Patienten, in: Daseinsanalyse 6 (1989) 94 – 105.

Zenger, Erich, Herrschaft Gottes / Reich Gottes, II. Altes Testament, in: Gerhard Müller (Hrsg.), Theologische Realenzyklopädie, Bd. 15, Berlin – New York: de Gruyter, 1986, 176 – 189.

Zepf, Siegfried, Funktionen der christlichen Religion: Affirmativer Trost und Kategorischer Imperativ. Überlegungen zur Freudschen Religionskritik, in: Michael Schlagheck (Hrsg.), Theologie und Psychologie im Dialog über die Frage nach Gott, Paderborn: Bonifatius, 1996, 45 – 61.

Zerfaß, Rolf, Praktische Theologie als Handlungswissenschaft, in: Ferdinand Klostermann & Rolf Zerfaß (Hrsg.), Praktische Theologie heute, München: Kaiser und Mainz: Grünewald, 1974, 164 – 177.

Zerfaß, Rolf, Menschliche Seelsorge. Für eine Spiritualität von Priestern und Laien im Gemeindedienst, 4. Auflage, Freiburg i.Br. – Basel – Wien: Herder, 1988.

Zerfaß, Rolf, Volk Gottes unterwegs: in der Fremde, unter den Völkern, in: Herbert Haslinger (Hrsg.), Handbuch Praktische Theologie, Bd. 1: Grundlegungen, Mainz: Grünewald, 1999, 167 – 177.

Zerssen, Detlev von, Paranoid-Depressivitäts-Skala, Depressivitäts-Skala (PSYCHIS München), Weinheim: Beltz, 1976.

Zink, Jörg, Das Alte Testament, 2. Auflage, Stuttgart – Berlin: Kreuz, 1966.

Zmijewski, Josef, Heiligung, in: Walter Kasper u.a. (Hrsg.), Lexikon für Theologie und Kirche, Bd. 4, 3., völlig neu bearbeitete Auflage, Freiburg i.Br. – Basel – Rom – Wien: Herder, 1995, 1331 – 1332.

Zulehner, Paul M., Inhaltliche und methodische Horizonte für eine gegenwärtige Fundamentalpastoral, in: Ottmar Fuchs (Hrsg.), Theologie und Handeln. Beiträge zur Fundierung der Praktischen Theologie als Handlungstheorie, Düsseldorf: Patmos, 1984, 13 – 37.

Zurhorst, Günter, Wissenschaft und Subjektivität – für eine kritische, phänomenologisch-existentialistische Fundierung der GT, in: Gesellschaft für wissenschaftliche Gesprächspsychotherapie (Hrsg.), Orientierung an der Person, Bd. 2: Jenseits von Psychotherapie, Köln: Gesellschaft für wissenschaftliche Gesprächspsychotherapie, 1988, 182 – 186.

Zwingmann, Christian, Religiosität und Lebenszufriedenheit. Empirische Untersuchungen unter besonderer Berücksichtigung der religiösen Orientierung. Mit einem Geleitwort von Helfried Moosbrugger, Regensburg: Roderer, 1991.

Zwingmann, Christian, Hellmeister, Gerhard & Ochsmann, Randolph, Intrinsische und extrinsische religiöse Orientierung: Fragebogenskalen zum Einsatz in der empirisch-religionspsychologischen Forschung, in: Zeitschrift für Differentielle und Diagnostische Psychologie 15 (1994) 131 – 139.

Zwingmann, Christian, Moosbrugger, Helfried & Frank, Dirk, Religiöse Orientierung und ihre Bedeutung für den Zusammenhang zwischen Religiosität und Lebenszufriedenheit, in: Zeitschrift für Pädagogische Psychologie 5 (1991) 285 – 294.

Zwingmann, Christian, Rumpf, Marianne, Moosbrugger, Helfried & Frank, Dirk, Das I-E-Konzept: Wege aus der Krise? Religiöse Orientierungen und Glaubensinhalte, in: Helfried Moosbrugger, Christian Zwingmann & Dirk Frank (Hrsg.), Religiosität, Persönlichkeit und Verhalten. Beiträge zur Religionspsychologie, Münster – New York: Waxmann, 1996, 97 – 114.